3rd EDITION

신경기능검사학

| 대한의사협회 **의학용어집 제6판** 적용 |

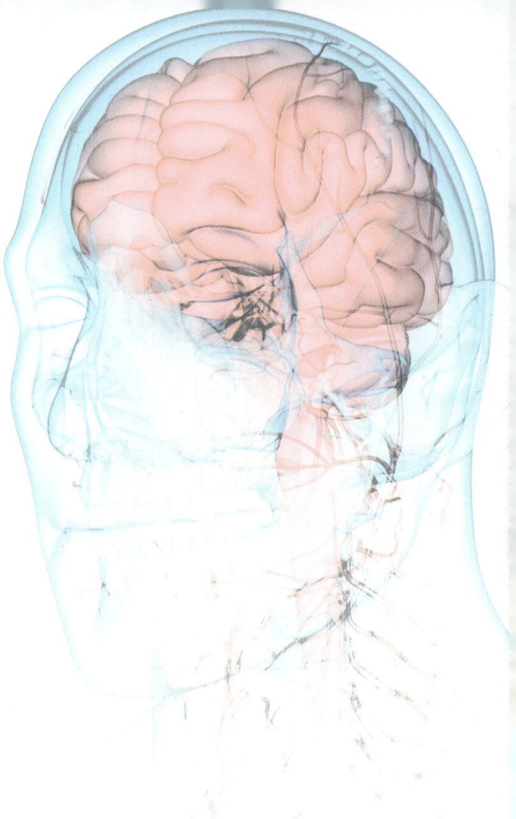

공동저자

강윤정 (동의과학대학교)
강윤정 (안산대학교)
강지혁 (대전대학교)
김근식 (건양대학교)
김대진 (경복대학교)
김병원 (김천대학교)
김선규 (동남보건대학교)
김성희 (대전보건대학교)
김시현 (인제대학교)
김정남 (경남정보대학교)
김지용 (전주기전대학교)
김철승 (광주보건대학교)
김판길 (진주보건대학교)
김효신 (대경대학교)
박상구 (건국대학교병원)
박성배 (마산대학교)
박신애 (순천향대학교)
박신영 (제주한라대학교)
배난영 (광양보건대학교)
배형준 (전 대전과학기술대학교)
설재웅 (을지대학교 성남캠퍼스)
신경아 (신성대학교)
신환호 (서영대학교 광주캠퍼스)
오지은 (극동대학교)
유성률 (세명대학교)
유정윤 (연세대학교 미래캠퍼스)
유종균 (국민건강보험공단 일산병원)
유태현 (수원과학대학교)
윤중수 (전 경동대학교)
윤진영 (충북보건대학교)
이길현 (원광보건대학교)
이선경 (동강대학교)
이원준 (대전과학기술대학교)
정동주 (호서대학교)
정세훈 (대구보건대학교)
정한나 (김해대학교)
조은경 (경운대학교)
최고은 (부산가톨릭대학교)
최선영 (대구보건대학교)
현경예 (동의대학교)
황경희 (대구보건대학교)
황수미 (상지대학교)

대한의사협회
의학용어집 제6판
적용

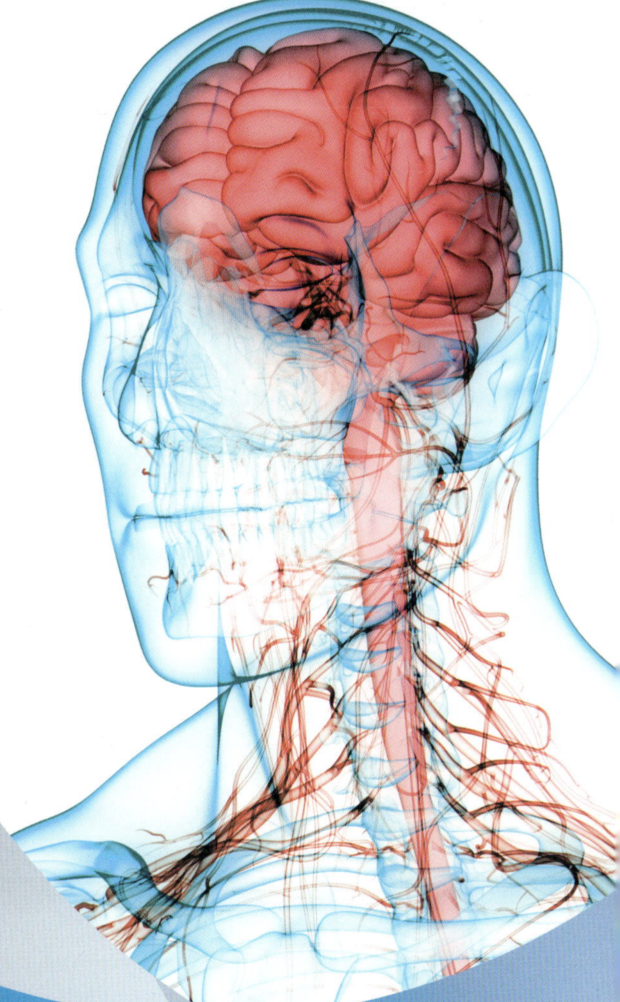

3rd EDITION

신경기능검사학

뇌파검사 · 수면다원검사 · 근전도검사 · 유발전위검사

김철승 · 강지혁 · 김근식 · 김대진 · 김선규 · 김지용 · 신환호
이길현 · 황경희 · 배형준 · 강윤정 · 박상구 · 유종균

머리말

신경기능검사학은 생체를 대상으로 의학적 검사를 수행하는 임상생리학적 검사학의 한 분야이다. 신경기능에 대한 생리학적 검사를 정확하게 수행하기 위해서는 검사 방법과 원리, 결과 해석 및 검사의 전체 과정에 대한 문제해결능력을 필요로 한다. 이를 위한 필수요소는 신경계통에 대한 해부학적 기초지식을 바탕으로 신경세포의 활동과정 중에 발생하는 전기 현상을 이해해야 한다. 따라서 생체를 대상으로 하는 임상생리학적 검사를 문제해결능력을 기반으로 수행하기 위해서는 해부생리학적 기초지식이 필요하므로 본 교재에서는 기본적인 해부생리학적 개념에서부터 검사법, 결과에 대한 해석 및 임상적 의의 단계로 각 장을 구성하였다.

신경기능검사학의 주요 분야는 뇌파검사, 비디오뇌파검사, 수면다원검사, 신경전도검사, 유발전위 검사 및 수술 중 신경감시 모니터링 등이 있다. 뇌파검사를 통하여 얻는 파형은 일반적으로 대뇌겉질 세포의 이온 흐름에 의한 전위변화를 μV 단위의 미세한 파형으로 유도하기 때문에 인공산물의 종류, 부위, 원인, 제거 등에 관하여 검사자의 역할이 특히 중요하다. 비디오뇌파검사는 심인성발작(psychogenic seizure)감별, 뇌전증 확진 및 수술을 위한 집중검사로서 중요한 의미가 있다. 수면다원검사는 수면무호흡증을 포함한 다양한 수면장애를 진단하기 위한 검사법으로 뇌파를 통한 수면 단계의 분석을 포함하여 각종 센서 간 측정치의 통합적 해석이 필요하다.

신경전도검사는 말초신경의 기능을 정량적으로 평가하기 위한 검사법으로 인위적으로 mA 단위의 전기 자극을 환자에게 가하여 근육이나 신경의 활동전위를 기록하는 방법으로 임상에서는 환자에게 충분한 설명과 검사에 대한 검사자의 이해가 필요하다. 유발전위검사는 말초신경으로부터 중추신경까지 전달되는 감각신경의 경로상 장애를 진단하는 것으로 μV 단위의 파형을 유도하므로 수백~수천 번의 평균화 과정을 거쳐야 하는 검사법이다. 수술 중 신경감시 모니터링은 수술 중 신경계의 손상을 조기에 감지하기나, 손상 위험이 높은 주요 신경의 정확한 위치를 파악하여 수술 후 신경 장애의 위험성을 최소화하기 위해 실시한다. 수술 중 파형의 변화를 기준 파형과 비교하여 신경계의 기능 변화를 예측하기 위한 검사법이다.

본 교재에서는 전기생리학적 원리를 이용하는 위의 각 검사별 검사기법에 대하여 학생들이 습득해야 할 기본적인 이론적 지식과 술기에 대한 학습지침을 제시하여 보다 임상현장 친화적인 내용으로 재구성하였다.

최근 임상생리학적 검사의 분야가 세분화되고, 그 범위도 확대되어 가는 추세이므로 생리학적 검사를 수행하는 임상병리사의 전문성에 대한 요구도 커지고 있다.

본 신경기능검사학 교재는 처음 신경기능검사 학 분야를 접하는 학생뿐만 아니라 임상에 입문하는 초기 실무자에게도 도움되는 현장 중심의 정보 제공을 목적으로 내용을 구성하였다.

2024년 8월

편집위원 일동

목차

CHAPTER I 뇌파 검사

CHAPTER III 유발전위 검사

신경기능검사학

CHAPTER I

뇌파 검사

Section

01 뇌파 검사를 위한 해부생리

학습목표

1. 신경계의 구조와 기능을 설명할 수 있다(A).
2. 뉴런(neuron)에 대해 설명할 수 있다(A).
3. 말이집(유수)신경과 민말이집(무수)신경의 차이점을 설명할 수 있다(A).
4. 연접(시냅스, synapse)에 대해 설명할 수 있다(A).
5. 안정막 전위(정지전위)와 활동전위를 설명할 수 있다(A).
6. 흥분성 연접이후 전위와 억제성 연접이후 전위를 설명할 수 있다(B).
7. 대뇌피질(대뇌겉질, cerebral cortex)의 구조를 설명할 수 있다(B).
8. 대뇌피질(대뇌겉질)의 기능을 설명할 수 있다(A).
9. 대뇌반구 4개의 엽(lobe)을 설명할 수 있다(A).
10. 맞교차섬유(교련섬유), 연합섬유, 투사섬유를 설명할 수 있다(B).

1. 신경계의 구조

신경계는 중추신경계와 말초신경계로 구분되며 중추신경계(central nervous system)는 뇌와 척수로 구성된다. 중추신경계는 신경계의 통합중추, 명령중추로 말초신경계에서 들어오는 감각을 받고 이것에 대해 반응한다.

말초신경계(peripheral nervous system)는 뇌신경 12쌍과 척수 신경 31쌍으로 이루어져 있으며, 중추신경계와 효과기(effector) 또는 감수체(receptor) 사이를 연결하는 신경이다. 이는 중추신경계로부터 효과기(근육이나 샘 등)로, 감수체로부터 중추신경계로 신경 흥분을 연결하는 기능을 한다. 이러한 기능에 관여하는 말초 신경계에는 들쪽(감각)뉴런[구심성, afferent (sensory) neurons]과 날쪽(운동)뉴런[원심성, efferent (motor) neurons]으로 나뉜다.

1) 들쪽 뉴런(Afferent neurons)

들쪽 뉴런은 인체의 여러 부위에 위치한 감수체로부터 중추신경계로 흥분을 전달하는 신경섬유이다.

머리(눈, 귀 등), 피부, 뼈대근육, 근막, 관절주위에 있는 수용기에서 중추신경계로 전달하는 신경을 몸들쪽신경섬유(체성구심성 신경섬유, somatic afferent fibers)라 하며, 내장의 감수체에 연결된 신경을 내장들쪽신경섬유(내장구심성 신경섬유, visceral afferent fibers)라고 한다.

2) 날쪽 뉴런(Efferent neurons)

날쪽 뉴런은 중추신경계로부터 흥분을 효과기인 근육과 샘(gland)으로 전달하여 운동 반응을 일으킨다.

운동뉴런은 몸날쪽신경섬유[체성원심성 신경섬유, somatic efferent fibers]와 자율날쪽신경섬유(자율원심성 신경섬유, autonomic efferent fibers)로 분류된다.

몸신경계(somatic nervous system)는 운동기능이 의지대로 이루어지므로 수의적 신경계(voluntary nervous system)라 하며, 몸운동 신경세포는 중추신경계로부터 골격근으로 흥분충동을 보내어 골격근을 수축시킨다. 그러나 모든 골격근의 활동이 수의적으로 조절되는 것은 아니며, 신장반사(stretch reflex)와 같은 골격근반사는 불수의적으로 일어난다.

자율신경계(autonomic nervous system)는 평활근, 심근, 샘(gland)의 활동과 같이 불수의적인 활동을 조절한다. 자율신경계는 불수의적 신경계(involuntary nervous system)라고 부르며 교감신경계(sympathetic nervous system)와 부교감신경계(parasympathetic nervous system)로 나뉘고 이들은 서로 길항작용(antagonism)을 한다.

2. 신경의 기능

1) 뉴런(Neuron)

신경계조직의 기본구성 단위인 신경세포를 뉴런이라 한다. 뉴런은 한 개의 신경세포체와 그것으로부터 나오는 여러 개의 작은 가지돌기들, 그리고 한 개의 길게 뻗어 나온 축삭돌기(caxonal process)로 되어 있다(그림 1-1).

인간의 뇌를 구성하고 있는 신경세포, 즉 뉴런은 인간 신체의 기타 세포와 근본적으로 다를 바 없으나, 한 가지 다르게 분화된 것은 정보 전달이라는 특수 기능을 갖게 된 것이다. 따라서 뉴런에 따라 정보를 다른 뉴런에 전달하기도 하며, 내분비샘에 전달하기도 한다. 뇌를 알고 뇌파학을 공부하려면 먼저 뇌의 기본적인 기능단위인 뉴런을 이해해야 한다.

(1) 축삭(Axon)

축삭(axon)은 신경계의 전깃줄에 해당하며, 보통 신경이라고 하면 많은 신경섬유가 모여서 다발을 이룬 것을 말한다. 축삭에 말이집이 있느냐 없느냐에 따라서 말이집신경(myelinated nerve) 또는 민말이집신경(unmyelinated nerve)으로 구별한다(그림 1-2).

말이집신경섬유(myelinated nerve fiber)는 축삭이 중앙에 위치하고 말이집이 그 주위를 둘러싸고 있는데, 이것을 슈반세포(schwann cell)라 한다. 신경세포가 성장 발생할 무렵 슈반세포는 원형질이 밀

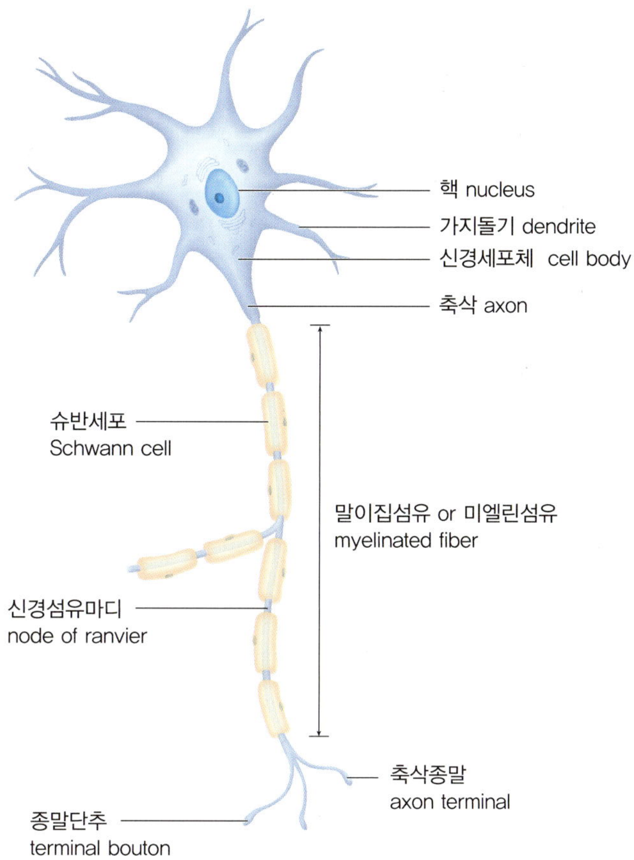

그림 1-1. 뉴런의 구조

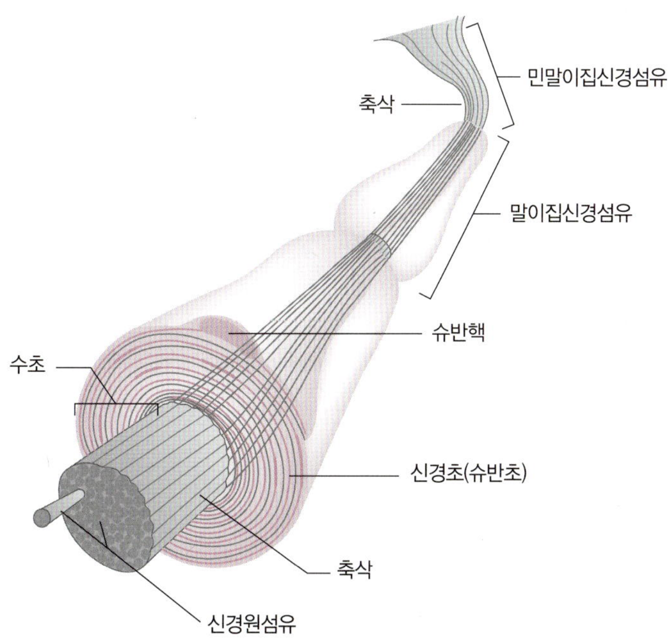

그림 1-2. 축삭의 구조

려나간다. 그 표면 막으로 축삭을 둘러싼 양파껍질 비슷하게 생긴 여러 층의 슈반세포 말이집인 세포막만 남게 되는데, 이것이 말이집(myelin sheath)이 된다.

슈반세포의 말이집에는 20 nm 간격으로 잘록 들어간 마디 부분이 있는데 이를 랑비에결절(node of ranvier)이라 한다. 이에 의해 활동전위의 도약전도(saltatory conduction)가 이루어지기 때문에 말이집이 없는 민말이집신경보다 말이집신경이 전도속도가 빠르며 말이집이 두꺼울수록 더욱 빠르게 전도된다. 그러나 정보전달에 관한 전기화학적인 기본과정은 두 축삭이 모두 같다.

(2) 가지돌기(Dendrites) 및 세포체(Cell body)

뉴런의 세포체에서 뻗어 나온 축삭 이외의 돌기를 가지돌기라 하며, 세포체의 일부라 할 수 있다. 가지돌기와 세포체는 다른 뉴런에서 뻗어 나온 축삭종말들과 함께 연접을 형성한다.

가지돌기는 몇 개의 짧은 섬유로 이루어진 것에서부터 나무처럼 수많은 가지의 섬유로 이루 어진 것 등 섬유의 수와 모양이 다양하다. 가지돌기뿐만 아니라 세포체의 표면도 다른 뉴런과의 연접 틈새(synapse cleft)를 통하여 정보를 받아들인다. 정보는 세포체에서부터 단 하나인 축삭을 경유하여 표적세포(다른 뉴런, 근육, 내분비세포)로 전달된다.

대뇌피질의 경우, 뉴런의 가지돌기에 수많은 작은 가시가 돋아 있다(그림 1-4). 이 가지돌기의 가시는 다른 뉴런의 축삭종말(axon terminal)과 함께 하나의 연접을 이룬다. 이 가시는 가지돌기에 속하기 때문에 연접이후(postsynaptic) 부위이다. 그리고 연접이전(presynaptic) 축삭종말은 이 가시에 연접하고 있다.

2) 연접(시냅스, Synapse)

신경조직의 특징은 연접이 있다는 점이다. 연접은 축삭종말과 다른 세포들을 기능적으로 연결시켜주는 곳이다. 연접은 기본적으로 두 유형이 있는데, 하나는 화학적 연접이고 다른 하나는 전기적 연접이다. 포유동물은 대부분 화학적 연접이 이루어진다.

(1) 화학적 연접

화학적 연접의 가장 두드러진 특징은 연접이전(presynaptic) 축삭의 끝부분인 종말단추(terminal bouton)에 수많은 소포(vesicle)가 모여 있다는 것이며, 이 소포에는 전달물질이 들어 있다. 연접이전 종말 막과 연접이후 세포막 사이에 공간이 있는데 이를 연접 공간, 즉 연접 틈새(synaptic cleft)라 한다. 이 공간의 간격은 20 nm(1 nm = 10^{-9} m)로서 매우 좁다(그림 1-3).

연접이 활성화되어 정보를 전달할 때, 연접이전 종말에 있는 소포들은 연접이전 막에서 용해되어 소포 속에 있던 전달물질(대표적: acetylcholine)이 연접 틈새로 방출한다. 신경전달물질은 좁은 연접 공간에서 확산되어 나가며, 연접이후 막의 표면에 있는 특정 화학수용기 분자에 부착함으로써 연접

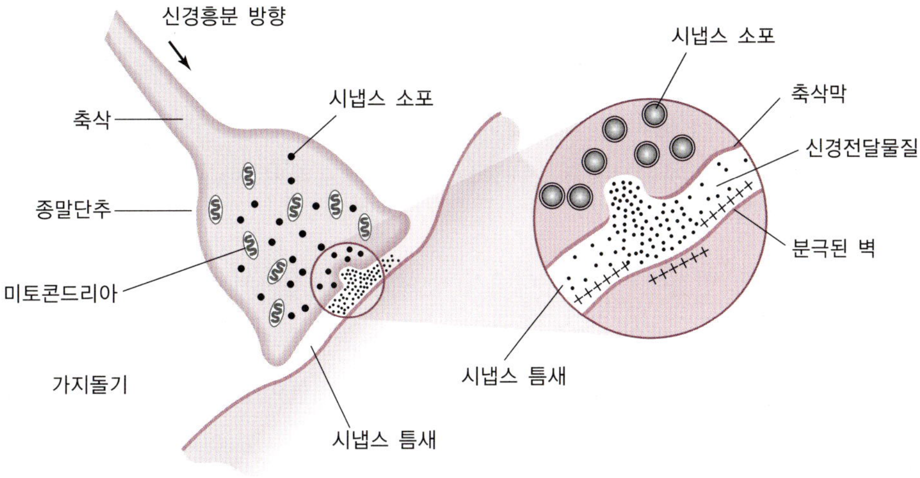

그림 1-3. 연접의 흥분전달

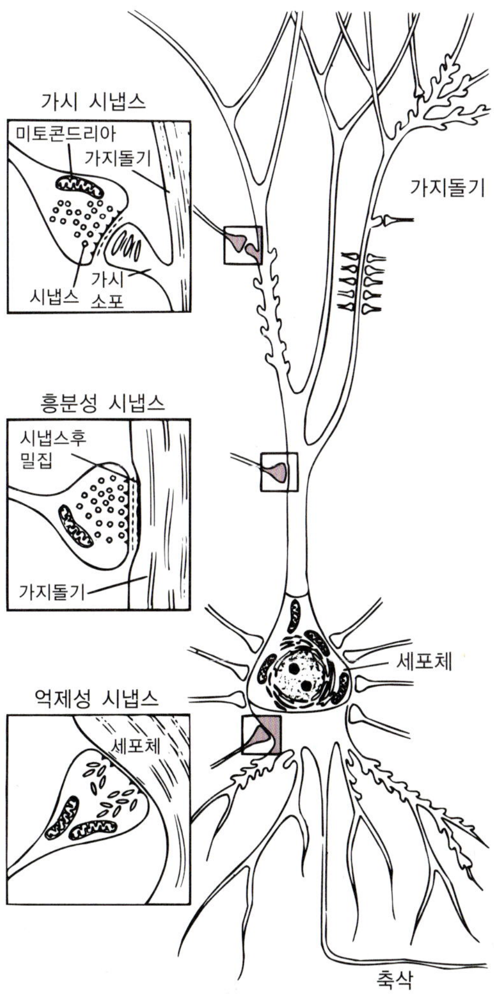

그림 1-4. 화학적 연접

이후 세포를 활성화시킨다.

화학적 연접은 세 가지 유형이 있는데(그림 1-4), 가시 연접은 가시 소포와 축삭종말로 이루어진 연접으로서 연접이전 뉴런인 타원형의 연접은 흥분성을 나타낸다(축삭돌기에 분포하는 연접은 일반적으로 흥분성이다). 흥분성 연접전달물질은 연접이후 뉴런 세포막의 Na^+에 대한 투과성을 높여 활동전위가 발생되기 쉽게 한다.

한편 평평한 소포가 있는 연접에서 전 뉴런에서 방출되는 연접이전 뉴런의 억제성 연접 전달물질(대표적: GABA)은 연접이후 뉴런의 K^+에 대한 투과성을 높임으로 오히려 활동전위가 발생하기 어렵게 하는 것으로 알려져 있다. 세 번째 유형의 연접에는 카테콜아민(catechol–amine)이라는 전달물질이 내포되어 있는데, 이 물질은 흥분적일 수도 있고 억제적일 수도 있다.

아세틸콜린(acetylcholine)	콜린의 아세트산 에스테르로 몸운동신경과 부교감신경섬유에서 신경전달물질로 사용한다.
GABA (gamma-aminobutyric acid)	중추신경계에서 억제성 신경전달물질로 작용하는 아미노산
카테콜아민(catecholamine)	에피네프린, 노르에피네프린, L-도파민 등을 포함하는 분자의 그룹으로 이 카테콜아민의 효과는 교감신경의 활성에 의해 생긴 효과와 유사하다.

(2) 전기적 연접

인간을 포함한 포유동물의 뇌는 대부분 화학적 연접이다. 최근에 뇌와 같은 고위구조물 중에 어느 정도 전기적 연접이 있다는 것이 밝혀지고 있다.

전기적 연접의 연접이전 종말과 연접이후 막은 결합조직 연접을 사이(1.5 nm)에 두고 서로 아주 가까이 접근해서 상통한다. 전류가 쉽게 흐를 수 있도록 낮은 전기저항의 틈새이음(gap junction)이 연접 틈새에 형성되어 있다. 근본적으로 전기적 연접에는 전달 지연이 없는데, 전기적 활성이 신경세포에서 신경세포로 빠르게 퍼지기 때문이다.

전기 연접은 조절될 수 없으므로 대부분 신경세포의 기능과 일치하지 않는다. 전기 연접은 신경활성의 정밀한 동시성이 요구되는 곳에서 나타난다.

활동전위가 전기적 연접의 축삭종말에 도달하게 되면 연접이후 뉴런에 전기장을 일으키고 그 전기장의 크기가 연접이후 막의 활동전위 문턱값에 도달하여, 전압 개폐성 나트륨 통로의 문이 열리게 되고 활동전위가 생길 것이다. 그러므로 이 연접에서는 신경전달물질에 의한 화학작용이 개입되지 않는다.

전류는 틈새 접합부에서 양방향으로 흐르므로 어느 쪽이 연접이전 또는 연접이후 인지는 알 수 없다. 특히 전기 연접이 2개의 가지돌기, 2개의 세포체, 또는 2개의 축삭을 연결할 때는 연접이전, 이후 모두에 해당할 수 있다. 어떤 틈새 이음점에서는 이온들이 한 방향으로만 전해지는 경우도 있다.

3) 안정막전위(Resting membrane potential)

신경세포가 신경신호를 전도하지 않는 안정 상태에 있을 때에는 K^+은 세포막을 비교적 쉽게 투과한다. 그러나 Na^+은 투과되기가 매우 어려워 Na^+의 투과성은 K^+의 약 1/100에 불과하다. 그러므로 K^+은 세포 내외에 이미 설정된 30대 1의 높은 농도 기울기로 말미암아 세포 밖으로 확산되어 나오려고 한다. 전기적으로 양성을 띤 K^+이 확산되어 나오려는 힘은 곧 세포 속을 전기적 음성으로 만들게 되는 것이다. 그렇게 되면 이 세포 내 음전기는 K^+을 세포 밖으로 나가지 못하게 안에 붙잡아 두는 힘이 되기도 한다. 따라서 세포 내 음하전으로 K^+을 세포 내 붙잡아 두는 힘과 농도 기울기로 인해 밖으로 확산되어 나가려는 힘이 어느 시점에서 균형을 이루게 된다. 이때 세포 안은 대략 –50~–90 mV의 전위를 나타내는데, 이 전위를 막전위 (membrane potential) 혹은 안정막전위(resting membrane potential)라 한다(그림 1-5).

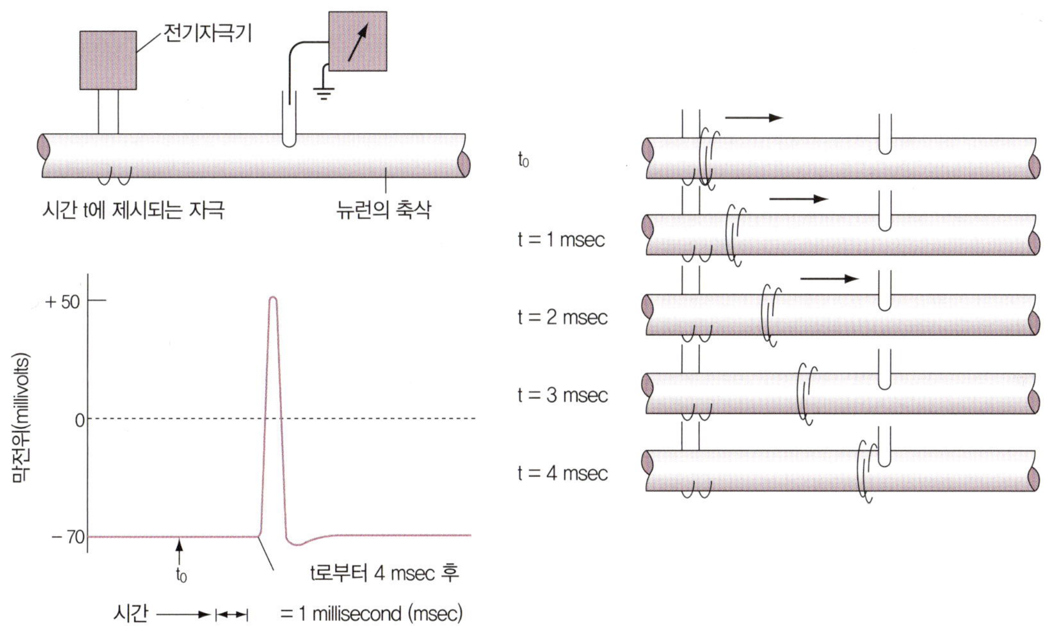

그림 1-5. 안정막 전위

활동전위가 축삭을 따라 이동하다가 기록전극을 통과하고 있다. 기록전극은 그 지점에서 축삭막 안팎의 전압을 측정한다.

4) 활동전위(Action potential)

흥분된 조직에 자극을 주게 되면 세포막의 Na^+에 대한 투과도가 현저히 증가함으로써 막전압이 급격한 변화를 일으키는 탈분극 상태와 안정막 전압으로 회복되는 재분극의 두 단계를 거치게 되는데,

이와 같은 일련의 막전압의 변화과정을 활동전위라 한다. 활동전위는 축삭을 따라 이동한다. 뉴런에서 활동전위는 세포체와 축삭의 둔덕(경계지점)에서 시작하여 축삭종말까지 이동한다(그림 1-6).

축삭돌기의 막전위는 주로 농도 기울기에 의해 K^+이 밖으로 확산되어 나오려는 힘에 의한 것으로 안이 밖에 비해 음성이다. 활동전위는 막전위가 탈분극되면 먼저 Na+의 투과성이 높아져 이것이 세포 안으로 들어가 세포 안이 전기적 양성이 되는 시기와, K+의 투과성이 높아져 이것이 세포 밖으로 나가게 되어 안정전위로 회복하는 두 시기로 나뉜다.

활동전위는 축삭 시작 부위와 말단 부위의 전압의 크기는 같고 자극의 강도와 상관없이 일정한 크기(약 120 mV)를 갖는다. 매번 활동전위마다 약 1.5 msec 정도 불응기가 있는데, 이 기간 동안 다른 활동전압은 자극의 크기와 관계없이 일어나지 않는다.

축삭돌기의 막전위는 주로 농도 기울기에 의해 K^+이 밖으로 확산되어 나오려는 힘에 의한 것으로 안이 밖에 비해 음성이다. 활동전위는 막전위가 탈분극 되면 먼저 Na^+의 투과성이 높아져 이것이 세포 안으로 들어가 세포 안이 전기적 양성이 되는 시기와, K^+의 투과성이 높아져 이것이 세포 밖으로 나가게 되어 안정전위로 회복하는 두 시기로 나뉜다.

5) 연접이후 전위(Postsynaptic potential)

축삭(axon)의 종말단추(terminal button)는 다른 신경세포의 세포체나 가지돌기에 접해 있고, 이 부분에 작은 틈이 있다. 이 부분을 연접 틈새(synaptic cleft)라 하며, 축삭종말(axon terminal)을 연접 연결이라 부른다. 흥분(impulse)이 종말단추(synaptic button)에 도달하면, 아세틸콜린(acetylcholine)이나 노르아드레날린(noradrenaline) 등의 화학적 물질이 방출되고, 연접의 간격을 사이에 두고 인접한 신경세포의 세포체나 가지돌기에 전위변화를 일으킨다. 이것이 연접이후 전위(postsynaptic potential)이다.

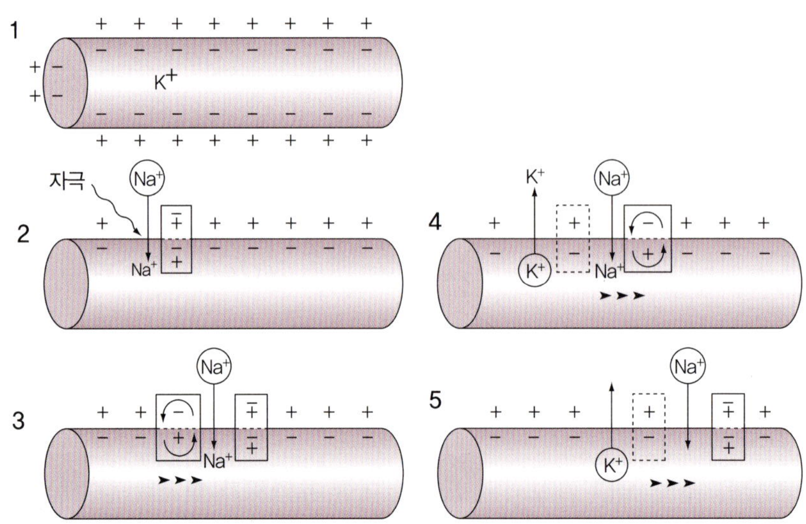

그림 1-6. 활동전위와 이온의 이동

연접이후 전위에는 다음과 같이 두 종류가 있다. 세포막전위가 영전위(zero potential)쪽으로 탈분극(depolarization)을 나타내는 것을 흥분연접이후 전위(excitatory postsynaptic potential, EPSP)라고 부르고, 반대로 영전위에서 멀어지는 과분극(hyperpolarization)을 나타내는 것을 억제연접이후 전위(inhibitory postsynaptic potential, IPSP)라고 부른다(그림 1-7).

즉, 전위의 변화가 흥분성인 경우에는 아세틸콜린이 분비되어 세포막 전위가 0(zero)에 가깝게 되는 탈분극이 되어 양성의 전위변화를 나타내는데, 이것을 흥분연접이후 전위(EPSP)라 한다. 또한 억제성의 경우는 주로 GABA의 작용에 의하여 세포막 전위가 0(zero)에서 멀어지는 과분극상태로 되어 음성의 전위변화를 나타내는 것을 억제연접이후 전위(IPSP)라 한다.

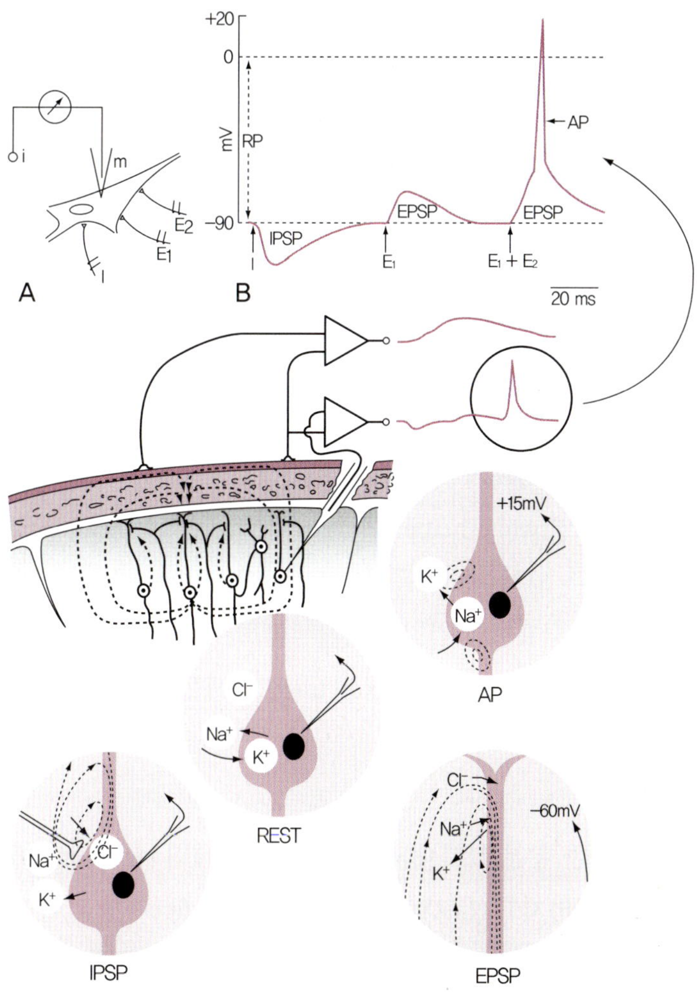

그림 1-7. 활동전위의 기록양상

A: 세포 내의 미소전극(m)과 세포 외의 또 다른 전극(i)을 이용해 걸질 뉴런으로부터 막전위의 측정, E1과 E2는 2개의 흥분성 축삭이고 I는 억제성 축삭을 가리킨다.

B: 뉴런에서 발생한 흥분연접이후 전위(EPSP)와 억제연접이후 전위(IPSP)의 효과로 I는 억제성 축삭의 자극, E1은 흥분성 축삭의 자극, E1 + E2는 2 그룹의 흥분성 축삭의 합, RP (Resting Potential)는 안정막전위, AP (Action Potential)는 활동전위이다.

한 개의 뉴런에서 흥분연접이후와 억제연접이후 전위는 서로 상반되어 흥분전도가 조절되며, 흥분연접이후 전위가 어느 크기가 되면 갑자기 영전위를 넘는 전위변화를 일으켜 이 전위는 활동전위로써 기록된다.

3. 뇌(Brain)

인간의 뇌(brain)는 우주에서 가장 복잡한 구조물이다. 뇌는 체중의 약 2%에 해당되는 1,200~1,500 g에 지나지 않는 말랑말랑하고 부드러운 조직으로서 3층의 뇌막과 뇌척수액 속에 떠 있는 상태이며 가상 밖으로는 머리뼈에 의해 보호되고 있다. 특히 대뇌피질은 운농과 감각을 수재로 하는 운농영역과 감각영역이 있으며, 학습, 기억, 언어행동과 사색, 판단, 창조적 정신활동이 이루어지며 희로애락 등 정서감정 등을 주관하는 곳이다.

1) 뇌의 구조

뇌는 크게 앞뇌(prosencephalon), 중(간)뇌(mesencephalon), 마름뇌(rhombencephalon) 세 부분으로 나뉜다(표 1-1). 앞뇌는 끝뇌(telencephalon)와 사이뇌(diencephalon)로 구분하고, 마름뇌는 다음뇌(뒤뇌, metencephalon)와 숨뇌(medulla oblongata)로 구분할 수 있다. 뒤뇌는 소뇌(cerebellum)와 다리뇌(pons)로 구분할 수 있다.

대뇌피질(cerebral cortex)은 신경세포가 밀집되어 회백색으로 나타나는 회(색)질(gray matter)과 그 안쪽의 신경섬유로 이루어진 백질(white matter)인 대뇌수질(cerebral medulla)로 구분된다.

또한 양쪽대뇌 반구의 내부에는 뇌척수액이 들어 있는 가쪽뇌실(lateral ventricle)이 있다. 신경세포체와 가지돌기로 구성된 회색질은 뇌표면의 겉질과 깊은 부위의 대뇌핵(cerebral nuclei)에 있고, 백질은 겉질 밑에 있고 대뇌핵을 둘러싸고 있는 축삭관(axon tract, 흰색을 만드는 말이집)으로 구성되어 있다.

2) 대뇌의 외부 구조

끝뇌는 뇌 중에서 가장 뚜렷한 부분으로 대뇌세로틈새(cerebral longitudinal fissure)라는 깊은 틈새에 의해 왼·오른대뇌반구로 갈라지고 맞교차섬유(commissural fiber)에 의해 서로가 연결된다.

깊은 골을 틈새(fissure), 조금 얕은 골을 고랑(sulcus)이라 한다. 뇌틈새와 뇌고랑은 각 반구를 엽으로 나누는 경계선으로 삼으며 끝뇌가 접하고 있는 머리뼈에 따라 전두엽(이마엽, frontal lobe), 두정엽(마루엽, parietal lobe), 측두엽(관자엽, temporal lobe) 및 후두엽(뒤통수엽, occipital lobe)으로 나눈다. 고랑과 고랑 사이의 볼록 올라온 부분을 이랑(gyrus)이라 하고 대부분의 틈새, 고랑 및 이랑이라 하는 것은 단지 해부학적 경계표시이며 사람에 따라 차이가 많다(그림 1-8).

표 1-1. 신경계의 구조

중추신경계 (CNS)	뇌(brain)	앞뇌 (prosencephalon)	끝뇌(telencephalon)	대뇌반구, 줄무늬체, 후각뇌
			사이뇌(diencephalon)	시상, 시상상부 · 하부 · 후부
		중간뇌 (mesecephalon	중뇌(mesencephalon)	대뇌다리, 뒤판, 덮개
		마름뇌 (rhombencephalon)	다음뇌(metencephalon)	소뇌(cerebellum)
				다리뇌(pons)
			숨뇌(medulla oblongata)	
	척수 (spinal cord)	척수(spinal cord)		
말초신경계 (PNS)	들쪽 뉴런	몸감각		
		내장감각		
	날쪽 뉴런	몸신경계(수의적)		골격근
		자율신경계 (불수의적)	교감신경	심근, 평활근, 선
			부교감신경(미주신경)	심근, 평활근, 선

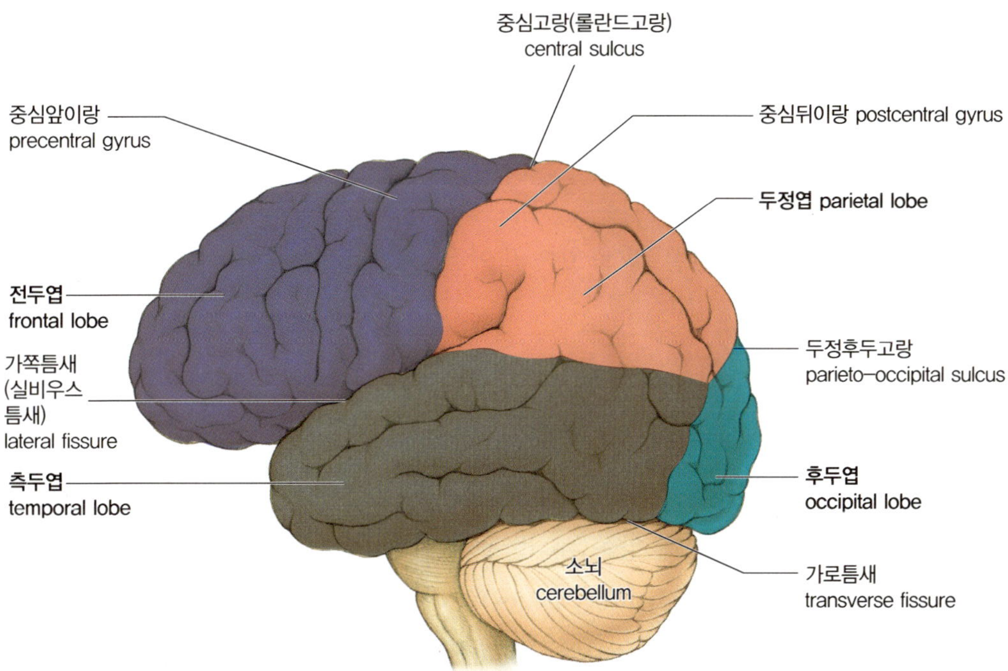

그림 1-6. 활동전위와 이온의 이동

3) 뇌의 내부 구조 및 기능

대뇌반구 바깥쪽의 얇은 층을 피질(cortex)이라 하고, 그 안쪽을 수질(medulla) 및 대뇌핵 (cerebral nuclei)이라 한다. 대뇌피질은 회색질의 얇은 층이며 대뇌, 뇌고랑 및 뇌틈새는 한정된 대뇌의 용적에 비해 겉질의 표면적을 넓혀 준다(그림 1-9).

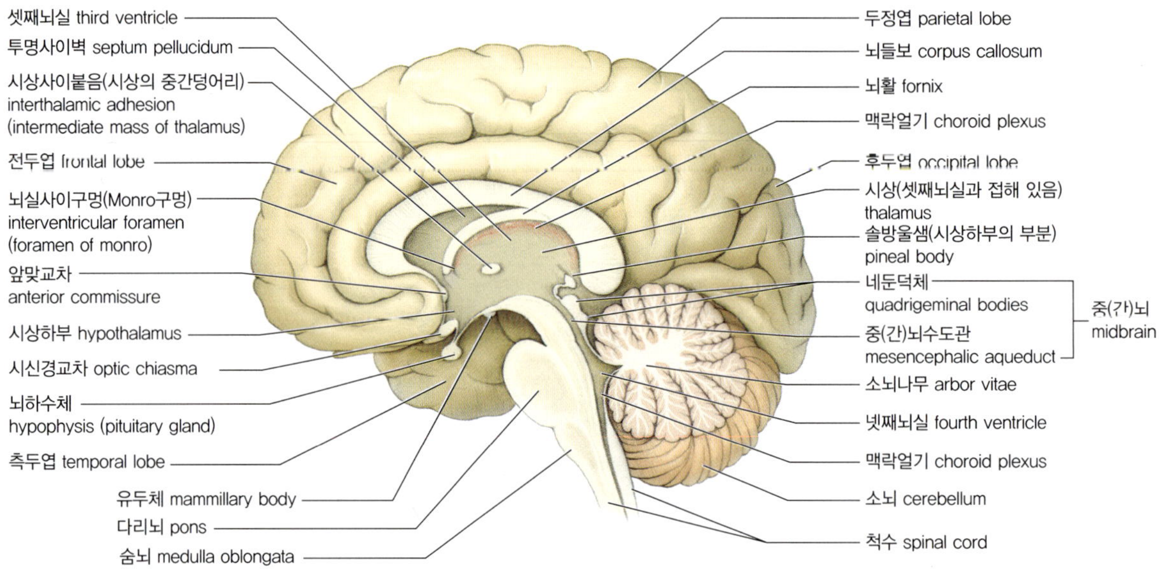

그림 1-9. 대뇌의 내부구조

(1) 백질 내 섬유

대뇌수질(cerebral medulla)은 피질 밑에 있는 말이집섬유로 구성되는 백색질이며 다음과 같은 섬유로 분류한다(그림 1-10).

① 맞교차섬유(commissural fiber)

맞교차섬유는 뇌의 오른쪽반구와 왼쪽반구인 양 반구를 연결해주는 신경섬유이다. 뇌들보는 가장 큰 맞교차에 해당되며 맞교차를 통해 양쪽 대뇌반구의 신경섬유들이 일차적 시각겉질과 손과 발 부위를 제외한 모든 몸감각피질(somatosensory cortex)의 서로 동일한 부위끼리 연결된다. 측두엽과 두정엽 사이를 연결하는 것을 앞맞교차(anterior commissure)라고 한다.

② 투사섬유(projection fiber)

대뇌피질과 아래부에 있는 뇌줄기와 척수 사이를 연결하는 신경섬유로 대뇌피질을 향해 부채꼴로 퍼져 있어서 이를 대뇌부챗살(방사관, corona radiata)이라고 한다. 대뇌피잘로 올라가는 오름감각 섬유와 대뇌피질에서 말초로 가는 내림운동섬유로 이루어진다. 대뇌속질 쪽에서는 서로 모여 단단한 띠

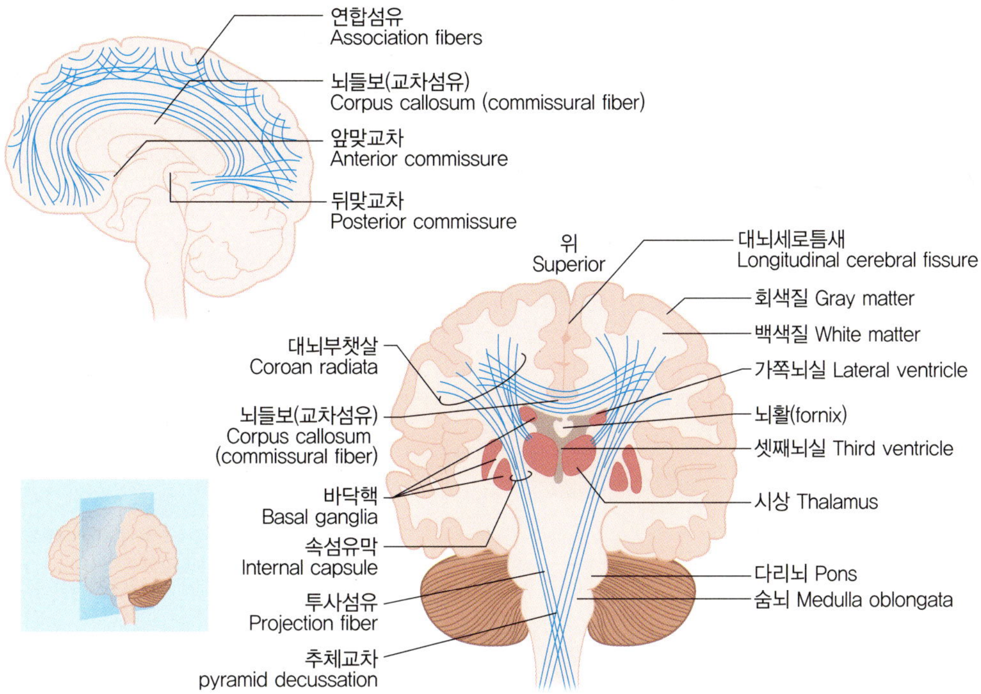

그림 1-10. 백질내 섬유

를 이루고 있어, 이를 속섬유막(internal capsule)이라고 한다.

뇌파는 투사섬유의 연결을 통하여 하부조직에서 올라온 신호가 그물체에서 시상을 거쳐 머리덮개에 부착된 전극을 통하여 기록되는 것이 뇌파이다.

③ 연합섬유(association fiber)

같은 쪽 대뇌반구의 피질 사이를 연결하는 섬유로 바로 옆의 이랑과 이랑 사이를 연결하는 짧은 연합섬유(short association fiber)와 좀 더 깊은 부위에서 먼 거리의 피질 사이를 연결하는 긴연합섬유(long association fiber)가 있다.

4) 대뇌피질의 기능

대뇌피질은 신경계통의 최고 기능 중추이며 의식도 이곳에서 이루어진다. 특정한 피질에서 이루어지므로 이와 같은 것들을 기능의 중추라 하고 이와 같이 부위에 따라 일정한 기능을 영위하는 것을 피질의 기능국소화(functional localization of cortex)라 한다. 특히 브로드만(Brodmann)은 대뇌피질을 47개 영역, 대뇌속질을 5개 영역으로 나누어 번호로 표시했다(그림 1-11, 12).

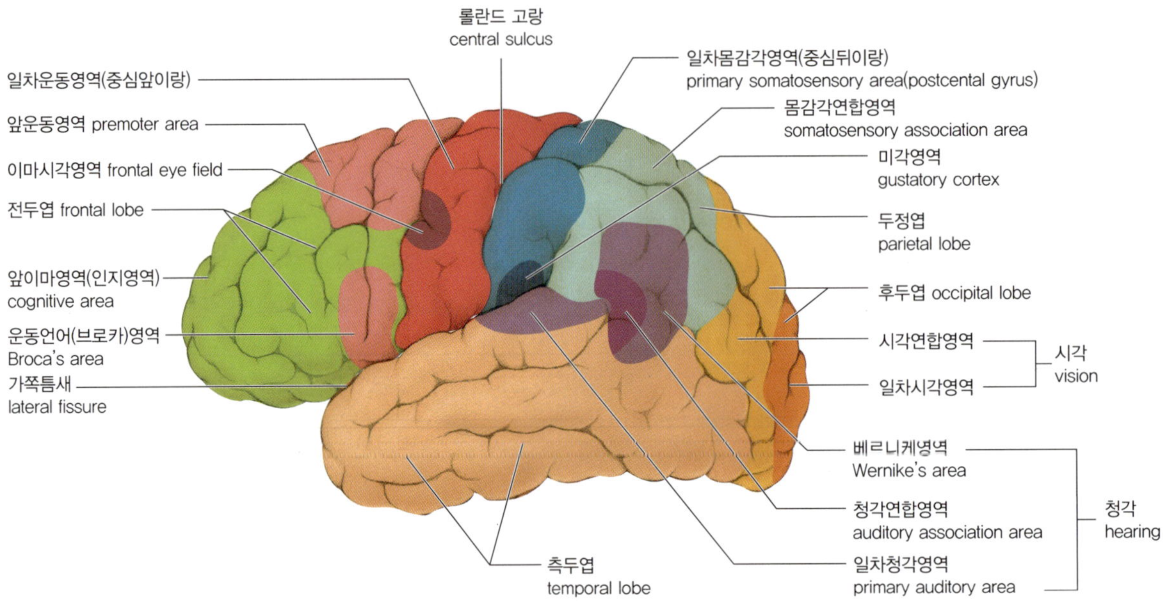

그림 1-11. 대뇌겉질의 기능적 영역

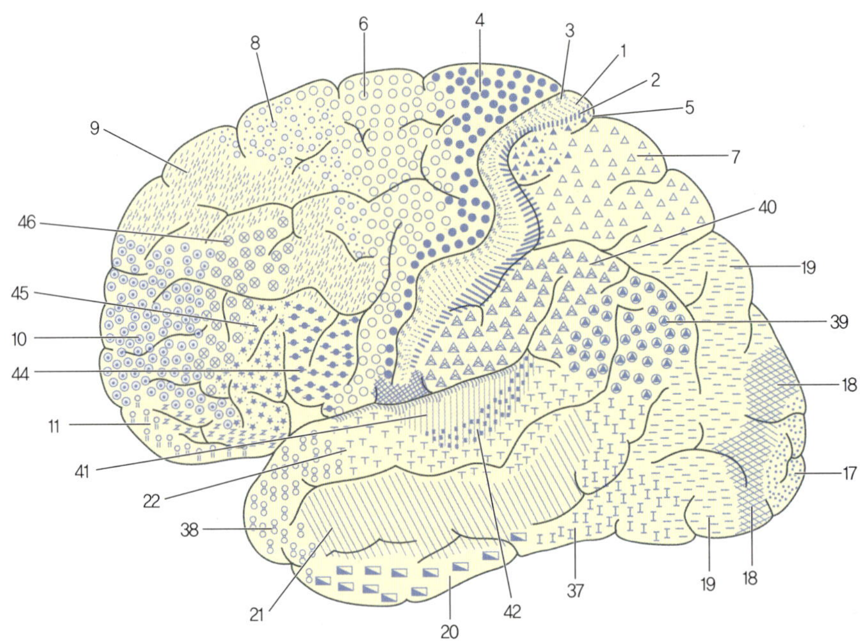

그림 1-12. 브로드만의 대뇌겉질 영역

- 일차운동영역(Brodmann 영역 4, primary motor area): 대형 추체세포(대형 피라미드 세포, large pyramidal cell)에서 시작하는 추체외로운동계(피라미드바깥길운동계, extrapyramidal motor system)의 시작 부위로 맘대로 운동이 시작되는 곳이며, 주로 섬세한 운동이 요구되는 몸 먼쪽부분

의 근육운동을 조절한다. 중심앞이랑에 몸의 부위가 피질영역의 그 크기에 비례하는 것이 아니라 사용이 많거나 섬세한 운동을 하는 손, 입, 얼굴 등이 상대적으로 넓게 나타난다. 보통 다리는 피질의 윗부분에, 머리는 피질의 아랫부분에, 손은 중간부분에 위치한다.

- 앞운동영역(Brodmann 영역 6, premotor area): 중심앞이랑 앞에 있고 이 영역에서 오는 신경섬유와 줄무늬체, 아래시상핵, 적색핵 및 흑색질에서 오는 섬유들이 추체외로운동계(피라미드 외로운동계, extrapyramidal motor system)을 이룬다. 골격근육의 반사적 또는 자연상태에서 거의 무의식적인 운동과 긴장에 관여하는 운동이 시작된다.
- 앞이마영역(Brodmann 영역 9 · 10 · 11 · 12, prefrontal area): 앞운동영역 앞에 있고 인간의 지능이 자리 잡은 곳으로 생각되며 판단 · 통찰 · 예견 및 적당한 행동의 선택 등과 관련이 있다.
- 일차몸감각영역(Brodmann 영역 1 · 2 · 3, primary somatosensory area): 중심뒤이랑에 있고 몸감각 및 고유감각 정보를 받는다. 이들 역시 중심뒤이랑에 몸의 모습이 투사되는데, 몸의 부위가 피질영역의 크기에 비례하는 것이 아니고 감각수용체의 수에 비례한다. 즉, 예민한 감각일수록 피질영역을 많이 차지하며 역시 몸의 아랫부분은 피질 윗부분에, 몸의 윗부분은 피질 아랫부분에 투사된다. 주로 사이뇌 시상을 통해 들어오는 피부의 일반감각인 온 · 냉 · 촉 · 압각 등과 근육의 심부감각을 받는 곳이다.
- 몸감각연합영역(Brodmann 영역 5 · 7, somatosensory association area): 중심뒤이랑 바로 뒤의 두정엽에 있다. 이 피질영역은 몸의 의식과 관계가 있고 모양, 크기 및 구성 등을 연관시켜 어떤 물체인가를 확인하는 능력과도 관계가 있다. 즉, 일차몸감각영역에서 느낀 감각의 종류를 종합 · 분석하여 판단하는 장소가 된다.
- 일차청각영역(Brodmann 영역 41 · 42, primary auditory area): 측두엽의 위안쪽부에 있다. 이것은 양쪽 귀에서 오는 청각정보를 받는다. 음의 높낮이 및 음조 등을 구별한다.
- 청각연합영역(Brodmann 영역 22, auditory association area): 일차청각영역을 둘러싸 고 있다. 이것은 과거의 경험으로 언어와 소리의 연합에 관계하고 음의 소재나 의미 등을 판별한다.
- 일차시각영역(Brodmann 영역 17, primary visual area): 후두엽 꼭대기와 새발톱고랑 입구에 있다. 이것은 물체의 색 · 크기 · 모양 · 움직임 등을 인지하며, 망막에서 일어난 흥분이 사이뇌의 가쪽무릎체를 거쳐 입사되는 부위이다.
- 시각연합영역(Brodmann 영역 18, 19, visual association area): 일차시각영역에 둘러싸여 있다. 이것은 과거의 경험을 바탕으로 보는 것을 기억하는 데 편리하며, 언어(읽기) 및 시각의 연합과 관계가 있다.
- 미각영역(Brodmann 영역 43, primary gustatory area): 두정엽의 중심뒤이랑 바닥에 위치한다.
- 후각영역(Brodmann 영역 28 · 34, entorhinal area): 측두엽의 안쪽면에 위치한다.
- 운동성 언어영역(Broca 영역, Brodmann 영역 44 · 45, motor speech area): 중심앞이랑 아래 앞

쪽에 있고, 여기에서 발성이 시작되며 우세대뇌반구[dominant hemisphere(사용이 우수한 쪽 손을 지배하는 반구)]에 있다. 즉, 왼손잡이는 오른쪽 대뇌반구에 있다. 뜻있는 말을 하는데 필요한 미묘하고도 종합적인 운동을 지배한다. 이 부위에 장애가 일어나면 언어는 이해하지만 발음이 불가능한 운동성 언어상실증(motor aphasia)이 일어난다.

- 감각성 언어영역(Brodmann 영역 22 · 39 · 40, Wernicke 영역, sensory speech area): 일명 베르니케 중추라고도 하며 관자엽 뒤쪽에서 두정엽의 일부에 있다. 이 부분에 장애가 일어나면 언어의 발음은 가능하나 뜻을 이해할 수 없는 감각성 언어상실증(sensory aphasia)이 유발된다.

신경기능검사학 실습보고서

학교명: 학번: 이름:

신경기능검사학 실습보고서

학교명: 학번: 이름:

Section

02 뇌파의 기본개념

학습목표

1. 뇌파의 정의를 설명할 수 있다(A).
2. 뇌파검사의 임상적 의의와 대상 질환을 설명할 수 있다(A).
3. 뇌파검사에 영향을 주는 인자를 설명할 수 있다(A).
4. 뇌파의 구성요소에 대하여 설명할 수 있다(A).

1. 뇌파의 유래

최초로 동물의 뇌에서 전기활동을 기록한 사람은 영국의 Richard Caton(1842~1926)이며, 그는 1875년에 토끼나 원숭이의 뇌 표면에서 직접 전류를 기록했다. 1913년에 Pravdich-Neminski는 개의 궁둥신경(sciatic nerve)을 자극하여 뇌의 표면에 나타나는 전기활동을 기록하였고, 그 후 1925년에는 개의 뇌에서 특이한 자극을 주지 않는데도 10~15 Hz와 20~32 Hz로 자발적으로 변동하는 파를 기록하여 이를 대뇌전도(electrocerebrogram)라고 명명하였다. 또한 이것과 같은 자발적 뇌 전기활동을 인간에 대해서 처음으로 기록했던 독일 정신과 의사인 Hans Berger(1873~1941)는 1929년 이마부와 후두엽에서 한 쌍의 전극을 이용하여 사람의 뇌전기활동을 최초로 발견하였다.

현재 사용하고 있는 'α (alpha)파, β (beta)파'는 그의 명명에 의한 것이고, Hans Berger는 이러한 파를 총칭해서 영어로는 electroencephalography (EEG)이라고 명명하였다. 그러나 당시에는 이것이 인간의 자발적 뇌 전기활동이라는 생각이 즉시 받아들여지지 않고 여러 인공산물(artifact)에 의해 생긴 것이라고 하는 반론도 있었다. 그 후에 Hans Berger의 옳음을 증명한 사람이 1933년 Adiron and Matthews로 그 이후 뇌파의 연구는 전 세계적으로 급속히 행해지게 되었다.

1952년 국제뇌파학회에서는 21개의 전극을 사용하는 국제 10-20 국제표준법을 뇌파검사에 이용할 것을 발표하였다. 이후 미국임상신경생리학회에서는 전극의 명칭을 논리적으로 수정, 응용하여 변형 10-20 국제표준법과 이마관자부 전극의 추가 사용을 권고하였다.

1980년대에 이르러서는 컴퓨터 기술의 발전으로 Digital EEG가 상용화되기 시작하였다. 뇌파는 대뇌겉질 표면의 전위변동을 측정하기 위하여 두피(scalp)를 구성하는 조직과 두피에 부착한 전극을 매개로 뇌파계의 증폭기와 기록기를 통하여 기록된 것이다. 그러므로 조직과 전극이 가진 전기적 특성(임피던스 등)이나 뇌파계의 특성에 의해 영향을 받고 있다. 또 대뇌 겉질면의 전위변동으로서의 뇌파는 겉질 뉴런에 그 기원이 있으나 그 뉴런망의 활동은 동시에 겉질의 각 부분 간이나 겉질 아래의 기구에 의해서 영향을 받고 있다.

2. 뇌파의 정의

뇌파는 대뇌피질의 신경 세포군에서 발생한 뇌 전기활동을 체외로 도출하고, 이를 증폭하여 전위는 종축으로 시간은 횡축으로 해서 두피상에서 기록한 것이다. 머리덮개상에서 측정되는 뇌파의 전위변동은 약 0.5~60 Hz의 주파수와 5~300 μV(보통은 20~100 μV)의 전위변동을 나타낸다. 뇌파는 어떠한 질병을 찾아내는 것이 아니라, 뇌의 기능적 변화를 나타내는 것이다. 일반적으로 뇌파라 하면 두피 전극에서 포착된 두피 뇌파(scalp EEG)를 말하며, 두피 뇌파 외에도 사용하는 전극이나 설치 방법에 따라 뇌 피질 뇌파(ECoG, Electrocorticogram), 나비뼈 전극 뇌파(sphenoidal electrode EEG), 타원구멍 전극 뇌파(foramen ovale electrode EEG), 깊은 부위 전극 뇌파(depth electrode EEG) 등 여러 가지 기록 방법이 있다.

뇌파는 객관적, 비침습적, 연속적으로 간단하게 대뇌기능을 평가할 수 있는 검사법이고, 현재 대뇌기능 평가법으로 뇌파보다 우수한 검사법은 없다. 최근 눈부신 발달을 보이는 화상 진단학은 중추신경계의 병변 부위 진단에서는 뇌파보다 매우 뛰어난 검사법이지만 대뇌기능을 평가할 수는 없다.

3. 뇌파검사의 임상적 의의 및 대상 질환

뇌파는 뇌의 기능을 다양하게 반영하므로 뇌 기능 장애를 일으키는 질환은 모두 뇌파검사의 대상이 된다. 그중 가장 중요한 질환은 뇌전증이며, 머리외상, 뇌종양 등 뇌의 기질적, 기능적 질환에 대하여 진단, 치료효과, 예후 판정은 물론 각종 질환에 수반되는 의식장애 등의 판정에 이용되고 있다. 그러나 뇌파 소견으로는 뇌 작용의 일부를 추측하는 것에 지나지 않는다. 질환마다 특이한 뇌파상이란 없는 것이고, 뇌의 기능에 따라서 출현하는 뇌파 패턴으로부터 각 질병상태를 추정하여 진단에 도움을 준다.

사람의 인지과정에 따른 흥분 뉴런군의 위치 추적은 뇌의 기능 국재설과 관련하여 뇌 연구에서 가장 중요한 연구 분야 중 하나이며, 뇌 전위 측정에 의한 것뿐만 아니라, 뇌자기장 검출에 의한 뇌자기도(Magneto Encephalography, MEG), 혈액의 헤모글로빈 산소함유량의 변화를 검출하는 기능적 뇌자기공명영상(Functional MRI, Magnetic Resonance Imaging), 방사성 포도당을 혈액에 주입하여 양전자의 쌍 소멸 시 발생하는 감마선 검출에 의한 양전자방출 전산화 단층촬영술(Positron Emission Tomography, PET)이 뇌의 기능적 정보를 제공한다. 이러한 방법들은 생리학에서 많이 사용하는 미소전극과 비교하여 머리의 절개 없이 뇌 활동 상태를 검출할 수 있다는 장점이 있어 매우 활발히 연구되고 있다. 이러한 방식들은 각각 장단점을 갖지만, Functional MRI나 PET는 뇌의 인지과정을 시간적으로 충분히 따라갈 정도가 되지 않기 때문에, 시간분해능(temporal resolution)에서는 EEG (Electroencephalography)와 MEG가 우세하다. 또한, MEG의 경우 사용되는 초전도양자간섭 소자

(Superconducting Quantum Interference Device, SQUID)가 매우 고가이며, MEG의 결과가 EEG와 큰 차이가 없음이 보고되고 있어 EEG에 의한 인지영역 추적연구가 중요하게 부각되고 있다.

뇌파검사는 뇌의 기질적 혹은 기능적으로 관련이 있는 증상이나 질환에 적용된다. 뇌파검사가 필요한 주요 증상은 지속성 증상, 발작성 증상 그리고 뇌전증을 포함한 각종 뇌 질환들로서 증상은 다음과 같다.

첫째, 두통, 구토, 의식장애, 현기증, 지능저하, 발육장애, 지각장애, 운동장애 등 지속성 증상으로 뇌가 관여하고 있는 것이다.

둘째, 발작성(돌발성) 증상으로 실신, 무반응, 전신 또는 국소 부위의 경련, 이상운동, 이상 행동, 복통, 두통, 심계항진, 호흡곤란, 수면발작, 히스테리 등이다.

셋째, 뇌파검사만으로 질환의 진단이 확정되는 것은 드물고, 임상소견이나 경과 및 다른 검사와 함께 종합하여 진단을 내리는 것이 일반적이다. 그 대표적인 질환을 살펴보면 다음과 같다.

- 뇌전증(epilepsy)의 진단과 약물 효과
  - 전신발작, 소발작, 간대성 부분발작, 자율신경 발작, 측두엽 뇌전증, 잭슨(Jackson)형 뇌전증
  - 레녹스-가스타우트 증후군, 웨스트 증후군 등
- 뇌종양 및 뇌출혈 진단
  - 뇌내 또는 두개내에서 발생하는 질환
- 뇌의 외상정도와 예후
  - 뇌진탕, 뇌좌상, 머리뼈골절
- 감염증성 뇌질환
  - 수막염, 급성 및 아급성 뇌염
- 정신과 영역의 연구
  - 이상성격자
- 현기증의 예후 판정 등
  - 두통, 구토, 의식장애 등의 지속성 증상
- 수면이상: 기면증(narcolepsy), 불면증, 수면무호흡증 등은 수면다원검사(PSG), 수면잠복기반복검사(MSLT)를 이용하여 진단

4. 뇌파검사의 영향인자

뇌파는 여러 인자의 영향을 받아 변화하게 되며, 뇌파에 영향을 주는 생리적 요인으로는 다음과 같은 것들이 있다.

① 뇌발달: 연령에 따른 변화
② 정신활동: 기억 되살리기, 암산, 정신적 긴장 등
③ 지각자극: 시각자극에 의한 눈뜨기 · 눈감기, 통각 등
④ 의식상태의 변화: 각성 및 수면도 포함
⑤ 신체의 생리적 · 화학적 변화: 산소, 뇌혈류 동태, 혈당치, pH, CO_2 분압, 체온, 기초대사, 수분대사, 성주기 등을 들 수 있으며, 특히 뇌파에 예민한 생리적인 변화로는 저산소 상태, 즉 혈중 O_2 분압의 저하에 의한 서파화 된다. 또한 저혈당에 의해서도 뇌파는 서파화 된다.
⑥ 약물의 영향: 특히 중독성 신경약(항정신성약, 항뇌전증약, 수면제, 마약, 진통제, 해열제),호르몬제 등

이러한 요인들은 뇌파상의 정상 · 이상의 판정, 기록방법 등과 관계가 있는 중요한 요소인 만큼 검사할 때 주의해야 한다.

5. 뇌파의 구성요소

임상에서 뇌파의 판정은 환자의 연령에 따른 머리덮개상의 위치별로 유도되어 나타나는 파형, 주파수, 주기, 극성, 진폭 등을 종합 분석함으로써 이루어진다. 뇌파는 규칙성과 불규칙성 및 연속성과 일과성 등 일정한 활동(activity)과 거의 일정한 주기 및 파형을 가지고 반복되는 율동(rhythm)을 가지는 것이 특징이다.

1) 주파수(Frequency), 주기(Period)

주파수는 1초 동안에 반복되는 파의 수를 의미하고 그 단위는 Hz (cycle per second, CPS)로 표현한다(그림 2-1). 사람의 뇌파에 대한 주파수 범위는 0.5~40 Hz 정도이나, 현재 뇌파계는 보통 30 mm/sec의 기록(지) 이동 속도로 기록 시 26~30 Hz까지 표현된다.

주기란 반복하는 파의 시간적 길이를 말하며, 파의 산과 산을 또는 계곡과 계곡을 연결하여 그 간격을 말한다. 지속시간은 msec (1 msec = 초)의 단위로 표시한다(그림 2-1).

주파수와 주기는 역수의 관계로 다음 공식과 같다.

$$주파수 = \frac{1}{주기(msec)} \times 1,000$$

예) 10 Hz의 1개의 주파수 시간은 1/10초이므로 주기는 100 msec이다.
4 Hz의 1개의 주파수 시간은 1/4초이므로 주기는 250 msec이다.

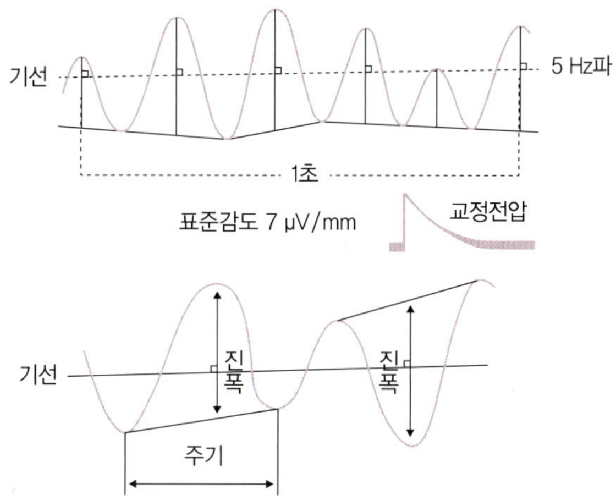

그림 2-1. 주파수, 주기, 진폭의 계측법

(1) 주파수에 의한 뇌파분류

뇌파의 활동(activity)은 주파수 대역에 따라 보통 아래와 같이 나눈다(표 2-1).

α 파를 기준으로 해서 α 파보다 주파수가 낮은 δ, θ 파를 서파, α 파보다 주파수가 높은 β 파를 속파라고 하며, 일반적으로 서파는 진폭이 높고, 속파는 진폭이 낮은 것이 많다(그림 2-2).

표 2-1. 뇌파의 주파수 영역

	Hz	구분
δ (delta)	0.5~4 Hz 미만	↑ 서파(느린파, slow wave)
θ (theta)	4~8 Hz 미만	
α (alpha)	8~13 Hz 이하	기본파
β (beta)	14~30 Hz	↓ 속파(빠른파, fast wave)

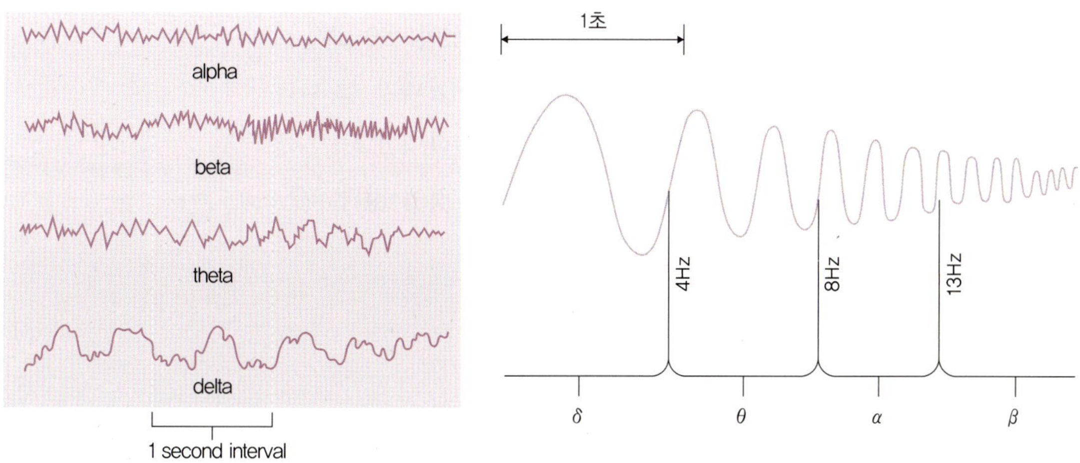

그림 2-2. 주파수에 따른 뇌파 파형 비교

(2) 주파수에 따른 기본뇌파

뇌파의 활동(activity)에 따른 파형의 특징은 표 2-2와 같이 분류하였다. 성인의 각성 시(waking) 뇌파는 α 파, β 파이며, 서파 성분 중 δ (delta)파가 출현하면 비정상이다.

표 2-2. 뇌파의 특징

리듬	δ (delta)	θ (theta)	α (alpha)	β (beta)
주파수(frequency)	0.5~3 Hz	4~7 Hz	8~13 Hz	14~30 Hz
진폭(amplitude)	100 μV	아동: 50 μV 성인: 10 μV	유아: 20 μV 아동: 70 μV 성인: 50 μV	10~20 μV
출현부위 (appearance location)	전두엽	측두엽	후두엽, 두정엽	전두엽
출현 상황 (appearnce condition)	깊은 수면(성인)	졸음이 오는 상황	안정, 눈감기	안정, 눈뜨기
파형(wave)	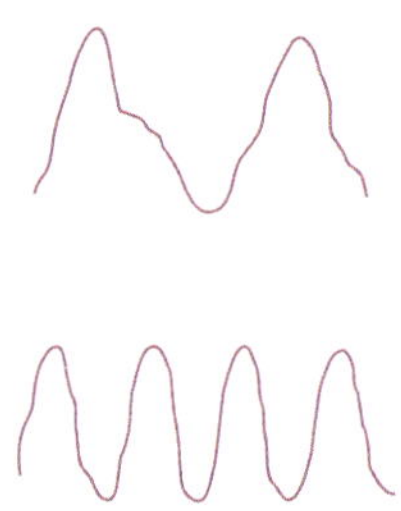	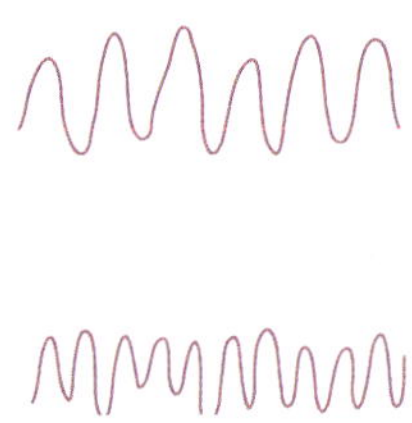	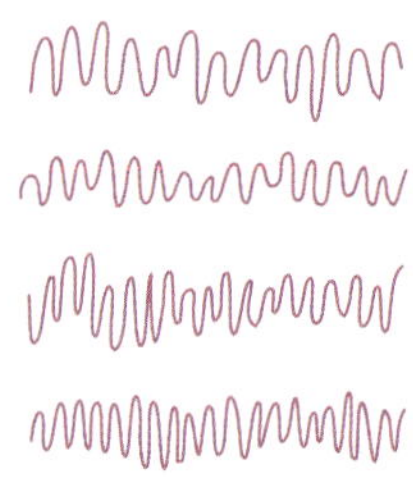	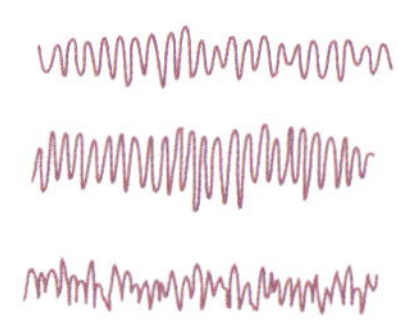

- α 파: 기본파
  - 뇌파의 기본이 되며 기본파, 기초율동 등으로 표현한다.
  - 주파수: 8~13 Hz
  - 출현 부위: 두정엽과 특히 후두엽에서 우세하게 출현한다.
  - 진폭: 10~100 μV(유아: 20 μV, 아동: 70 μV, 성인: 50 μV)
  - 특히 후두엽에서는 9~12 Hz, 20~50 μV 전후의 α 파가 잘 나타난다.
  - 정상 성인의 각성, 안정, 눈감기 상태에서 잘 보인다(그림 2-3, 2-4).
  - 진폭은 점증 · 점감(waxing and waning)을 보이는 것이 많다(그림 2-3).

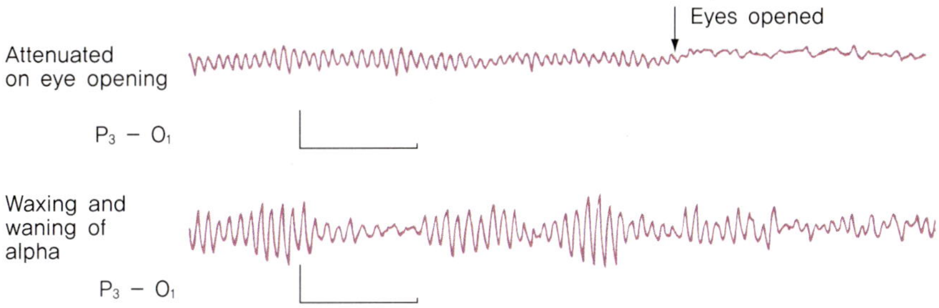

그림 2-3. α파. 눈뜨기에 의한 a-blocking 및 점증 점감

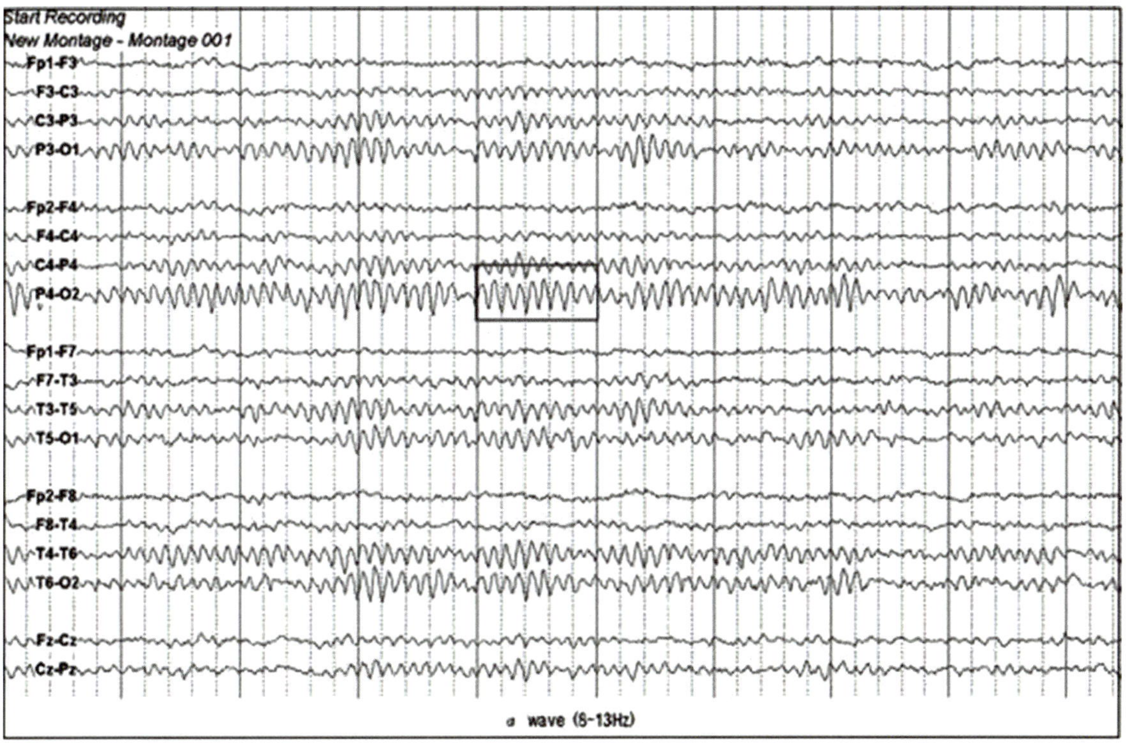

그림 2-4. α파

주파수 8-13 Hz로 후두엽에서 우세하게 출현

- β파: 속파
  - 주파수: 14~30 Hz (그림 2-5)
  - 출현 부위: 정상적으로 전두엽에서 잘 기록된다.
  - 진폭: 같은 기록에서 항상 α보다 작다. 진폭은 10~20 μV로 파형 중 진폭이 가장 낮다.
  - 긴장하거나 집중되는 정신 활동 시 뇌 전체에서 광범위하게 나타난다.
  - 약물에 의해 광범위하게 β파가 증가하는 경우도 있다.

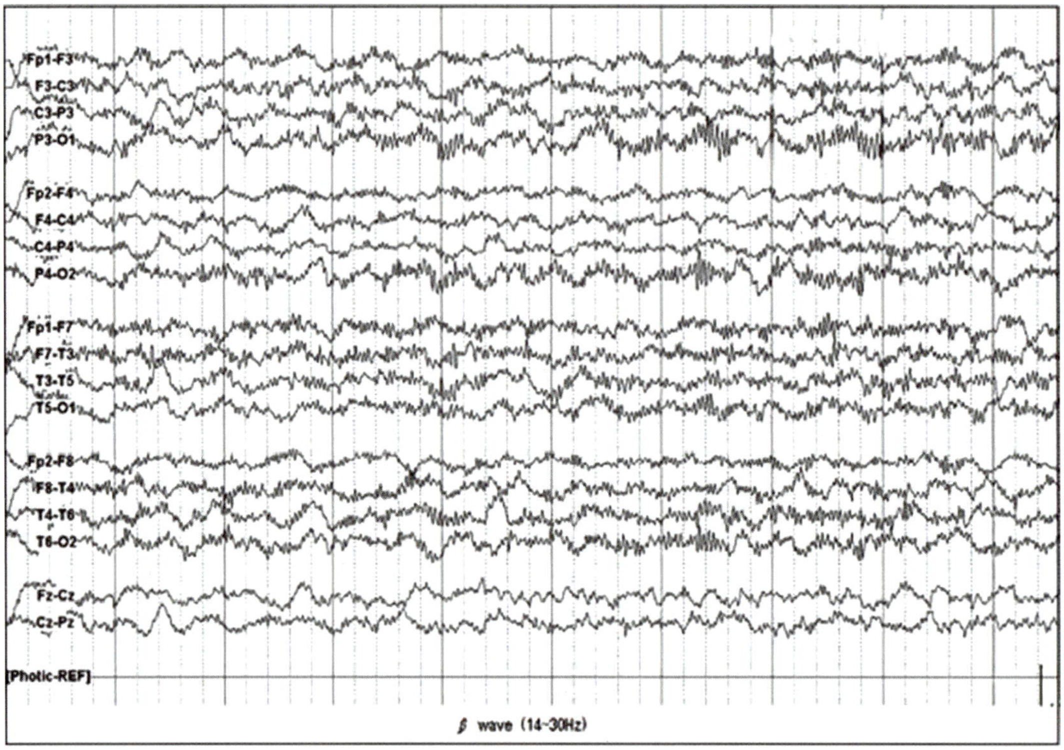

그림 2-5. β파

14 Hz 이상의 빠른파로 긴장하거나 집중하는 경우 전두엽, 중심부 우세하게 출현
항정신성의약품 복용시 약물에 의하여 전체 부위에 출현할 수 있음

- θ 파: 서파
  - 주파수: 4~7 Hz
  - 출현 부위: 후두엽와 측두엽에서 기록된다(그림 2-6).
  - 진폭: 10~50 μV(아동: 50 μV, 성인: 10 μV)이며 규칙적인 서파이다.
  - 어린이의 경우 5~7 Hz의 θ 파 출현하고, 성인의 경우 실망에 따른 정서불안 시 나타난다.
  - 60세 이상의 노령자에서는 약간 많아진다.
  - 정상 성인의 경우 각성 상태에서 거의 출현하지 않고 출현해도 극히 일부이다.

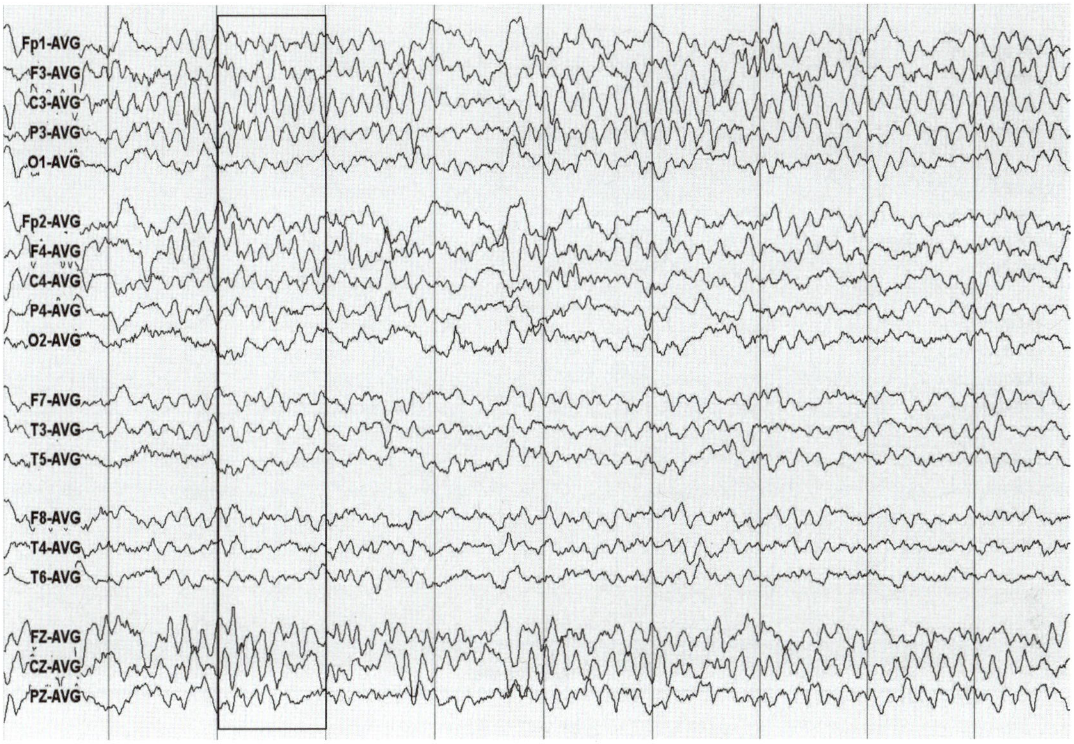

그림 2-6. θ파

4~7 Hz의 서파로 정상 성인의 경우 수면 중에 나타남

- δ 파: 서파
  - 주파수: 0.5~3 Hz (그림 2-7)
  - 출현 부위: 다양하지만 주로 전두엽에 나타난다.
  - 진폭: 100 μV 정도의 진폭이 크고 불규칙한 서파이다.
  - 나이에 관계없이 깊은 수면 중에 나타난다.
  - 뇌전증, 뇌종양, 정신박약 등에 이상이 있을 때 나타난다.
  - 각성 시 δ 파의 출현이 있으면 그것만으로도 이상으로 판정할 수 있다.

2) 진폭(amplitude)

진폭이란 파의 높이로, 파의 최고점 C로부터 시간 축(기록지가 이동하는 방향)에 대해 수직선을 긋고 그것과 그 파의 두 최하위 점을 잇는 선 A, B가 교차하는 점 D까지의 길이 CD를 그 파의 진폭이라고 하며, 단위는 μV를 사용한다(그림 2-8A, B). 100 μV 이상의 파를 높은 전위파, 20 μV 이하는 낮은 전위파라고 한다. 비정상으로 간주할 수 있는 중요한 소견은 진폭의 좌우 비대칭성(asymmetry)이다.

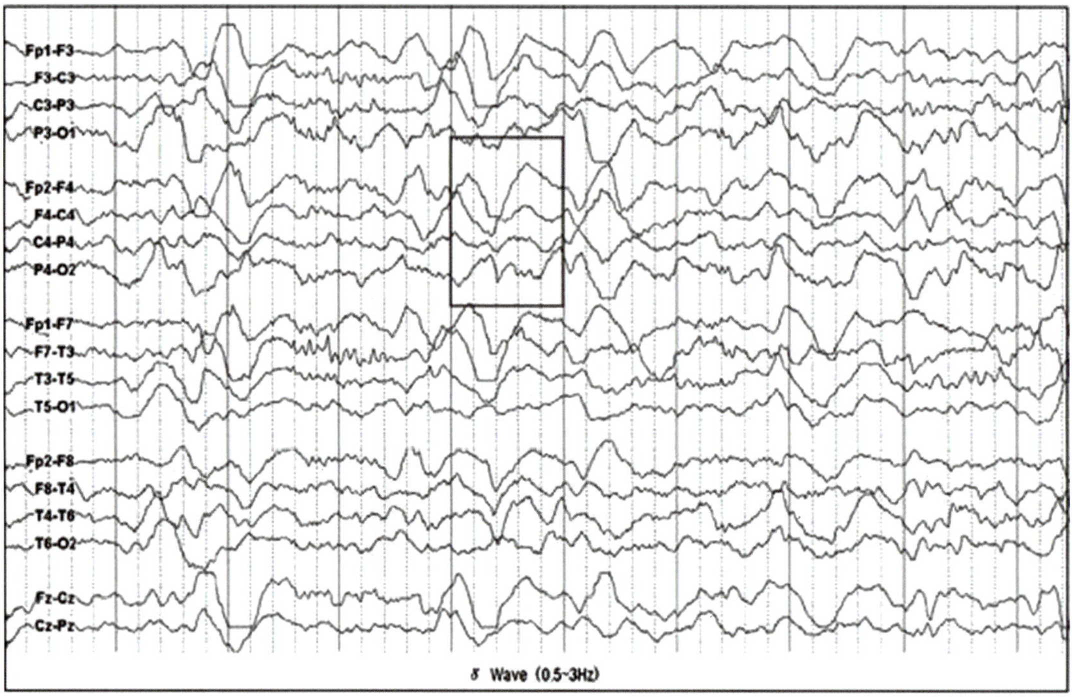

그림 2-7. δ 파
0.5~3 Hz의 서파로 정상적으로 깊은 수면기에 나타남

- $1\ \mu V = 1/1,000\ mV = 1/1,000,000\ V = 10^{-6}\ V$
- 파의 진폭(μV) $= \dfrac{\text{측정치(mm)}}{\text{교정전압진폭(Kmm)}} \times 50\mu V$
- 감도 $= \dfrac{\text{교정파의진폭}(\mu V)}{\text{펜의경사도(pen deflection, mm)}}$

예) 뇌파계의 진폭은 일반적인 경우 50 μV에서 7 mm의 높이가 되도록 조정되어 있다. 뇌파의 높이가 14 mm이고, 교정곡선은 50 μV에 7 mm가 되도록 장치되어 있다면 이것의 진폭은 100 μV가 된다.

예) 뇌파계의 감도가 10 μV/mm이고, 교정파의 진폭은 50 μV일 때 펜의 경사도(pen deflection)는 5 mm가 된다.

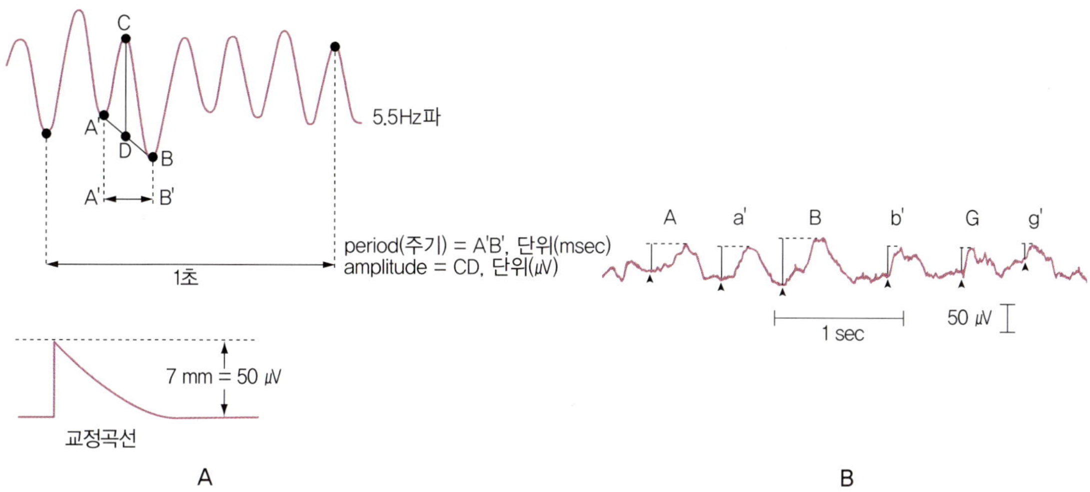

그림 2-8. 주기와 진폭(A)과 진폭 및 전위의 측정(B)

3) 위상(Phase)과 위상관계(Phase relations)

위상은 뇌파 간의 위치와 시간적 관계를 나타낸다. 뇌파계의 극성(polarity)은 심전도와는 반대로 바닥선에서 상향으로 그려지는 파형을 음성파(negative wave), 하향으로 그려지는 파형을 양성파(positive wave)라 한다.

어떤 파형이 음성 또는 양성으로만 나타날 경우 일상파 또는 단상파(단상성파, monophasic wave), 음성과 양성 또는 양성과 음성의 성분이 연속하여 형성되는 경우 이상파(이상성파, diphasic wave), 음성–양성–음성 또는 양성–음성–양성의 세 개의 성분이 있으면 삼상파(삼상성파, triphasic wave), 음성이나 양성 둘 다 더욱 많은 성분을 가진 것을 다상파(다상성파, polyphasic wave)라고 표현한다(그림 2-9 A).

대표적인 것은 삼상파로 의식장애나 간성혼수(hepatic coma)일 때 특징적인 뇌파로 주목받고 있다. 한편 2개 이상의 유도에서 기록된 파형 사이에 상호간의 시간적 관계를 비교한 경우 파형의 산과 산, 계곡과 계곡이 일치하고 있을 때 두 개의 파는 동기성(synchronous)이라 하며, 일치하지 않으면 비동기성(asynchronous)이라 한다. 만약, 서로 대응하는 두 개의 유도에서 그 출현시간에 차이가 있을 때는 두 개의 파형 사이에 위상차가 있다고 한다(그림 2-9B).

쌍방의 파형이 거꾸로 마치 마주보고 있는 것처럼 되어 있을 때는 위상역전(역위상, phase reversal)이라 하고 쌍극 유도에서 나타나는 위상역전은 병변의 위치를 결정하는 데 중요한 이상파의 초점(focus) 소견이 된다(그림 2-9 C).

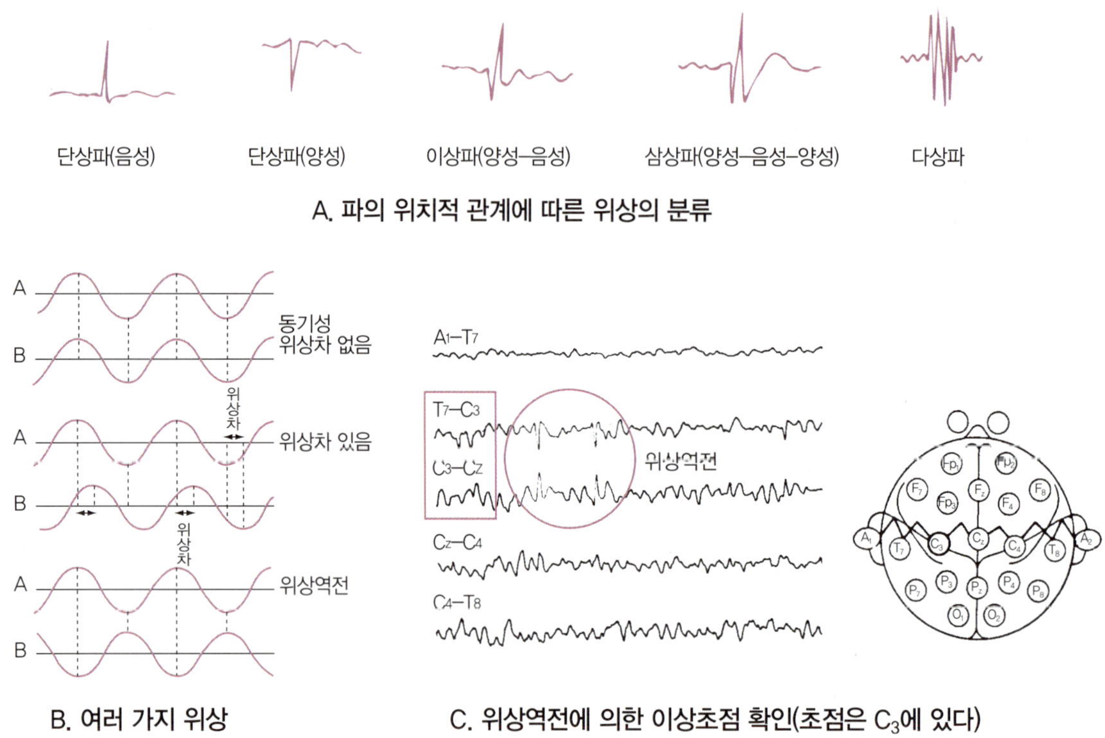

그림 2-9. 위상과 위상관계

4) 분포(distribution)와 국소화(Localization)

어떤 이상파가 머리덮개상의 어느 부분에 나타나는가를 파악하는 것은 중요하다. 출현 부위가 전 유도에서 출현하는 상태를 광범성(diffuse) 혹은 전반성(generalized)이라 하며, 제한된 부위에 출현하는 것을 국한성(localized) 또는 국재성, 국소성이라 하며, 어떤 특정한 파의 기원점을 나타내고 항상 국한되어 출현하는 것을 초점성(focus)이라 한다. 예를 들면 지진의 진원지에 해당하는 개념이다. 대부분 국한성인 특징이고 초점 바로 위의 머리덮개 상에서는 진폭이 가장 크고, 위상이 역전하는데 출현하는 양식에 따라 다양하게 표현되지만, 부위결정에는 여러 요소를 고려해야만 한다(그림 2-10A, B).

초점성 이상파의 출현양식에 따라 여러 가지 호칭이 있다.

- 국한성 초점(discrete focus): 특정의 좁은 부위에 초점이 고정되어 있는 경우로 음성 극파등이 고립적으로 반복 출현하는 것이다.
- 고정성 초점(constant focus): 시간과 관계없이 이상파가 같은 부위(초점 부위가 일정)에 지속적으로 반복 출현하는 것이다.
- 다발성 초점(multiple focus): 2개 이상의 여러 곳에서 고정성 및 국한성 초점이 동시에 출현하는 것이다.
- 일과성 초점(transient focus): 일시적으로 나타났다가 소실되는 경우이다.

- 이동성 초점(shilling focus): 반복 기록을 할 경우 볼 수 있는 현상으로 초점 부위가 다른 부위로 이동되는 경우이다.
- 일차성 초점(primary focus): 특정 부위에서 발작파의 초점이 시작된 경우이다.
- 거울상 초점(mirror focus): 원발성 초점이 있는 경우 반대 측 반구의 대칭 부위에도 초점이 나타날 수 있는 경우로 마치 거울에 비친 상과 같은 관계에 있다는 뜻이며, 즉 원발성 초점에서 신경섬유를 통해 흥분성이 전파되어 대칭부의 겉질이 2차적으로 흥분되는 것으로생각되며 측두엽 뇌전증 등에서 자주 나타나는 현상이다.

한편 초점의 깊이에 따라서 표재성과 심재성으로 구분할 수가 있다.

- 표재성 초점(superficial focus): 초점이 겉질부에 국한되어 있는 경우로 피질초점(cortical focus)이라고도 하며, 초점이 뚜렷한 음성 극파 또는 빠른파형 예파를 취하는 경우가 많다.
- 심재성 초점(deep focus): 대뇌 표면으로부터 먼 곳의 피질 또는 회(색)질부위에 있는 경우로 피질밑층(subcortical) 초점이라고도 한다. 일반적으로 2상성의 예각파 형태가 보이는 경우가 많다.

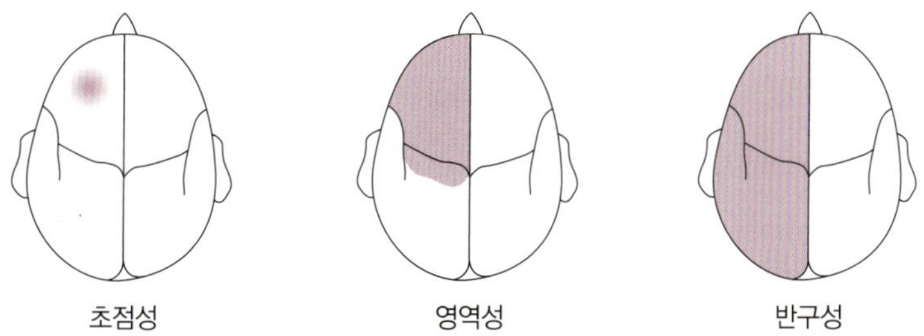

A. 일측성 국소화의 종류 및 확산에 의한 용어

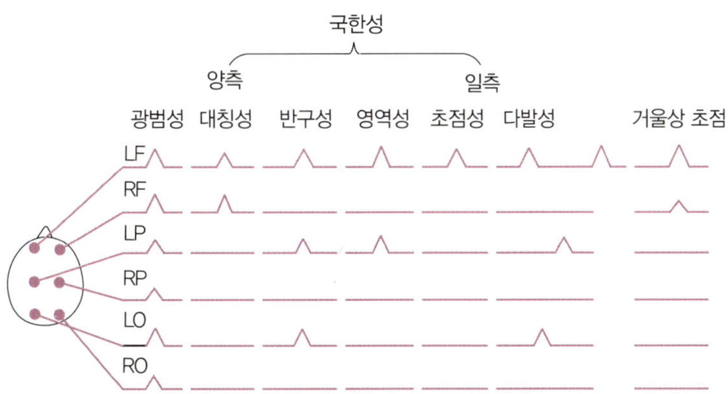

B. 이상뇌파 국소화의 종류를 표시한 모식도

그림 2-10. 분포와 국소화

5) 출현양식

파형이나 활동의 출현량에 대해서는 특별한 정량적 기준은 없고, 보통 주관적 또는 습관적으로 많다든지 적다든지 하는 표현을 하고 있다.

뇌파기록 중 많이 우세하게 출현되고 있는 뇌파활동을 기초율동(basic rhythm)이라든가 배경활동(background activity, BGA) 등으로 표현하고 있지만, 이것은 일반적으로 전 유도에서 지속적으로 대량 출현하는 뇌파활동의 율동을 말한다(그림 2-11).

여기에서 율동(rhythm), 활동(activity), 파(wave)라는 용어의 뜻은

- 활동(activity): 뇌에서 기록되는 전위의 변동을 가리키며, 뇌파의 파가 연속해서 출현한것을 말한다. 즉, 규칙적, 연속적, 일과성이든 뇌파를 총괄해서 말한다. α활동이란 α주파수의 활동을 말한다.
- 율동(rhythm): 거의 일정한 주기 및 파형을 가지고 반복되는 파로 이루어진 활동을 말한다. 진폭은 반드시 일정하지 않아도 무방하다.
- 파(wave): 기록되는 두 개의 전극 사이에 전기적 전위차의 변화를 말하며, 활동(activity)의개개 요소를 의미한다.

출현의 방법에 대해서는 일정하지 않고, 하나의 뇌파기록 중에서도 여러 형태의 변동을 나타내고, 거기에 따라서 지속성(continuous), 산발성(sporadic or random), 돌발성(paroxysmal), 단발성(또는 고립성, isolated), 율동성(rhythmic), 간헐성(intermittent) 등으로 표현한다.

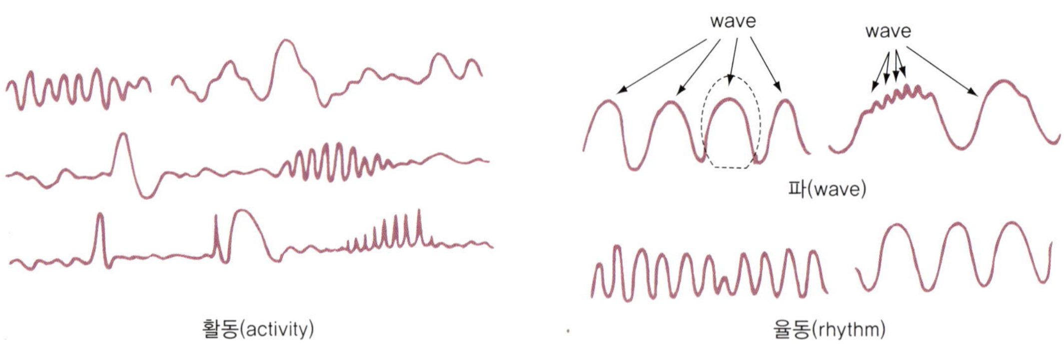

그림 2-11. 뇌파의 활동, 율동, 파

(1) 대칭성(symmetry)과 비대칭성(asymmetry)

좌·우반구에 대칭 부위에서 출현하는 파의 진폭, 주파수, 파형 등이 동일한지 아닌지를 표현하는 것을 말한다. 파의 모양이 거의 좌우대칭이면 정상적이며, 좌우대칭 부위에서 지나치게 차이가 있으면 비대칭성이라고 하며 비정상을 의미한다.

(2) 일측성(unilateral)과 양측성(bilateral)

일측성은 좌측이나 우측 한쪽에만 국한되어 이상파가 출현한 경우이지만, 양측성은 양측 모두 출현하는 경우이다. 일측성인 경우에도 이상파가 나타나는 범위가 다음과 같이 구분된다(그림 2-10).

- 한쪽 반구 전부에 출현하는 경우를 반구성(hemispherical)
- 약간 넓은 영역(예: 이마부와 마루 부위)에 출현하는 경우를 영역성(area)
- 비교적 좁은 범위에 국한적으로 출현하는 경우를 초점성(focus)

(3) 양측 동기(bilateral synchrony)

동기성이란 두 개의 사건이 동시에 일어나는 경우를 말한다. 이 용어는 양쪽 뇌 사이의 관계를 말하며, 한쪽 뇌를 말할 때는 필요 없다. 일정한 시간 관계없이 각각 다른 채널에서 발생하는 파는 비동기성(asynchronous)이라고 한다. 양측성 또는 전반성의 이상파인 경우에는 좌·우 대칭성 여부가 문제가 된다. 분명한 비대칭이 있으면 좌우반구의 이상 정도에 차이가 있는 것으로 간주되지만 양측 동기성이면서 비대칭인 경우에는 그것을 구별할 필요가 있다.

6) 파형(Wave form), 발작파(Paroxysmal wave)

개개의 파를 보면 톱 모양의 형태를 나타내는 것, 끝이 뾰족한 극파, 여러 가지 파형이 확인되지만 임상적으로 문제가 되는 것은 발작파의 출현이다. 발작파는 배경활동 중에서 뚜렷하게 구별되는 이질적인 파형이 한 개 또는 연속해서 돌발적으로 출현하는 것을 말한다.

7) 시간적 관계

최근에 일정시간 동안 출현하는 이상파의 양과 수준이 어느 정도인지 컴퓨터로 쉽게 측정할 수 있지만, 실제 판독에서는 '극히 드물게' 또는 '산발적' 등의 표현이 사용된다. 또한 돌발성의 이상파가 각 부위에 동시에 나타나지 않고 특정 부위에서 시간적으로 빠르면서 점차 다른 부위로 파급될 수 있는데 이런 경우 시간적으로 앞서간 부분에 원발성 초점이 있게 된다. 그 대표적인 것이 잭슨(Jackson)형 뇌전증 발작이다. 한편, 기록 도중 일정한 파형이나 패턴이 얼마나 자주 나타나는가를 뜻하는 것이 지속성(persistence)인데, 어떤 파는 간헐적으로 나오고 어떤 파는 기록 중 대부분에서 나올 경우 이들 파가 나타나는 동안의 시간 비율로 평가하여 지수(index)를 사용한다.

- % Time: 일정 시간 동안 파의 출현율을 시간의 비율(% time)로 나타내는 방법이다. 예를 들어 100초(또는 1분) 동안에 α 파가 나타나는 시간의 총합이 87초였다면 기초율동의 α-index는 87% time이라고 하며, 이때 뇌파 성분 중 가장 많이 차지하는 성분을 우세파라고 한다. 깊은 수면기에는 δ 파가 많이 나타난다.

8) 반응성(Reactivity)

뇌파는 환경변화나 외부자극에 대하여 다양한 파형의 변화를 가져오게 된다. 이와 같이 변화에 대응하는 뇌파의 가변성을 반응성이라 하고 특정 반응성을 유도했을 때 이에 따른 파형 변화의 상태에 따라 반응성 유무를 확인할 수 있다. 즉, 후두엽의 α파는 눈감기에서 눈뜨기 시켰을 경우와 암산 등 정신활동에 의해 그 진폭이 갑자기 감소되어 낮은 전위의 빠른파화된다.

이것은 α-감쇠(α-attenuation)하는 것처럼 보이므로 α-차단(α-blocking)이라 한다. 또한 광자극에 따른 광자극 유도(photic driving)와 과호흡에 의한 증강(build-up) 현상들이 대표적인 예이다.

- 역설적 α-blocking (paradoxical α-blocking)

안정, 각성 눈감기에 의한 뇌파기록 도중에 눈뜨기를 시켰을 경우 α파 감쇠현상 없이 지속적으로 α파가 출현하는 현상으로, 기면증 및 수면마비 등에서 볼 수 있는 비정상적인 현상이다(그림 2-12).

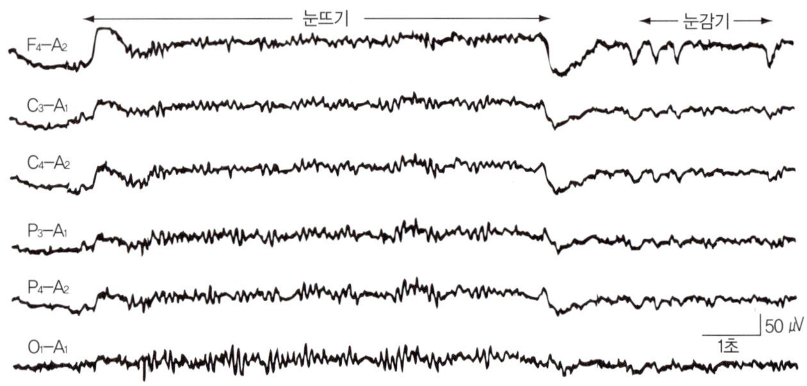

그림 2-12. 역설적 α-blocking (paradoxical α-blocking)

9) 대칭성 결여(Lazy activity)

수면 뇌파는 극파, 극·서파 복합 같은 발작파 관찰에서 매우 중요하지만 뇌종양, 두부외상 같은 대칭성 결여 관찰에서 유용하다. 그리고 기타 신경 질환 진단에는 각성 뇌파 소견이 보다 유용하다.

대칭성 결여란 뇌의 병변이 경미할 경우 이 부위로부터 유도한 뇌파를 대칭 부위와 비교할 때 당연히 나와야 할 파가 불충분한 상태로 기록되는 현상으로 예를 들면 α파의 진폭, 주파수가 대칭부와 비교해서 약간 감소하며 수면 시 방추파 출현이나 K-complex 출현이 약간 뒤떨어지는 것 같은 경우가 있다.

또한 봉우리파나 방추파는 중심·두정 부위에서 좌우 대칭성으로 출현하지만 이러한 것을 나타나게 하는 부위에 장애가 있으면 뇌파 기록상 진폭이나 출현의 좌우차가 나타난다. 좌우차가 극단적일 때는 한쪽에서 봉우리파(유파)나 방추파가 출현하지 않는 경우도 있다.

왼쪽(O_1–A_1)에서는 20 μV, 11 Hz의 α파가 많이 출현해 있다. 또 7 Hz θ파도 1개 보인다. 오른쪽

(O_2–A_2)에서는 파의 형성이 나쁜 10, 11 Hz α파가 소량 출현하고 있다. 오른쪽에서는 출현해야 할 α파의 출현이 적고, 진폭도 아주 적다. 우측에 병변을 생각할 수 있다(그림 2-13).

대칭 부위와 비교했을 경우, 당연히 나와야 할 파가 불충분한 상태로 나오기 때문에 대칭성 결여라고 표현된다. 이것은 당연히 나와야 하는데도 게으름을 피워 충분히 나오고 있지 않다는 의미에서 명명된 것이다. 대칭성 결여의 존재는 특히 뇌병변이 없는 경우에도 가끔 보이기 때문에, 그 즉시 이상으로 판단할 수는 없다. 그 밖의 소견을 근거로 삼고 동시에 대칭성 결여의 확실한 존재를 관찰한 후 종합적으로 판단한다.

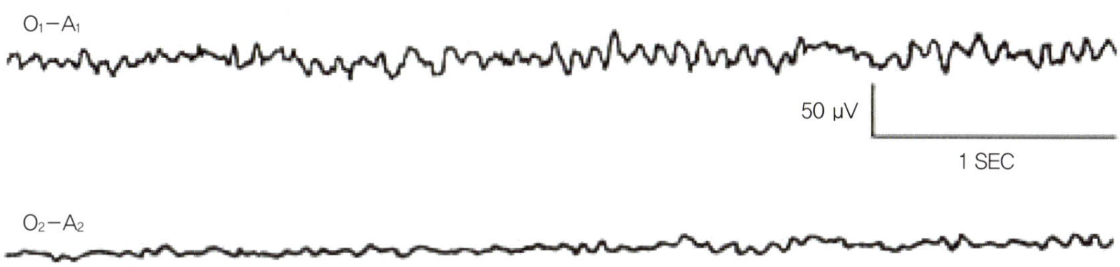

그림 2-13. 대칭성 결여(lazy activity)

10) 수면 방추파 출현 이상

수면 방추파는 얕은 수면(경수면)과 중등도 수면을 판정하는 중요한 지표로 이용되지만 여러가지 장애에 의해서도 출현 이상을 나타날 수 있다. 즉, 방추파 출현에서 좌우의 각각 발생 부위, 좌우를 동조시키는 부위 그리고 그것을 억제하는 부위 중 어느 부위에서 장애가 발생하는가에 따라서 출현 양식이 달라진다.

발생 부위 한쪽에서는 장애가 있는 경우 대칭성 결여가 출현하고 좌우 동조 부위에 장애가 있으면 대칭성 결여가 되면서 좌우에서 교대성 뇌파가 출현한다. 그리고 대뇌 피질 장애 등에 의해 억제 부위 기능이 저하되면 과잉의 방추파가 출현하는데 이런 현상이 성인의 경우 보통 1.5초 정도 지속되지만 2~3초 이상 지속되기도 하며 광범성 높은 진폭으로 출현하기도 한다.

신경기능검사학 실습보고서

학교명: 학번: 이름:

Section

03 뇌파 검사실

학습목표

1. 뇌파검사의 흐름을 설명할 수 있다(A).
2. 뇌파검사 전 준비사항에 대하여 설명할 수 있다(A).
3. 뇌파검사와 관련된 용어를 설명할 수 있다(A).
4. 뇌파검사 결과보고서를 작성할 수 있다(B).

1. 뇌파검사의 흐름

사람은 살아 있는 한 계속해서 뉴런의 연접에 의해 뇌전위가 발생되며 뇌파 파형을 형성시키는데, 질병에 의한 뇌의 상태는 뇌파에도 반영되고 있는 것으로 생각된다. 이 뇌파를 기록해서 여기서 얻은 정보를 분석하여 질병에 대한 진단과 치료에 도움을 주자는 것이 임상검사에서 뇌파검사의 목적이다. 검사자는 어떤 이상소견의 유무를 기대하고 있는지 검사 전 미리 알아둘 필요가 있다. 검사 전 차트를 통하여 환자의 기본정보로 진료과, 검사 목적, 재검여부, 약물복용 및 기타 특이사항에 대하여 파악해 둔다면 검사의 정확성과 효율성을 높일 수 있다. 기록 중에 환자의 상태를 기재하고, 이상소견을 명확히 하여 기록한 내용을 다른 사람이 보더라도 쉽게 이해할 수 있도록 정리해 두어야 한다.

피검자는 독립된 공간에서 침대에 누운 상태로 머리에 전극을 부착한 상태에서 검사자의 지시에 따라 검사에 임하게 된다. 뇌파검사의 기록 중에 검사자가 피검자에게 지시하는 것은 유발법의 실시과정이므로 그에 대한 충분한 설명을 전극 부착과정에 안내해 두면 피검자의 검사에 대한 두려움도 줄일 수 있고, 원활한 협조로 분석하기에 적합한 뇌파를 기록할 수도 있다.

뇌파검사를 위한 전극의 부착은 '10–20 국제표준법'에 의하여 피검자 두피에 약 20여 개의 전극을 붙이지만, 환자의 상태, 연령 등에 따른 인공산물의 구별을 위해서나 검사실에 따라서 약간 변형된 전극배치법을 이용하기도 한다. 뇌파검사는 일반적으로 예약검사로 진행하게 되는데 1명 검사에 1시간 정도 소요된다. 응급실, 중환자실 및 병동환자의 상황에 따라서 긴급하게 검사를 실시하기도 한다. 뇌파의 기록시간은 유발법과 수면뇌파를 포함하여 약 30~40분 동안 진행된다.

뇌파검사는 매우 미세한 뇌세포의 전기 신호를 크게 증폭시켜서 기록하는 검사이므로 조그만 움직임이나 주변 환경에도 아주 민감하다. 피검사자는 가급적 움직이지 않아야 하고 보호자는 조용히 대기하는 것이 필요하다.

검사에 협조하기 어려운 소아의 경우, 수면을 유도하는 시간이 필요하므로 대기 시간이 길어질 수 있다. 검사 후에는 피검자의 검사정보를 포함하는 결과보고서를 작성하게 되는데, 이때 검사 중 특이사항을 기록해 두어야 한다. 또한 검사 후 피검자에게 머리 덮개 표면의 전극 풀을 제거하기 위해 머리를 감을 수 있도록 안내한다.

뇌파검사는 뇌에서 기인한 질환이 의심되는 경우 실시하지만, 주로 뇌전증 진단에서 기본이 되는 검사이다(그림 3-1, 2, 3). 뇌파검사를 시행하여 뇌전증파를 확인함으로써 뇌전증을 확진할 수 있으므로 검사자는 정확한 뇌파가 기록될 수 있도록 노력해야 한다. 인공산물에 의한 뇌파의 형태는 느린파, 극파, 예파 및 복합파의 형태로 다양하게 유입될 수 있으므로 인공산물의 유입에 주의하고, 기록해 두어야 한다.

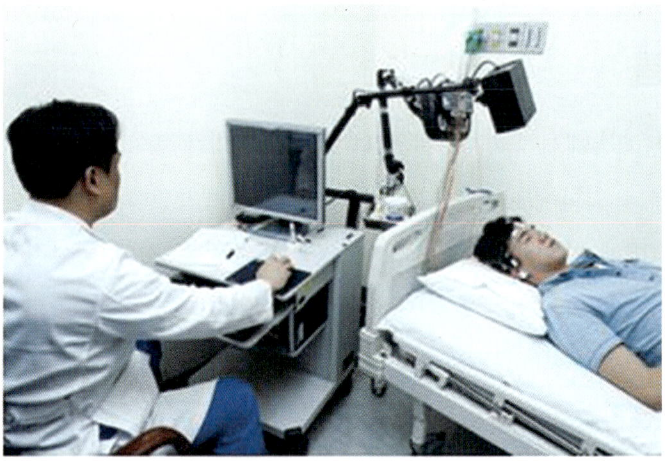

그림 3-1. 뇌파검사

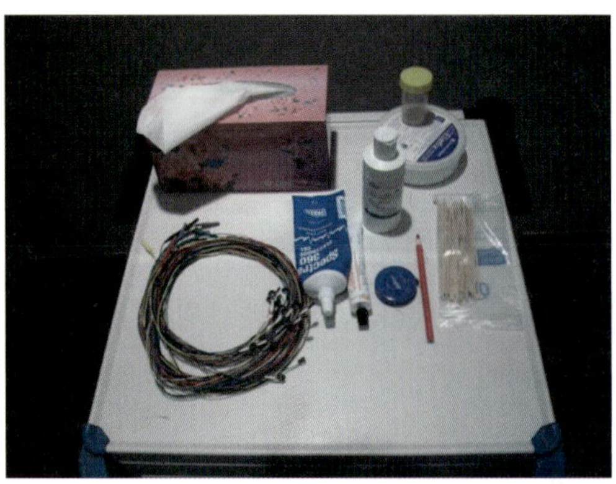

뇌파계 부속품

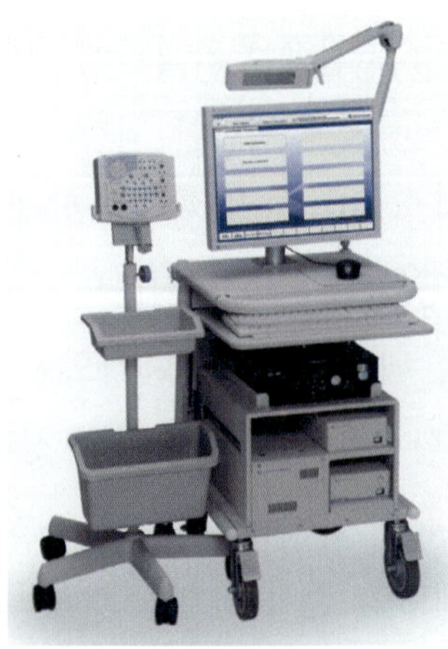

디지털 뇌파계

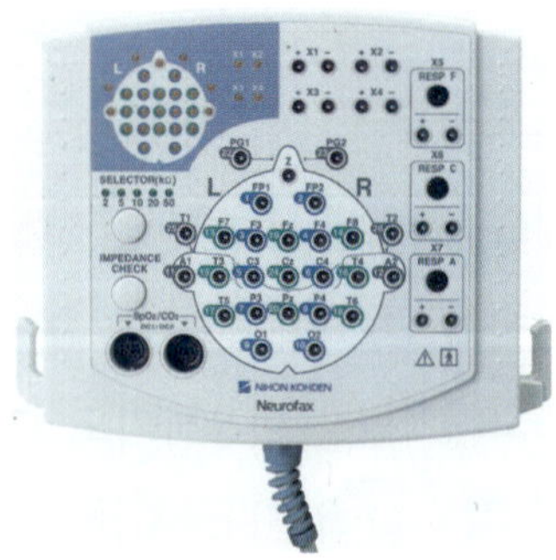

전극접속상자(electrode junction box)

그림 3-2. 뇌파검사 디지털장비 및 소모품

한편, 한두 번의 뇌파검사가 정상이라고 해서 뇌전증이 완전히 배제되는 것은 아닌데, 그 이유는 뇌전증 환자라고 하더라도 한 번의 뇌파검사에서 모두 뇌전증파가 나타나지 않을 수 있기 때문이다. 검사를 반복한다고 하더라도 일부 환자는 발작간기 뇌파가 정상일 수 있기 때문이다. 따라서 검사 중 유발법의 정확한 시행과 반복적인 뇌파검사가 필요하며, 일부의 경우에는 24시간 비디오 뇌파검사가 필요할 수 있다.

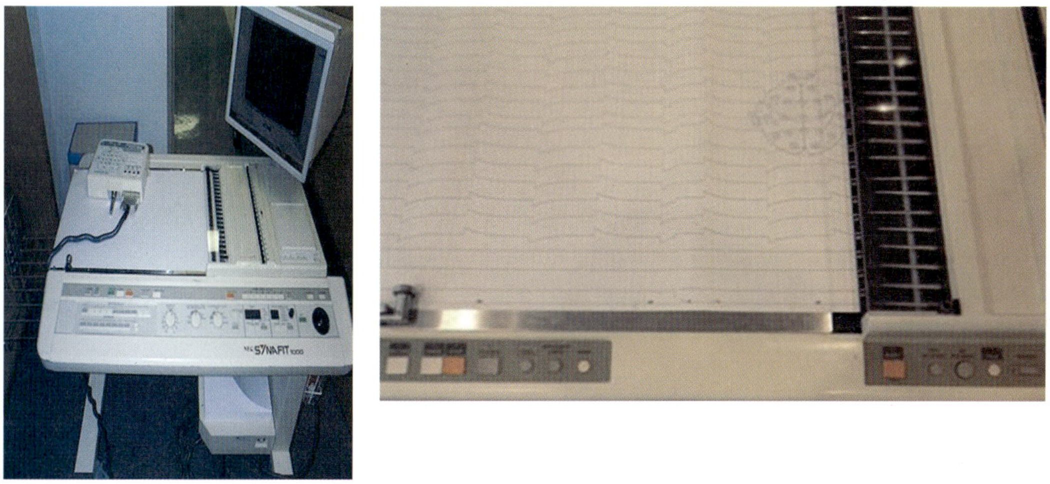

그림 3-3. 뇌파검사 아날로그 장비 및 기록장면

2. 검사 전 준비사항

뇌파검사는 뇌기능을 알 수 있는 가장 직접적인 방법으로 이를 응용한 다양한 검사들이 있다. 수면다원검사, 뇌유발전위검사, 뇌전증 수술이나 보다 정확한 진단을 위한 24시간 비디오 뇌파검사 등이 있다. 대부분의 일반적인 뇌파검사는 두피에 전극 풀을 이용하여 전극을 부착하고 기록하는 것이므로 전혀 통증을 유발하지 않는다. 단지, 검사 후에는 전극 풀을 제거하기 위해 머리를 감아야 한다. 뇌파검사는 매우 민감한 검사이므로 협조가 안 되는 소아나 정신지체 환자는 수면유도제를 이용하여 잠이 들 때까지 기다려야 하는 경우가 있다. 환자의 상태에 따라 뇌파검사실 내에서 보호자가 함께 있는 경우가 흔하므로 보호자의 정숙 및 협조에 대해서도 안내를 해야 한다.

뇌파검사는 뇌질환을 대상으로 하고, 두피에 전극을 부착해야 하고, 1시간에 1명 정도 검사가 가능하고, 수면뇌파를 기록하는 것 등이 중요하므로 예약 환자에게는 다음과 같은 주의사항을 안내하는 것이 좋다.

① 검사 전 머리는 감고 오시고 헤어젤은 바르지 마십시오.

② 소아인 경우는 보호자와 함께 오십시오.

③ 수면뇌파를 기록해야 하는 경우는 검사당일 수면이 부족한 상태로 검사에 임하도록 안내하고, 만약 장시간을 기다려도 수면을 취하지 못하면 다시 검사예약을 하셔야 합니다.

④ 검사 당일 반드시 보호자와 함께 오셔야 합니다.

⑤ 검사 당일 식사는 충분히 하시고 편안한 마음으로 오십시오.

⑥ 검사 후 사용할 수건을 준비해 주십시오.

⑦ 검사예약 시간은 꼭 지켜 주십시오.

※ 검사 전 주의사항

- 검사 전 환자에 대한 임상정보를 확인하고 검사에 임한다.
- 수면 기록을 위하여 피검자나 보호자의 휴대폰 전원을 확인한다.
- 검사 전 배뇨 및 배변에 대한 사전 안내를 실시한다.
- 피검자에게 검사에 대한 설명으로 불안 및 긴장을 해소한다.
- 약제에 의한 수면검사의 경우 보호자의 동행 및 안전교육을 실시한다.
- 검사 중 피검자의 움직임을 철저히 관찰하고, 필요한 경우 기록한다.
- 발작에 대한 대비 및 응급 처치법을 숙지한다.

1) 뇌파검사 전 준비물

- 전극(electrode)
- 전극 풀(paste)(그림 3-4)
- 줄자(measuring tape): 50 cm 정도(그림 3-5)
- 표시용 연필(marking pencil): 피부에 독성이 없는 것. 형광펜, 색연필(전극위치 표시)
- 아세톤, 알코올, skin preparation gel: 아세톤은 콜로디온을 제거할 때 쓰이고, 알코올과 skin prep 크림은 머리덮개의 지방이나 피부지방을 제거할 때 사용한다.
- 거즈(1.5 cm^2 정도), 가위, 기록지 등
- 빗: 머리가 긴 사람의 전극위치를 선택

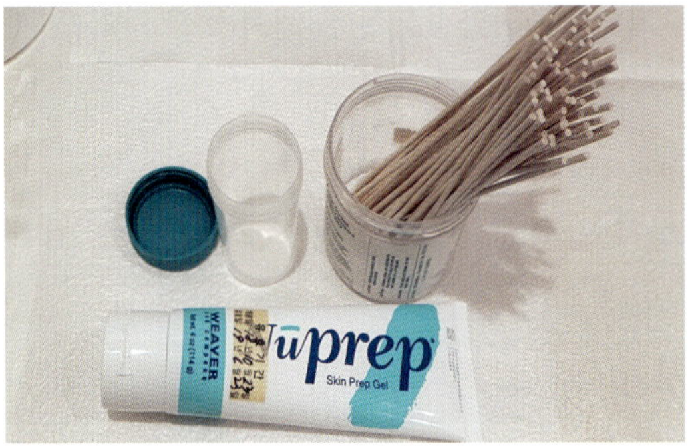

그림 3-4. skin preparation set

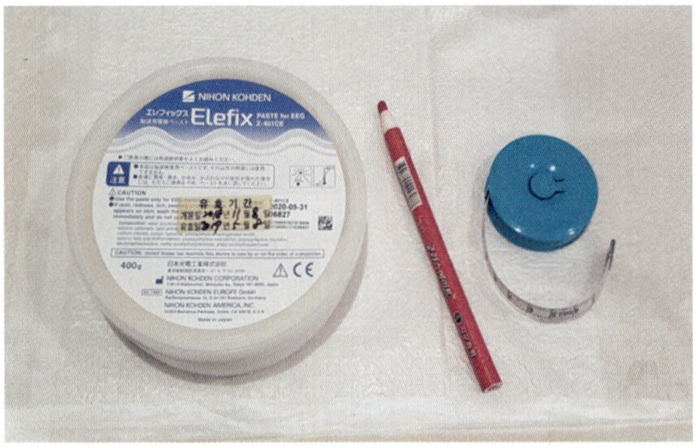

그림 3-5. 전극풀(paste), 색연필 및 줄자

전극과 피부 사이의 접촉저항이 크기 때문에 전기전도가 잘되고 전극고정에도 도움이 되는 적당한 점도를 가진 전극 풀이 사용된다. 일반적으로 많이 사용되는 전극 풀은 NaCl이 함유되어 있다. 주의해야 할 점은 실온, 기온 등에 의해서 점도가 변할 수 있으므로 사용 후 밀봉을 잘 해야 된다.

2) 전극 접착 시 주의 사항

- 전극표면의 청결상태
- 전극의 단선상태 확인
- 입력상자와 접속상태
- 전극접촉저항측정(10 KΩ 이하)
- 전기적 차폐상태

3) 뇌파전극의 부착방법

정확한 위치에 전극을 부착하기 위해서는 줄자와 색연필 등을 이용하여 머리 덮개상에 전극 부착 부위를 먼저 계측하여 좌우 대칭 부위에 전극이 부착될 수 있도록 하는 것이 바람직하지만, 때로는 피검자의 상태에 따라 표시 없이 직접 전극 풀을 이용하여 부착해야 하는 경우도 있다. 일반적으로 사용하는 컵모양 또는 평판전극, 전극 풀 및 거즈를 이용하여 전극을 머리 덮개와 고정시킨다. 뇌파전극 방법에 대해 설명하면, 우선 부착위치의 확인이 필요하므로 Cz 위치에 중심표지로 소량의 전극 풀을 바르고 그 곳에서 바깥쪽에 위치하는 부분에 하나씩 전극부착 위치를 확인하면서 붙여간다(그림 3-6).

전극의 위치는 전후 및 좌우방향의 대칭성에 주의해야 한다. 정확한 위치를 확인하기 위해서는 줄자와 매직잉크나 색연필 등으로 표시를 해가며 머리카락을 가르마 타듯 좌우로 갈라서 머리덮개를 충분히 노출시킨 다음 알코올 솜으로 붉어질 정도로 깨끗이 닦은 다음 직경 10 mm가 넘지 않도록 전극 풀을 바르고 거즈로 전극과 전극 풀을 싸서 습기를 보존하면 된다. 전극유도신이 서로 얽히지 않도록 하고, 유도잡음(교류)을 피하기 위해 가급적 뇌파계 및 입력상자와 같은 방향으로 한 다발로 묶는다.

※ 뇌파검사 표준기록 조건
- 시정수: 0.3초
- 저역차단필터: 0.5 Hz
- 고역차단필터: off
- 표준감도: 7 μV/mm
- 기록지이동속도: 30 mm/sec

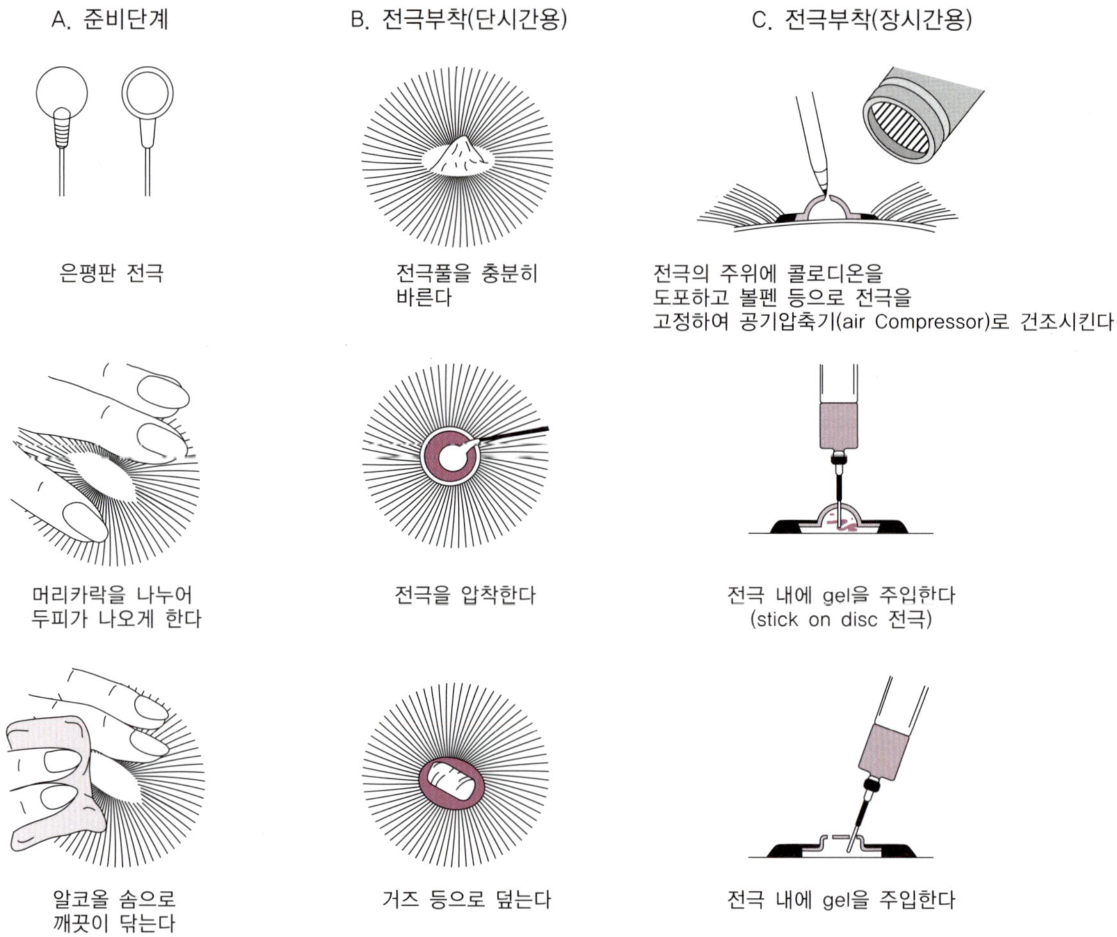

그림 3-6. 뇌파 전극의 부착요령

3. 뇌파검사 용어

검사자는 뇌파의 기록을 위해 전극을 부착하고, 검사를 진행하고, 기록되는 파형을 관찰하고, 검사 결과 보고서를 작성하는 일련의 과정을 수행하게 된다. 단순히 뇌파전극의 부착만 수행하는 것이 아니라 시시각각 변화하는 뇌파형의 변화를 보고 판단하고, 대처할 수 있는 능력도 필요하다. 뇌파의 기록과 분석, 뇌전증과 관련한 주요 용어는 다음과 같다.

- 항경련제(antiepileptic drugs, AEDs)
- 과호흡(hyperventilation, HV)
- 섬광자극(photic stimulation, PS)
- 극파(spike wave): 지속시간이 80 msec (1/12sec) 미만인 날카로운 파형
- 예파(sharp wave): 지속시간이 80~200 msec (1/12~1/5sec)인 파형
- 극 · 서파복합(spike and slow wave complex)

- 예 · 서파복합(sharp and slow wave complex)
- 다극파복합(multiple spike complex or polyspike complex)
- 다극 · 서파복합(multiple spike and slow wave complex or polyspike and slow wave complex)
- 발작간뇌파(interictal epileptiform discharge, IEDs)
- 발작뇌파(seizure pattern or ictal pattern)
- 발작(seizure)

대뇌의 비정상적인 신경세포에서 통제 불능에 과량의 발작성 흥분전류가 발생하고 이로 인해 신체 발작, 이상감각, 지각이상, 환각 및 의식 변화 등 다양한 증상이 발현되어 정상적인 뇌기능과 행동 장애를 초래하며 전체 인구의 7~10%가 사는 동안 뇌전증 발작을 경험한다.

- 경련발작(convulsive seizure): 강직성(tonicity) 및 간대성(clonicity) 운동을 포함하여 불수의적인 운동현상으로 뇌전증(간질) 발작이 일어나는 경우이다.
- 뇌전증(epilepsy): 뇌전증 환자의 수는 전체 인구의 0.5~1%로 원인을 모르는 경우도 많이 있으나 유전적 요소, 발생질환, 출산 시 손상, 감염, 외상, 뇌경색 및 뇌종양 등이 원인으로 작용하며 어떠한 형태든지 발작이 반복적으로 발생하는 경우를 일컫는다.
- 조짐(전구증상, aura): 겉으로 드러나는 현저한 증상이 나타나기 전에 환자에게 생기는 증상으로 무서운 느낌이 들거나, 처음 오는 장소인데 친근한 느낌이 들거나 상복부가 불편한 느낌이 생기는 등 다양한 형태를 보이며 뇌전증 발작의 초점을 암시한다.
- 뇌전증 중첩증(status epilepticus): 뇌전증 발작이 연속적으로 반복하여 나타나고 발작 사이에 정상적인 뇌 기능의 회복이 없는 경우이다.
- 발작 후 현상(postictal phenomena): 발작 후 뒤따르는 상당 기간 동안 뇌기능 저하상태로 인해 나타나는 증상들로 혼돈상태, 수면, 두통, 운동성 마비 등이 나타난다.
- 특발성(idiopathic) 또는 일차성(primary) 뇌전증: 뇌의 기질적 병변이 발견되지 않는 뇌전증(해부학적 구조의 변화)
- 증상성(symptomatic) 또는 이차성(secondary) 뇌전증: 기질적인 병변에 의해 생기는 뇌전증
- 뇌전증 증후군: 발작형태와 경과, 원인, 초발연령, 신경-정신의학적 소견, 뇌파 및 영상진단 소견의 발작의 징후나 증상 등의 비슷한 특징을 지어 출현하는 경우

4. 뇌파검사 결과보고서

뇌파검사 결과보고서에는 환자의 기본정보 뿐만 아니라 검사 중 뇌파기록에 나타나는 특이사항과 필수적인 정상과 비정상에 대한 내용을 기술해야 한다. 검사자는 뇌파의 기본적인 진단과 해석에 기초가 되는 뇌파형의 변화와 환자의 임상적 증상을 관찰하면서 검사를 진행하여야 한다. 가령 뇌전증

을 시사하는 발작파가 출현하는 경우 즉시 조치를 취하여야 하며, 수면의 여부와 깊이, 유발법에 의한 뇌파의 변화 등을 판단할 수 있어야 적절하게 검사를 진행할 수 있다.

또한 뇌파기록의 인공산물 등 간섭요인이 뇌파 판독에 방해가 되지 않도록 깨끗한 뇌파를 기록하고, 기록조건 및 특이사항에 대한 충분한 세부 묘사를 해야 한다.

환자의 일반적인 의식 수준을 기록하는 것도 판독에 도움이 될 수 있으므로 혼미한 상태, 혼수상태, 협조 부족, 계속적인 움직임 등 협조사항도 기록하도록 한다. 동시에 검사 전 수면유도제 등 특정약물을 복용하고 검사를 실시했는지 여부도 기록해야 한다.

유발법에 대한 협조상태나 뇌파 변화는 일반적으로 아래와 같이 기록하고, 유발법에 대한 발작이 출현하는 경우는 뇌파 변화 및 임상증상을 잘 파악하고 추가로 기록헤야 한다.

① 과호흡
- 협조상태(양호, 보통, 불량, 불가)
- 증강현상 출현여부(유, 무)

② 광자극
- 실시여부(실시, 미실시)
- 광자극 유도반응 출현여부(유, 무)

③ 수면
- 수면여부(유, 무)
- 수면 단계(stage I, stage II, stage III, stage IV, stage REM)

1) 뇌파판독과 결과보고

뇌파의 결과보고서의 기록과 판독은 뇌파검사의 최종 단계이다(그림 3-7, 8, 9). 뇌파를 정확히 판독하기 위해서는 기록된 뇌파를 정확하고 객관적으로 관찰하는 것이 무엇보다 중요하다. 그러나 임상에서는 기록된 뇌파를 객관적으로만 판독하는 것보다는 뇌파소견이 피검자에게 어떤 의미가 있으며, 임상진단과 치료에 도움이 되는 입장에서 판독하고 해석하지 않으면 안 된다.

정확한 판독을 위해서는 뇌파기록 중 피검자의 정신상태, 복용 약물, 기타 인공산물을 야기할 있는 기타 여러 조건들을 파악하여 이들에 의해 변화되는 뇌파를 이해하는 것이 중요하다.

그러므로 뇌파를 기록하는 검사자는 기록 시 피검자의 상태를 정확하고 간단하게 기재하는 것이 바람직하며, 특별한 보고서가 없더라도 뇌파기록자가 직접 뇌파기록지에 기록하여도 좋다.

소아의 뇌파 판독은 성인 뇌파의 판독보다는 어렵다고 생각된다. 그 이유로는 소아 뇌파의 특징적인 소견과 발달 뇌과학적 지식을 필수로 습득하여야만 하기 때문이다.

2) 종합판정

뇌파의 종합판정 기준은 Gibbs가 처음으로 고안하였고, 그 후 여러 사람이 제안하고 있지만, 현재까지 통일된 기준은 없다. 여기에서는 대표적인 판정기준으로 임상적 의의와 뇌파의 이상과의 관계를 설정 제안한 Saunders의 기준인 표 3-1을 소개하고자 한다. 그러나 이런 기준은 성인을 대상으로 한 것이므로 소아에서는 연령에 상응하는 기초율동과 느린파 등을 고려하여 판정한다. 소아의 수면에서 특수하게 출현하는 입면 과동기(hypnagogic hypersynchrony), 이마부 θ파, 마루부 예파, 후두부양성 예파(POSTs)와 또한 각성 후 높은 진폭 느린파군(postarousal hypersynchrony) 등을 이상뇌파라고 오인하는 경우가 많으므로 주의하여 판독하여야 한다.

또한 과호흡에 의한 증강현상(build-up)은 정상 소견이지만, 과호흡 중지 후 1분 이상 느린파가 지속되는 경우에는 지연반응(prolonged response), 느린파가 소실했다가 다시 출현하는 재증강(rebuild-up)은 이상소견으로 판단할 수 있다.

표 3-1. 뇌파의 이상 정도에 따른 분류(Saunders GH et al., 1965)

EEG abnormality	Examples of abnormal findings	Clinical pathology
1. Borderline abnormal	• Alpha asymmetry in voltage only • Prolonged overbreathing response	No known clinical significance
2. Slightly abnormal	• Diffuse theta activity • Low amplitude sharp • Waves, spikes or localized delta pattern	Probably and organic cause, but possibly secondary to some other disorders not necessarily neurological process
3. Undoubtedly abnormal	• Spike discharges, complexes appearing repeatedly • Local delta, theta, fast activity often with concomitant alpha changes	Mostly neurological or neurosurgical diseases
4. Definitely and severely abnormal	• High amplitude local arrhythmic delta activity • Continuous spike or complex discharges	Severe cerebral pathology
5. Extremely abnormal	• Hypsarrhythmia • Electrocerebral silence	Very poor prognosis

신경과 뇌파 보고서

성명 병록번호 병동 성별 나이
주치의 전공의 검사일시 EEG No.

Brief medical history :

Activity	Freq.	Volt.*	Distribution	Special Comments
			Awake (Appropriately %)	
Post. Background				
Beta				
			Sleep (Appropriately %)	
Slow				
Vertex Sharp				
Spindle				
POSTs.				
			Photic simulation	
			Hyperventilation	

* L=low(<20uV), M=medium(20-70uV), H=high(70-150uV)

Classification :

Impression :

신경과

그림 3-7. 뇌파검사 결과보고서 양식 예시

신경과 뇌파 보고서

성명		병록번호		병동	GS	성별	M	나이	41
주치의		전공의		검사일시	2005/01/17	EEG No. 05-84			

Brief medical history :

Activity	Freq.	Volt.*	Distribution	Special Comments
			Awake (Appropriately %)	
Post. Background	11Hz	M	Post.head regions, symmetric	Continuous, wax & wane, rhythmical, reduced by eye opening
Beta	15-30Hz	L	Fronto-central, symmetric	Continuous, wax & wane rhythmical
			Sleep (Appropriately %)	
Slow	3-6Hz	M	Diffuse	
Vertex Sharp	180-220ms	M	Both frontocentral symmetric distribution	
Spindle	12-14Hz	M	Both frontocentral symmetric distribution	
POSTs.	80-120ms	M	Both occipital areas	

Photic simulation

No photic driving

Hyperventilation

No change

* L=low(<20uV), M=medium(20-70uV), H=high(70-150uV)

Classification : Normal (awake & sleep)

Impression : This EEG is normal
No epileptiform discharges were seen

신경과

그림 3-8. 뇌파검사 결과보고서 작성 예시

신경생리 검사 예약서

성명 : 연령 : 성별 : M, F

검사일시 : 월 일 (오전 · 오후) 시 분

검사항목 : ① 뇌파 검사(각성, 수면, 유발)
② 디지탈뇌파검사, 수면뇌파검사, 비디오뇌파검사
③ 유발전위 검사
④ 신경 근전도 검사

검사 전 주의사항

1) 식사는 평소처럼 하시고 약도 평소와 같이 드십시오.
2) 머리를 감고 오시고 머리 기름은 바르지 마십시오.
(스프레이 포함 화장도 하지 마십시오)
3) 검사 후 머리를 감아야 함으로 수건을 준비 하십시오.
4) 수면뇌파 및 유발전위 검사를 받으실 분은 검사전날 가능한 늦게 주무시고 당일 아침 일찍 기상 하십시오.
5) 검사실시 10분 전까지 도착하여 주십시오.
(경우에 따라 시간이 지연될 수도 있습니다)
6) 목이 긴 폴라 티셔츠나 원피스의 복장을 피해 주십시오.
7) 검사를 연기 취소할 때에는 필히 1일 전에 연락 하십시오.
8) 모든 문의 사항은 ☎000−0000로 하여 주십시오.

신경생리 검사실

그림 3-9. 뇌파검사 예약서 예시

신경기능검사학 실습보고서

학교명: 학번: 이름:

신경기능검사학 실습보고서

학교명: 학번: 이름:

Section

04 뇌파 검사

학습목표

1. 뇌파계의 구성을 설명할 수 있다(A).
2. 10-20 국제표준법의 전극배치법을 설명할 수 있다(A).
3. 뇌파의 유도법을 설명할 수 있다(A).
4. 몽타주를 설명할 수 있다(A).
5. 뇌파검사 시 주의사항을 설명할 수 있다(A).
6. 뇌파검사의 유발법을 실시하고, 특징을 설명할 수 있다(A).
7. 인공산물의 종류, 발생원인 및 해결방안을 설명할 수 있다(A).

1. 뇌파계의 구성

뇌파계는 현재 많은 병원에서 뇌전증 및 기타 중추신경계의 병변 진단에 필수로 사용하고 있으며, 뇌 기능 연구에도 유용한 장비이다. 대부분의 뇌파계는 21~32채널로 기록하고, 각각의 전극에서 측정신호를 아날로그 방식과 디지털 방식으로 측정한다(그림 4-1).

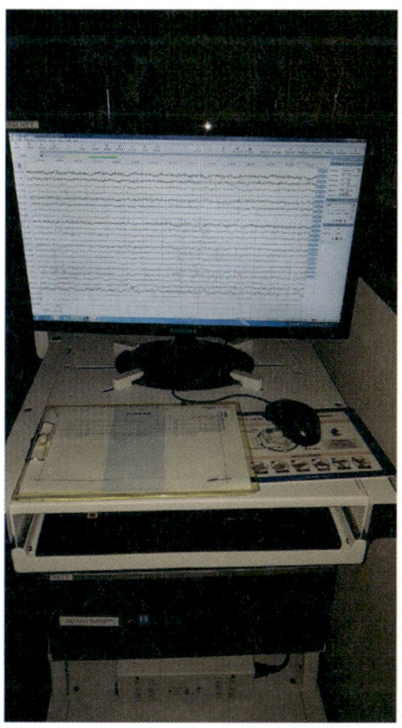

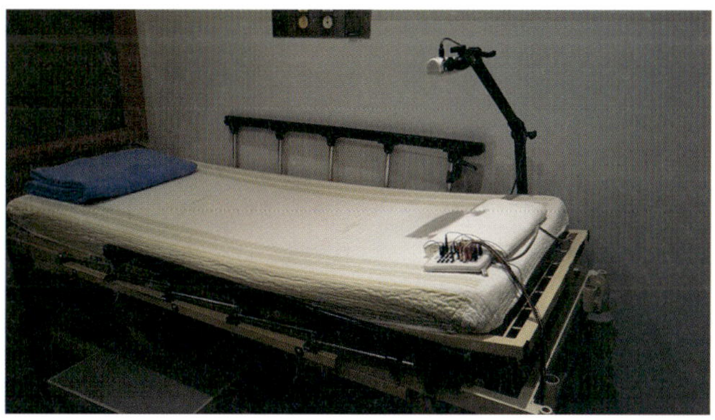

그림 4-1. 뇌파계 및 뇌파검사용 침대

1) 뇌파계의 구성

뇌파계의 기본구조를 크게 구분해보면 전극부, 입력부, 증폭부, 기록부로 구성되어 있다.

(1) 전극부

전극의 종류에는 평판전극(plate electrode: 7~8 mm의 Ag-AgCl이 피막된 금속성 원판 접시모양, 가장 일반적으로 사용)을 주로 사용한다. 측두엽(관자엽, temporal lobe) 부위의 뇌전증 병소를 세밀하게 찾아내기 위해서는 코인두(nasopharyngeal) 전극, 나비뼈(sphenoidal) 전극이 있고, 병소 부위의 뇌를 절제하기 위하여 피질(겉질, cortical) 전극, 깊은(depth) 부위 전극 등이 있다(그림 4-2).

전극의 생명은 두피(머리덮개, scalp) 상의 전위 변화를 뇌파계의 증폭부에 연결해야 하는데, 이를 위해서는 전극은 전극저항이 작은 은(Ag)이나 염화은(AgCl) 전극이 가장 많이 이용되며, 전극과 두피 사이의 접촉저항인 전극 임피던스는 10 KΩ 이하여야 인공산물의 혼입을 최소화할 수 있다. 임피던스가 너무 낮으면 뇌파의 전극 간 전위차를 감소시키는 결과를 가져오게 된다. 이는 전극 풀이 인접 전극 간에 직접 연결된 경우나, 전극 사이가 염류나 땀에 의해 전극 풀이 번진 경우 나타날 수 있다. 이런 경우는 전기적 합선이 발생할 수 있으므로 전극 사이의 공간을 점검하여 깨끗이 닦고 다시 전극을 붙여야 한다.

반대로 임피던스가 너무 크면 교류잡음의 원인이 될 수 있으므로 두피를 깨끗하게 닦아내고 전극풀을 이용해 전극을 부착해야 한다. 그 외 전극의 단선 여부 및 전극접속기의 플러그 연결 부분의 접속상태를 확인해야 한다.

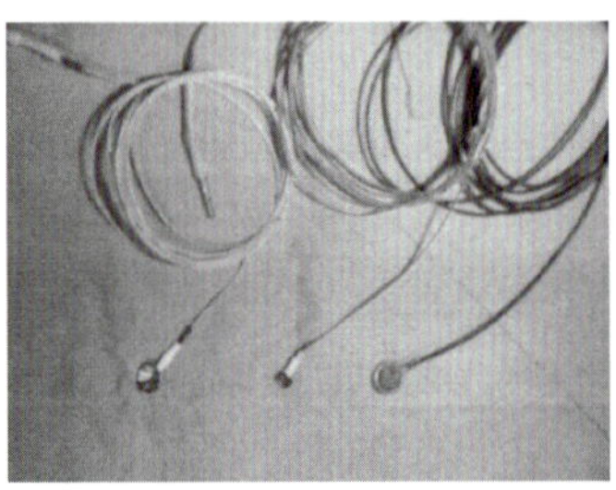

A. 평판전극
(plate electrode)

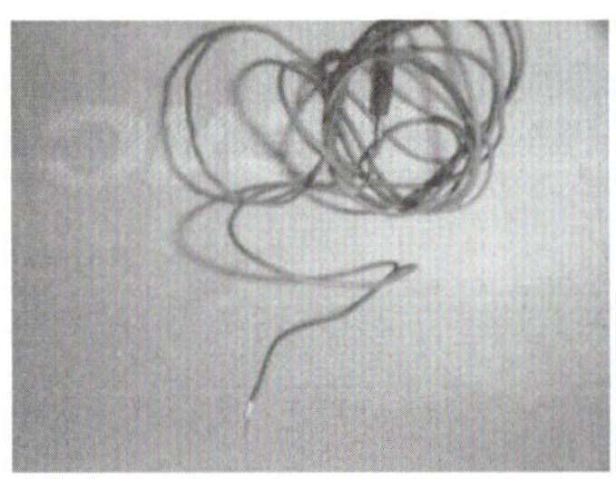

B. 침 전극
(needle electrode)

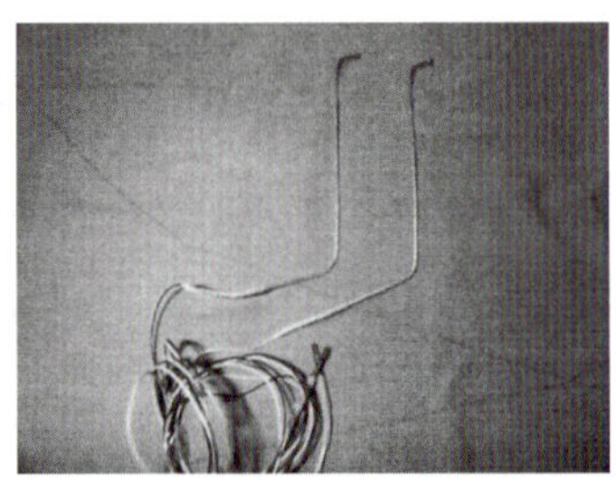

C. 코인두전극
(nasopharyngeal electrode)

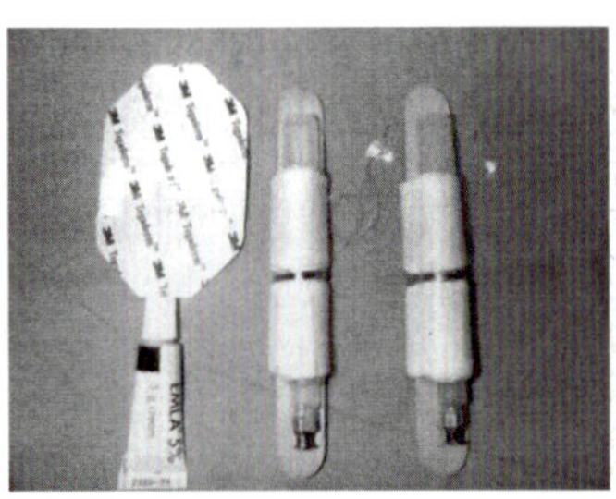

D. 나비뼈 전극
(sphenoidal electrode)

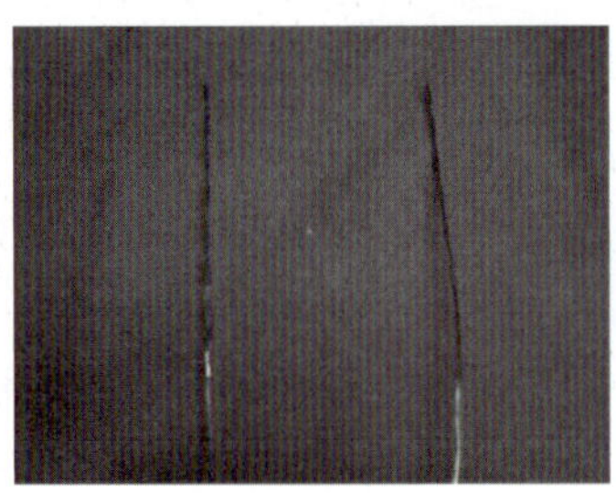

E. 심부전극
(deph electrode)

그림 4-2. 뇌파전극의 종류

• 전극

금속전극에 전류가 흐르면 전극과 피부 경계면에서 전기적 이중층이 발생하여 전극전위는 정지전위 상태에서 변화를 일으켜 어떤 전위를 가지게 되는데 이러한 현상을 분극전위라 한다. 새 전극은 분극전위가 크기 때문에 인공산물 혼입의 원인이 되므로 사용 전 포화식염수에 장시간 담가 두었다가 전극이 약간 검게 보일 때 사용하는데 이를 전극의 aging 처리라 한다.

전극의 취급 시 특히 주의해야 할 점은 전극표면이 손상되지 않도록 사용 후 미지근한 물에 담가 두었다가 흐르는 물에 씻어야 하며 문질러서 닦아서는 안 된다. 장시간 사용하지 않을 경우는 잘 건조 후 보관하면 되지만, 최종 검사 후 사용한 전극은 전극풀이 묻어 있으므로 물에 담가 두고, 검사 전 건조하여 사용한다. 일반적으로, 전극은 콜로디온으로 붙이는 것이 가장 좋다. 콜로디온의 주요 이점은 시간이 지나도 위치 변동 없이 굳게 고정할 수 있다는 것이다. 검사 후에는 아세톤으로 콜로디온을 녹여서 제거한다. 아세톤은 유해할 수 있으므로 환기시설이 잘 갖추어진 곳에서 전극부착 작업을 해야 하며, 가능하다면 아세톤보다는 아세톤이 들어 있지 않은 콜로디온 전용 제거제를 사용하는 것이 좋다.

(2) 입력부

입력부는 전극 접속기, 전극 선택기, 교정장치, 전극접속 저항 측정장치 등으로 구성되어 있다.

- 전극 접속기(junction/electrode box): 머리 배치도가 그려져 있고 높은 입력 저항을 가지며, 10 KΩ 이상의 고주파를 제거하는 기능이 있다(그림 4-3).
- 전극선택기(electrode selector): 채널마다 유도에 필요한 2개의 전극(G_1과 G_2)을 각 증폭기에 자유롭게 선택할 수 있는 자유 선택기와 일정하게 정해진 몽타주(유도조합)를 전환 조작할 수 있게 되어 있으며, 최근에는 전자형으로 유도 몽타주를 자유롭게 변경하는 전자 메모리 방식이 주로 사용된다.

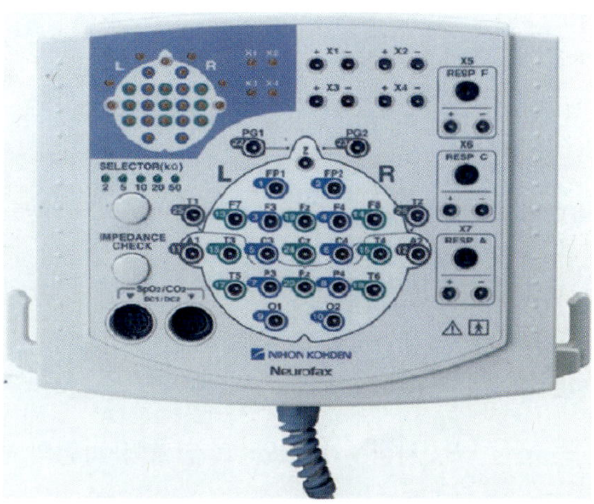

그림 4-3. 전극 접속기(junction box)

• 교정장치(calibration, CAL): 기록된 뇌파의 진폭 및 파형을 계측하고자 기준이 되는 파형을 만들어내기 위한 것이다. 표준교정은 50 μV를 기준으로 감도가 7 μV/mm이면 진폭이 약 7 mm로 기록되며, 5 μV/mm이면 10 mm의 진폭을 갖는다. 교정 파형은 뇌파기록의 시작과 끝에 반드시 기록한다. 그림 4-4 A와 같이 시정수(Time constant, TC)란 교정곡선의 최초 흔들림에서 상승 첨단부까지 직선상을 시작으로 하여 상승 첨단부 아래로 서서히 완만한 곡선을 그으며 내려왔을 때 아래로부터 1/3 지점과 만나는 교점의 시간을 시정수라 하며 기본적으로 0.1~0.3초의 시정수를 사용한다. 시정수를 낮추면(저영역차단필터를 높이면) 극파는 영향이 없으나 서파는 진폭이 낮아지거나 감소한다. 또한, 이 회로는 증폭기 앞에 위치하기 때문에 기록된 방형 파형의 변화로부터 증폭기, 시정수, 교류장에 필터 등이 정확하게 작동하는가? 기록장치(펜압 및 damping 조정)가 정상인가? 뇌파계 내부의 잡음은 어느 정도인지 등 뇌파계 상태를 점검할 수 있는 중요한 부분이다(그림 4-4 B). 뇌파검사에서 뇌파 기록 시작과 끝에는 교정 곡선을 기록해야 한다. 교정 곡선 기록 때 민감도, 필터 설정, 교정곡선 펄스 등을 확인하고, 전체 채널이 같은 곡선으로 기록되는지를 확인해야 한다.

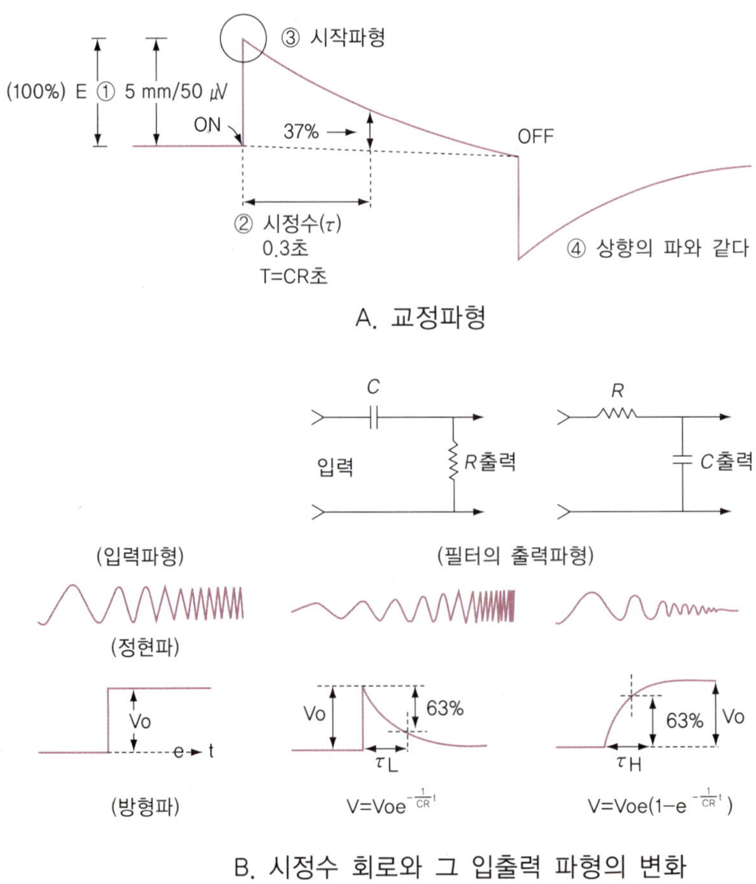

그림 4-4. 뇌파계의 입력부의 파형

• 전극접촉저항 측정 장치: 두피에 부착된 전극의 접촉상태를 알아볼 수 있는 장치이며 전극저항을 측정할 때에는 단시간에 행하여야 한다. 또한, 이 장치는 입력상자와 뇌파계 본체에 내장되어 있으며, 잡음이 적고 파형의 왜곡 없이 기록하기 위해서는 전극과 두피 사이의 접촉저항(r)을 임의의 전극 간에서 바로 측정하였을 때 그것이 뇌파계의 입력임피던스(R)에 비하여 충분히 작게 할 필요가 있다($r \leq R$). 접촉 저항치는 낮은 쪽이 좋으나 평판전극에서 전극 접촉 저항치는 10 KΩ 이하인 것이 바람직하다.

(3) 증폭부(amplifier)

뇌파계에서 성능을 좌우하는 가장 중요한 부분으로 전치증폭기와 주증폭기로 구성되어 있다. 염화은 전극의 임피던스는 보통 10 KΩ 정도로 높기 때문에 전압증폭기의 입력 임피던스는 피부입력 임피던스보다 커야 한다.

① 전치증폭기(preamplifier)

두피로부터 유도되어 전극으로 들어온 전위활동 중에서 상용교류잡음(60 Hz) 등 동위상 입력성분을 억제하고, 0.5 Hz 이하의 바닥선동요 및 직류 전위를 제거하여 필요로 하는 뇌파 성분(0.5~30 Hz)만을 크게 증폭하는 작용이 있다.

ㄱ. 차동 증폭기(differential amplifier)**와 판별비**(discrimination ratio)

차동 증폭기는 교류잡음과 같은 동위상의 입력전압에 대한 출력전압을 억제하고, 뇌파신호와 같은 역위상의 입력전압만을 증폭하게 한 것이다. 이처럼 동위상의 전압을 얼마나 억제하는 능력이 있는가를 나타내는 것을 판별비라고 하며, 뇌파계는 60 dB (1,000배) 이상으로 규정되어 있다.

$$\text{판별비(dB)} = \frac{\text{동위상의 입력전압(교류잡음)}}{\text{역위상의 입력잡음(생체의 뇌파신호)}}$$

ㄴ. 주파수 특성

필터를 이용한 주파수의 감도 변화를 의미하며, 호흡에 의한 바닥선의 동요나 피부전기반사(galvanic skin response, GSR) 등과 같은 기선의 흔들림 현상 그리고 근전도 등의 주파수현상이 뇌파와 같은 조건으로 증폭되면 뇌파가 불명확해지게 된다. 현재 뇌파의 주파수 성분은 0.5~60 Hz의 범위에서는 10 Hz의 기록의 진동이 100 ± 10% 이내에서 편평하게 되어 있다.

ㄷ. 필터

전치증폭부 내 또는 주증폭부 바로 앞에 위치하며, 저영역차단 필터, 고영역차단 필터 및 AC 필터가 있다.

필터는 사람에서 유래하는 뇌파의 주파수범위(0.5~40 Hz)로부터 비교적 높거나 낮은 주파수를 제거하는 데 사용한다. 그래야만 가장 중요한 0.5~30 Hz 사이의 전파를 왜곡 없이 깨끗하게 기록할 수 있다. 뇌파를 기록하는 동안 Low frequency filter (LFF)는 0.5 Hz, High frequency filter (HFF)는 70 Hz에 일반적으로 고정시켜 놓는다. 필터 설정은 변경하지 않는 것이 원칙이며, 부득이하게 변경해야 하는 경우 검사자는 새로운 필터 설정을 왜 그렇게 변경하여 기록했는지 그 이유를 기록해야 한다. 변경된 필터 설정이 잘못된 결과를 낳을 수 있기 때문이다. 디지털 뇌파기에서는 필터 설정을 검사가 끝난 후에도 자유롭게 변경할 수 있게 되어 편리해졌다.

대부분의 뇌파 기계는 3가지의 필터를 가지고 있다.

- Low frequency filter (time constant): 서파(느린파, slow wave)의 진폭을 감소시킴
- High frequency filter: 속파(빠른파, fast wave)의 진폭을 감소시킴
- 60 Hz filter (AC filter): 약 60 Hz파의 진폭을 선택적으로 차단함

② 주증폭기(main amplifier)

주증폭기는 전치증폭기에서 증대된 신호 전압을 더욱 증폭하고, 고영역차단 필터가 삽입된 후에 최종 증폭기에 의해 기록기의 전류계를 펜으로 기록하기에 충분한 높이까지 전압을 증폭하여 출력한다. 즉, 뇌파 신호만이 주증폭기에 들어가 전압이 증폭되며, 전치증폭기에서 여과 증폭된 전류를 그대로 충실히 기록하면 되어 별도 CR 결합 회로가 필요 없으므로 직류(DC) 증폭기가 사용된다.

※ 저·고영역차단 필터(low, high cut filter)

- 뇌파계에서 증폭기의 저영역차단 필터를 규정하는 것은 시정수(time constant, TC)라는 CR 회로이며, 고영역통과 필터(HPF)라고도 한다. 그림 4-4 B에서처럼 입력회로에 방형파/정현파 전압을 가하면 출력에서는 방형파는 점차 감쇠하는 곡선으로 되며, 정현파에 대해서는 낮은 주파수일수록 진폭이 작아진다.
  한편 고영역차단 필터의 경우는 방형파에 대한 출력은 점차 증가하는 곡선을 그리고, 입력파형에서 보이는 첨예한 시작(주파수가 높은) 부분은 보이지 않으며 정현파에 대해서는 높은 주파수일수록 진폭이 작아진다. 정현파에 대해서는 시정수와 저영역차단 필터의 차단주파수(fc)와의 관계로 나타내며, 뇌파계의 경우 시정수 = 0.3초이기 때문에 fc = 0.5 Hz가 된다. 이것은 10 Hz의 정현파를 기준진폭(1 또는 100%)으로 한 경우 0.5 Hz에서 -3 dB(또는 약 70%)로 되는 주파수를 규정한 것이다. 최근 뇌파계에는 저영역차단 필터를 0.01, 0.03, 0.1, 1.5 및 3.0초 등으로 전환할 수 있어 호흡의 동요나 피부전기반사 등과 같은 느린 바닥선 동요를 제거하고 비교적 빠른 파를 관찰하고자 할 때는 0.1초로 시정수를 작게 바꿔 기록하기도 하지만 뇌파의 서파 성분의 진폭이 감쇠될 수 있으므로 주의해야 한다. 한편, 고영역차단 필터는 저영역통과 필터(LPF)라고 하며, 저영역차단 필터와 반대인 RC 회로이다(그림 4-5).

※ AC 필터(교류장애 필터)

- 일반적으로 가정용 전원은 교류(alternating current, AC)인데, 이 교류가 뇌파기록에 섞여서 기록되는 경우를 교류장애라고 한다. 필터는 기록 시에 들어오는 소음(noise)이나 인공산물 때문에 불가피한 경우에 사용해야 하며, 항상 사용해서는 안 된다. 뇌파를 기록할 때 되도록 필터를 사용하지 않는 것이 원칙이지만, 꼭 사용할 경우에는 사용 여부를 반드시 기록해야 한다. 특히 병원이 아닌 학교 실험실 등의 접지가 불완전하고 검사환경이 열악한 경우에는 어쩔 수 없이 AC 필터를 사용해야 할 것이다.

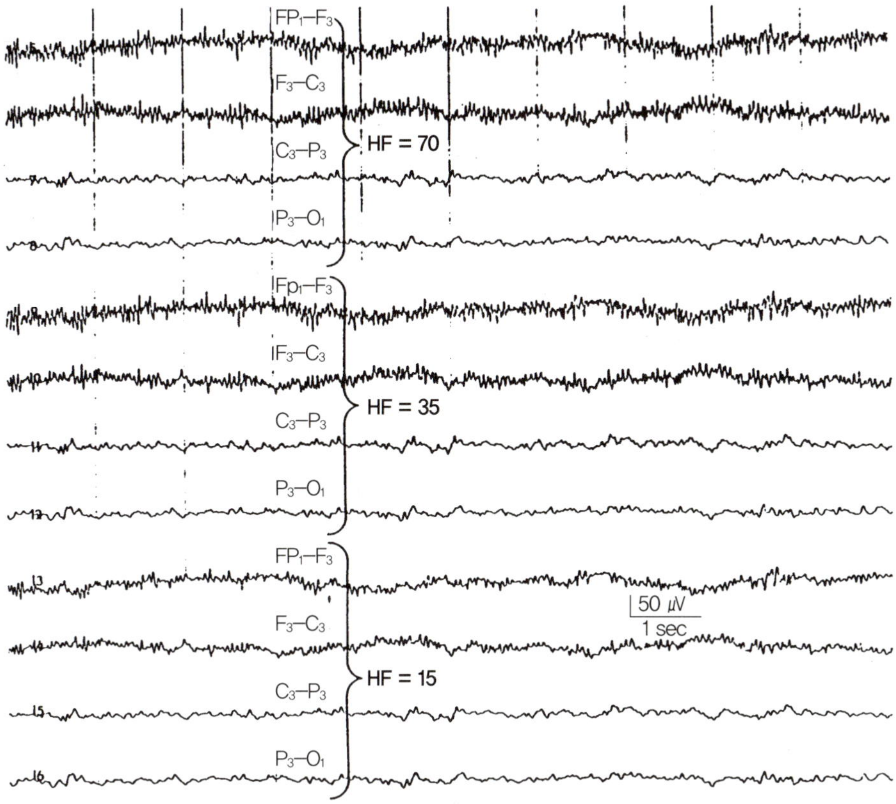

그림 4-5. 근전도 혼입 시 고영역차단 필터의 영향

(4) 기록부

최종적으로 증폭되어 유도된 전위변동을 잉크 펜으로 기록지상에 기록하는 부분으로 기록지의 이동속도는 30 mm/sec가 표준이다. 한 페이지는 30 cm로 10초간 기록되며, 15 mm/sec, 60 mm/sec 등으로 수시로 전환할 수 있다. 24시간 비디오 뇌파검사나 수면다원검사 등에서는 10 mm/sec로 줄여서 기록하는 것이 일반적이다(그림 4-6A, B).

(5) 자극장치

이상 뇌파의 유발을 위하여 전기, 광, 음, 감각 등 여러 자극이 이용되고 있다. 이중광자극 장치가 뇌파계에 부속되는 장치로서 가장 흔하며, 주로 zenon 램프를 광원으로 하는 섬광용 램프(stroboscope)이며, 백색의 섬광점멸자극을 하게끔 되어 있다(그림 4-7).

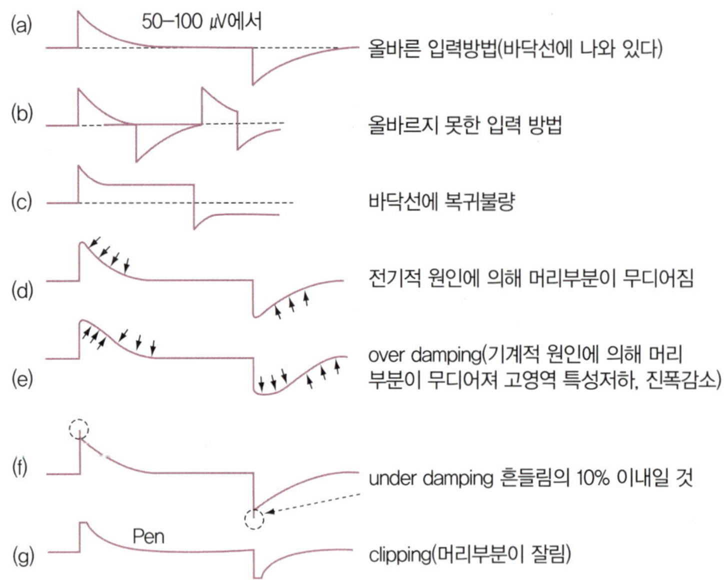

A. 기록부 상태확인을 위한 교정전압 파형의 비교

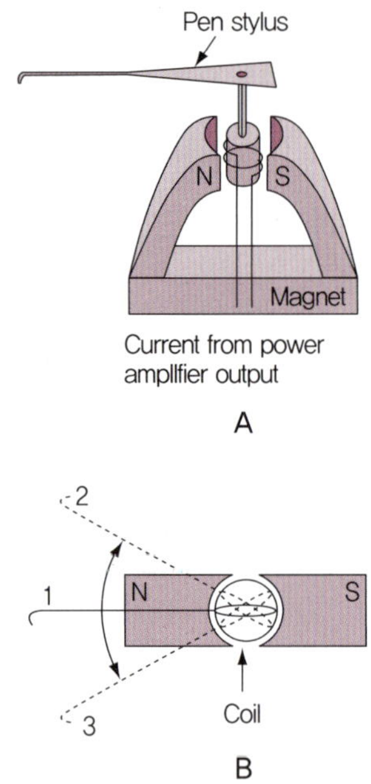

B. 기록 펜 A: 측면 B: 상면

그림 4-6. 뇌파계의 기록부 특성

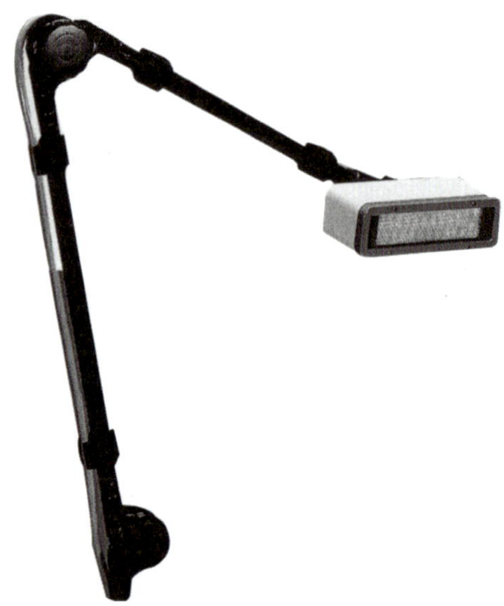

그림 4-7. 섬광용 램프(Stroboscope)

2. 뇌파전극부착의 국제표준법(International 10-20 system)

일반적으로 두피상 뇌파의 기록에 사용되는 전극부착은 국제표준법 10–20 system에 따른다(표 4-1). 10–20 국제표준법은 가장 널리 사용되는 뇌파 전극부착 방법으로서 전극별로 해당되는 뇌 부위는 그림 4-8과 같다. 영문자는 각각 전두부(이마부, Frontal), 중심부(Central), 두정부(마루부, Parietal), 측두부(관자부, Temporal), 후두부(뒤통수부, Occipital)를 의미하며 Fp는 전두극(이마극, Frontal pole)을 의미한다.

그림 4-8은 머리를 위와 옆면에서 본 것으로 각 전극 간 비율이 중심 부위(Cz)에서 앞으로는 코뿌리점(nasion), 뒤로는 뒤통수점(inion), 옆으로는 양쪽 귓바퀴의 앞부분까지를 각각 50으로 했을 때 20, 20, 10%의 비율로 전후, 좌우가 대칭적으로 분산 배치되도록 전극을 잡은 것이다. 뇌파계측을 위한 기준점인 코뿌리점, 귓바퀴앞 및 후두극의 위치는 그림 4-9와 같다.

10–20 국제표준법에서 각 전극 간의 거리는 보통 5~6 cm이고, 소아인 경우는 3~4 cm이다. 재현성이 좋게 하기 위해서는 줄자를 이용하는 것이 바람직하며, 보통 두피상에 19개의 전극을 배치하고 좌우 귓불에 2개의 전극을 붙이므로 총 21개 전극이 사용된다. 접지전극은 두피상의 어느 곳에 부착해도 무방하지만, 일반적으로 전두극 위치에 부착한다.

숫자 사용법은 공통적으로 좌측이 홀수, 우측이 짝수이며 정중부는 Z (zero) 기호를 부여한다. 이러한 전극부착 방법은 오랫동안 널리 이용되어 왔고 지금도 가장 많이 쓰이고 있다.

표 4-1. 10-20 국제표준법의 전극명과 부위명

10-20 국제표준법 전극명	부위명	
Fp_1, Fp_2	좌, 우 전두극	lt, rt, frontal-pole
F_3, F_4	좌, 우 전두부	lt, rt, frontal region
C_3, C_4	좌, 우 중심부	lt, rt, central region
P_3, P_4	좌, 우 두정부	lt, rt, parietal region
O_1, O_2	좌, 우 후두부	lt, rt, occipital region
F_7, F_8	좌, 우 측두전부	lt, rt, antero-temporal region
T_7, T_8 †	좌, 우 측두중부	lt, rt, mid-temporal region
P_7, P_8 ‡	좌, 우 측두후부	lt, rt, post-temporal region
Fz	정중 전두부	midline frontal region
Cz	정중 중심 부위	midline central region
Pz	정중 두정 부위	midline parietal region
A_1, A_2	좌, 우 귓불(귓바퀴)	lt, rt, earlobe (auricular)

† $T_7 = T_3$, $T_8 = T_4$
‡ $P_7 = T_5$, $P_8 = T_6$
* 10-20 국제표준법에서 Oz는 부착하지 않음
* 접지전극은 일반적으로 FPz 위치를 이용함

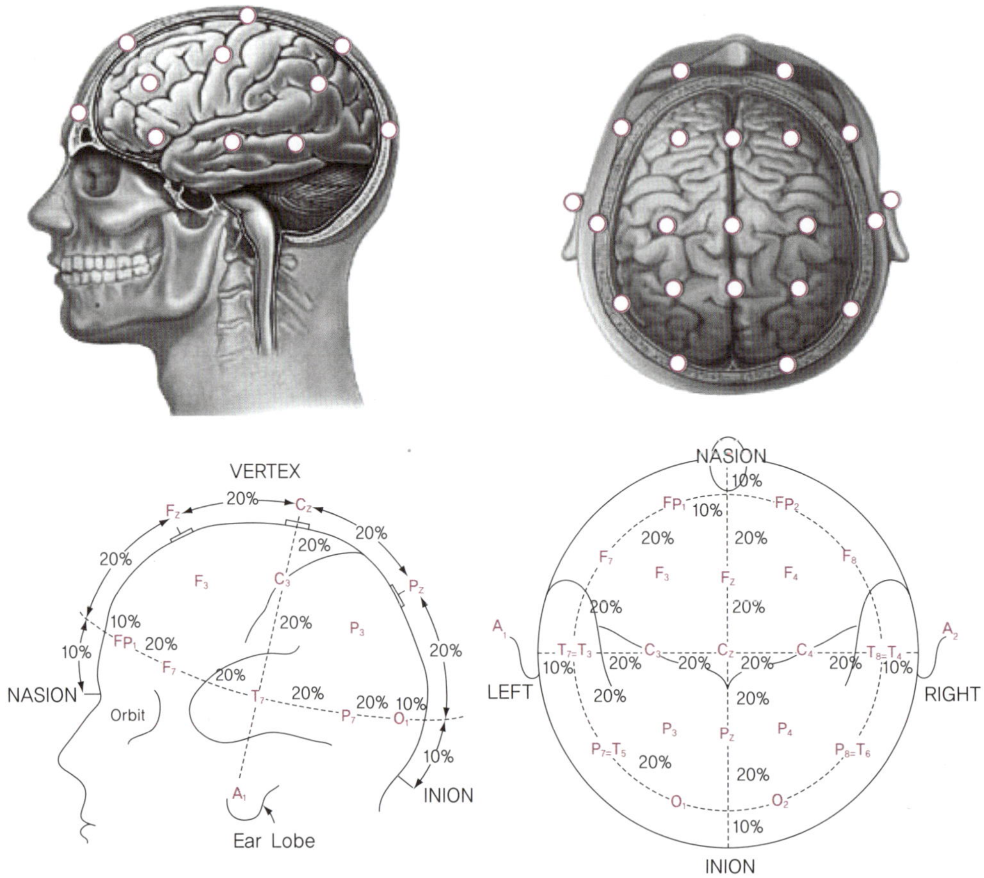

그림 4-8. 10-20 국제표준법에 의한 전극 배치도

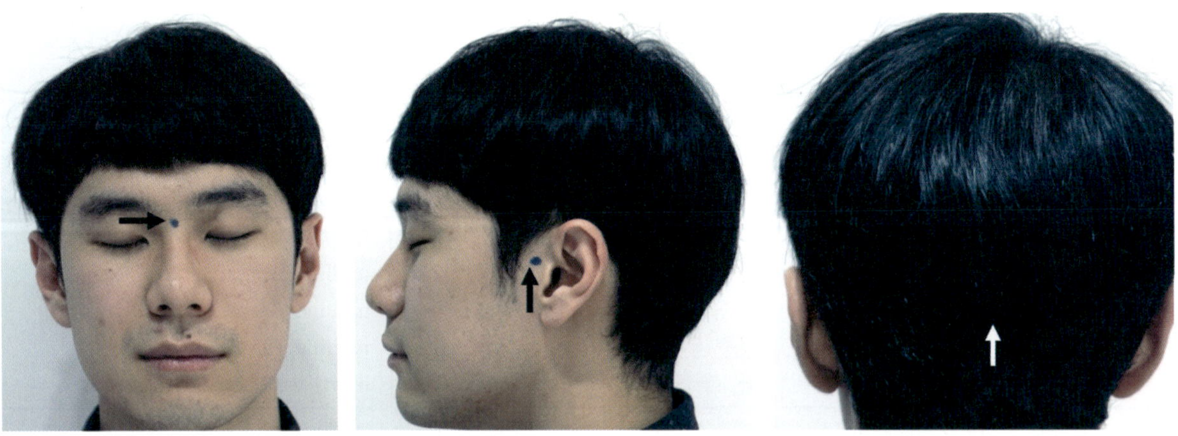

그림 4-9. 10-20 국제표준법에서 코뿌리점, 귓바퀴앞 및 뒤통수점의 위치

1) 10–20 국제표준법의 전극 배치법

뇌파기록을 조금 더 분석하다 보면 10–20 국제표준법의 전극 숫자로는 부족함을 느끼게 되며, 이러한 요구에 맞추어 그 사이 사이에 더 많은 전극을 부착하게 되는데, 이럴 경우의 문제는 전극의 명칭에 있다. 즉, 수정 보완된 조합명명법(modified combinatorial nomenclature)에 따르면 10–20 국제표준법의 전극들 사이에 하나씩 전극들을 더 부착하므로 조금 더 정확한 위치 판별이 가능하게 한 것이나, 문제는 전극의 명칭에 있다. 이러한 혼란을 해소하고 규칙성을 되찾기 위해서는 T_3을 T_7, T_5를 P_7, T_4를 T_8, T_6을 P_8로 고치면(그림 4-10), 해부학적 위치와 영문자가 다소 어긋나지만 늘어난 전극들을 명명할 수 있는 체계를 갖출 수 있게 된다. 이 명명법이 수정 보완된 조합명명법인 10–10 국제표준법(10–10 system)이다. 그림 4-11은 일명 10–10 국제표준법을 적용한 전극 명칭이며 진하게 표시한 부분이 10–20 국제표준법과 다르게 명명되는 전극이다.

두피상 뇌파를 기록할 때 촘촘하게 전극을 부착하여 많은 정보를 얻고자 할 때는 위의 전극 부착 및 명명법을 따르는 것이 효과적이고 명명법의 일관성을 유지하기 위해 10–20 국제표준법의 전극만을 부착할 때도 병원에 따라서는 10–10 국제표준법인 변형 조합시스템을 사용하고 있다.

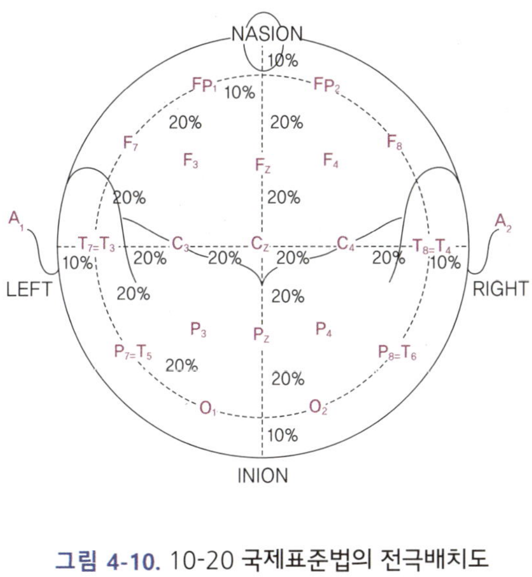

그림 4-10. 10-20 국제표준법의 전극배치도

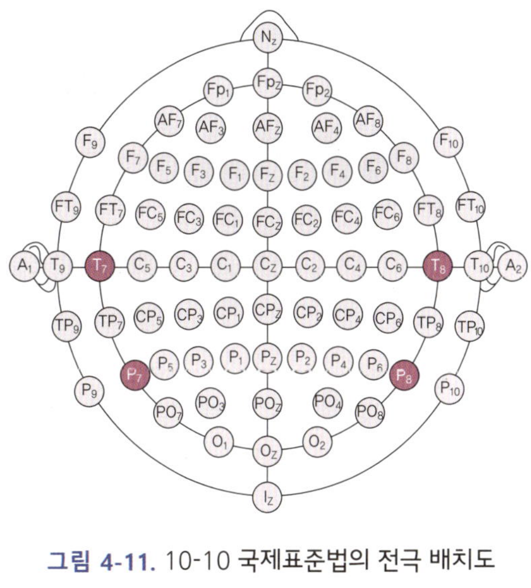

그림 4-11. 10-10 국제표준법의 전극 배치도

2) 10–20 국제표준법의 전극배치순서 및 전극 부위별 뇌파 특징

(1) Cz과 Fz, Pz 전극 위치

Cz의 전극 위치는 전극 부착 시 제일 먼저 찾아야 하는 기준점이다. 코뿌리점(nasion)에서 후두부점(inion)까지 일직선으로 하여 줄자로 잰다(그림 4-12). 그리고 왼쪽 귓바퀴(auricular) 앞에서 오른쪽 귓바퀴 앞까지 줄자로 거리를 잰다(그림 4-13).

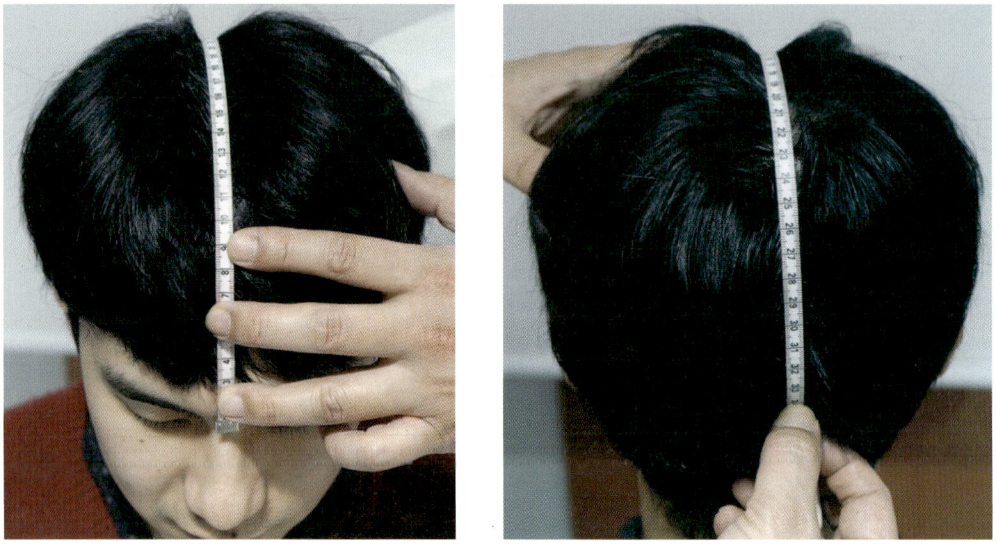

그림 4-12. Cz 위치를 구하기 위한 코뿌리점에서 뒤통수점 간의 거리 계측

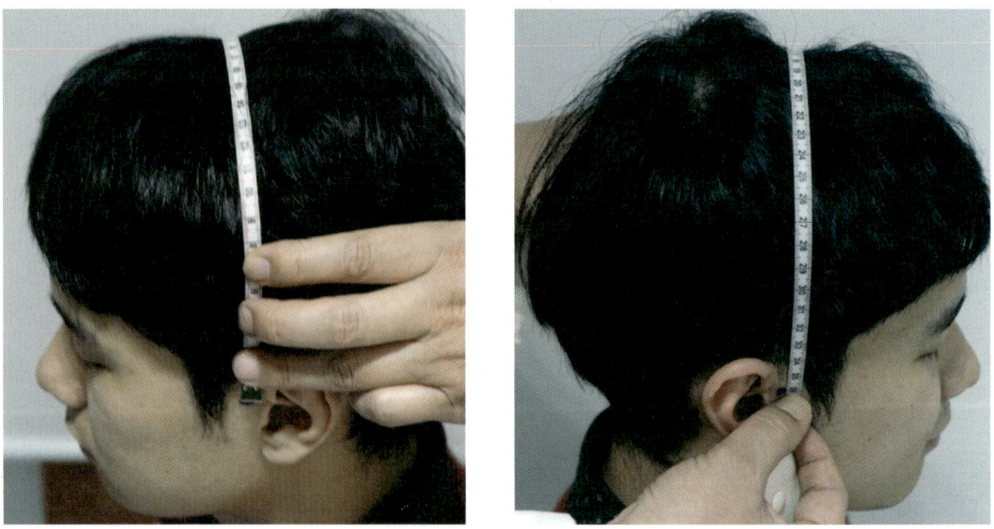

그림 4-13. Cz 위치를 구하기 위한 왼쪽 귓바퀴 앞에서 오른쪽 귓바퀴 앞까지의 거리 계측

앞, 뒤와 좌, 우 계측한 거리의 각 ½ 지점의 교차되는 정중앙이 Cz 위치가 된다(그림 4-14).

코뿌리점과 뒤통수점까지의 전체거리에서 10–20 국제표준법에 따라 Fz, Pz의 위치를 선정할 수 있다. 즉, 코뿌리점에서 위쪽 10%되는 지점이 Fpz(일반적으로 접지전극 부착 위치)이고, 다시 위쪽으로 20%되는 지점이 Fz이다. 다시 위쪽으로 20% 지점이 Cz, 다시 위쪽으로 20% 지점이 Pz 위치이다(그림 4-15). 다시 말해서 Fpz과 Cz 사이 20% 되는 중앙지점이 Fz이고, Cz과 Oz 사이 20% 되는 중앙지점이 Pz 위치이다.

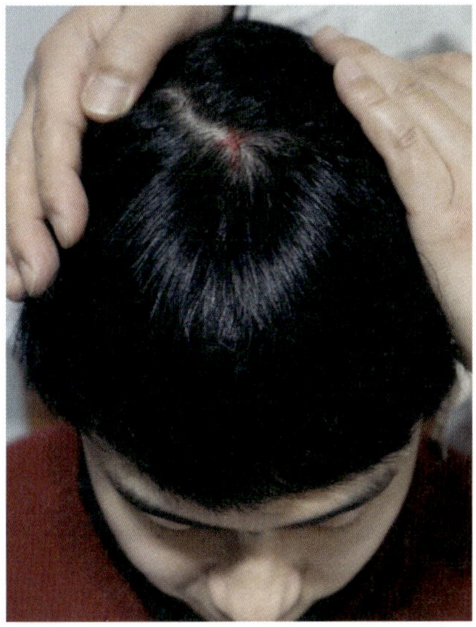

그림 4-14. Cz의 위치

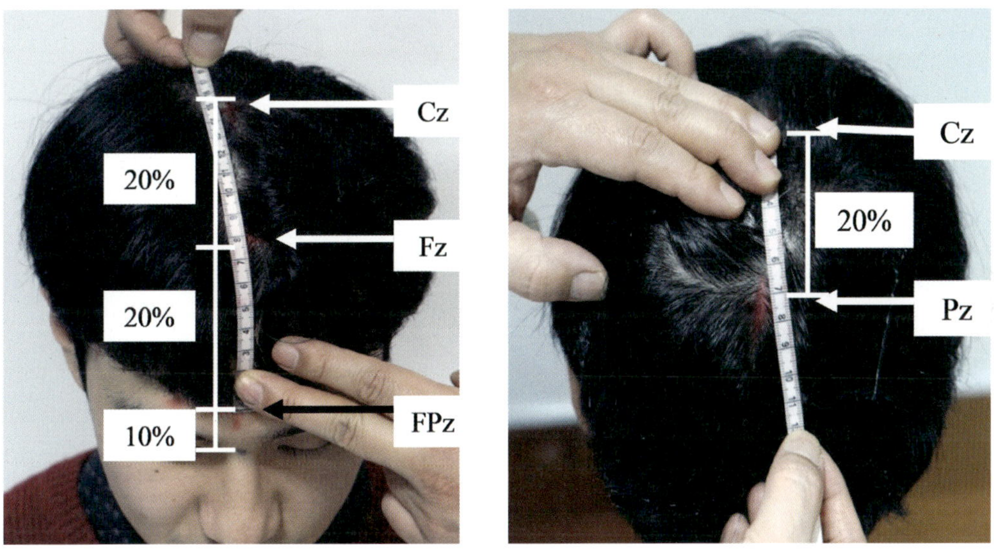

그림 4-15. Cz를 중심으로 FPz, Fz, Cz 및 Pz의 위치

• 중심부 위치의 특징

- 얕은 수면기 초기와 중반에서 봉우리파(Vertex sharp wave)가 Cz에서 가장 높은 진폭으로 나타나며, Fz, Pz 순으로 나타난다.

※ 위치가 정해질 때마다 색연필 등으로 표시를 해둔다.

(2) C_3, C_4, T_7 (T_3) 및 T_8 (T_4) 전극 위치

왼쪽 귓바퀴 앞에서 Cz를 경유하여 오른쪽 귓바퀴앞까지 계측한 전체거리에서 10~20 국제표준법에 따라 T_7, C_3, C_4, T_8의 위치를 선정할 수 있다. 왼쪽 귓바퀴 앞에서 10% 위쪽이 T_7이고, 다음 20% 지점이 C_3, 다음 20%는 Cz가 된다. 오른쪽 귓바퀴 앞에서 10% 상방이 T_8이고, 다음 20% 지점이 C_4, 다음 20%는 정중앙점인 Cz가 된다(그림 4-16). 다시 말해서 T_7 상방 20% 또는 T_7와 Cz 사이 중앙지점이 C_3이고, T_8 상방 20% 또는 T_8과 Cz 사이 중앙지점이 C_4이다(그림 4-17).

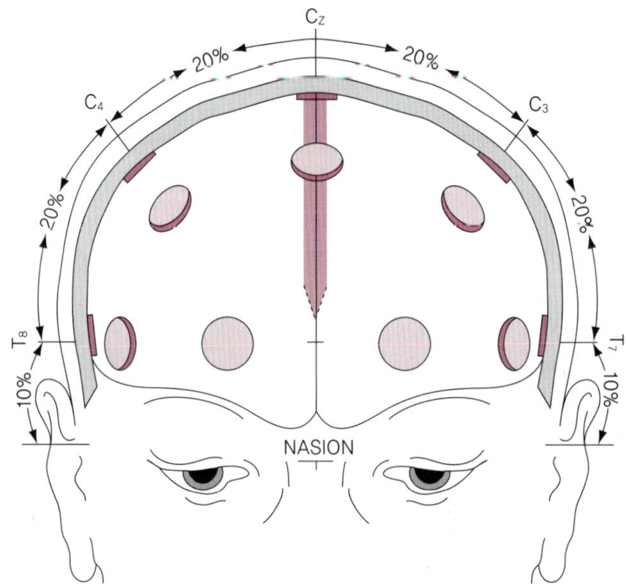

그림 4-16. Cz를 중심으로 T7, C3, C4, T8의 위치

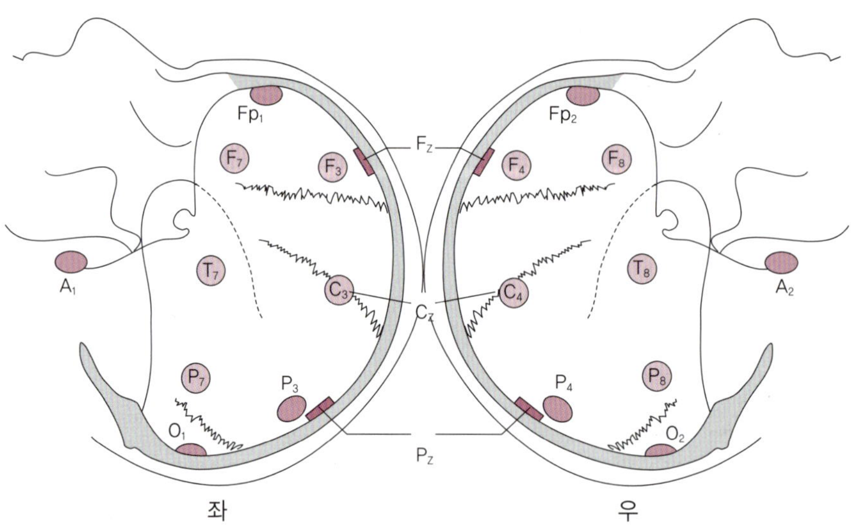

그림 4-17. 좌우 대칭으로 본 모습

• T_7 및 T_8 위치의 특징

- 청각중추에 해당
- 측두근(관자근, temporalis muscle)에 의한 근전도 혼입이 단점
- 측두부와 두정부의 경계에는 베르니케(Wernicke)의 감각성 언어중추가 있다.
- T_7, T_8는 안정 시 α 율동이 나오기 어렵고 낮은 전위의 속파 성분이 많은 부분이다.

• C_3 및 C_4 위치의 특징

- 전두엽과 두정엽을 구분하는 중심고랑(롤란도고랑, central sulcus, Rolandic sulcus) 위에 있으므로 운동, 몸감각영역의 이상을 포착할 수 있다.
- 전두엽에는 브로카(Broca)의 운동성 언어중추가 있으며, 수면방추파(sleep spindle)가 가장 높은 진폭으로 나타난다.

(3) FP_1과 FP_2 전극 위치

전극 부착 지점 중 머리 가장자리 쪽의 전극 배치를 위해서는 머리의 둘레를 계측해야 한다. Fpz에서 뒤통수점(또는 뒤통수점의 상방 10% Oz 위치)을 경유하여 다시 FPz까지의 거리를 계측하여 10–20 국제표준법에 따라 가장자리 쪽의 전극 위치를 선정할 수 있다. 둘레를 계측한 전체거리에서 1/2 거리를 기준으로 Fpz의 왼쪽 방향으로 10% 지점이 Fp_1이고, Fpz의 오른쪽 방향 10% 되는 지점이 Fp_2가 된다(그림 4-18). 다시 말해서 둘레를 계측한 전체거리에서 Fpz의 왼쪽 방향으로 5% 지점이 Fp_1이고, Fpz의 오른쪽 방향 5% 되는 지점이 Fp_2가 된다(그림 4-19).

• Fp_1 및 Fp_2 위치의 특징

- 전두연합영역(frontal association area)으로 신경학적으로 안정 시 뚜렷한 뇌파 파형이 출현하지 않는 부위

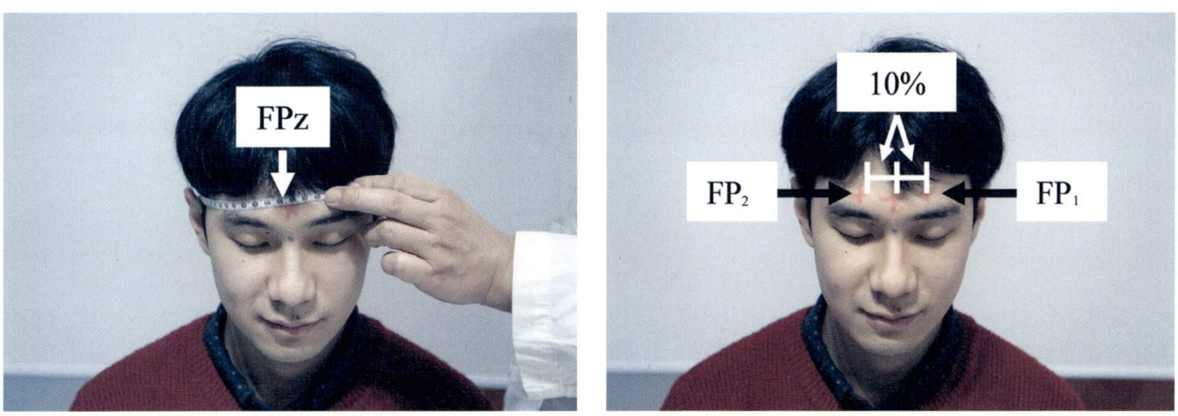

그림 4-18. 머리둘레 계측 통한 Fp1 및 Fp2의 위치

- 눈꺼풀, 눈동자의 움직임 시 δ 파형의 인공산물 종류 중 눈전위도(electrooculogram, EOG)가 혼입된다.
- 뇌줄기 등 깊은 뇌의 병변 시 전두부 간헐성 율동성 δ 활동(frontal intermittent rhythmic delta activity, FIRDA) 출현
- 정신운동발작(psychomotor seizure) 또는 눈동자 및 머리 등이 한쪽을 향하는 회전 뇌전증 발작 시 이 부분에서 돌발파가 출현

(4) F_7과 F_8 전극 위치

둘레를 계측한 전체거리에서 1/2 기리를 기준으로 Fp_1의 왼쪽 방향으로 20% 지점이 F_7이고, Fp_2의 오른쪽 방향 20%되는 지점이 F_8이 된다. 다시 말해서 둘레를 계측한 전체거리에서 Fp_1 왼쪽 방향으로 10% 지점이 F_7이고, Fp_2의 오른쪽 방향 10% 되는 지점이 F_8이 된다(그림 4-19).

동시에 Fp_1과 T_7 사이 중앙지점이 F_7, Fp_2와 T_8 사이 중앙지점이 F_8 전극 위치이다(그림 4-20, 4-21).

가장자리 쪽의 전극배치를 위해서 둘레를 계측한 전체거리에서 Fpz의 왼쪽 방향으로 10% 지점이 Fp_1이고, Fpz의 오른쪽 방향 10% 되는 지점이 Fp_2가 된다.

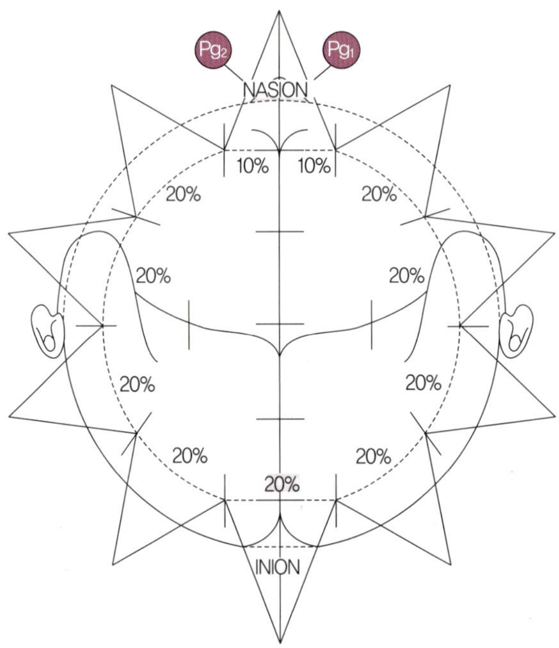

그림 4-19. 위에서 바라본 뇌파전극 배치 모식도

가장자리 쪽의 전극배치를 위해서 머리둘레 전체거리 1/2 거리를 기준으로 Fpz의 왼쪽 방향으로 10% 지점이 Fp_1이고, Fpz의 오른쪽 방향 10% 되는 지점이 Fp_2가 된다. Fp_1의 왼쪽 방향으로 20% 지점이 F_7이고, Fp_2의 오른쪽 방향 20%되는 지점이 F_8이 된다.

- F7 및 F8 위치의 특징
  - 좌우 전두엽과 가쪽 측두엽 앞 방향으로 바깥 고랑과 중심구가 만나는 점의 약간 앞쪽
  - 둘레계통(변연계)의 편도 핵이 포함되므로 장애 시 복합부분발작(complex partial seizure)의 하나인 자동성의 뇌전증 일차성 초점이 가장 많은 부위

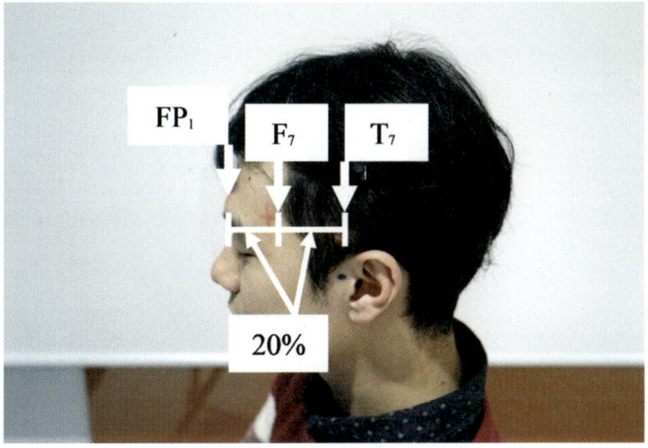

그림 4-20. F7 전극의 위치

Fp_1과 T_7 사이 중앙지점이 F_7 전극 위치이다. F_8의 위치는 오른쪽의 대칭되는 지점으로 위치 선정 원리는 F_7과 동일하다.

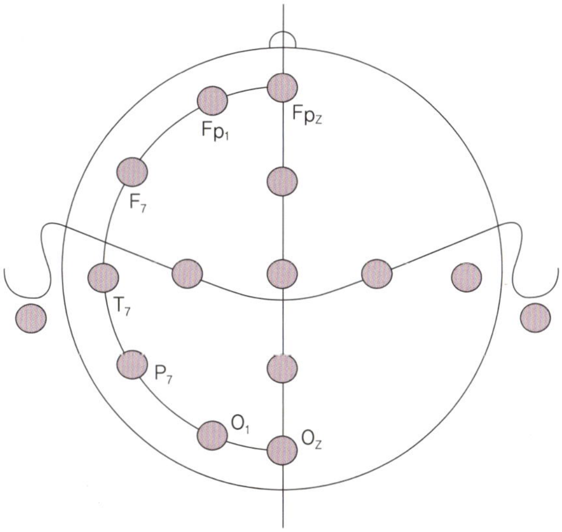

그림 4-21. 위에서 바라본 머리 둘레 왼쪽방향 뇌파전극 배치 모식도

(5) P_7 (= T_5)와 P_8 (= T_6) 전극 위치

T_7와 O_1 사이 중앙지점, 또는 둘레를 계측한 전체거리에서 1/2 거리를 기준으로 T_7에서 왼쪽(O_1 전극) 방향으로 20% 되는 지점이 P_7의 위치이다. 같은 원리로 T_8과 O_2 사이 중앙지점, 또는 둘레를 계측한 전체거리에서 1/2 거리를 기준으로 T_8에서 오른쪽(O_2 전극) 방향으로 20% 되는 지점이 P_8이다(그림 4-22).

(6) O_1과 O_2 전극 위치

둘레를 계측한 전체거리에서 1/2 거리를 기준으로 P_7에서 왼쪽 방향으로 20% 지점이 O_1 전극위치이다(그림 4-22). 또는 둘레를 계측한 전체거리에서 1/2 거리를 기준으로 Oz에서 왼쪽으로 10% 지점이 O_1이다. 오른쪽 O_2 전극의 위치 선정 원리는 O_1과 동일하다.

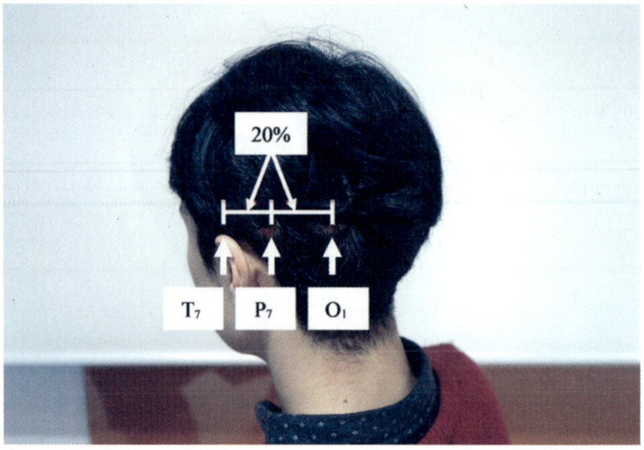

그림 4-22. P7 전극의 위치

머리둘레를 계측한 전체거리에서 1/2 거리를 기준으로 T_7에서 왼쪽(O_1 전극) 방향으로 20% 되는 지점이 P_7의 위치이다. P_8의 위치는 오른쪽의 대칭되는 지점으로서 위치 선정 원리는 P_7과 동일하다.

- O_1 및 O_2 위치의 특징
  - 시각영역에 해당
  - α 율동이 가장 잘 나타남
  - 얕은수면 초기~얕은 수면기에 후두부에 일시적인 예파 출현(positive occipital sharp transient, POST)
  - 광자극(photic stimulation)에 대한 광자극유도(photic driving) 반응이 나타남
  - 뇌줄기 장애 시 후두부 간헐성 δ 율동성 서파(occipital intermittent rhythmic delta activity, ORIDA) 출현

(7) F_3와 F_4 전극 위치

F_3과 F_4 전극의 위치는 전체 머리 계측에서 10-20 국제표준법의 원리로 선정되는 것이 아니다. 즉, F_3 전극의 위치는 F_7과 Fz 사이의 중간점(그림 4-23)과 Fp_1과 C_3의 중간점이 교차하는 지점이다(그림 4-24). 같은 원리로 F_4 전극의 위치는 F_8과 Fz 사이의 중간 지점과 Fp_2와 C_4의 중간 점이 교차하는 지점이다.

- 특징: Fp_1, Fp_2와 동일하다.

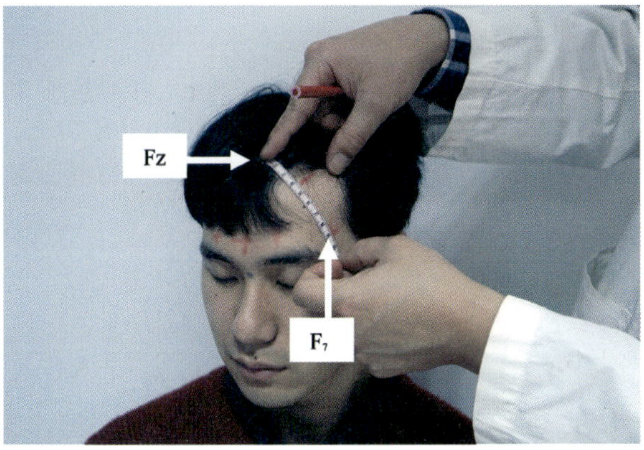

그림 4-23. F_3 위치의 선정과정

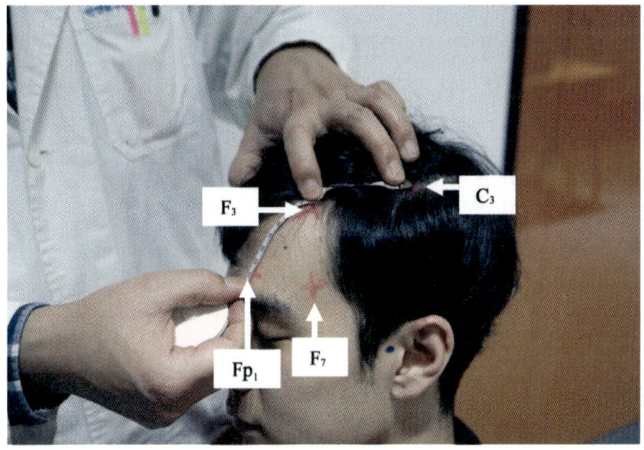

그림 4-24. F_3 위치의 선정

(8) P_3와 P_4 전극위치

P_3와 P_4 전극 위치도 F_3과 F_4 전극의 위치 선정과 동일한 원리로 거리에 대한 10–20 국제표준법의 원리로 선정되는 것이 아니다. 즉, P_3 전극의 위치는 P_7과 Pz 사이의 중간 지점(그림 4-25)과 O_1과 C_3의 중간 점이 교차하는 지점이다(그림 4-26). 동일한 원리로 P_4 전극의 위치는 P_8과 Pz 사이의 중간 지점과 O_2와 C_4의 중간 점이 교차하는 지점이다.

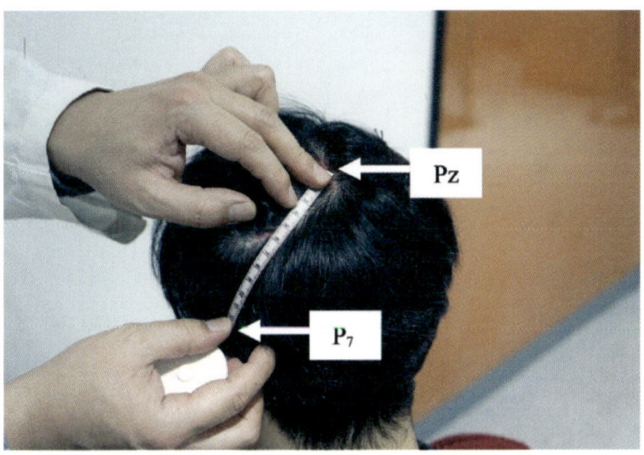

그림 4-25. P_3 위치의 선정과정

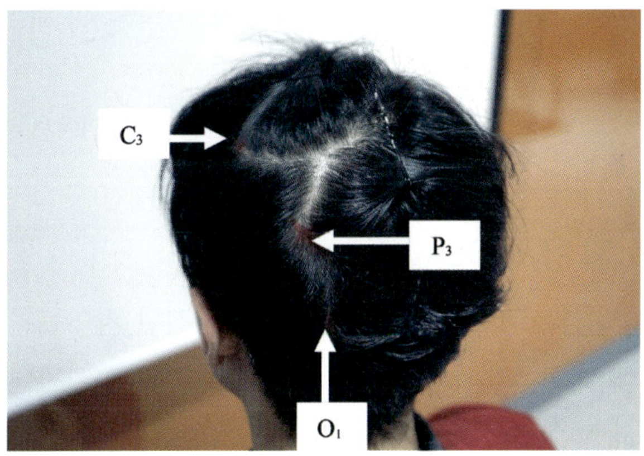

그림 4-26. P_3 위치의 선정

• P_3 및 P_4 위치의 특징 :
- 몸 감각 영역에 해당
- 고유 감각으로 자기 몸의 위치, 자세 및 운동 상태를 인지하는 부위
- 후두부에 이어 α 율동이 잘 나타난다.

※ F_3, F_4 전극 및 P_3, P_4 전극 위치의 선정(그림 4-27)

- F_3, F_4와 P_3, P_4 전극 위치의 선정과정에서 두피의 표면이 평면이 아니고 둥근 타원 구체로 되어있기 때문에 형태상 자로 재는 것이 오히려 정확을 기하기 어렵고 불편하다. 그러나 주변 전극 위치와의 중앙교차점이 되므로 눈으로 측정하여 위치를 정하는 것이 숙달된 검사자에게는 더 편하고 정확하다. 하지만, 전극 부착 지점의 선정 원리는 알고 있어야 한다.

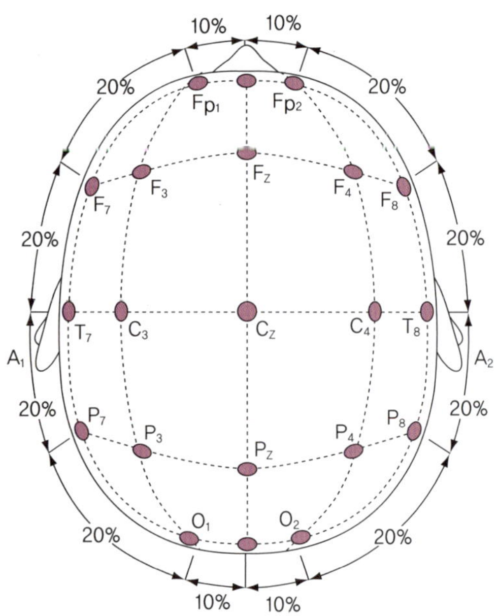

그림 4-27. 위에서 바라본 10-20 전극배치법

3) 유도(Derivation) 방법

뇌파는 서로 다른 두 전극 간의 전위 차이를 기록하는 것인데, 한쪽 전극을 입력단자 G_1 (Grid 1)에 다른 쪽의 입력단자 G_2 (Grid 2)에 연결하면 증폭기는 2개의 입력단자에 들어온 전위차를 증폭하여 기록한다(그림 4-28). 뇌파계의 극성은 심전계와 반대로 G_1의 전위가 G_2의 입력 전위에 대해서 (-) 전위일 경우 기록기의 펜은 상향으로 흔들리게 되며, 전기적으로 음성 활동을 나타낸다. 이때 위쪽(상향)으로 나타나는 파를 음성파, 아래쪽(하향)으로 나타나는 파를 양성파라고 한다(그림 4-29, 30).

두피 상의 뇌파 성분을 기록하는 전극을 활성전극(active electrode)이라 하고 활성전극 부위의 뇌파 활동을 충실하게 기록하기 위하여 가능한 뇌파 성분의 활동이 적은 부위(귓불이 대표적)의 전극을 기준전극(reference electrode)이라 한다. 두피에 부착한 전극 부위에서의 전위를 뇌파계 증폭기의 입력단자에 유도하기까지의 과정을 거쳐 기록되는 파를 도출(lead)이라 하고 그것을 채널 수에 맞게 2개씩 조합한 것을 유도(derivation)라 한다. 또한, 채널 수에 따라 유도법과 그 배열을 조합한 유형을 몽타주(montage)라고 한다.

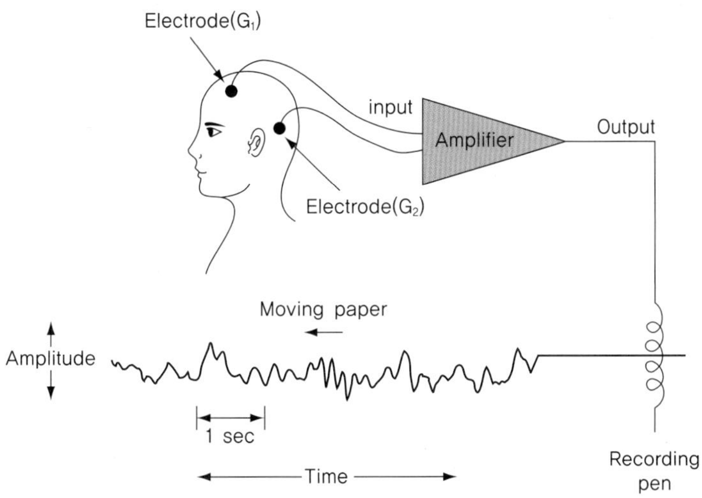

그림 4-28. 뇌파 기록의 원리

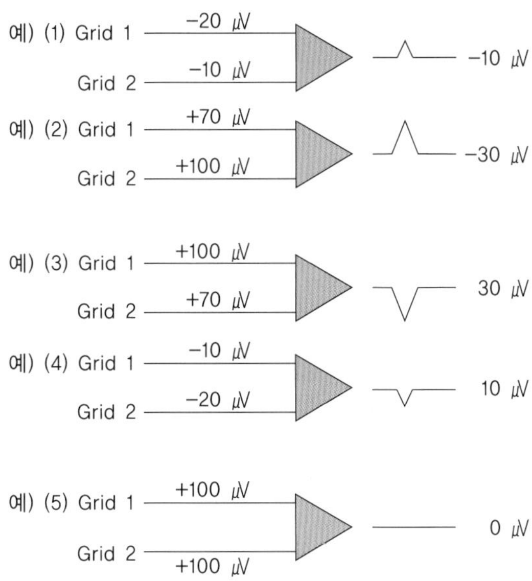

그림 4-29. 뇌파 기록의 원리

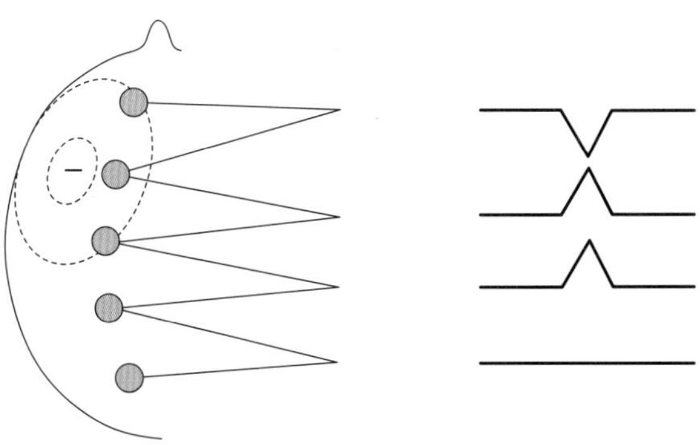

그림 4-30. 쌍극유도에서 뇌파의 기록원리 예시

쌍극유도법은 이웃하는 활성전극 간의 전위 차이를 기록한 것이다. 이 유도법은 위상역전에 의한 초점 발견이 용이하다는 장점이 있다. 그림에서 위에서부터 이웃하는 2개 전극 간의 전위 차이(쌍극유도)를 도식화해보면 "– "인 뇌전증의 초점 부위의 유도를 중심으로 위상역전이 발생하는 것을 알 수 있다. "– " 부위의 가장 가까운 점선에 위치한 전극에 가장 큰 음의 수를 임의로 적용하고, 이를 기준으로 각 점선에 위치한 전극에 적절한 수를 적용하여 전위 차이를 구하면 파형의 꺾임을 쉽게 구할 수 있다.

(1) 단극유도법(monopolar derivation, MP) 또는 기준유도법(referential derivation)

전위 값을 가진 두피상에 부착한 전극을 G_1, 전위가 없다고 가정되는 귓불에 부착한 전극(기준전극)을 G_2로 입력하여 기록하는 방법이다. 기준전극의 부착 부위를 선택할 때에는 뇌파 전위의 파급이 가장 작은 부위, 근전도 혼입이 적은 부위, 몸 움직임으로 전극 떨어짐의 우려가 없는 부위를 선택한다.

– 단극유도법의 예시(그림 4-31)와 그 장단점은 다음과 같다.

[예시]

- 동측 귓불 단극 유도법: 일반적인 검사에 이용
- 반대측 귓불 단극유도법: 수면다원검사에서 이용

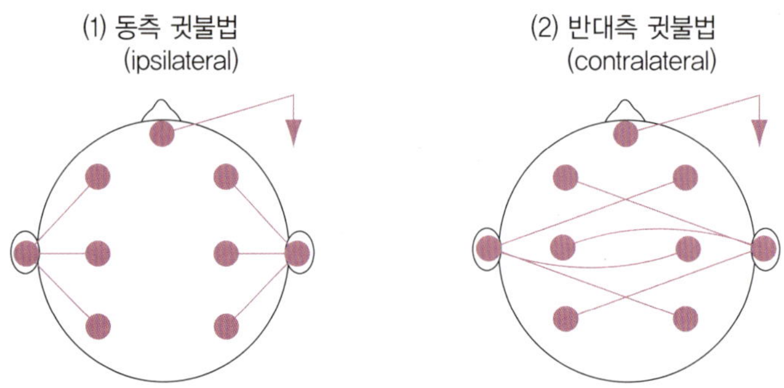

그림 4-31. 단극유도법의 종류

[장점]

- 활성 전극 아래에 있는 뇌의 전위변동을 절대치에 가까운 것으로 파형을 충실히 기록할 수 있다.
- 최대 진폭을 나타내는 부위가 초점 부위에 해당한다.
- 돌발파에서는 상향(음성)파 중에서 최대 진폭을 나타내는 곳이 초점이다.
- 전체 위상관계를 파악하는 데 적합하다.
- 대뇌피질 아래, 깊은 부위 이상을 쉽게 발견할 수 있다.

[단점]

• 미세한 국소차이와 정확한 초점 확인이 어렵다.
• 전극 간의 길이가 길어서 인공산물이 쉽게 혼입된다.
• 측두부 극파에 의한 기준전극의 활성화가 일어날 수 있다.

※ 기준전극의 활성화는 전압 변동이 큰 이상파가 기준전극에 가까운 부분(측두부 등)에 있을 경우 그 전위가 기준전극에 파급해서 귓불의 기준전극에 활성화가 일어나게 된다. 대처 방안으로는 반대 측 귓불의 전극을 기준전극으로 하여 기록할 수 있다.

(2) 쌍극유도법(bipolar derivation, BP)

쌍극유도법은 전위 값을 가지는 두피상의 활성 전극 두 곳(G_1과 G_2), 즉 활성 전극 간의 전위 차이를 하나의 채널로 유도하는 것이다. 활성 전극 간의 상대적인 전위 차이에 의한 유도이므로 위상변화를 통하여 병소 부위를 찾는 데 용이하다.

– 쌍극유도법의 예시(그림 4-32)와 그 장단점은 다음과 같다.

• 연결쌍극유도: 이상파의 존재 부위를 초점을 통해서 확인하는 방법으로 가장 많이 사용되는 방법이다.

[예시]

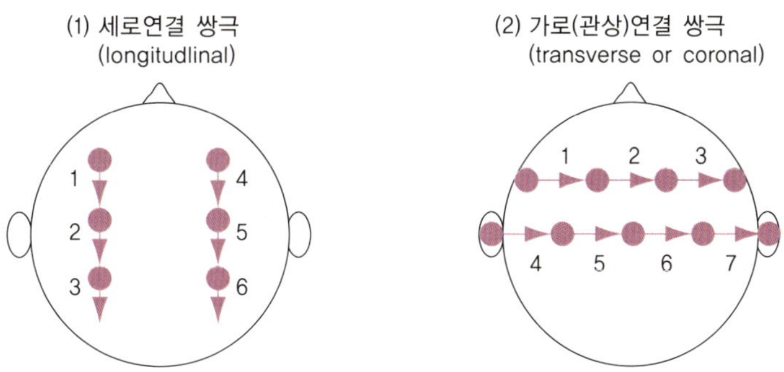

그림 4-32. 쌍극유도법의 종류

[장점]

• 위상역전에 의한 초점(뇌전증 초점 부위) 발견이 용이하다.
• 대뇌피질 비정상 부위의 대칭부 및 근접부 비교가 용이하다.
• 단극유도법에 비해 인공산물이 혼입이 적다.

[단점]

- 파형의 왜곡이 발생할 수 있다.
- 최대 진폭이라고 해서 이상이 있는 초점 부위로 단정하기 어렵다.
- 두피부착 전극 간의 거리가 정확해야 좋은 결과를 얻을 수 있다. 따라서 뇌파를 분석할 때 단극유도와 쌍극유도 2가지를 함께 관찰하는 것이 바람직하다.

(3) 특수단극유도법

평균기준유도법(average reference derivation, AV): 두피 상 전체 전극의 전위변동 평균치를 기준으로 하며, 두피에 부착된 다수의 활성 전극에 각각 1.5 MΩ의 입력 저항을 넣고, 이것을 1점으로 연결하여 평균화한 것이다. 단점은 어느 하나의 활성 전극에 높은 진폭의 전위활동이 혼입된 경우 그것이 전제 유도의 뇌파 상에 큰 영향을 미치게 되는 것이다.

4) 몽타주(montage)

두피 상에 여러 개의 전극을 부착시켜 도출의 조합을 만든 것을 몽타주(montage)라 하며, 이런 montage는 병원마다 검사자의 검사 목적과 취향에 따라 독자적인 패턴을 선호하는 경향이 있으므로 뇌파검사실마다 몽타주는 다르게 작성될 수 있다. 그러나 유의하여야 할 사항은 기준전극유도 및 쌍극유도 몽타주를 고르게 설정하여 장단점을 잘 활용하는 것이 검사효율을 높일 수 있는 좋은 방법이라는 것이다. 이때 기본적으로 포함되어야 하는 것은 주요 전극에 대해서는 단극유도기록과 쌍극유도를 함께 기록한다. 쌍극유도기록에서는 세로(longitudinal bipolar montage), 가로(horizontal bipolar montage)로 연결된 몽타주를 반드시 포함하여야 한다.

단극유도 기록에서는 비교적 광범위한 정보를 얻을 수 있고, 각 부위에서는 뇌파형의 진폭 등을 비교할 수 있으며, 이에 얻어지는 이상파의 초점은 이상파의 진폭이 가장 큰 부위에 존재하고 있다. 쌍극유도기록은 인접하는 전극 사이의 국재성 이상을 알아보는 데 적합하며, 위상역전(phase reversal)에 의해 병소의 부위를 쉽게 관찰할 수 있다.

(1) 합리적인 몽타주 작성법

① 기준(단극)유도법과 쌍극유도법을 병용한다.

② Cz 전극을 포함하여 모든 전극을 사용하며 뇌의 전체상을 파악할 수 있도록 한다.

③ 해부학적으로 관계가 깊은 뇌의 부위가 서로 이웃하여 유도되도록 배열하며 좌우반구에 부착한 전극 부착 위치가 좌우대칭이어야 한다.

④ 10–20 국제표준법에 의한 전극 배치에서는 정중선(midline) 상의 전극을 무시해서는 안 된다.

⑤ 쌍극유도에서는 앞쪽에서 뒤쪽으로, 왼쪽에서 오른쪽으로 차례차례 이어가는 연결 쌍극몽타주

를 포함해야 한다.

⑥ 단거리 쌍극유도뿐만 아니라 목적에 따라서는 장거리 쌍극유도를 병용하는 것이 좋다.

(2) 몽타주의 표시

① 아날로그 장비를 이용한 뇌파기록 시에는 몽타주가 바뀔 때마다 기록지에 반드시 몽타주를 표시해 둔다.

② 몽타주의 표시 방법에는 문자형식과 그림형식이 있다.

③ 문자형식 표시인 경우에는 채널 번호와 일치시켜 정식 전극명으로 G_1–G_2의 순으로 기록하고, 그 사이를 하이픈(-)으로 잇는다(예: F_3–A_1).

④ 그림형식 표시인 경우에는 전극의 위치를 나타낸 머리 부위의 그림에 유도 방향($G_1 \rightarrow G_2$)과 채널 번호를 명시한다(예: $F_3 \rightarrow A_1$).

(3) 소아의 표준 몽타주

소아에 대해서도 기본적으로는 10–20 국제표준법을 원칙으로 하여 성인과 같은 몽타주에 의한 유도가 바람직하다. 단, 머리둘레가 극히 작은 경우(신생아, 미숙아)에는 10–20 국제표준법에서 전극 부착 수를 줄여 일부만 사용한다. 신생아(미숙아)용 특별 표준몽타주의 제작도 필요하다.

일반적으로 만 1세 정도가 되면 머리둘레는 성인의 약 2/3가 되므로 전극 수는 가능한 성인과 같은 수로 한다. 이 경우 평판전극에 의한 전극 부착은 인접 전극의 전극 풀에 의해서 접촉되지 않도록 하는 주의가 필요하다. 신생아용 몽타주를 사용하는 경우 인공산물과의 구분을 위해 뇌파 이외의 패턴을 동시 기록할 필요가 있다. 특히 호흡운동, 눈 운동, 근육 움직임, 심전도 등을 함께 기록하여야 한다(그림 4-33).

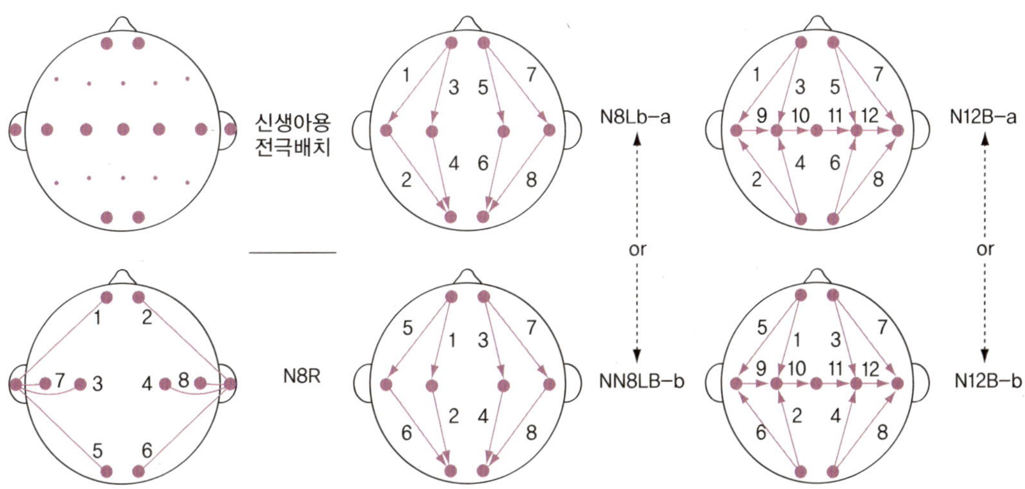

그림 4-33. 신생아용 표준 몽타주의 예시

(4) 기본 몽타주(EEG montage)

① Ref (reference의 약자) – Montage (그림 4-34)

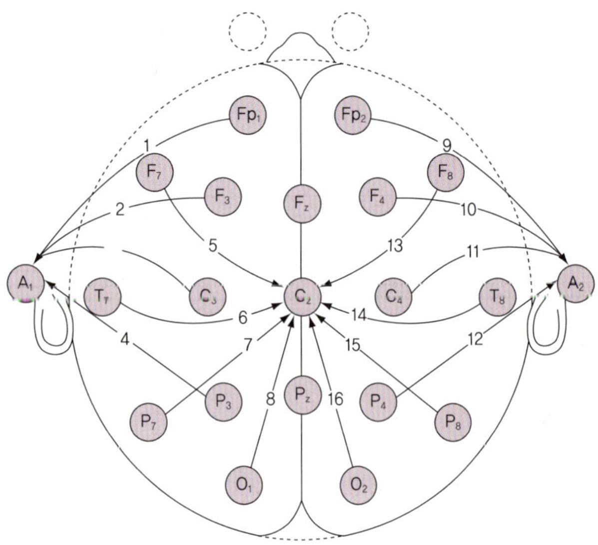

No.	입력1	입력2	No.	입력1	입력2
1	FP_1	A_1	12	P_4	A_2
2	F_3	A_1	13	F_8	Cz
3	C_3	A_1	14	T_8	Cz
4	P_3	A_1	15	P_8	Cz
5	F_7	C_z	16	O_2	Cz
6	T_7	C_z	17	심전도(EKG)	
7	P_7	C_z	18	Fz	A_1
8	O_1	C_z	19	Cz	A_1
9	FP_2	A_2	20	Pz	A_1
10	F_4	A_2	21	Resp.	
11	C_4	A_2			

그림 4-34. Ref-Montage

② Bipolar Montage (Double banana) (그림 4-35)

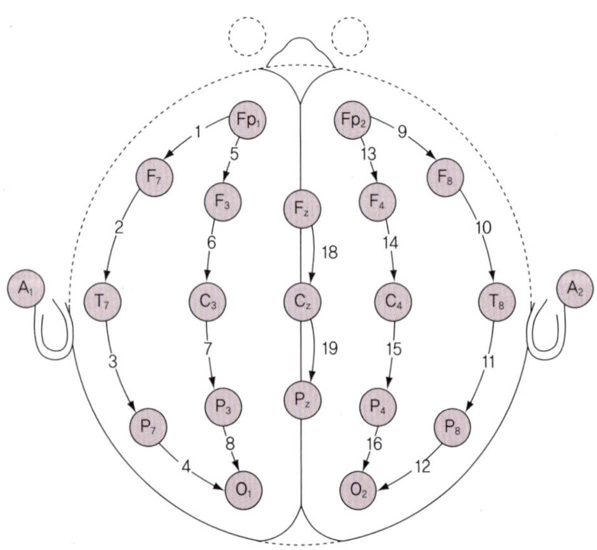

No.	입력1	입력2	No.	입력1	입력2
1	FP_1	F_7	12	P_8	O_2
2	F_7	T_7	13	FP_2	F_4
3	T_7	P_7	14	F_4	C_4
4	P_7	O_1	15	C_4	P_4
5	FP_1	F_3	16	P_4	O_2
6	F_3	C_3	17	A_1	A_2
7	C_3	P_3	18	Fz	C_Z
8	P_3	O_1	19	Cz	P_Z
9	FP_2	F_8	20	심전도(EKG)	
10	F_8	T_8	21	Resp.	
11	T_8	P_8			

그림 4-35. Bipolar Montage (Double banana)

③ T_1, T_2 Longitudinal Bipolar Montage (그림 4-36)

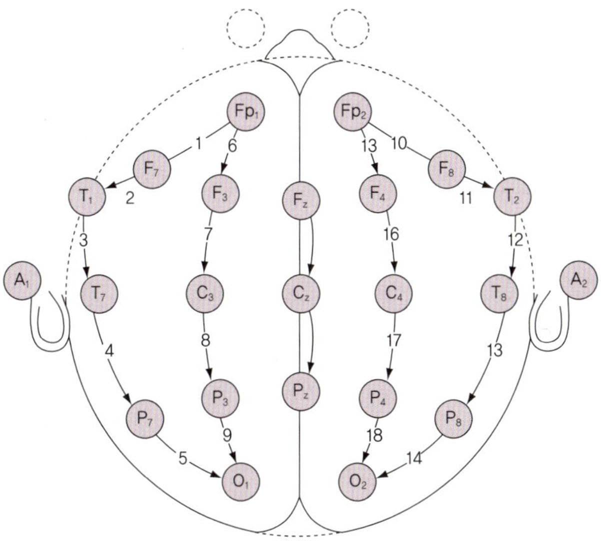

No.	입력1	입력2	No.	입력1	입력2
1	FP_1	F_7	12	T_2	T_3
2	F7	T_1	13	T_8	P_8
3	T_1	T_7	14	P_8	O_1
4	T_7	P_7	15	FP_2	F_4
5	P_7	O_1	16	F_4	C_4
6	FP_1	F_3	17	C_4	P_4
7	P_7	C_3	18	P_4	O_2
8	C_3	P_3	19	심전도(EKG)	
9	P_3	O_1	20	T_1	T_2
10	FP_2	F_8	21	Resp.	
11	F_8	T_2			

그림 4-36. T1, T2 Longitudinal Bipolar Montage

④ Anterior Transverse (그림 4-37)

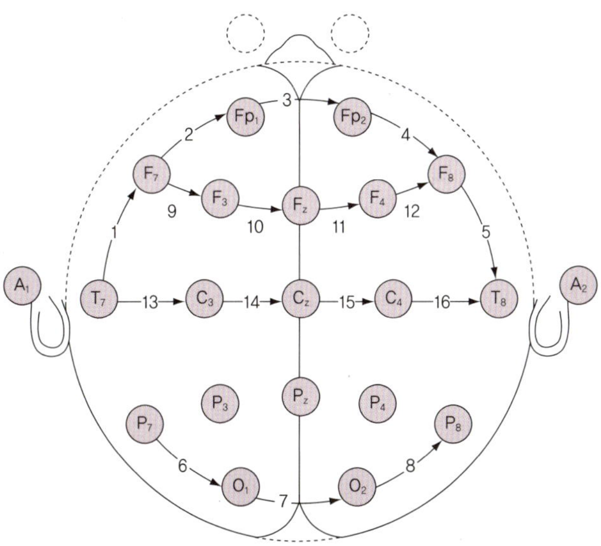

No.	입력1	입력2	No.	입력1	입력2
1	T_7	F_7	12	F_4	F_8
2	F_7	FP_1	13	T_7	C_3
3	FP_1	FP_2	14	C_3	Cz
4	FP_1	F_8	15	Cz	C_4
5	F_8	T_8	16	C_4	T_8
6	P_7	O_1	17	A_1	A_2
7	O_1	O_1	18	EOG	
8	O_2	P_8	19	EMG	
9	F_7	F_3	20	심전도(EKG)	
10	F_3	F_Z	21	Resp.	
11	F_Z	F_4			

그림 4-37. Anterior Transverse

⑤ Posterior Transverse (그림 4-38)

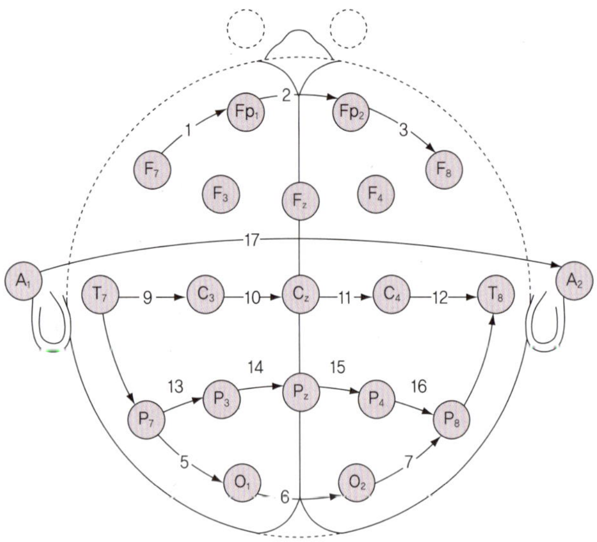

No.	입력1	입력2	No.	입력1	입력2
1	F_7	FP_1	12	C_4	F_8
2	FP_1	FP_2	13	P_7	C_3
3	FP_2	F_3	14	P_3	Cz
4	T_7	P_7	15	Pz	C_4
5	P_7	O_1	16	P4	T_8
6	O_1	O_2	17	A_1	A_2
7	O_2	P_8	18	EOG	
8	P_8	T_8	19	Chin EMG	
9	T_7	C_3	20	심전도(EKG)	
10	C_3	C_Z	21	Resp.	
11	C_Z	C_4			

그림 4-38. Posterior Transverse

⑥ Nasopharyngeal Montage (그림 4-39)

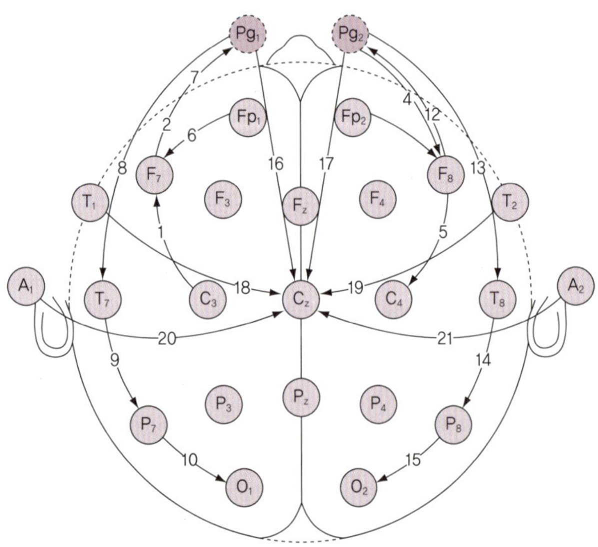

No.	입력1	입력2	No.	입력1	입력2
1	C_3	F_7	12	F_8	Pg_2
2	F7	Pg_1	13	Pg_2	T_8
3	Pg_1	Pg_2	14	T_8	P_8
4	Pg_2	F_8	15	P_8	O_2
5	P_7	O_1	16	Pg_1	Cz
6	FP_1	F_7	17	Pg_2	Cz
7	F_7	Pg_1	18	T_1	Cz
8	Pg_1	T_7	19	T_2	Cz
9	T_7	P_7	20	A_1	Cz
10	P_7	O_1			
11	FP_2	F_8			

그림 4-39. Nasopharyngeal Montage

3. 뇌파 유발법

유발법(부활법, provocation)은 안정 각성 시 뇌파만으로는 뇌파의 이상이 출현하지 않는 경우가 많으므로 뇌파 기록 시 눈뜨기, 눈감기를 시키거나, 광자극을 주거나, 과호흡 또는 수면 등을 유도하여 이상 뇌파를 유발시키는 것이다. 이러한 방법으로 잠재하고 있던 비정상 뇌파가 출현하는 경우가 흔하다. 이런 조작을 유발법이라 한다(표 4-2).

유발법의 의의는 다음과 같다.

① 보통 안정 시 뇌파에 나타나지 않는 이상 뇌파의 유발 및 이상소견을 보다 명료하게 하기 위한 것이다.

② 안정 시 나타나기는 하지만 불확실한 소견을 더욱 명료하게 나타나게 한다.

③ 유발법의 실시는 한 종류뿐만 아니라 여러 유발법을 함께 시행하여 이에 대한 뇌파의 반응을 비교, 종합함으로써 보다 상세한 진단을 내리는 것이 바람직하다. 일반 뇌파 검사에서 시행되는 유발법은 눈뜨기 · 눈감기, 과호흡, 광자극 및 수면 등이 있다.

표 4-2. 뇌파 유발방법 및 특징

유발법	눈뜨기/눈감기	과호흡	광자극	수면
방법	안정, 각성, 눈감기 상태의 기록 중 5~10초간 눈뜨기 실시(2~3회 반복)	안정, 각성, 눈감기 상태에서 20~30회/분의 심호흡을 3분간 지속	섬광자극기를 눈앞 30 cm 시야 중앙에 위치시키고 1~30 Hz 빈도를 다양하게 10초 간격으로 실시	• 자연수면과 약물에 의한 수면 유도 • stage 1~2가 포함 10~20분 기록
뇌파상 특징	a-blocking : 눈뜨기에 의해 a가 억제되는 현상	증강(build up) : 서파가 혼입, 증대되는 것	• 광자극유도(photic driving) 반응은 후두부에서 광자극의 빈도와 일치한 파가 출현 • 연소자일수록 출현율 높음	수면의 단계에 따른 특징적 뇌파변화 관찰
임상적 의의	• a-blocking 이상 • 이상파의 명확화: 피질의 국한성, 초점성은 출현하나 심부장애 유래의 서파는 억제된다. • 연령요인(+)	• 소아 뇌전증 환자에 효과적(성인의 경우 공복 시에 쉽게 출현) • 돌발성 이상파: 양측 동기성 3 Hz 극서파 율동(소발작) • 재증강 또는 지연성 증강의 관찰 • 연령요인(++)	• 좌, 우차: 해당 쪽 뇌의 시각계의기능장애 • 광, 돌발반응: 광과민성으로 소발작 및 간대성 경련 뇌전증 시 극서파복합체, 다극서파복합체가 특징 • 광근육간대경련반응: 광자극과 일치하여 안면, 사지에 경련이 유발 • 연령요인(+)	• 발작성 이상파의 출현(측두부 극파상 초점) • 수면파형의 좌우차(lazy activity) • 각성 시의 국재성 이상파의 잔존 • 방추파의 좌우 비동기 • 연령요인(++)

1) 눈뜨기·눈감기(Eyes open; E. O, eyes close; E. C) 유발법

뇌파는 끊임없이 변화하는 율동성을 보이며 여러 가지 반응에 따라 변화하는 반응성을 나타낸다. 정상적으로 눈을 감은 상태에서는 후두부에서 알파파가 관찰되고, 눈을 떴을 때 알파파의 감쇠(attenuation)를 볼 수 있는데, 이것을 알파억제(알파차단, α–blocking)라 한다. 이러한 반응성은 양측 대칭성으로 출현하여야 한다.

(1) 방법

안정, 각성 상태에서의 뇌파 기록 중 피검자에게 눈뜨기 · 눈감기를 시키는 방법으로, 5~10초 간격으로 눈뜨기 · 눈감기를 교대로 시키는 방법이다. 눈뜨기 · 눈감기 중에는 눈 깜박임, 눈 운동, 근전도 등에 의한 인공산물의 혼입을 최소화할 필요가 있다. 눈뜨기 · 눈감기는 의식상태를 확인하는 의미도 있지만, 잠들지 않도록 각성을 유도할 수도 있다. 중요한 것은 눈뜨기 · 눈감기 자체가 비정상 뇌파를 유발하는 유발법으로서 의미가 있다는 것이고, 아날로그 장비로 기록할 때는 각 몽타주에 대하여 적어도 몇 차례 시행하는 것이 바람직하다.

(2) 생리적 반응

눈을 떴을 때 α파의 억제 상태를 관찰하지만, 눈감기에서 눈뜨기 상태로 또는 눈뜨기에서 눈감기 상태로 옮겨진 직후에 비정상파가 잘 나타난다. α파의 감쇠가 불충분하거나 현저한 좌우차가 있으면 양측성 또는 일측성의 이상을 의미한다(그림 4-40).

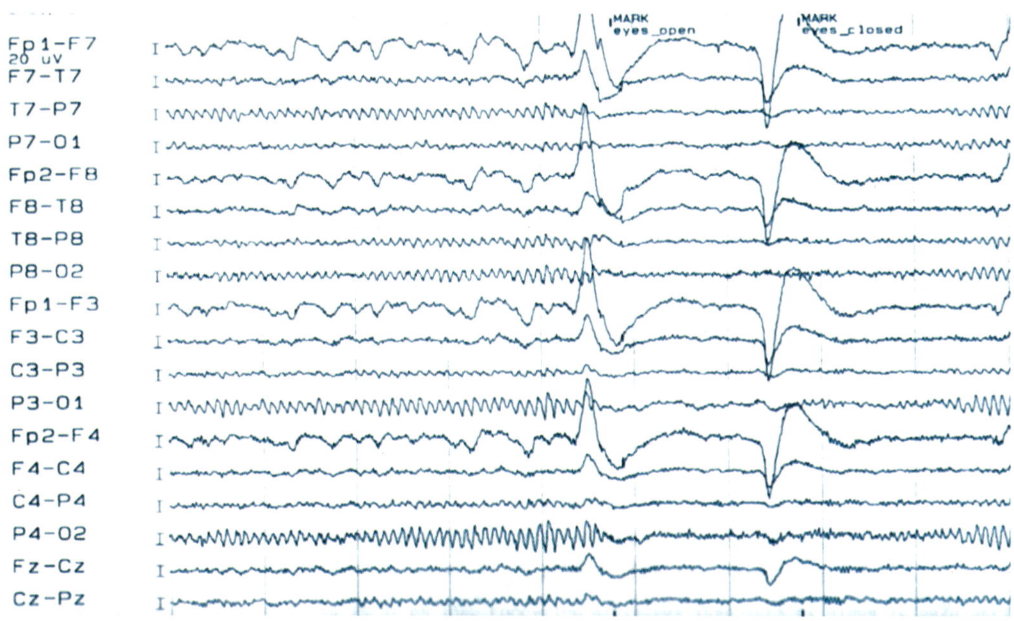

그림 4-40. 눈뜨기 · 눈감기에 따른 뇌파의 변화

A. 눈뜨기: 눈을 감은 상태에서 눈뜨는 동작에 의해 전두부에 인공산물과 후두부에서 α파의 차단이 관찰된다.
B. 눈감기: 눈을 뜨고 있는 상태에서 눈을 감는 동작에 의해 전두부에 인공산물과 후두부에서 α파가 서서히 출현한다.

(3) 이상반응

- 눈을 떴을 때 한쪽 반구에서 α파의 억제가 일어나지 않을 때는 그쪽에 어떤 이상이 있는 것으로 의심할 수 있다.
- 한쪽 눈의 시력 장애는 그 눈을 떴을 때 양측반구에서 알파억제가 일어나지 않을 수 있다. 선천적이거나 후천적인 맹인의 경우 α-rhythm이 없거나, 후두부 손상 없이도 후두부 극파를 보일 수 있다.
- α 파의 진폭이 머리 전역에 걸쳐 거의 같은 진폭, 같은 주파수에서 나타나고 장시간 연속 될 때 이것을 광범성 α 파(diffuse α wave)라고 하며, 이와 같은 파형이 나타날 때는 뇌의 깊은 부위에서 볼 수 있고, 전반적으로 만성의 뇌기능 저하(뇌동맥경화증, 고혈압, 심부종양, 중독, 의식장애, 염증, 간질 등)를 의심한다.
- 대뇌피질 부위 병변(피질 국한성, 초점성)이 원인인 경우 이상소견은 눈뜨기 · 눈감기에 의해 영향받지 않는 데 반해, 대뇌 심부 병변에 의한 이상소견은 눈뜨기로 억제되고, 눈감기로 증강되는 특징이 있다.
- 기면병(기면증, narcolepsy)에서는 뇌파가 항상 얕은수면 단계의 파형을 보이므로 이 시기에 눈을 뜨게 할 경우, 역으로 α 파가 출현할 수 있으며, 이러한 현상을 역설적 α-억제(paradoxical α-blocking)라고 한다.

① 기면병과 수면잠복기반복검사

수면잠복기반복검사(multiple sleep latency test, MSLT)에서 모든 낮잠 시간을 기록하여 입면 시간이 평균 5분 이하인 입면기렘수면(sleep onset REM period) 현상이 나타나면 기면병 및 기타 증상을 가진 환자라고 볼 수 있다. 즉, 수면 시작 직후에 렘수면이 출현하는 수면이상을 말한다. 이와 같은 렘수면으로 시작하는 수면(sleep onset REM period) 현상은 특히 기면병 환자들에게 주로 나타난다. 기면병의 주요 증상에는 수면발작(sleep attack), 수면마비(sleep paralysis), 탈력발작(cataplexy), 환각(hallucination) 등이 있다.

수면잠복기반복검사는 발작성 수면이 있는 환자들에게 렘수면으로 시작하는 수면(REM onset sleep)이 존재하는지를 찾아내고 또한 과도한 대낮 졸음의 고민을 평가하기 위하여 사용된다. 렘으로 시작하는 수면과 과도한 졸음은 모두가 수면 박탈에 의해서 나타나기 때문에 수면잠복기반복검사 전날 충분한 수면을 취한 후 검사를 수행한다. MSLT에서는 환자에게 낮 동안에 5번 잠을 자도록 유도한다. 첫 번째 낮잠은 오전 9시 또는 10시에 시작하며 나머지 낮잠은 2시간 간격으로 잠을 자게 한다. 각각의 낮잠 시간 동안 환자는 20분간만 잠을 잘 수 있다. REM으로 시작하는 수면(REM onset sleep)은 수면 1단계에서 3회 연속 30초간의 기록을 실시하거나 또는 2, 3단계, 렘수면에 한 번의 기록을 실시하는 것으로 정의한다. 각각의 낮잠은 환자가 검사를 시작한 후 20분 안에 잠들지 않거나 또는 환자가 연속적으로 15분간 잠을 잘 때 종료한다. 또한, 환자가 검사를 시작한 후 20분 이상 깨어 있을 경우에도 검사를 종료한다(각성은 2회 연속 30초간의 각성 기록이 나타나는 상태).

평균수면 잠복기(낮잠 개시점과 수면 개시점 사이의 시간)는 각각 5번의 낮잠으로부터 계산한다. 5분 이하의 평균 잠복기는 매우 심한 비정상으로 간주하며 과도한 졸음이 존재한다는 것을 암시하며 또한 렘수면을 가지는 낮잠 주기의 수도 계산하여야 한다. 만약 2개 이상의 낮잠 주기에 렘수면이 들어 있다면 기면병일 가능성이 매우 높다. 그러나 중요한 것은 수면잠복기 반복검사 결과들이 수면박탈 또는 수면이 바뀌게 하는 중추신경을 자극하는 각성제나 우울성 치료제를 복용한 환자에서는 해석하기가 매우 어렵다.

임상노트

기면병(narcolepsy)

기면병은 영어로 narcolepsy라고 하는데 그리스어에서 유래한 말로 '잠에 사로잡히다'라고 해석될 수 있다. 기면병은 주간의 과다한 솔림과 갑작스러운 수면발작 및 탈력발작, 수면마비, 입면환각, 야간수면 장애와 같은 증상으로 특징짓는 신경과적 질환으로 1880년 Gelineau가 처음 기술하였다. 기면병은 REM 수면이 밤 동안 정상적인 수면주기 내에 한정되지 않고 각성 시 갑자기 침투하는 현상이 반복되는 REM 수면장애의 일종이다.

최근의 의학발전과 약물의 개발로 이 질환의 진단과 치료에 도움을 많이 주고 있지만 아직 완치 방법은 없다. 그러나 적절한 의학적 처치로 정상적인 사회생활을 영위하는 데 큰 문제는 없다. 불행하게도 이 질환의 정확한 원인은 아직 알지 못한다. 이 질환은 중추신경계, 즉 뇌에서 수면과 각성을 조절하는 부위의 이상으로 발생하는 것으로 보인다. 각성과 수면이 엄격히 조절되지 않아서 각성 상태에서 갑자기 수면상태가 끼어 들어와 증상을 발생하는 것이다. 과도한 주간 졸림은 졸음을 억제하는 능력이 약해져서 생기는 것이고 탈력발작, 환각, 수면마비 등은 잠을 자면서 꿈을 꾸면 몸에 힘이 빠져서 움직이지 않는 상태로 볼 수 있다. 잠이 깊이 든 아이를 들어 보면 온 몸에 힘이 쭉 빠져 있어서 축 늘어지는 것을 볼 수 있는데, 이런 상태는 정상적 수면에서 꿈꾸는 수면이라 알려진 렘수면의 단계에서 나타나는 것이다.

2) 과호흡(Hyperventilation, HV) 유발법

안정상태에서 깊은 호흡을 하도록 하는 것이 과호흡이다. 예외가 있긴 하지만 일반적인 뇌파검사 과정에서 유발법으로 3~5분 동안 과호흡을 실시한다. 과호흡에 의해 잘 유발되는 뇌전증의 특정 질환인 경우는 종료 후, 몇 차례 추가하여 증상을 유발할 수도 있다. 과호흡에 의한 반응성은 개인에 따라 다르게 출현할 수 있는데, 정상적인 반응으로서 개인에서의 과호흡 발생과 강도, 나이, 혈당 수준, 뇌의 반응성 등에 따라 다양한 패턴을 나타낼 수 있다. 과호흡 반응은 대개 어린이와 청소년에서 가장 흔하고 뚜렷하다. 과호흡 반응은 젊은 성인에서는 감소되고 늙은 사람에서는 드물다.

(1) 방법

가볍게 눈을 감은 상태에서 피검자에게 1분 동안 20~30회 정도의 규칙적인 과호흡을 3분간 계속하게 한다. 과호흡 종료 후에도 2~3분간 연속해서 기록한다. 또한, 진행되는 동안 과호흡 중과 종료 후에 피검자의 상태와 노력 정도를 기록하여야 한다.

소아에서는 일반적으로 4~5세부터 과호흡에 대한 협조가 가능하다. 협조가 불가능하거나 수면유도제에 의해 수면 뇌파만을 기록할 수밖에 없는 상황, 고령 등 심혈관계에 이상이 있는 경우는 생략할 수도 있다.

(2) 생리적 반응

과호흡에 의한 뇌파 반응은 전반적인 파형의 진폭이 증대하고 서파가 혼입되는, 좌 · 우 동기성 높은 진폭 서파이다. 이 서파가 나타나는 현상을 증강(build-up)현상이라고 한다(그림 4-41). 증강현상의 출현은 정상과 비정상을 구분하는 기준은 아니며 성인에 비해 소아에서 더 잘 나타나는 정상적인 생리학적 변화이다. 출현율은 연령에 따라 큰 차이가 있다. 소아에서 이러한 생리적 서파는 출현하기 쉽고, 고령자에게는 드문 반응이다. 저혈당(공복) 및 고체온 시에 서파는 생기기 쉬운 경향성이 있다.

증강현상은 과호흡 중지 후 정상적으로 30초~1분 이내 다시 본래의 과호흡 전 배경활동으로 되돌아와야 한다. 그러나 1분이 지나서도 증강이 계속되는 경우에는 지연성 증강(prolonged build up)이라 하며, 이는 뇌 기능장애가 있음을 시사한다.

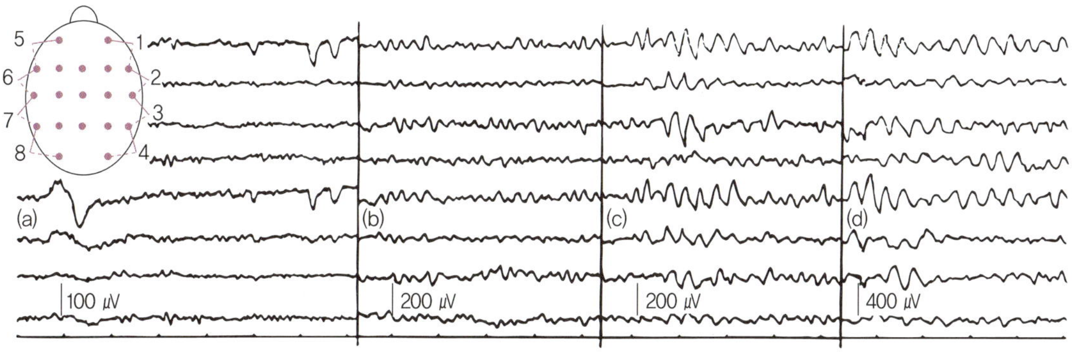

(a) 7~8 Hz의 성분, 40 μV peak 출현(과호흡 전)
(b) 4~6 Hz의 성분, 100 μV peak 출현(과호흡 30초 후)
(c) 3 Hz파, 200 μV peak 출현(과호흡 90초 후)
(d) 3 Hz의 연속, 500 μV peak 출현(과호흡 2분 30초 후)

그림 4-41. 과호흡에 의한 증강현상의 특징

(3) 이상 반응

- 과호흡이 가장 유효한 때는 소발작(실신발작, absence seizure)이 의심되는 어린이에게 과호흡 중에 3 Hz 극서파복합체(spike and wave complex)이 나타나는 것이 특징이다. 첫 번째 과정에서 안 나타나면 5~10분 이내에 다시 실시할 수 있다.
- 전반적인 근 경련성발작(generalized myoclonic seizures) 환자의 경우 비교적 짧은 극파나 다극서파(polyspike and slow wave)이 출현할 수 있다.
- 전반성 서파가 과호흡 종료 후에도 1분 이상 지속하는 경우는 저혈당증이나 저산소뇌증 등이 의심된다.
- 과호흡 종료 후에 증강에 의한 서파가 일단 소실하였다가 과호흡을 다시 실시하지 않았음에도 다시 증강현상이 출현하는 것을 재증강(re-build up)이라 하고, 소아의 모야모야병(moyamoya disease)에서 볼 수 있다.

(4) 금기

과호흡은 피검자의 상태를 고려하여 시행해야 하며, 뇌전증 발작파가 유발된다면, 즉시 과호흡을 중지시킨다. 중증 심질환, 호흡부전, 뇌혈관 장애 등의 환자에게는 원칙적으로 과호흡 검사를 시행하지 않는다. 특히, 녹내장 및 고령자에서는 과호흡의 위험성을 염두에 두고 행하여야 한다.

임상노트

소발작(Absence seizure)이란?

실신발작, 결신발작, 압상스발작, petit mal seizure 등으로 표현되며, 분류상 전반성 뇌전증에 해당한다. 전반성 잠깐(수초)동안의 의식장애로 모든 활동이 중단되므로 운전사 등의 경우는 반드시 치료해야 하고, 큰 지장을 받지 않는 직업을 택해야 하는 것이 중요하다. 치료는 항경련제(AEDs)를 오랫동안 복용해야 하며, 치료 후 재발도 높고, 치료중단 시 대발작으로 발전할 수 있다. 눈의 초점이 흐려지면서 멍해지거나, 껌뻑거리거나, 눈동자가 돌아가거나, 이상 근육운동으로 손가락이나 팔을 약간 움직이거나, 때로는 입술을 빨거나 씹는 운동을 하기도 한다. 발작이 끝나면 즉시 정상으로 회복되나 환자는 발작을 의식하지 못한다. 하루에 여러 번 발작할 수 있고, 빈번하면 뇌 기능 손상이 온다. 과호흡(Hyperventilation)으로 발작이 유발될 수 있으며, 이때 뇌파는 3 Hz spike & slow wave를 보이며, 4~12세 사이에서 잘 발생한다. 환자는 하던 일을 잠시 멈추고 멍청하게 사물을 응시하는 경우가 많다. 쓰러지는 경우는 드물고 발작이 끝나면 바로 정신을 찾아서 하던 일을 계속한다. 병의 진단은 특징적인 증상과 뇌파를 통해서 내릴 수 있다. 발작 횟수는 사람에 따라 다르며 환자는 발작이 있었던 것을 모르고 지나가는 경우가 많다. 전형적인 발작은 대부분 3세 이후의 어린이에게 발생하며 약 40%에서 가족 중에 같은 발작이 있다. 20세 이상이 되면 80% 이상이 사라진다. 예방적 항경련제 투여가 대발작으로의 발전을 막아 줄 수 있다. 발작이 어린 나이에 발생하고 가족 중에 발작을 앓는 사람이 없으며, 정상 지능을 갖고, 신경학적 이상이 없는 경우 병의 경과가 좋다.

모야모야병(MoyaMoya disease)

1. 모야모야병(MoyaMoya disease)이란?

모야모야병은 기저핵 부분의 모세혈관 확장과 관련된 양쪽 두개내의 경동맥 협착을 나타내는 뇌혈관 조형 사진에 기초하여 명명되었다. 즉, 모야모야란 담배 연기가 공기 중에 확산되는 듯한 형상을 나타내는 일본어로써, 환자의 뇌혈관조형 사진이 담배 연기와 같이 뿌옇게 나타나기 때문에 붙여진 이름이다. 어린 시절에 갑작스런 편마비(반신불수)나 간질성 경련이 발생하기도 하며, 성인의 경우에는 종종 지주막하의 출혈이 일어나기도 한다. 이 병은 주로 10세 이전, 남성보다 여성에게서 많이 발생하며(남자 : 여자, 2 : 3), 일본의 경우 환자의 약 7%에서 가족성을 나타내는 것으로 보고된다.

2. 원인과 유전 양상

이 병의 7~10% 정도가 가족성을 나타내는 것으로 보아 만약 이 병을 갖고 있는 사람이 자녀를 갖게 된다면 정상 부모를 갖는 자녀들에 비해 이 병이 나타날 확률은 높다고 할 수도 있다. 아직 이 병의 병인 유전자나 유전 양상에 대해서 100% 알려져 있지 않지만, 최근의 연구 결과 서울대병원에서 모야모야병으로 진단된 소아 20명의 뇌척수액을 분석한 결과 'CRABP-1'이라는 특이 단백질이 다른 뇌 질환 어린이 환자 10명에 비해 12배가량 많았다고 2004년 2월 발표하였다.

3. 진단

뇌 허혈 발작이 일어나면 모야모야병을 의심하여야 하며, 뇌혈관 조영술을 실시한다. 모야모야병의 확진을 위해서는 뇌혈관 조영술이 필수이지만, 특징적인 증상, CT 촬영 및 MRI에서의 다발성의 뇌경색 소견 등으로 의심할 수 있다.

4. 치료

뇌의 허혈 상태를 호전시키고 허혈 발작을 예방하기 위하여 혈행 재건술을 실시하여 효과를 보고 있다.

3) 광자극(photic stimulation, PS) 유발법

눈을 감은 상태로 산란광의 형태로 자극할 경우 뇌파의 변화가 나타나는 경우가 있는데 이러한 반응성을 광자극유도(photic driving) 반응이라고 한다. 이러한 반응은 주로 후두부에서 정상적으로 출현할 수 있다. 광자극은 이상 뇌파를 유도해 낼 수 있는 유발법으로서 중요한 의미가 있다.

(1) 방법

백색 섬광용 램프(그림 4-42)를 피검자의 눈앞 20~30 cm 위치에 중앙으로 조사되도록 맞춘 후 10초 쉬고 다시 10초간 자극하는 방법으로 반복하는 유발법으로 눈감기 상태에서 실시한다.

자극은 보통 저빈도로 시작하여 점차 고빈도로 하며 광자극 빈도는 1~30 Hz(1, 3, 6, 9, 12, 15, 20, 30 Hz) 주파수가 자주 사용되고, 특히, 8~15 Hz 사이가 성인에서는 유효하며, 소아에서는 비교적 낮은 주파수가 유발에 좋다. 한편, 백색보다는 적색계의 섬광이 더 유효한 것으로 알려져 있다.

광자극을 시작하기 전 · 중 · 후에 같은 몽타주로 눈뜨기 · 눈감기에 의한 변화를 체크하여 각성 상태가 되었는지 관찰해 둔다. 백색섬광 외에 적색섬광, 흑백 격자 모양의 반전도형 등을 사용하는 자극방법도 있다. 광자극을 하면 뇌전증 중에 일부에서 극서파복합체나 다극파 등의 발작성 이상파가 출현할 수 있다.

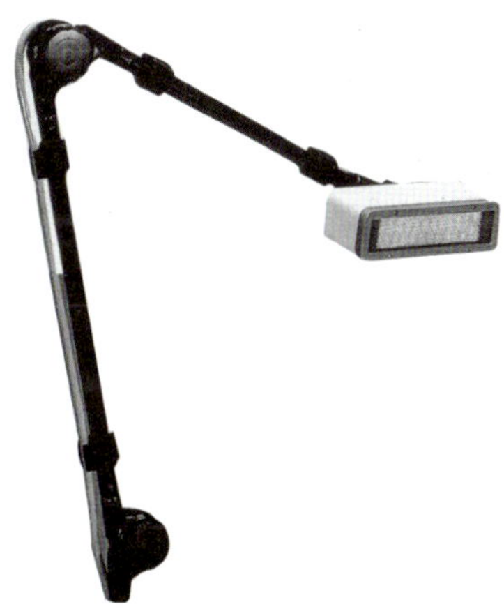

그림 4-42. 섬광용 램프(Stroboscope)

(2) 생리적 반응

광자극의 빈도와 동일한 자극 사이클이 후두부에 나타나는 특이한 파형을 광자극 유도(photic driving)라 한다. 즉, 배경 활동이 광자극에 의해, 그 자극 주파수와 동일한 주파수로 바뀌는 현상을 말한다. 이는 광자극에 의한 유발 반응으로, 이 현상의 출현이 반드시 비정상이라고는 할 수 없다. 이것은 신생아에서는 나타나지 않으며, 높은 빈도의 자극은 광자극 유도가 잘 나타나지 않는다.

비정상 뇌파 유발에는 8~15 Hz의 빈도가 특히 유효하다. 일반적으로 피검자의 α파의 주파수에 가까운 자극 주파수일 때 광자극 유도반응이 출현하기 쉽다. 광자극의 빈도에 동기하는 기간에 후두부 우위에 나타나는 특이한 파형은 광자극유도(photic driving)라고 하며 정상인에서도 출현한다.

광원성 뇌전증, 신경결핍 발작, 간대성 근경련 발작 등에서 발작성 비정상파가 나타나기 쉽고 이런 자극에 의해 다음과 같은 3가지 변화를 볼 수 있다.

- 광 자극유도반응(photic driving response)
- 광 근육간대경련반응(photic–myoclonic response)
- 광 경련반응(photic–convulsive response): 광자극에 의해 뇌전증성 발작파

① 광자극 유도 반응(photic driving response)

광자극의 빈도와 같은 율동이 후두부 우위로 출현하는 정상적인 생리학적 반응이다(그림 4-43 A). 소아에서는 6세 이상에서 보통 반응이 잘 나타나며, 반응성이 성인보다는 높다. 광자극 유도에 의한 파형이 3 Hz 이하이면 연령에 관계없이 뇌기능의 이상이 있음을 의미하고, 좌우 진폭의 차가 현저하면 이상 가능성이 높다. 이런 광자극 유도는 뇌줄기그물체와 관계가 있다고 생각된다.

② 광 근원반응, 광 간대성 반응(photic myogenic response, photic myoclonic response)

광자극과 일치하여 얼굴근육의 경련(눈 주변 근육의 근수축 인공산물)이 일어나는 경우를 말한다. 뇌파상에는 전두부 우위에 근전도가 기록된다. 때로는 머리, 사지에서 근수축이나 근간대경련인 경우가 있는데, 이것은 광과민성을 나타낸다. 광 근간대성 반응은 근전도의 파와 광자극의 빈도가 1 : 1로 나타나고, 광자극의 중단에 의하여 반응은 소실된다.

본 반응은 광자극을 중지하면, 반응은 같은 시기에 소실된다는 점, 전두부에 현저하다는 점, 눈뜨기에 의해 소실된다는 점, 극서파복합체를 나타내지 않는다는 점에서 정상반응이라 여겨진다(그림 4-43 B).

③ 광 경련반응(photic convulsive response)

광자극에 의해서 극파 같은 뇌전증성 발작파가 유발되는 것을 말한다. 이 반응은 광자극 주파수와는 관련이 없고, 전반성으로 출현하고, 광자극 중지 후에도 지속되는 특징이 있다. 뇌전증환자의 5~15%에서 전반성, 좌우 동기성으로 전두엽–중심고랑에 불규칙하게 나타난다. 보통 광원의 주파수와 일치하지 않으며 광자극을 중지한 후에도 불규칙 극서파복합체, 다극 · 느린 파복합 등의 돌발성 이상파가 계속 나타나면 비정상 소견이다. 광자극에 의해 초점성 뇌전증성 발작파 반응은 드물게 나타나므로 전신발작이상 증상이 의심되는 경우 가장 유효하다(그림 4-43 C).

(3) 이상 반응

광자극 유도반응의 좌, 우 진폭의 차이만으로는 비정상 소견이라고 단정지을 수는 없지만, 두드러진 비대칭성 출현이나 국한성 서파를 동반하는 경우에는 낮은 진폭 반응이 보이는 쪽에 시각계에 어떤 기능장애가 있는 것으로 의심된다. 또한 뇌전증의 소견인 극파나 극서파복합체는 분명한 이상 반응이다.

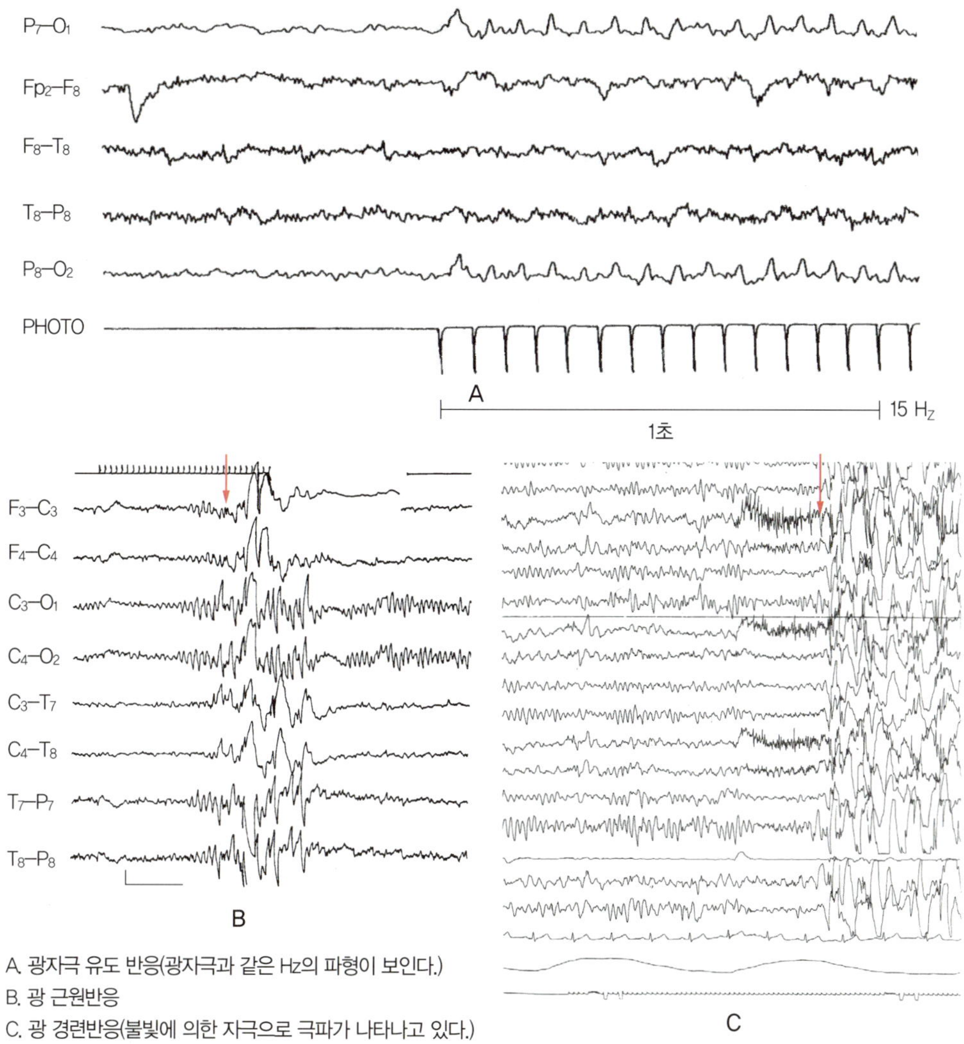

A. 광자극 유도 반응(광자극과 같은 Hz의 파형이 보인다.)
B. 광 근원반응
C. 광 경련반응(불빛에 의한 자극으로 극파가 나타나고 있다.)

그림 4-43. 광자극에 의한 여러 가지 반응

4) 수면유발법

수면 중에는 각성 시 볼 수 없던 이상소견이 출현하는 경우가 많으므로 수면은 비정상 뇌파의 유발법 중 하나로 위험이 적고 우수한 유발법으로 중요시되고 있다. 뇌전증 발작파는 깊은 수면기나 REM기에 비하여 stage I, II기(졸음기부터 얕은 수면기)에 출현하기 쉽다. 특히, 측두엽 뇌전증(temporal lobe epilepsy)에서는 졸음기에 측두부 극파가 나타나는 일이 많다. 또한, 수면 중 생리적으로 출현하는 봉우리파나 수면 방추파에 이상이 인정되는 좌, 우 차이를 보이는 경우 등 수면 시 뇌파는 결코 소홀히 할 수 없는 것이다.

수면유발법에는 자연 수면과 약물에 의한 수면, 두 가지가 있지만, 서서히 잠 들어가는 과정을 통해 얕은 수면을 관찰할 수 있는 자연 수면을 유도하는 것이 바람직하다. 하지만 검사 중 수면에 들어가는 경우는 적고, 협조가 불가능한 환자의 경우는 수면유도제를 투여하고 검사를 실시한다. 더욱이 협조가 불가능한 유아의 경우는 뇌파검사가 불가능하기 때문에 항상 약물에 의한 수면 뇌파검사가 이루어진다. 잠들기까지 걸리는 시간이나 잠들기 쉬운 점 등은 개인차가 크며 검사 중 누구나 자는 것은 아니다. 검사 시작 후 5분 이내에 빨리 잠드는 사람도 있으나, 1시간 이상 걸려도 전혀 수면 파형이 나타나지 않는 사람도 있다. 이 같은 경우 무작정 장시간 기록한다면 시간의 낭비는 물론 피검자에게 고통을 강요하는 것이 된다. 그림 4-44는 수면유발에 따른 뇌파의 변화를 보여준다.

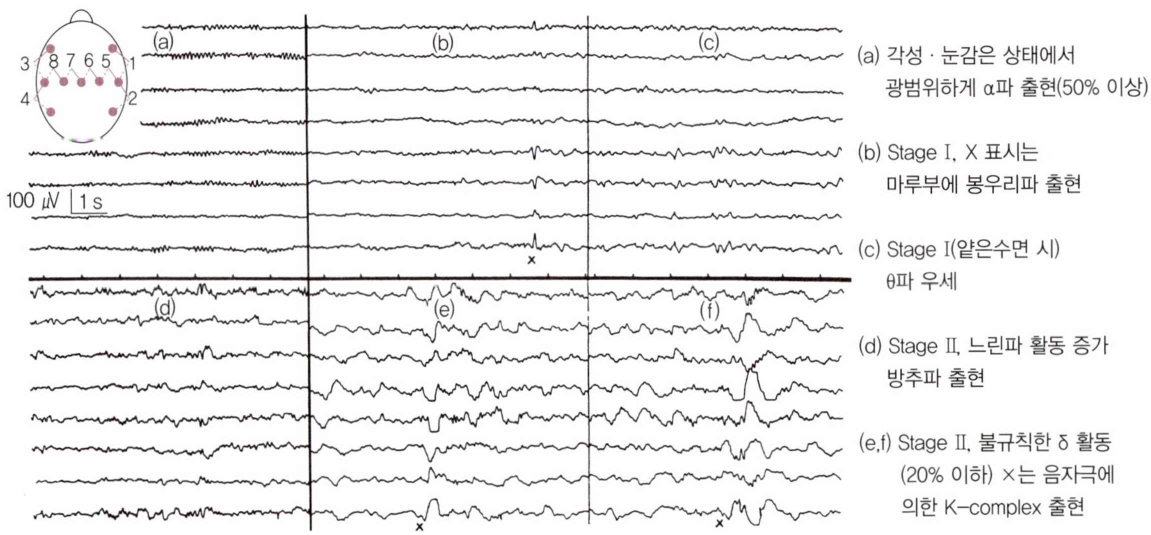

그림 4-44. 수면유발에 따른 뇌파의 변화

(1) 자연수면 유발법

피검자가 자연스럽게 잠들어가는 과정을 기록하는 것이 가장 좋다. 수면 뇌파는 수면의 각 stage에 따라 특징적 뇌파 파형이 나타나므로, 비정상 뇌파가 나타날 때 감별하기 쉬운 장점이 있다. 보통 졸음기를 포함해서 봉우리파, 수면 방추파, K-복합파가 출현하는 수면 단계까지 기록하면 수면 뇌파를 종료한다. 이상소견이 출현하기 쉬운 수면 초기의 stage 1~2에서 적어도 10~20분간의 경과를 기록할 필요가 있으며 얕은 수면기(stage 2)를 길게 기록할 수 있도록 한다. 높은 진폭 서파가 나타나고, 깊은 수면기에 들어가게 되면 손뼉을 치거나 이름을 불러 각성할 때까지의 과정을 기록하고 각성 후에도 2~3분간 기록을 계속한다.

- 수면 뇌파를 얻기 쉽게 하는 조건

① 뇌파검사실은 약간 어둡게 하고 외부소음을 되도록 차단한다.

② 검사를 시작하기 전 전체 검사(유발법)에 대해 미리 설명을 해준다.

③ 피검자가 불안하거나 긴장하지 않도록 환자를 편안하게 해준다.

④ 공복을 피하기 위해 식사를 하도록 한다.

⑤ 뇌파 검사 중 수면을 해야하므로 검사 전날 밤 충분한 수면은 피하도록 안내하고, 검사 당일도 검사 전 낮잠을 자지 않도록 한다. 15분을 기다려도 수면 파형이 전혀 출현하지 않는 경우는 그 이후의 입면을 거의 기대하지 못하기 때문에, 약물 수면으로 바꾸든지 추후 다시 검사하도록 예약을 변경하는 방법이 좋을 것이다.

(2) 약물 수면 유발법

소아는 검사 중 안정을 취하는 자체가 힘들며 더욱이 자연 수면을 기대하기 어려운 경구가 있다. 소아의 경우에 약물 수면제를 사용하는데 약효가 빠르고 지속시간이 짧은 포크랄(chloral hydrate), 세코바르비탈(secobarbital), 플루라제팜(flurazepam), 펜토바르비탈(pentobarbital), 아모바르비탈(amobarbital) 등이 사용되고 있다. 수면제를 이용한 뇌파 검사의 경우 수면 뇌파만을 기록할 수밖에 없다. 소아에서는 포크랄(chloral hydrate)을 직장 및 경구로 많이 사용한다. 약제의 양은 연령, 체중, 증상 등으로 의사가 처방하며, 약제에 따라서는 속파(빠른파)가 많이 나타나고, 수면 파형이 변화하는 것도 있다. 약물에 의한 수면유발에서는 수면 뇌파를 충분히 기록한 후, 각성을 유도하며 얕은수면 뇌파를 기록하도록 노력하는 것이 바람직하다.

• 수면 뇌파에서 나타나는 뇌파소견

① 뇌전증 발작파의 유발
- 복합부분발작(complex partial seizure, CPS)인 측두부 극파나 예파가 유발되기 쉽다.

② 전반성 극서파복합체 등의 이상파가 수면 중에만 출현하는 경우가 있다.
- 14 & 6 Hz 양성 극파(14 & 6 Hz positive spike)

③ 수면 중 정상적으로 출현하는 봉우리파나 방추파에 이상이 인정되는 좌, 우 차이를 관찰 하는 것이 중요하다.

5) 기타의 유발법

① 청각자극(acoustic stimulation)

손뼉이나 특정 주파수 음에서 뇌전증 발작파 등이 유발되는 일이 있지만, 광자극과 비교하면 유발효과는 낮다. 수면 시 각성 반응을 보는 방법으로 이용되는 일도 있다.

• 정상반응

수면 중에 청각자극을 주면 전반성 높은 진폭 서파가 일과성으로 출현하는 각성 반응(arousal response)이나 K-복합이 생리적 반응으로 출현한다. 좌우 비대칭성이라면 반응이 나쁜 쪽의 대뇌 기능 저하를 의심할 수 있다.

• 이상 소견

발작성 이상 유발 혹은 증강 여부를 관찰한다.

4. 인공산물

뇌파기록 시 목적으로 하는 뇌파 전위 성분 이외의 다른 신호가 혼입되는 전위 활동을 인공산물(artifact)이라 한다. 이런 인공산물은 보통 주요 발생요인과 혼입 경로별로 구분하여 분류하며, 판독하는 데 장애가 되므로 원인을 찾아 최대한 제거해야 된다. 특히 소아에서는 성인에 비해 인공산물이 많으며 각성 시 뇌파에서는 더욱 현저하게 많이 발생하여 판독에 어려움을 주는 경우도 있어, 이상파나 발작파의 국재소견과의 구별이 곤란한 경우도 있다. 일반적으로 두피에 전극을 부착하여 뇌파를 기록하는 경우는 뇌 실질로부터 연막(pia mater), 거미막(arachnoid mater), 경막(dura mater), 머리뼈와 두피를 통과하여 나오는 파를 증폭기를 통해 기록하는데, 이때 각종 인공산물이 혼입되기 쉽다.

1) 인체(피검자) 유래의 인공산물

뇌파를 잘못 판독하는 가장 흔한 이유 중 하나는 뇌 전위가 아닌 것을 정확히 확인하지 못해서이다. 인공산물은 특징적인 모양과 출현 양식에 의해서 인식된다. 많은 경우 명확한 판정은 기록 도중 검사자에 의해 가능하다. 그러므로 검사자가 인공산물을 판정, 제거하는 해석 능력과 해결능력이 있어야 한다. 검사자는 인공산물이 발생할 때마다 기록해야 한다.

- 근전도(EMG)
- 심전도(ECG)
- 맥파(pulse)
- 눈깜박임: 눈뜨기, 눈감기(eye blinking: eye open–eye close)
- 눈동자 굴리기(eye ball rolling)
- 땀(sweating)
- 호흡(respiration)
- 몸움직임(body movement)
- 금속의치(denture)
- 삼키기(swallowing)
- 훌쩍거림(sobs)
- 빨기(sucking)
- 씹기(chewing)
- 기침 또는 딸꾹질(coughing or hiccup)
- 말(speaking)

(1) 근전도(Electromyogram, EMG)

근전도는 측두부, 전두부 등을 중심으로 가장 출현빈도가 높은 인공산물로 주파수가 높고(20~40 Hz), 고전위(20 μV~15 mV)의 전위변동이다. 주로 20~40Hz 이상의 빠르고 불규칙한 극파 모양으로 혼입된다. 생체를 대상으로 뇌파를 기록하기 때문에 혼입될 수밖에 없으나 뇌파 기록에서 출현하는 정도를 최소화해야 한다.

침을 삼키거나, 얼굴을 찡그리거나, 몸이나 머리에 힘이 들어가거나, 기타 신경학적 질환이 있거나, 치아를 꽉 깨물었을 때 출현하는 것 이외에, 불안으로 인해 극도로 긴장하고 있을 때도 출현한다. 측두근이 국한성으로 수축할 때에는 주기가 짧은 전위변동이기 때문에, 극파와의 감별이 어려울 때도 있다. 근전도는 가장 빈도가 높은 잡음이다.

근전도는 잠들면 자연히 소실되는 경향성이 있으나, 각성 상태에서도 피검자를 항상 안정상태로 유도하여 최대한 제거할 수 있도록 한다. 긴장해서 이를 꽉 물고 있을 때는 입을 가볍게 열도록 하면 소실된다. 또는 측두부 전극(T_7, T_8)을 약간 위쪽으로 부착하기도 하는데, 이때는 이동 부착되는 지점이 반드시 좌, 우 대칭되는 위치가 되도록 해야 하고, 검사 결과지에도 기록해 둔다. 파킨슨 증후군 같이 손발이 떨리는 병에서는 4~7Hz의 독특한 율동성 근전도가 혼입된다(그림 4-45).

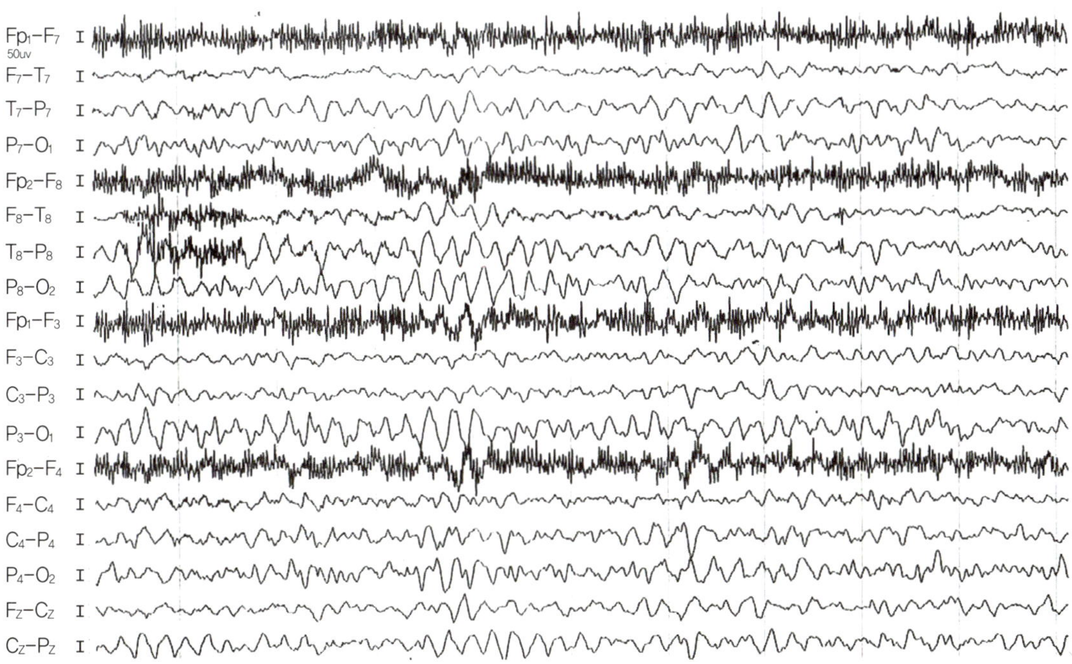

그림 4-45. 근전도(EMG) 인공산물

양쪽 전두 부위와 우측 측두 부위(6, 7번 채널의 초반부)에서 40Hz의 근전도가 혼입되고 있다. 이런 근전도 인공산물은 긴장 상태에서 증가하기 쉬우며, 수면 시에 완화 및 소실되는 특징이 있다.

(2) 심전도(Electrocardiogram, EKG)

심전도 QRS 성분이 극파 모양으로 혼입된다. 그림 4-46에 보이는 것처럼 R파만이 주기적으로 혼입된다. 주기가 일정하기 때문에 EKG 잡음이라고 판정할 수 있지만, 부정맥이 있는 경우에는 불규칙적으로 혼입하는 경우가 있어 뇌파 검사에서는 심전도를 동시 기록하여 구분할 수 있도록 해야 한다.

EKG의 R파가 음성 또는 양성의 극파형으로 섞여 나오므로 뇌전증파인 극파와 혼동되기 쉽다. 심장비대 소아, 키가 작고, 비만하며 목이 굵은 사람에서는 큰 심전도 인공산물이 나타난다.

EKG 채널의 QRS 파와 같은 시간에 출현하고 있다(그림 4-46). QRS 성분이 예파 또는 극파 모양의 잡음으로 혼입된다. 같은 쪽 귓불 기준에서 좌측에서는 상향으로, 우측에서는 하향으로 들어간다. 심장비대 환자나 소아에서 혼입되기 쉽다.

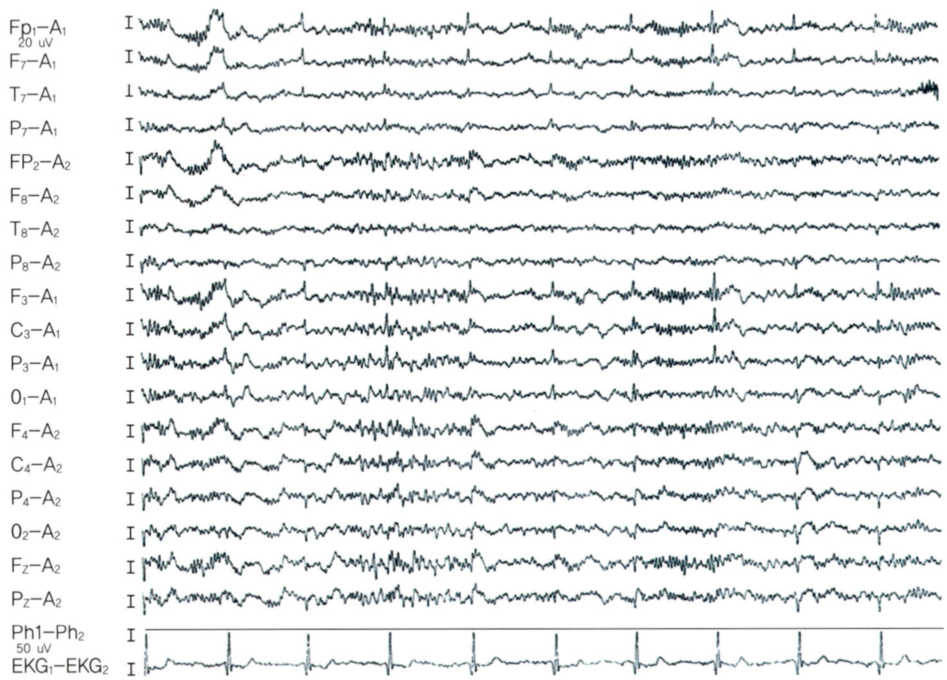

그림 4-46. 심전도(EKG) 인공산물

가장 아래 채널은 뇌파와 함께 기록한 심전도 파형이다. 심전도의 QRS 군이 규칙적으로 출현할 때마다 뇌파 채널에서도 동일시점에 극파 모양의 파형이 출현한다. 뇌파채널에서 기록은 되고 있으나, 이것은 뇌에서 기원한 전위변화가 아니고, 심장의 탈분극 신호(mV)가 혼입되어 마치 뇌파처럼 나타나는 인공산물이다.

(3) 맥파(Pulse wave)

뇌파 전극이 동맥혈관(주로 앞측두부)의 위에 위치하게 되면, 전극의 움직임이 교류저항을 변화시켜 전위를 형성하게 되면서, 톱날 모양이나 삼각형 모양으로 지속적인 국소성 서파 모양으로 규칙적으로 율동적 바닥선동요가 혼입된다(그림 4-47). 어느 정도 심전도와 동기하면서 나타나지만 심전도 인공산물보다 200~300msec 후에 나타난다. 이 인공산물은 전극 위치를 약간 움직이는 것만으로도 제거할 수 있다. 이때는 이동 부착되는 지점이 반드시 좌, 우 대칭되는 위치가 되도록 해야 하고, 검사 결과지에도 기록해 둔다.

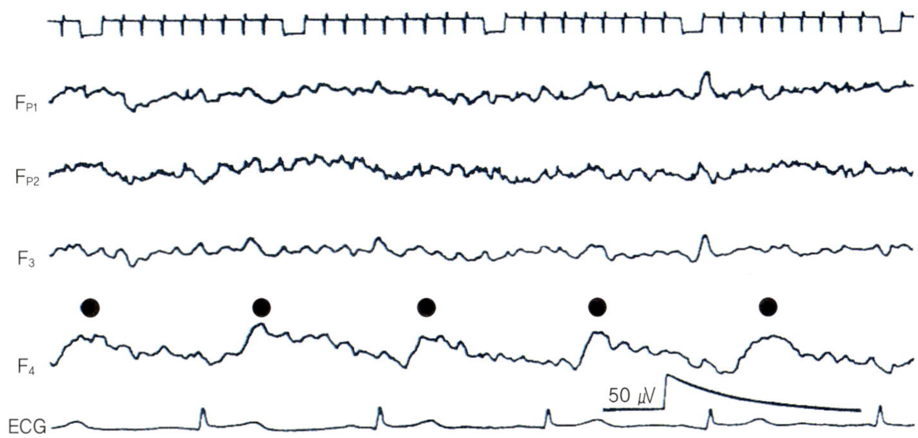

그림 4-47. 맥파에 의한 인공산물

(4) 눈전위도(electrooculogram, EOG)

눈뜨기 · 눈감기 및 눈 깜박임과 관련하여 눈전위도에 의한 파형이 전두부에 톱니 모양으로 출현한다. 졸음기에는 느린안구운동(slow eye movement, SEM)이, 렘수면기에는 급속눈운동(rapid eye movement, REM)이 나타난다(그림 4-48). 그 밖에 눈꺼풀 떨림이나 전기안진도(electronystagmography, ENG)와 관련하여 비교적 낮은 진폭의 율동성 EKG가 혼입(바닥선동요)된다. 극도의 긴장이나 불안에 의하여 인공산물의 출현빈도가 높을 경우는 눈꺼풀의 떨림을 완화해줄 수 있도록 안대를 착용시키거나, 손으로 눈을 눌러 주는 경우가 있다(그림 4-49).

(5) 땀(Sweating)

피검자가 더위를 느낄 정도의 검사실 환경이나 땀을 흘리는 땀샘의 활동전위가 뇌파에 영향을 미친다. 전체 채널에서 바닥선의 흔들림이 관찰될 수도 있고, 베개에 접해 있는 후두부에 한정되어 출현할 수 있다. 땀으로 피부의 전기저항이 변동하고 전기피부반응(galvanic skin response, GSR)이 바뀌기 때문에 느릿한 바닥선의 동요(drifting)가 출현한다(그림 4-50). 이런 경우 뇌파실의 온도와 환기 조절이 필요하다. 필요하다면 전극을 재부착하거나, 부채질하여 체온을 낮추어줌으로써 땀으로 인한 인공산물을 제거할 수 있다.

검사 중 이러한 현상의 출현 시 근본적인 원인(더위) 제거를 위하여 환자의 체온을 낮출 수 있는 조작을 해야 한다. 검사 종료 후, 바닥선 동요 현상에 의하여 채널 간 파형의 겹침으로 파형 분석이 어려운 경우는 시정수를 낮추어(저영역차단필터 높임) 기선을 평탄하게 하여 뇌파를 관찰할 수 있다.

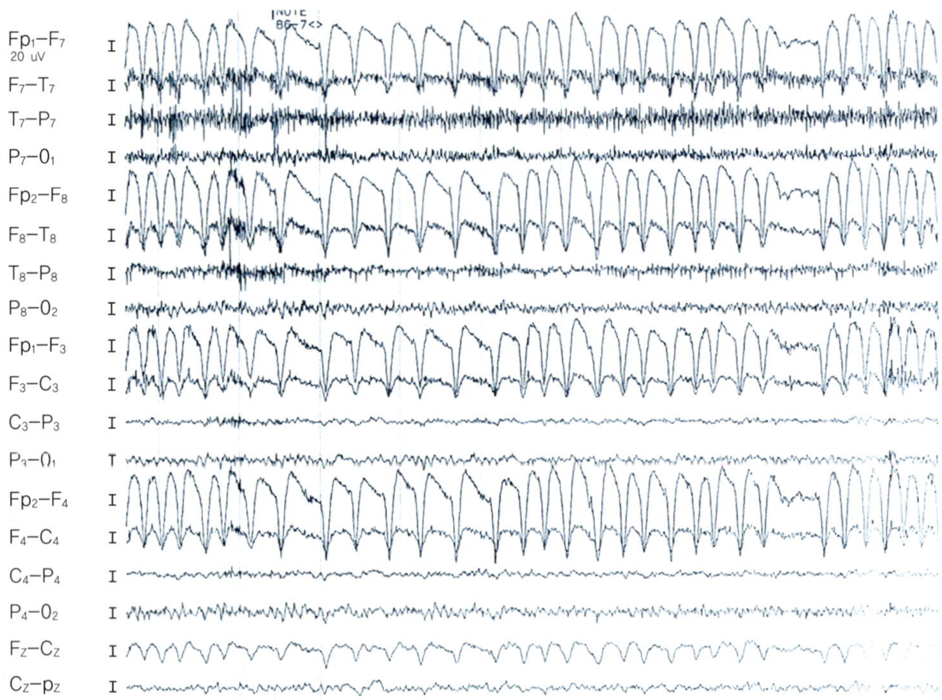

그림 4-48. 눈깜박임에 의한 전두부의 인공산물

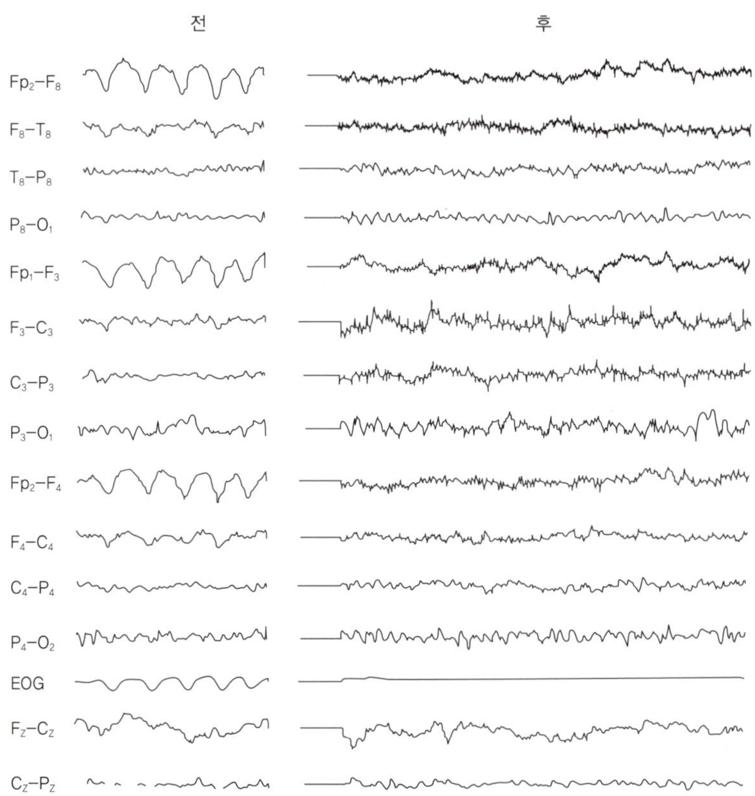

그림 4-49. 안대 사용 후 눈깜박임 소멸

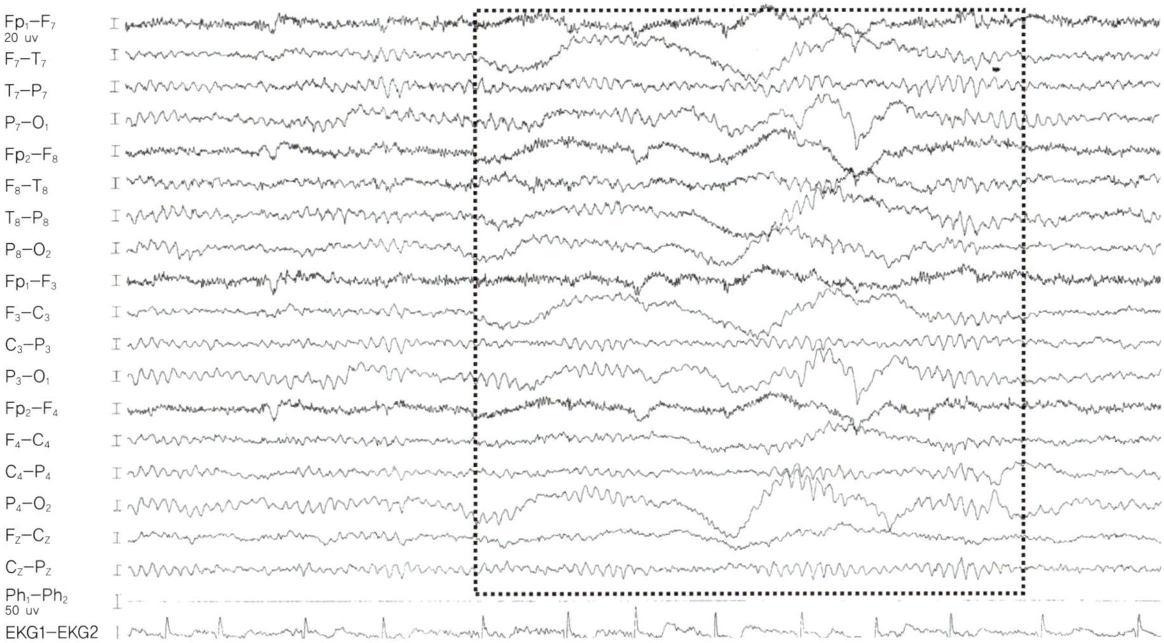

그림 4-50. 땀과 피부전기반사에 의한 인공산물

거의 전체 채널에서 땀에 의한 느린 바닥선의 동요(drifting) 현상이 관찰된다. 이런 경우 바닥선의 겹침으로 인하여 뇌파의 판독에 장애가 될 수 있으므로 검사자는 뇌파 기록 시 온도를 낮추어준다.

(6) 호흡운동(Respiration movement)

호흡에 의한 머리 움직임으로 분극 전압이 변화해서 생기는 인공산물로 느릿한 바닥선의 동요가 호흡운동과 같은 시점에 출현한다. 이런 경우는 베개와 후두부 전극과의 접촉면을 바꾸거나, 유도선을 복부에 놓지 않도록 한다(그림 4-51). 호흡운동에 의한 인공산물은 주로 후두부에 혼입되며 파형이 율동적으로 변화한다.

(7) 몸 움직임(Body movement)

근전도 인공산물을 동반한 심한 바닥선 동요가 특징이며, 몸 움직임이 멎은 후 바닥선의 기울임이 원상으로 회복되려면 많은 시간이 소요된다(그림 4-52). 작은 움직임에 의한 미세한 파형 변화의 경우는 마치 뇌파와 유사한 형태로 출현하기 때문에 검사자가 움직임에 의한 인공산물을 실시간 기록해 두지 않으면 뇌파 판독에 어려움이 있다. 환자의 움직임은 환자를 주의 깊게 관찰하면서 움직임에 대해 표시해 두면서 기록하는 것 외에 동영상 모니터링으로 식별할 수도 있다. 심전도 채널은 전체 몸 떨림과 다른 신체의 움직임을 찾는데 효과적인 모니터로 사용될 수도 있다.

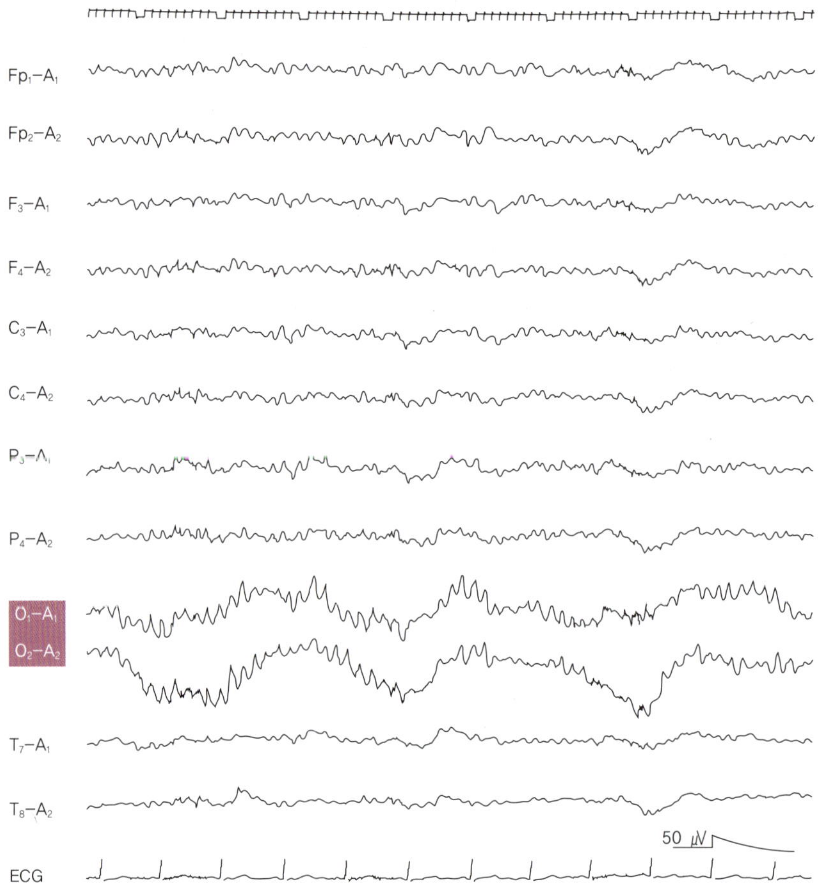

그림 4-51. 호흡운동(respiration movement)에 의한 후두부 인공산물

후두부 부위의 전극이 베개에 접촉하여 바닥선 동요가 일어날 수 있다. 이런 경우 베개의 위치를 바꾸어 주거나 베개를 제거해 주는 것이 좋다.

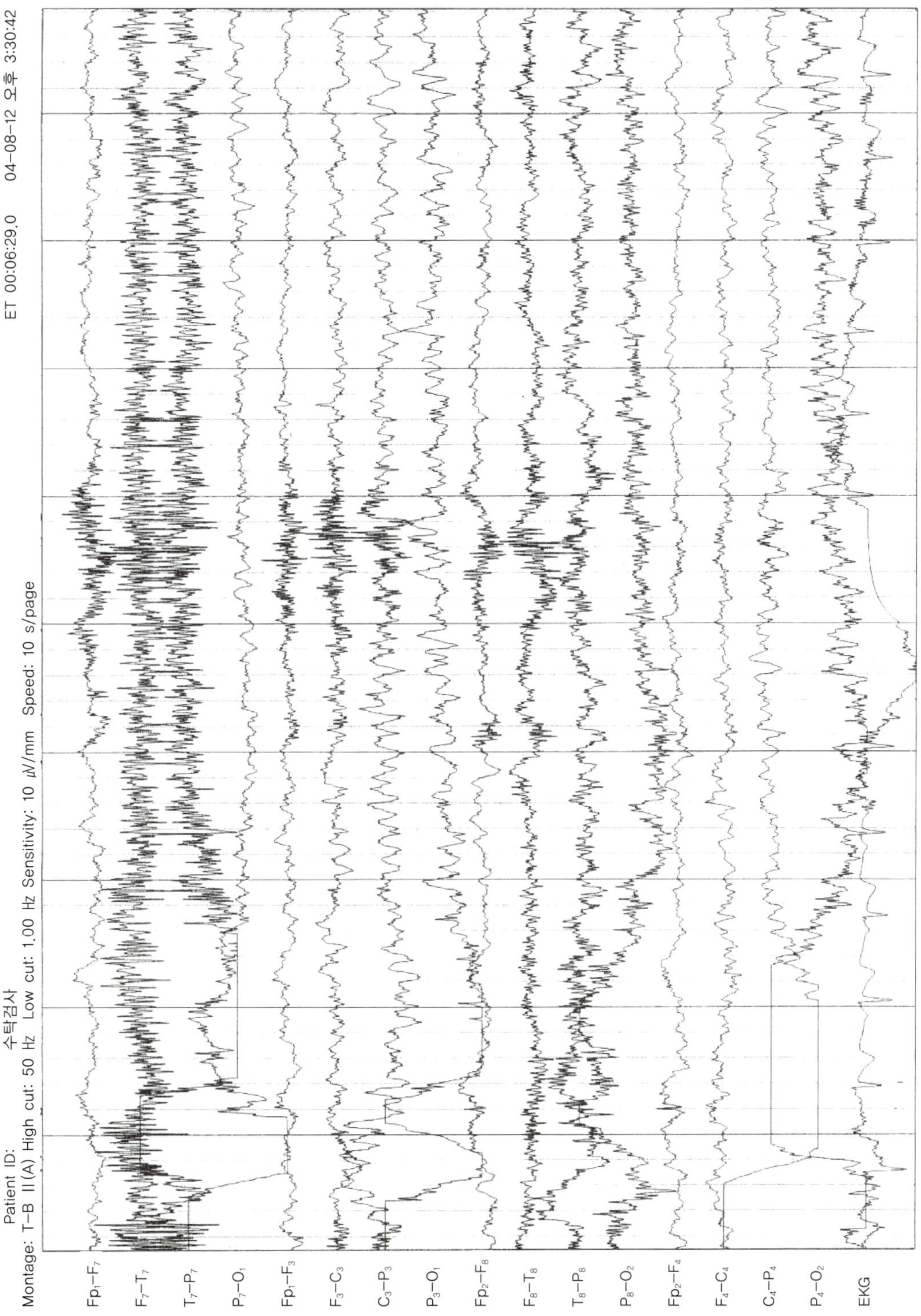

그림 4-52. 몸 움직임(body movement)에 의한 인공산물 혼입

몸 움직임에 의하여 근전도를 포함한 바닥선의 동요가 관찰된다. 또한, 심전도 채널의 심한 흔들림이 관찰되는 것도 관찰된다.

(8) 금속 틀니(의치, Denture)

측두부에서 치아 메움 물질(dental filling)이나 부분 의치 시술(bridge-work)을 시행한 사람에서 상하의 치아가 맞닿을 때 발생하며 모양은 대체로 높은 진폭의 날카로운 극파 양상이다. 이것은 의치를 벗기거나 거즈를 가볍게 물려 턱의 움직임을 방지할 수 있다(그림 4-53).

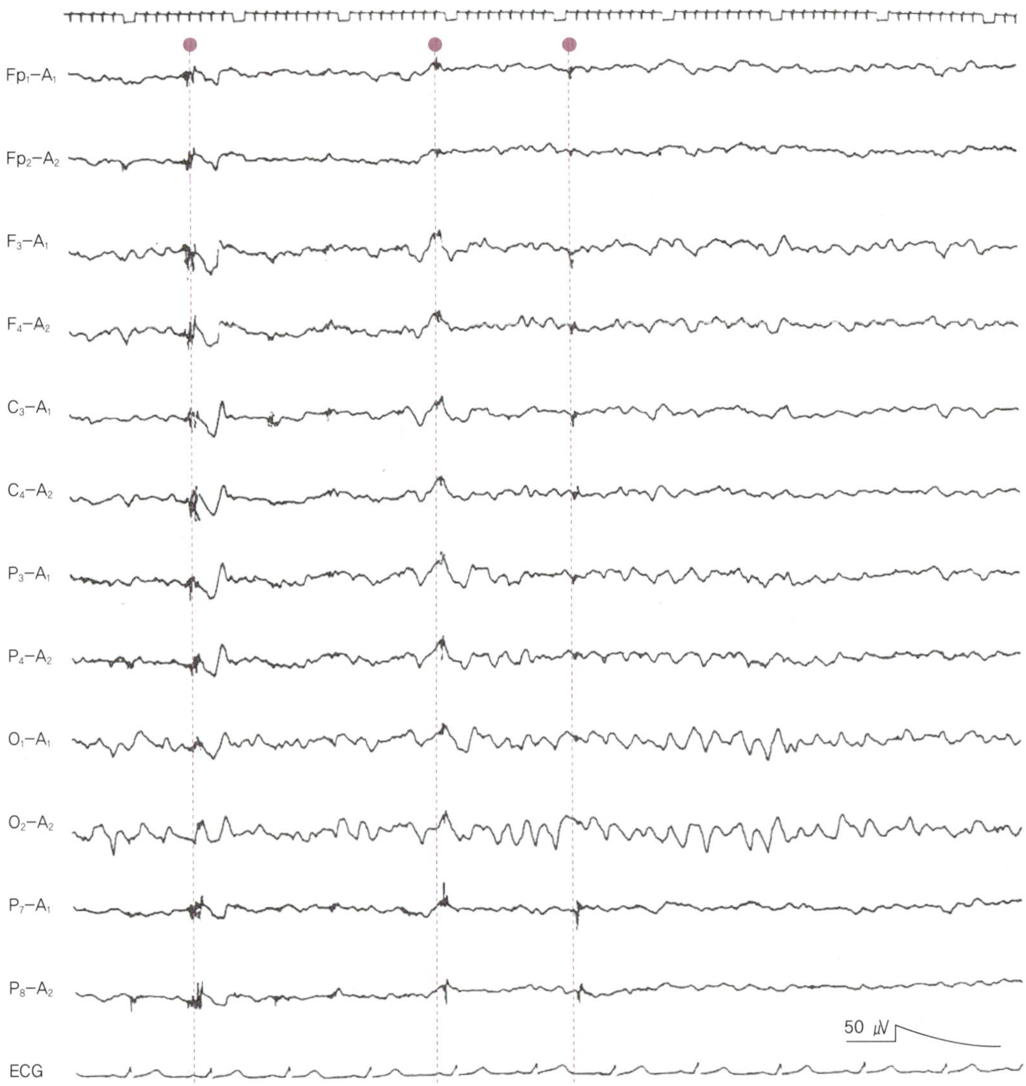

그림 4-53. 금속 틀니(denture)에 의한 인공산물

(9) 그 밖의 잡음

삼킴, 젖먹이, 씹기, 기침, 딸꾹질, 혀의 운동, 다리 떨기, 심장 페이스메이커 등도 잡음의 원인이 된다(그림 4-54~56).

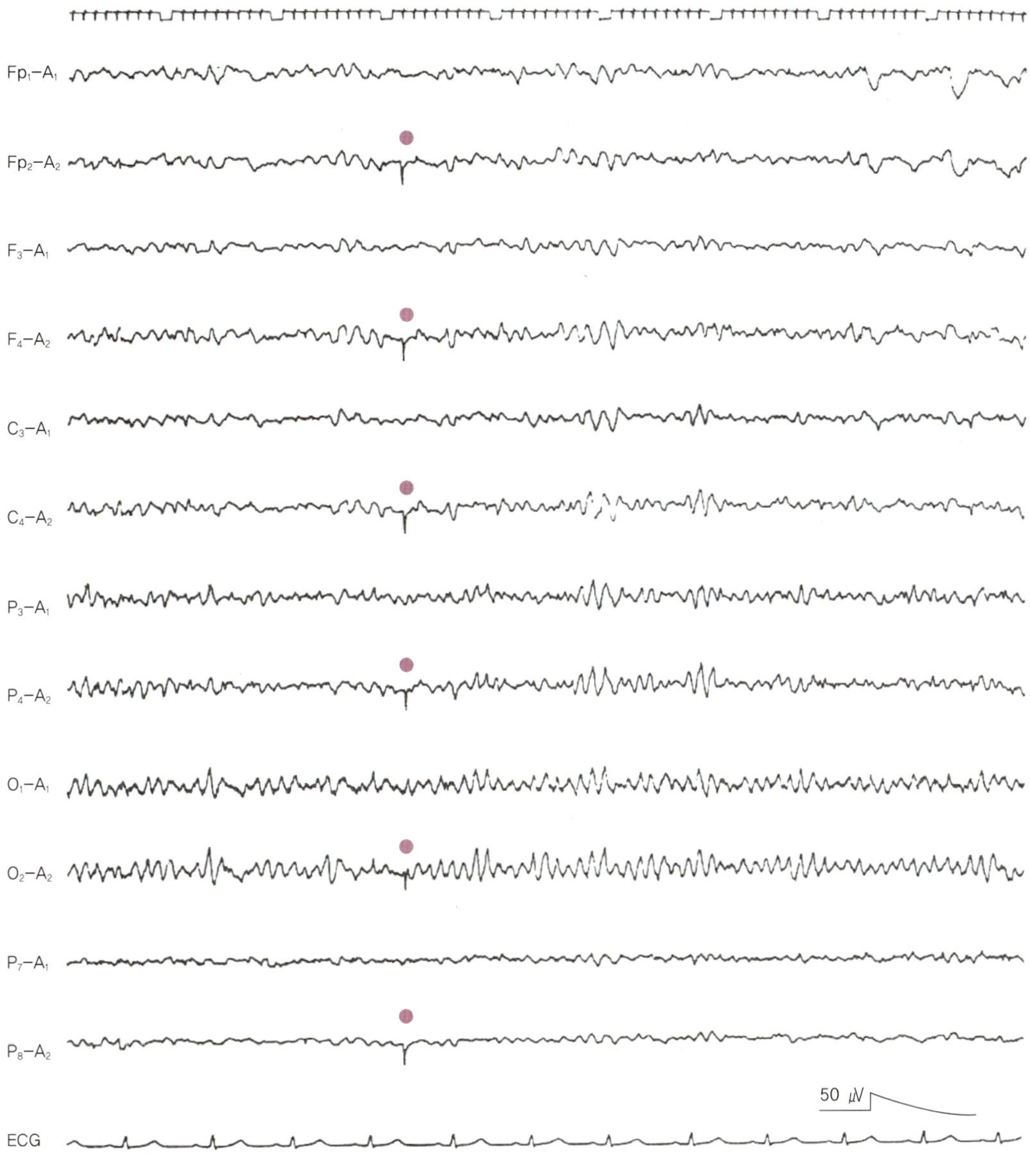

그림 4-54. 오른쪽 귓불 전극의 인공산물 혼입

A_2 전극의 인공산물 혼입에 의해 관련 채널에 극파 모양의 인공산물이 혼입되고 있다.

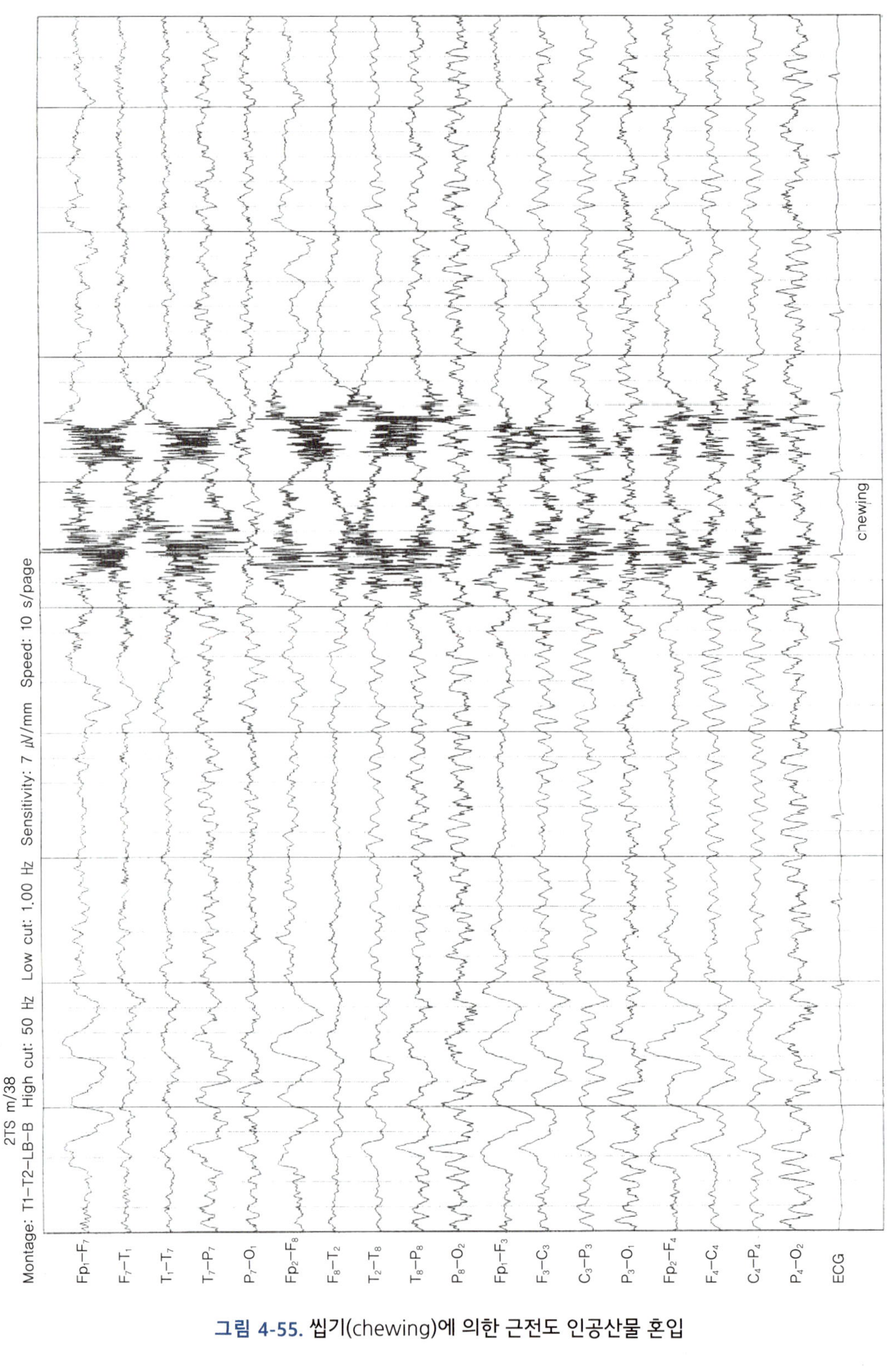

그림 4-55. 씹기(chewing)에 의한 근전도 인공산물 혼입

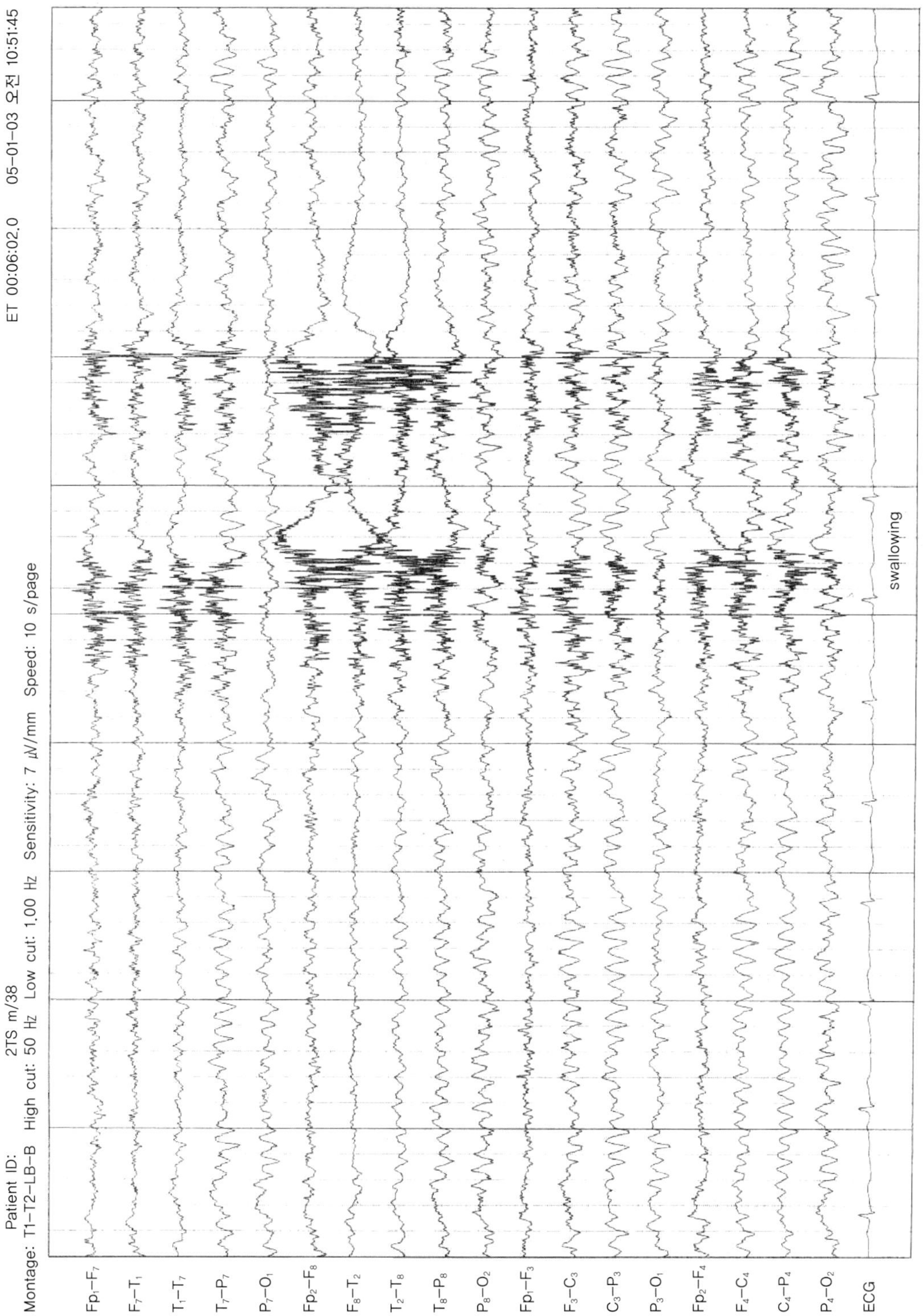

그림 4-56. 삼킴(swallowing)에 의한 근전도 인공산물 혼입

2) 인체 외 유래의 인공산물

(1) 전극 및 입력계 유래의 인공산물

- 전극의 부착 불량 및 단선, 전극접속기(입력코드, 커넥터, 도출전환 스위치) 접속 불량. 두피-전극 간 임피던스가 높아지면 뇌파 신호의 변화와 60Hz 교류장애(그림 4-57)가 혼입되기 쉽다.

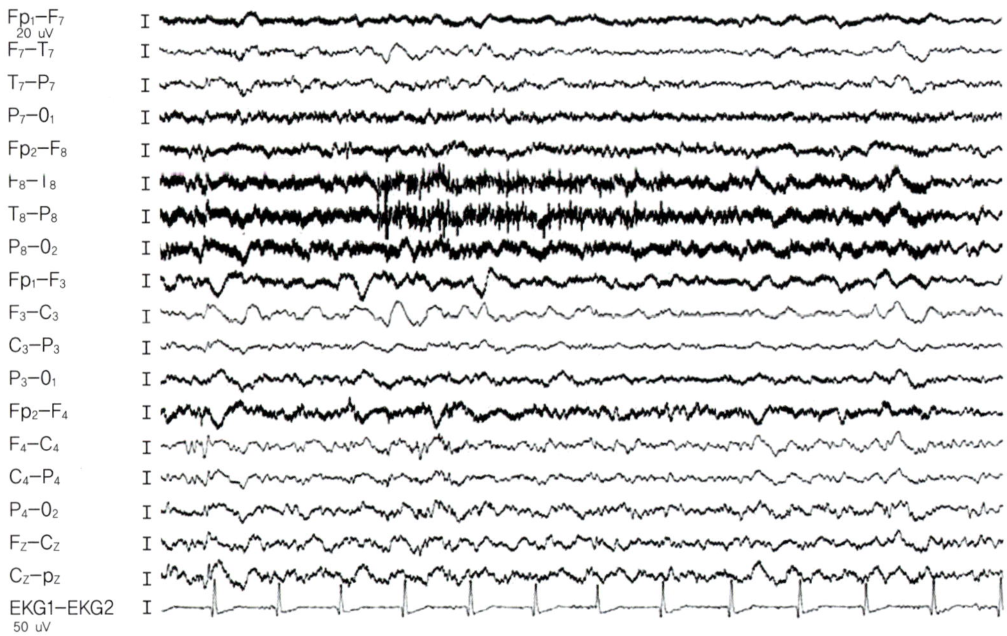

그림 4-57. 교류잡음에 의한 60Hz 인공산물

- 전극 및 입력계 유래의 인공산물은 전극의 분극 전위에 의한 잡음 발생, 전극표면의 aging 불량, 전극의 연결부와 스위치의 접점 오염, 접지 취급 잘못 등에 의해서도 발생한다(그림 4-58~60).

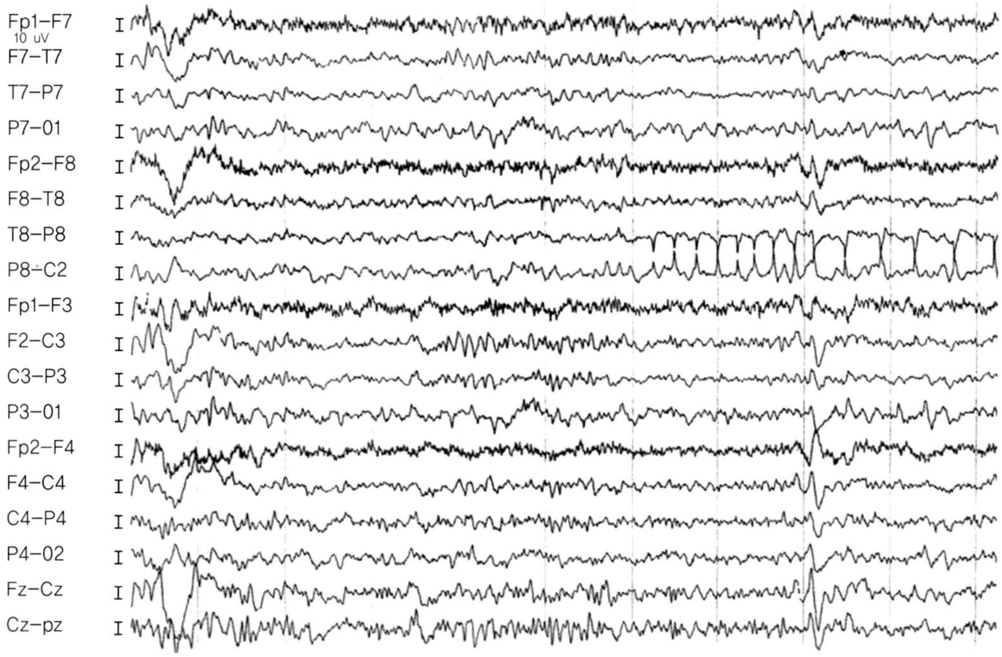

그림 4-58. 전극유래 인공산물(pop artifact)

채널 7, 8번(P_8 전극)에서 전극유래의 pop artifact 혼입이 관찰된다. 쌍극유도에서 관찰되는 위상역정의 형태로 뇌전증의 초점으로 오인할 수 있다. 두피를 깨끗하게 닦아내고 다시 전극을 부착하거나, 전극을 교체하여 해소한다.

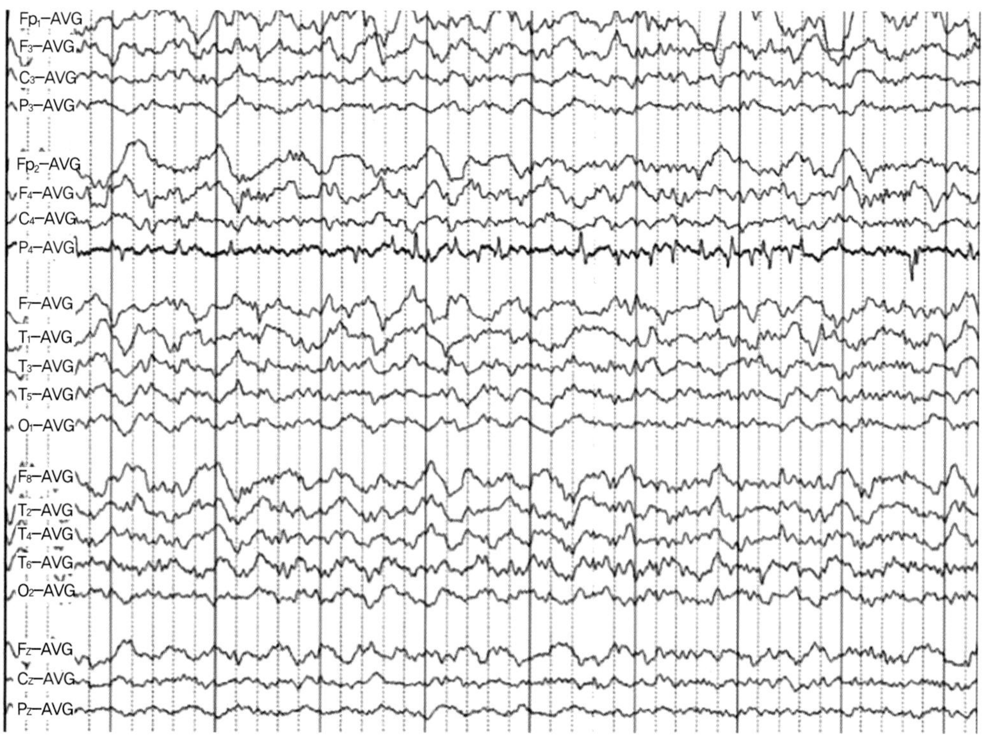

그림 4-59. 전극접촉불량에 의한 인공산물

8번 채널(P_4 전극)에서 전극접촉 불량에 의한 인공산물 혼입

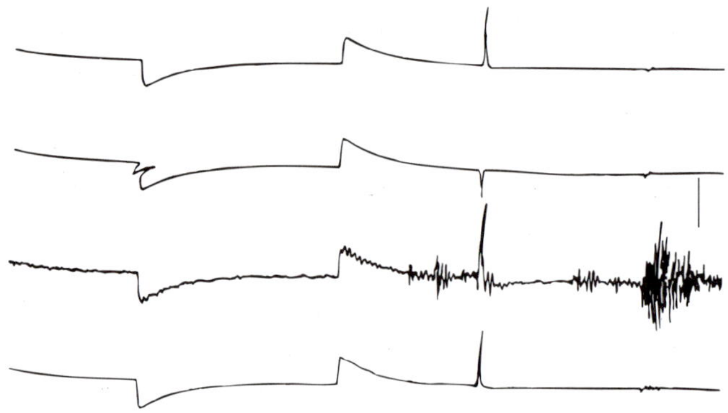

그림 4-60. 교정곡선의 기록에서 기계적 인공파형(스위치 오염)

교정곡선 측정 중 위와 같은 인공산물이 혼입된 경우는 전극단선유무를 확인하고, 이상이 없는 경우 전극접속기, 스위치 등을 점검해야 한다. 이를 예방하기 위하여 주기적으로 식염수나 물에 전극을 담군 후 교정곡선 측정을 통해 기기의 이상유무를 점검해야 한다.

(2) 뇌파계 본체 유래 잡음

기계 노후, 정비 불량, 전극의 부착 불량, 유도 코드 불량 등이 원인이다.

- 내부부품(증폭소자, 저항류)에서 발생하는 열잡음
- 진동, 음향에 의한 내부 소자의 진동이 증폭된 microphone noise
- 접점의 오염, 헐거움, 기구의 잘못된 접속
- 판별비 저하에 의한 잡음의 혼입(교류장애, 기타 계통 신호의 혼입)
- Feedback 회로 불량(감도와 전기적 덤핑과의 관계)
- 아날로그 방식의 경우 펜대의 단선, 동작 원활하지 않음(미소진폭 파형의 왜곡)
- 아날로그 방식의 경우 부적절한 펜 압력, 펜 파손 및 펜 고정 불량에 의해 발생
- 아날로그 방식의 경우 잉크량 부족, 기포 막힘, 펜 끝 마모, 먼지 등(기록선의 불량)
- 전극회로 불량 및 기기의 접지 불량(교류장애, drift)

(3) 측정계 외부 유래 잡음

- 교류혼입: 60 Hz의 상용교류 혼입
  누설전류, 전자전류, 정전유도(검사 도중 보호자가 환자에게 걸어가는 상황에 발생 가능), 주파 변조잡음 등이 원인
- 변조고주파: 라디오, 초단파 치료기
- 고압 펄스: 섬광자극기, 심장 박동기, 형광등 점등
- 보조원의 몸 움직임이나 접촉
- 전화 울림

신경기능검사학 실습보고서

학교명:　　　　　　　　　　학번:　　　　　　　　　　이름:

신경기능검사학 실습보고서

학교명: 학번: 이름:

신경기능검사학 실습보고서

학교명: 학번: 이름:

신경기능검사학 실습보고서

학교명:　　　　　　　　학번:　　　　　　　　이름:

Section

05 정상뇌파

학습목표

1. 정상 뇌파에 대해 설명할 수 있다(A).
2. 기초율동을 설명할 수 있다(A).
3. α–blocking과 역설적 α–blocking을 설명할 수 있다(A).
4. 연령(신생아, 소아, 성인, 고령자)에 따른 뇌파 변화를 설명할 수 있다(A).
5. 뇌파의 수면 단계(REM 수면과 Non–REM 수면) 및 특징을 설명할 수 있다(A).

1. 정상뇌파의 율동

뇌파기록에서 가장 주체를 이루는 기초율동(basic activity)은 눈을 감고 안정을 취하고 있는상태(수면을 취하지 않음)를 말한다. 정상인의 기초율동은 뒤통수에서 볼 수 있는 α 파이며 여기에 β 파가 혼입되는 것이 이마, 중심부 우세 양상이다.

1) 기본파: α 파

8∼13 Hz파이고 뇌파의 기본이 되는 것으로 기본파, 기초율동 등으로 불리고 정상 성인의 안정 · 각성 · 눈감기 시 뇌파의 대부분을 차지한다. α 파 출현의 근원은 후두부에서 우세하게 출현하고, 진폭도 후두부에서 최대이다. 후두부에 이어서 두정부위에 우세하게 출현하기 쉽다.

(1) α파 억제

안정 · 각성 시 출현한 α 파는 눈뜨기에 의해 현저한 감소 또는 소실을 나타내는 것을 α 파 억제 또는 α 파 감쇠라고도 한다. 특히 α 파는 눈뜨기에 의해서 억제되어 진폭이 낮은 불규칙한 β 파가 주를 이룬다. α 파 억제는 눈뜨기, 빛, 불안, 암산 등의 정신활동, 청각자극, 피부자극, 음 같은 자극에 의해서도 출현한다(그림 5-1).

α 파 억제는 노인에서 출현율이 저하하고, 또 신경질환 환자에서는 정상인 집단과 비교해 출현이 적다. α 파 억제는 자극을 반복하면 점차 습관 현상이 되기 때문에 출현율이 감소한다.

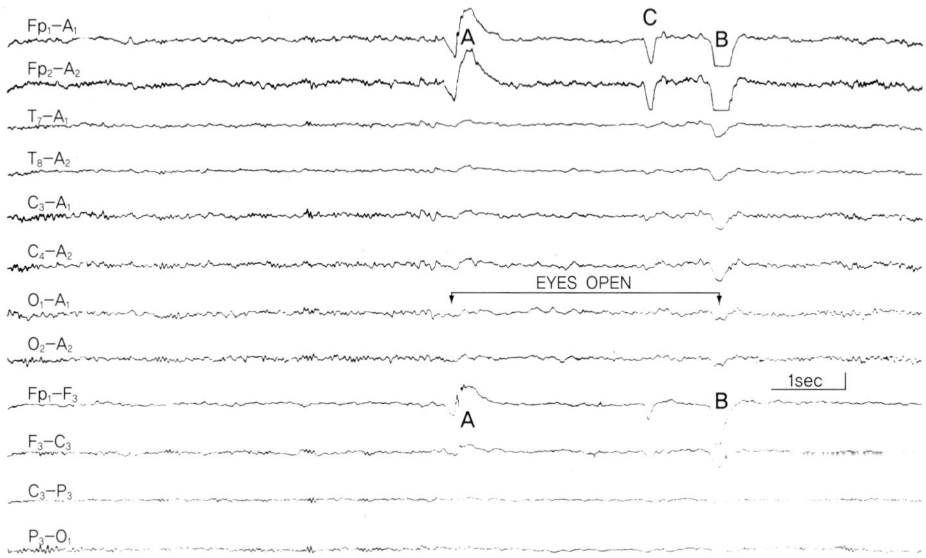

그림 5-1. 정상뇌파

전체적으로 낮은 진폭 빠른파이며, 18~23 Hz 정도의 β파가 주를 이룬다. 눈뜨기(A)와 눈감기(B) 사이에는 β파가 억제되어 있으며, C에서는 눈뜨기 중에 눈을 한번 깜박였다.

α 파 억제는 후두부에서 가장 잘 나타나지만, 전 영역에 걸쳐서도 인지된다. 눈뜨기에 의한 α 파 억제가 불충분하거나 나타나지 않을 때에는 뇌 기능의 이상을 의심할 수 있다. 즉, 완전한 각성 상태에서 α 파 억제가 일어나지 않는 것은 비정상이다.

기면증에서는 뇌파가 항상 수면 단계의 초기 파형을 보이고 있는 것이 많고, 이 시기에 눈뜨기를 하면 역으로 α 파가 연속해서 나타날 수가 있는데, 이것을 역설적 α 파 억제라고 부른다.

(2) α 파의 형태

정현파(sine curve) 같은 파형을 나타내는 것이 보통이지만, 진폭이 점증하기도 하고 점감하기도 한다(그림 5-2).

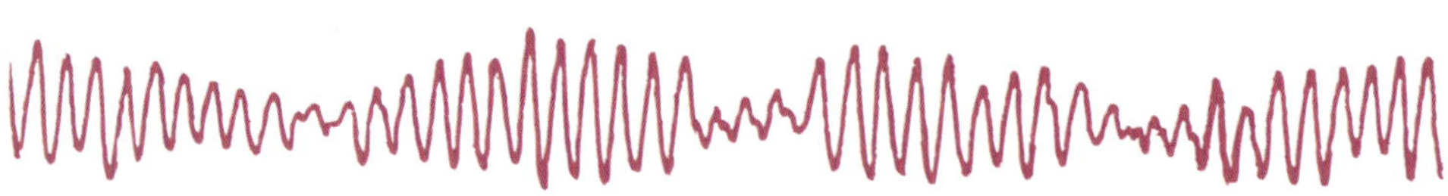

1) waxing and waning을 나타내는 α파

그림 5-2. 점증·점감 현상을 나타내는 α파형의 모양

(3) 광범성 α파

같은 진폭의 α파가 거의 100% 가깝게 전체 유도에 출현하는 경우가 있는데 이것을 광범성 α 파형이라고 하고 일반적으로는 주파수가 작은 것이 많다. 특히 8 Hz 전후일 때는 느린 α파라 하고, 이 파가 광범성으로 나타날 때는 전반적으로 경도의 뇌기능 저하를 의심할 수 있다(그림 5-3).

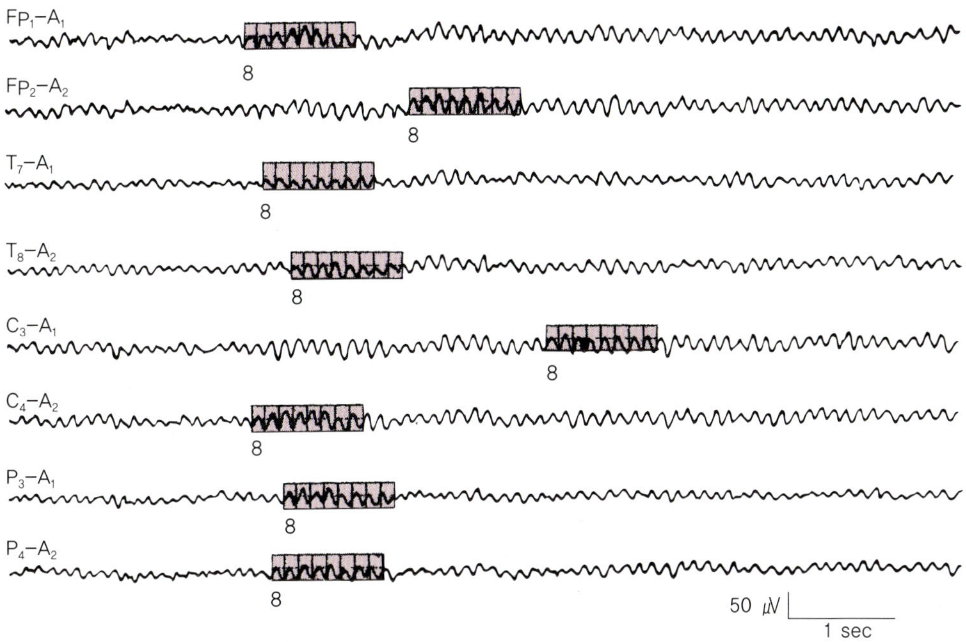

그림 5-3. 광범성 α파(76세 여)
단조로운 율동의 30 μV, 8 Hz의 α파가 전체 유도에 거의 100% 출현한다.

2) 속파(빠른파) · 서파(느린파)

일반적으로 뇌파에는 낮은 진폭의 속파와 서파가 정상적 배경리듬과 함께 기록된다.

β 파는 일반적으로 불규칙하고 진폭이 작고 정상 성인의 각성 시에는 α 파와 함께 소량 출현한다. 주로 전두부에서 나타나며 중심부, 측두부에서도 나타난다. α 파 억제 시에는 뚜렷하게 출현하지만, 그 진폭은 작아 낮은 전위 속파라 불린다.

정상 성인은 좌우 반구의 대칭 부위에서는 거의 대칭적이며, 각성 시 30 μV 이상의 높은 진폭 속파는 생리적으로 나타나지 않는다. 특히 고령자의 수면 시에 속파가 증가하며, 수면제나 정신안정제 등의 여러 가지 약물 복용 시 속파가 출현하는 일이 있다.

서파 중 δ 파는 정상 성인 각성 뇌파에는 출현하지 않으며, θ파는 낮은 진폭(30 μV 이하)으로 소량 혼입하는 것도 있다. 수면뇌파에서 얕은 수면 초기에 4~6 Hz의 θ 파, REM 수면기에 2~7 Hz의 낮은 진폭 θ 파가 나타나고, 깊은 수면기(stage IV)에는 광범성 높은 진폭 서파(높은 진폭 δ 파가 우세)가 나타난다. 또한 서파는 강력한 정신안정제나 항뇌전증약에 의해 서파가 증가하는 경우도 있다.

3) 좌 · 우차

정상 성인의 경우 대뇌반구를 중심으로 뇌파(주파수, 진폭, 위상 등)의 파형이 좌우 차이 없이 대칭성을 나타낸다. 다만 후두부에서는 약간의 좌우 차이가 있을 수 있지만, 만약 파의 진폭에서 50% 이상, 주파수에서 10% 이상의 좌우차가 있을 경우는 비정상으로 판독한다. 또한, 측두부에서도 다소간 진폭의 좌우 차이가 인정되며, 특히 유아와 소아에서는 비대칭성 출현이 흔하게 관찰되므로 비정상 소견으로 단정 지을 수 없다.

정상에서 나타나는 파가 한쪽에서 결여되어 있으면 이것을 대칭성 결여 활동이라 한다(그림 5-4).

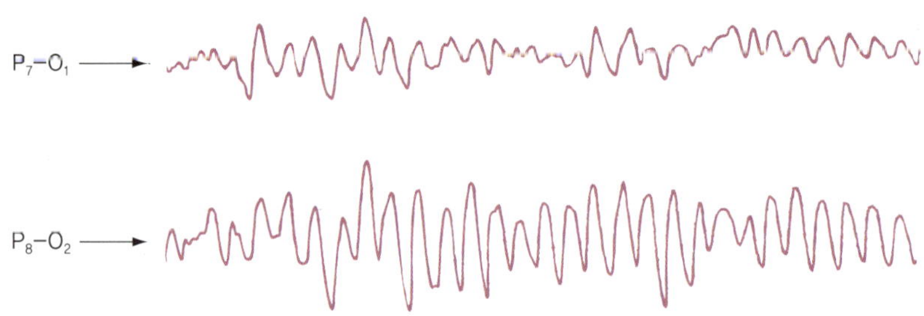

그림 5-4. 좌·우차(O_1, O_2)
기본적으로 좌우차가 있으면 이상으로 보나 소아의 경우 약간의 좌 · 우차는 정상범위로 본다.

4) 자극에 의한 정상특수파형

(1) 카파 파[kappa(κ) wave]

지적 활동 중 관자부에 출현하는 6~12 Hz의 파를 말한다.

(2) 람다 파[lambda(λ) wave]

눈뜨기 시 뒤통수부에서 드물게 출현하는 비율동적인 양성의 단상성, 삼각형의 예파(2~3 Hz)(그림 5-5).

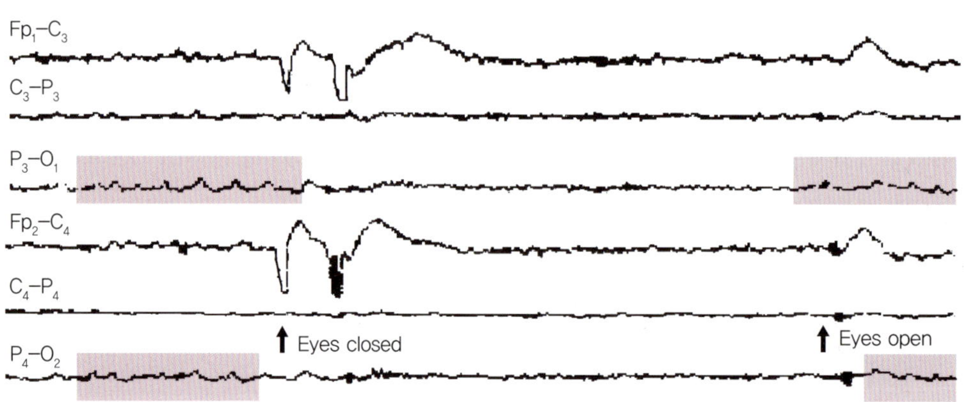

그림 5-5. 후두부에서 람다 파형의 관찰

(3) 뮤 리듬[mu(μ) wave]

중심부에 출현하는 아치(arch)형의 율동(7~11 Hz)으로 보통은 α 파의 주파수를 가지는 경우가 많다(그림 5-6).

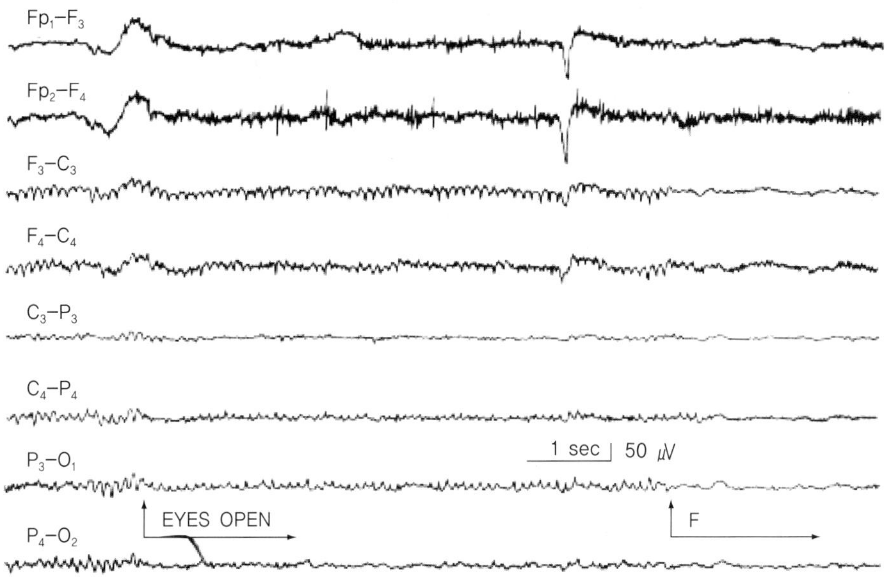

그림 5-6. 뮤 리듬

(4) Fm θ파(Frontal midline θ activity)

연속 덧셈 작업이나 지능검사 등의 정신작업 중 가운데 전두부에 출현하는 4~7 Hz의 율동을 말한다(그림 5-7).

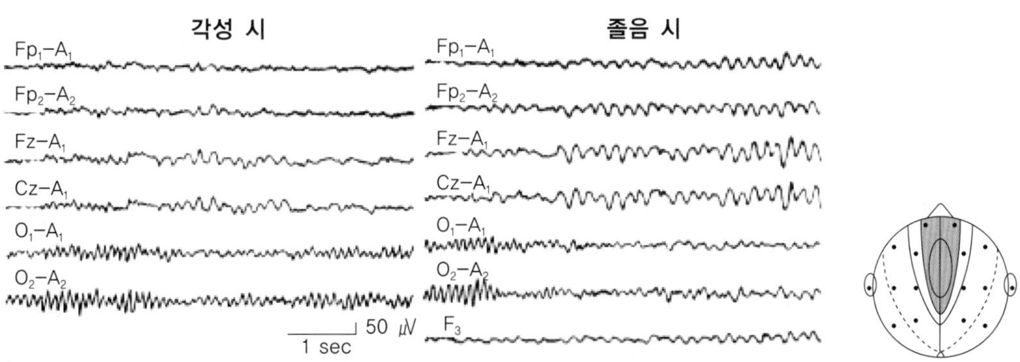

그림 5-7. Frontal midline theta activity (Fm θ 활동)

정중 전두부를 중심으로 4~7 Hz의 θ 율동으로 주의 집중(암산 등)과 밀접한 관계가 있는 정상적인 뇌파 활동

(5) K−복합(K-complex)

수면에서 깨어날 때에는 수면 깊이에 따라 어떤 자극에 의해 각성된다. 소리 및 지각자극(촉각, 빛 등) 등에 의해서 2~3상성의 높은 진폭의 서파가 나타나고, 주로 수면방추파를 동반하는 일과성 복합 파형이다. K−복합파는 수면 중의 각성 반응파로 얕은 수면기(stage II)에많이 나타나며, 중심 · 관자 부위에서 진폭이 가장 크며 양측 동기성이다(그림 5-8).

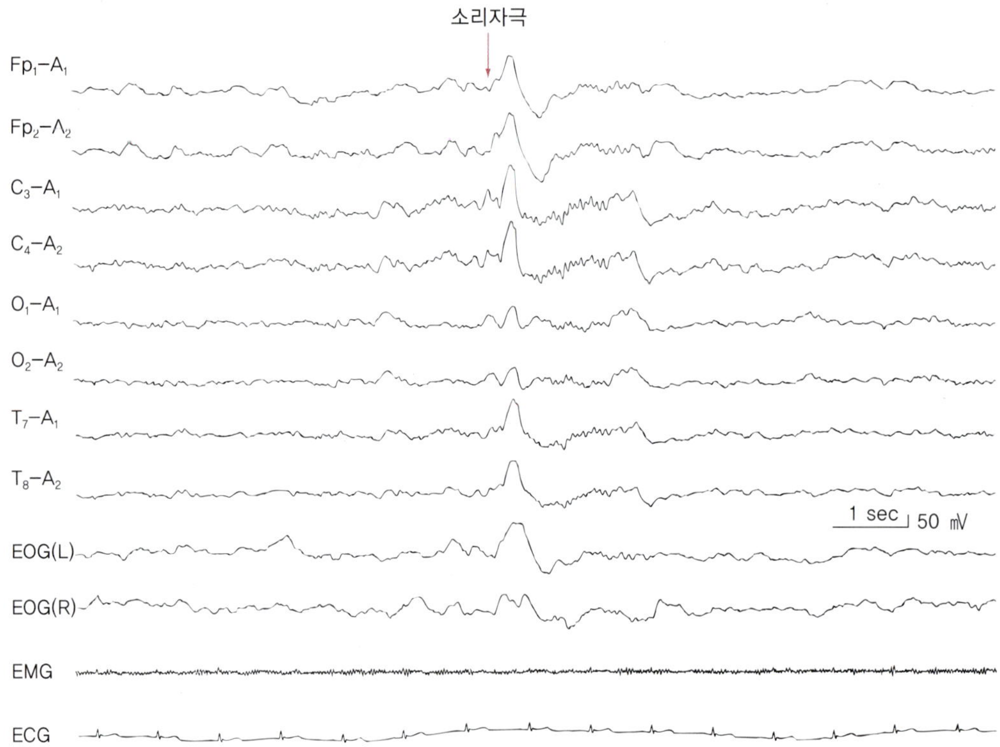

그림 5-8. K-복합

stage II의 특징이며, 2~3상성의 큰 K-복합파가 수면방추파에 선행하여 출현한다.

5) 낮은 진폭 뇌파

20 μV 이하의 뇌 활동을 보이는 뇌파를 말한다. 정상 소아에서는 보이지 않고 고령자 성인에게 드물게 보인다. 이 경우 과호흡, 광자극, 수면 유발법에 의해 정상 진폭 파가 때때로 보이는 일이 있다. 또 긴장 상태가 강한 경우에도 드물게 낮은 진폭 뇌파가 나타난다.

낮은 진폭 뇌파는 2 μV 이하의 뇌 활동도 보이지 않는 평탄뇌파(electrocerebral silence)와 구별해야 한다. 뇌 활동 전위가 10 μV 이하일 때는 배경활동 억제(background suppression)라 하고 혼수상태와 같은 심한 광범성 대뇌기능 저하를 의미한다.

2. 연령에 따른 뇌파변화

뇌파는 뇌의 발달정도와 특히 연령 증가와 함께 그 변화가 심하다. 신생아시기에 완전히 불규칙적이던 뇌파는 성장하는 과정에서 기본파의 주기가 단축되고, 느린파의 감소, 율동성이 향상된다. 특히 유아기에는 진폭이 최대에 이르며, 소아뇌파를 성인과 비교하면 주파수가 느리고, 진폭이 크고, 율동성이 고르지 않은 것이 특징이다. 또한 수면 중의 여러 파형도 높은 진폭으로 첨예한 경우가 많고 과호흡이나 섬광자극에 대한 반응성이 높은 경향이 있다. 또 소아의 뇌 발육에서는 개인차가 크므로 뇌파에서 서로 같은 연령에서 개인차의 폭이 크고 또 좌우반구에서의 차도 크다(그림 5-9).

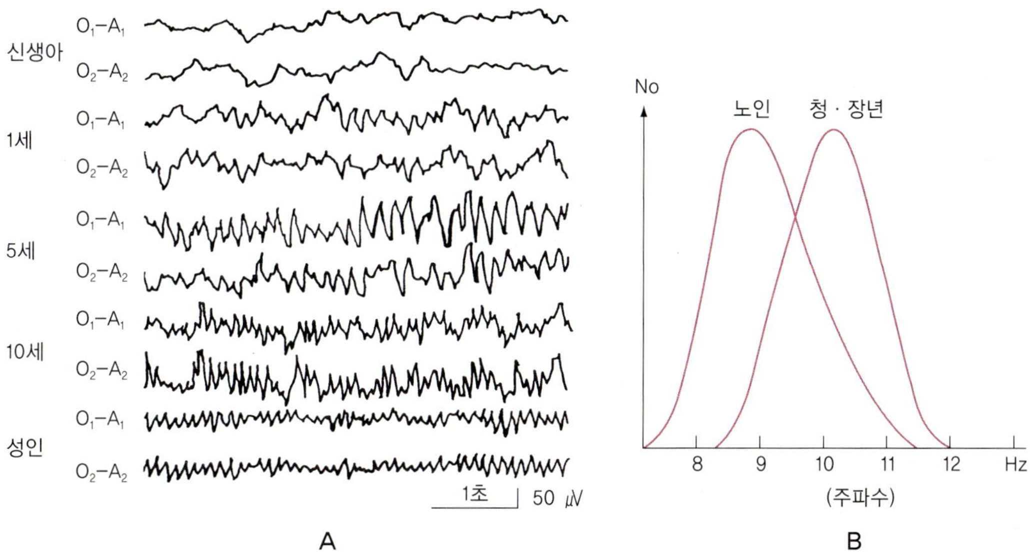

그림 5-9. 연령에 따른 뇌의 변화

A: 연령별 뇌파변화: 각성 안정 눈감기 시 후두부에서의 단극유도의 예
B: 연령에 따른 α파의 평균 주파수 대역의 변화 양상

1) 신생아(0 ~ 4주)

신생아에서 수면, 각성을 구별하기 어려우므로 신생아의 뇌파를 기록하는 경우에는 뇌파 외에 눈운동, 근전도, 호흡, 맥박, 심전도 등을 동시 기록하는 수면다원검사(Polysomnography, PSG)에 의해 구별할 수도 있다. 각성 상태의 신생아 뇌파는 불규칙, 낮은 진폭 δ 파(20~50 μV, 0.5~3 Hz)가 좌우비대칭으로 나타난다.

2) 소아뇌파의 특징

① 연령에 따라 뇌파의 정상 소견의 범위가 각각 다르다.
② 여러 가지 내외적인 요인에 의해 뇌파소견이 영향을 받기 쉽다.

③ 이상소견의 검출률도 높으며 변화도 비교적 풍부하다.

④ 주파수가 느리며 진폭이 크고 율동성이 고르지 않다.

⑤ 과호흡이나 섬광자극에 대한 반응성이 잘 나타난다.

⑥ 입면 시와 각성 직후에 높은 진폭 파형이 나타난다.

⑦ 수면 중 여러 파형은 높은 진폭으로 나타나는 경우가 많다.

3) 고령자 뇌파의 특징

① α 파의 주파수가 젊은 성인에서는 10~11 Hz인 데 반해, 60대에서는 9 Hz, 고령자는 8~9 Hz로 나이를 먹음에 따라서 감소하고, α 파의 서파화가 된다. 또한 α파의 연속성이나 눈뜨기 등에 대한 반응성도 저하되고, 낮은 진폭 α 파가 보인다.

② 산발성, 전반성 θ파(5~7 Hz)가 눈에 띄게 증가된다.

③ 수면이 얕아지고, 수면 III·IV기가 감소하게 된다. REM 수면도 70~80대에서는 전체 수면 시간의 20% 이하로 감소한다.

④ 이상 뇌파의 출현이 증가된다.

⑤ 지적, 사회적 활동이 높은 사람에서는 뇌파상의 노화가 늦어지는 경향을 보이며, 개인차가 크다.

일반적으로 정상노인에서는 배경뇌파에서 α 파의 주파수가 느려지는 경향이 보이고, 특히 중심·두정 부위는 후두부보다 주파수가 느린 것이 보인다. α 파의 출현 부위에서 후두부 우세성이 감소되고, 전두·중심부 우세가 되는 것도 많고, 느린 α 파를 중심으로 하는 광범성 α 양상도 가끔 보인다.

3. 수면 뇌파

1) 정상 성인의 수면뇌파

수면 뇌파는 수면의 깊이에 따라서 특징적인 뇌파상이 있다. 즉, 잠의 깊이를 알 수 있으며 수면 중의 상태를 객관적으로 증명할 수 있으므로 의의가 있다(표 5-1).

(1) Stage W: 각성기

이 시기는 안정, 각성, 눈감기 시 후두부에서 8~13 Hz의 α가 주체가 되어 50% 이상 출현하며 낮은 진폭의 여러 주파수 뇌파가 함께 나타난다. 특히 β파는 진정작용에 의해 잠이 올 때 뚜렷하게 나타나며 수면 1단계까지 지속된다(그림 5-10).

표 5-1. 수면 단계분류 및 뇌파소견

국제 분류	수면 깊이에 의한 분류	뇌파의 소견	생리학적 분류
각성 단계 (Stage W)	각성기	• α 파 50% 이상	안정, 각성 눈감기
수면 1단계 (Stage I)	얕은 수면 초기	• α 파가 50% 이하로 감소 • α 파의 연속성과 진폭의 현저한 저하 • 낮은 진폭의 β파와 θ파 등 여러 가지 주파수의 뇌파가 나타난다. • 중심 · 마루 부위에서 봉우리파(hump)가 출현(50~100 μV) • 후두부 양성 예파(POSTs)	비렘수면 (NREM)
수면 2단계 (Stage II)	얕은 수면기	• 수면 1단계 특징이 잔존하며, 봉우리파와 수면방추파(sleep spindle)가 혼재 • 양쪽 중심 · 두정 부위에 12~14 Hz의 수면방추파가 출현 • K-complex의 출현 • 이상뇌파 출현 증가	
수면 3단계 (Stage III)	중등도 수면기	• 높은 진폭 서파 출현(20~50%) • 수면방추파 출현	
수면 4단계 (Stage IV)	깊은 수면기	• 높은 진폭 서파 출현(50% 이상)	
렘수면기 (REM, stage)		• 낮은 진폭의 파, 빠른파 등 여러 가지 주파수의 뇌파가 출현한다. • 자극에 대한 각성 문턱값 증가 • 급속(빠른) 눈운동, 근긴장 저하, 뇌대사 활동 증가 • 꿈을 꾼다(하룻밤에 3~5회, 반복주기 90분). • 자율신경 기능변화(심박수, 호흡 불규칙적 증가, 발기, 내장운동정지)	렘수면 (REM)

(2) Stage I : 졸음기와 얕은 수면 초기

졸음기는 각성 시 후두부 우세로 나타난 α 파가 졸리기 시작하면서 전체 유도에서 50% 이하로 억제되며, 율동이 낮은 진폭으로 연속성이 감소하게 된다. 또한 낮은 진폭의 서파인 θ파가 주체가 되며, β 파와 α 파 다소 불규칙하게 혼입하기도 한다(그림 5-11).

수면 1단계의 초기의 뇌파 양상은 전체적으로 낮은 전위이며 높은 진폭의 전위활동이나 인공산물의 혼입이 적기 때문에 극파 등의 이상 발견하기 쉬운 시기이다. 특히 측두엽 뇌전증에서는 각성 뇌파에서 볼 수 없었던 이상(측두엽 극파)이 이 시기에 보이는 경우가 많다.

수면 1단계 후반부인 얕은 수면 초기는 계속하여 낮은 진폭의 불규칙한 배경 뇌파 중에 두정부(P_3, P_4), 중심부(C_3, C_4)를 중심으로 하여 좌우 반구에 대칭적인 봉우리파(vertex sharp wave)가 돌발적으로 나타난다(그림 5-12). 수면 1단계의 끝부분에 후두부에서 형성되는 1~3상성파인 후두부 양성 예파(positive occipital sharp transients, POSTs)가 출현하기도 한다.

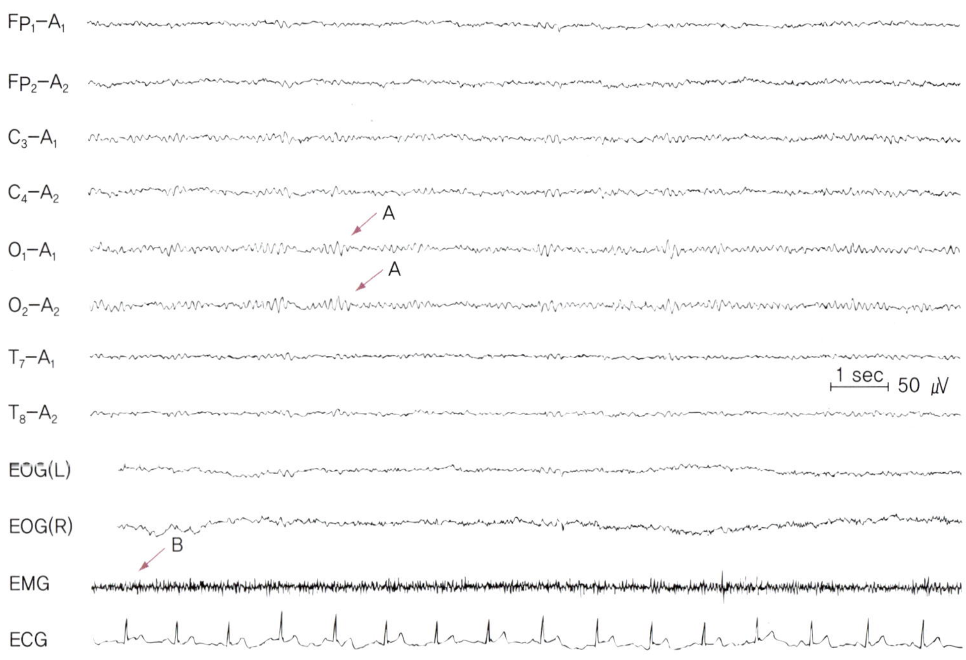

그림 5-10. 정상수면 뇌파의 각성 반응

A: 후두부에서 α파가 주로 나타나며 점증 · 점감현상을 보인다.
B: 각성 상태 시 턱 부위에서 기록된 근전도 혼입

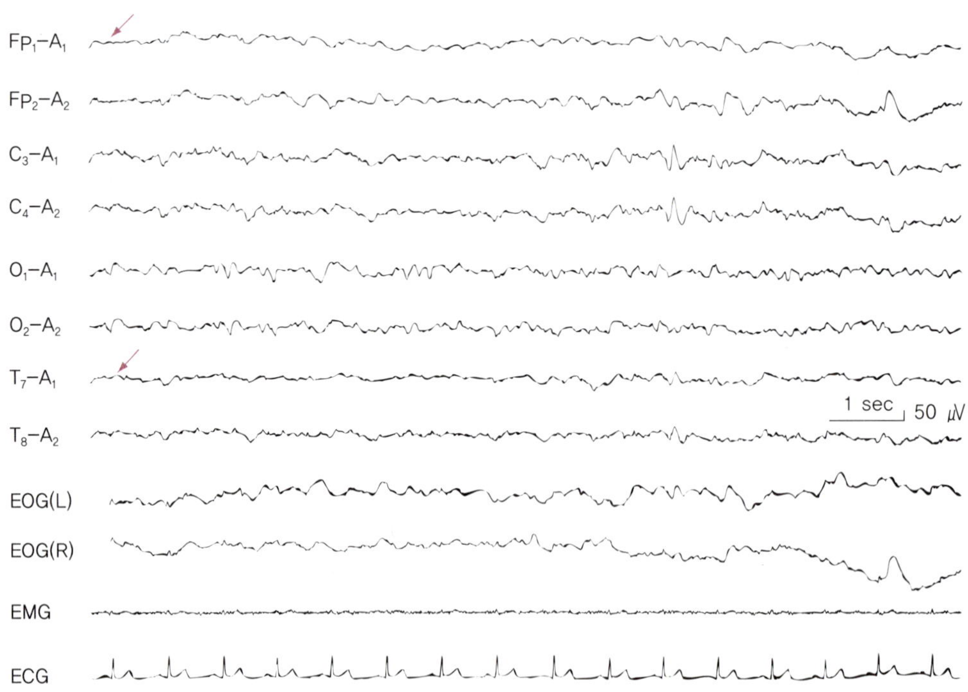

그림 5-11. α파가 거의 소실되며, 근전도의 전위가 약간 낮아지는 현상을 보인다.

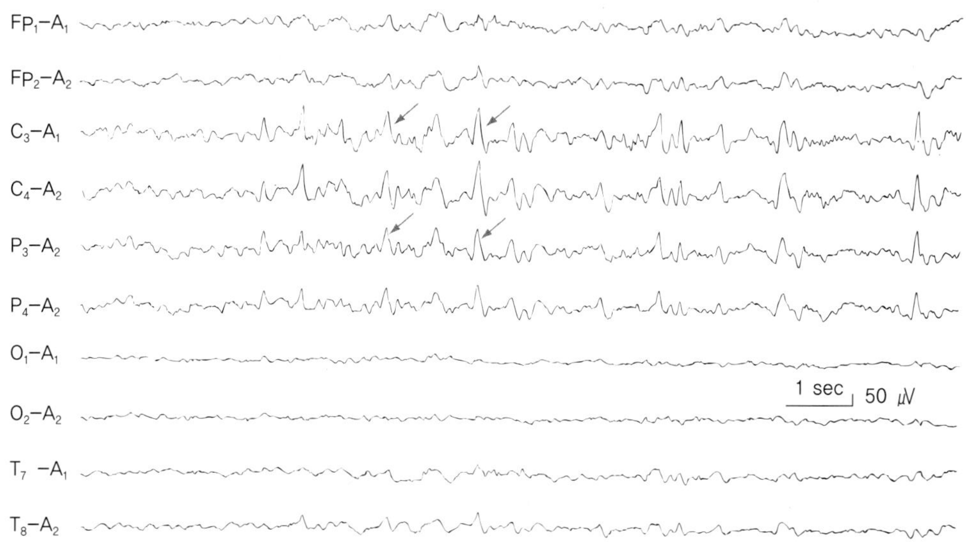

그림 5-12. 양측의 중심부(C_3, C_4)와 두정 부(P_3, P_4)에 좌우대칭의 봉우리파(hump)가 계속 출현하고 있다.

(3) Stage II: 얕은 수면기

초기 부분에서는 수면 1단계의 특징인 봉우리파와 적어도 0.5초의 지속시간을 갖는 12~14 Hz의 수면방추파가 율동적으로 나타난다(그림 5-13). 12~14 Hz의 수면방추파가 좌우 반구에서 양측 동기성으로 전두부(F_3, F_4/F_7, F_8)와 중심부(C_3, C_4) 근처에서 우세하게 출현하지만 동기하지 않는 경우도 있다. 이 시기를 수면방추파기라고 한다. 이 시기는 깊은 수면기에 비해 이상파(측두엽 뇌전증)가 출현하기 쉽다.

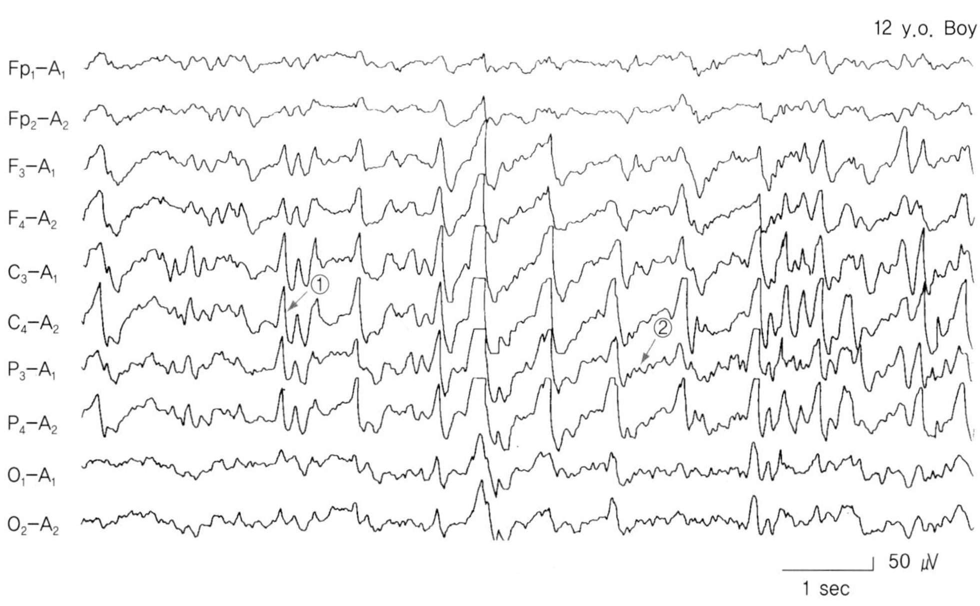

그림 5-13. 봉우리-수면방추파 혼합기(Stage II)

① 봉우리파(vertex sharp wave)와 함께 ② 중심, 두정 부위에 14 Hz의 수면방추파가 혼합하여 출현하고 있다.

이 시기에 청각자극이나 지각자극(촉각, 빛 등)에 의해 각성 뇌파인 2~3상성의 높은 진폭 서파인 K-복합이 출현한다(그림 5-14).

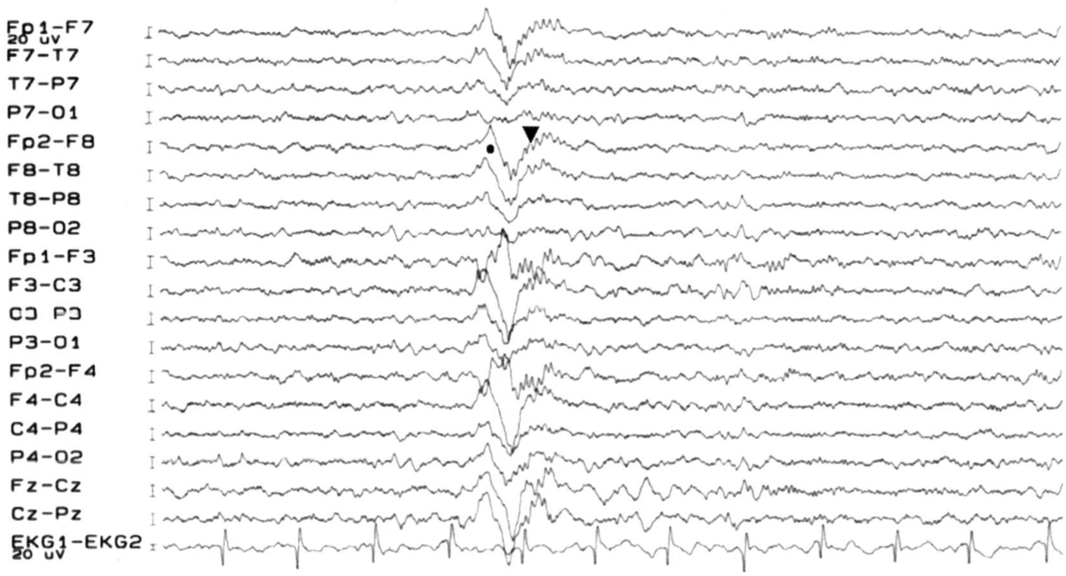

그림 5-14. Stage II의 수면방추파(▼ 표시) 및 K-복합파(● 표시)

(4) Stage III: 중등도 수면기

수면 2단계에서 보다 수면이 깊어지면 12~14 Hz 수면방추파와 혼합하여 전반적으로 불규칙한 높은 진폭 서파(2 Hz 이하의 δ 파, 75~100 μV)가 출현한다. 이 시기를 높은 진폭 서파기(slow wave sleep stage)라 한다. 수면 3단계는 수면방추파와 높은 진폭(75 μV 이상)의 서파(0.5 Hz)가 혼재되는 혼합기(spindle and slow wave phase)라고 하며 한 페이지(10초)에서 높은 진폭 서파가 20%~50% 정도를 차지할 경우를 말한다.

(5) Stage IV: 깊은 수면기

이후 수면이 깊어짐에 따라 높은 진폭 서파가 50% 이상 차지할 경우를 수면 4단계라 하고 이 시기에는 수면방추파는 출현하지 않는다. 높은 진폭의 서파가 고빈도로 출현하는 시기를 높은 진폭 서파기라 한다(그림 5-15).

(6) Stage REM: 렘수면기

렘수면기에는 낮은 전압 뇌파 패턴을 보이고 뇌 대사 활동 증가, 빠른 눈운동, 근긴장 저하, 자극에 대한 각성 문턱값 증가, 자율신경의 변화(심박동수, 호흡 및 맥박이 불규칙) 등의 특징을 보이는데, 이것은 꿈과 관련이 있는 것으로 판단된다(그림 5-16).

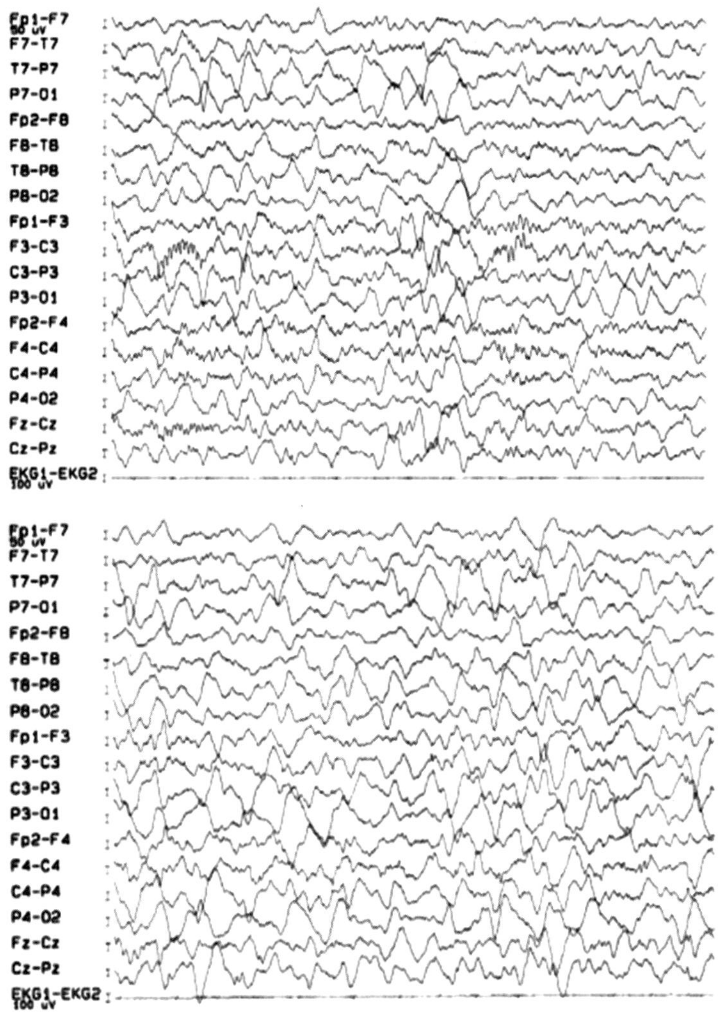

그림 5-15. 중등도 수면기(A, stage III)와 깊은 수면기(B, stage IV)
A: 높은 진폭 서파(δ 파)가 20~50% 출현하고, 수면방추파가 혼합하여 출현하고 있다.
B: 높은 진폭 서파(δ 파)가 50% 이상 출현하고 있다.

급속(빠른) 눈운동과 근긴장 저하 등의 현상이 출현할 경우 REM 수면기의 시작이라고 판정할 수 있다. 이 시기에 뇌파와 약간의 행동 변화들을 통하여 수면이 더욱더 얕아졌다고 판단할 수 있지만, 청각자극에 의한 각성 문턱값은 오히려 증가한다. 이러한 사실은 수면이 얕아지긴 하였지만, 아직은 깊은 수면 단계에 있음을 의미한다(그림 5-17). 그리고 NREM 수면은 수면의 단계가 진행되면서 뇌파의 느린파화가 일어나지만 근력이 유지되는 데 반해, REM 수면은 뇌파가 얕은 수면 단계로 지속 되고, 근력저하가 일어난다.

렘수면은 잠든 후 90분 정도 지나고 나서 수면 깊이에 따라 평균 90분(15~20분 지속기간)마다 출현한다. 즉, 느린파 수면-렘수면-느린파 수면-렘수면이라는 주기를 되풀이하며, REM 수면은 검사 전반부에서 후반부로 갈수록 그 출현량이 증가하며 지속시간이 길어진다(그림 5-17).

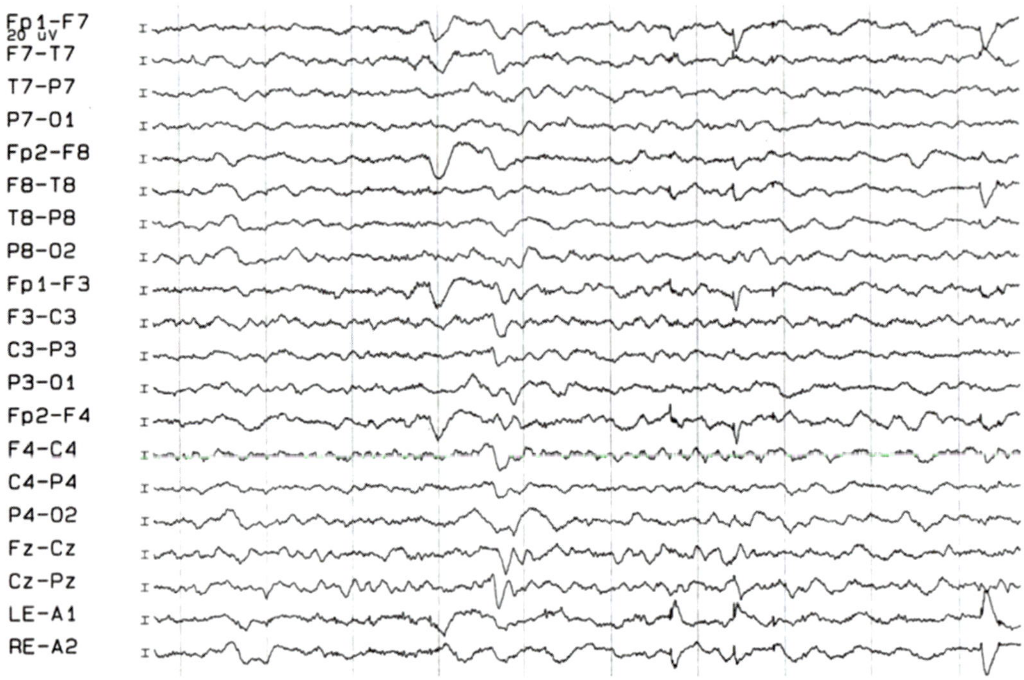

그림 5-16. REM 수면기
뇌파는 stage I과 비슷하지만, 눈동자가 급속히 좌우로 수평 방향과 반대쪽으로 움직이며, 근전도의 전위가 최저 수준으로 낮아져 있는 것을 보여주고 있다.

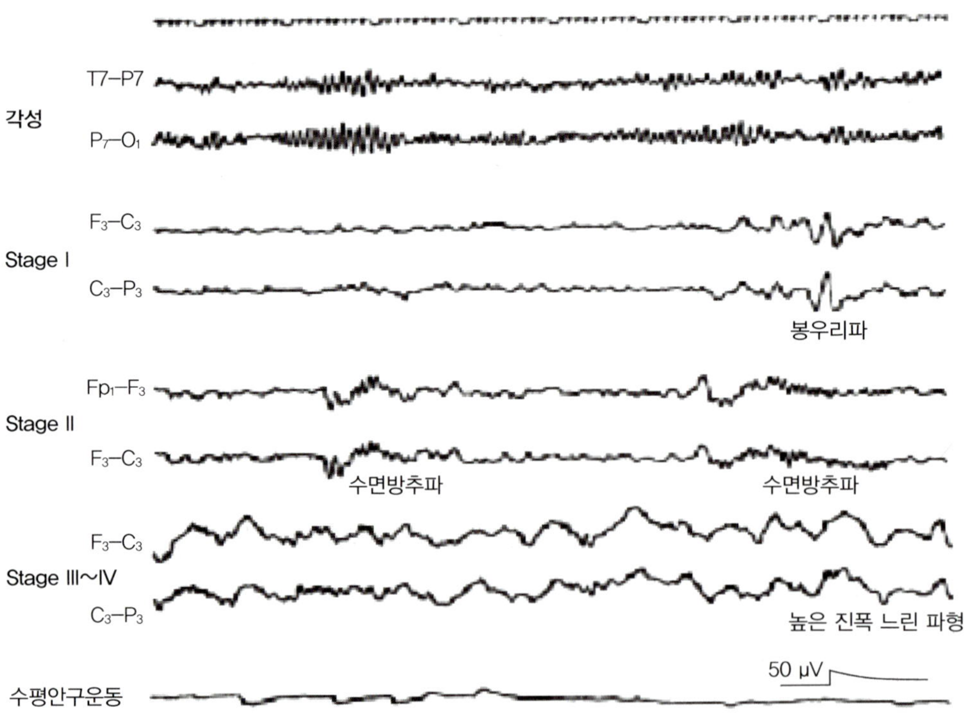

그림 5-17. 비렘수면의 수면단계별 뇌파의 특징

(7) 각성 반응(Arousal response)

수면에서 깨어날 때 수면 깊이에 따라, 어떤 자극에 의해 각성된다. 성인의 경우 저절로 깨어나는 경우에는 수면 파형에서 바로 α 파를 기본배경으로 이행하고 특징적인 각성 반응은 나타나지 않는다.

수면 중 소리 등의 자극에 의해서 2~3상성의 높은 진폭 서파가 나타나고, 주로 수면방추파를 동반하는 일과성 복합 파형이다. 이 파형을 K–복합이라 하고, 수면 중의 각성 반응파로서 얕은 수면기(stage II)에 잘 나타나기 쉽고 전 유도에서 출현하지만, 중심 · 두정 부위에서 진폭이 가장 크며 양측 동기성이다.

2) 정상 신생아 및 소아의 수면뇌파

각성–수면 이행기에 성인에서는 비교적 낮은 진폭이 되지만, 소아에서는 큰 변화 없이 높은 진폭 서파가 연속적으로 나타난다. 유아에서는 높은 진폭 느린 발작파(졸음기 과동기성 서파)가 출현하며, 또한 얕은 수면에서 중등도 수면기 사이에 뇌전증성 이상파로 오해될 수 있는 K–복합, 봉우리파 등이 출현하며, 수면방추파의 출현 부위가 전체 부위로 확대된다(표 5-2).

출생 직후부터 2달까지의 신생아 수면 단계는 Stage W, Stage N, Stage R, Stage T로 구분할 수 있다. 관찰되는 수면 뇌파로는 델타파와 쎄타파가 주기적인 변화를 보이는 교대성 뇌파(Stage N), 불규칙한 낮은 진폭의 뇌파(Stage R, Stage W), 높은 진폭의 서파(Stage N, Stage R), 혼합파(Stage R, Stage R, Stage N), 수면방추파(Stage N) 등이 있다.

각 수면단계의 특징을 보면 Stage W는 눈을 뜨고 활동을 하거나, 눈동자의 움직임, 울면서 눈을 감는 행동, 불규칙하고 빠른 호흡이 특징이고, Stage N은 눈을 감고, 약간의 움직임, 빨기, 규칙적인 호흡이 나타난다. Stage R은 눈을 감고 빠른 안구운동이 관찰되며, 다양한 신체의 작은 움직임, 불규칙하고 일시적인 무호흡도 관찰된다. 마지막으로 Stage T는 Stage N과 Stage R이 혼재되어 있을 경우이다.

소아 수면 뇌파의 특징은 수면방추파의 경우 생후 6주에서 3개월 정도가 되면 비대칭성으로 관찰 가능하고, 생후 1년 정도가 되면 대칭성으로 관찰할 수 있다. 또한 봉우리파는 생후 4~6개월, K–복합파의 경우 생후 3~6개월 정도에 관찰이 가능하다.

소년(11~14세)의 경우 12 Hz 수면방추파가 전두부 우세로 최고 출현을 보이지만 이 연령 이후에는 감소한다. 그리고 깊은 수면기의 뇌파는 성인과 유사하며 각성 반응도 완전히 소실된다.

사춘기(15~18세)가 되면 거의 성인 뇌파가 완성된다.

표 5-2. 소아의 수면 단계별 뇌파소견

<table>
<tr><th>구분</th><th>신생아기</th><th>소아기</th></tr>
<tr><td>각성기</td><td>광범성 불규칙 서파(30 μV 이하)</td><td>6~8 Hz (두정 · 후두부 우세, 50~15 μV)</td></tr>
<tr><td>얕은 수면 초기</td><td>불규칙 서파(저-중진폭)</td><td>낮은 진폭 느린파, 돌발성 높은 진폭 느린파군 (3~6 Hz)</td></tr>
<tr><td>얕은 수면기</td><td rowspan="3">불규칙 높은 진폭 서파(50~100 μV)
수면방추파, 교대성 뇌파</td><td>중진폭 느린파와 봉우리파, 14 Hz 수면방추파(가끔)</td></tr>
<tr><td rowspan="2">깊은 수면기</td><td>중진폭 느린파, 14 Hz 수면방추파,
광범성 율동성 θ파</td></tr>
<tr><td>불규칙한 높은 진폭 서파</td></tr>
</table>

신경기능검사학 실습보고서

학교명: 학번: 이름:

신경기능검사학 실습보고서

학교명: 학번: 이름:

Section

06 비정상뇌파의 특징

학습목표

1. 극파계 이상과 서파계 이상파를 설명할 수 있다(A).
2. 뇌전증의 분류와 특징을 설명할 수 있다(B).
3. 뇌전증 관련 용어를 설명할 수 있다(B).
4. 혼수에 따른 뇌파 유형을 설명할 수 있다(B).
5. 뇌사판정을 위한 뇌파검사법과 판정기준을 설명할 수 있다(B).

1. 비정상뇌파 파형

비정상뇌파는 정상뇌파를 제외한 것이라 말할 수 있고, 비정상뇌파는 여러 특징을 갖고 있어 이런 특성을 이해함으로써 비정상뇌파를 용이하게 파악할 수 있다. 비정상뇌파는 각성 안정 시에 특별한 유발법 없이 이상소견이 출현하는 것과 유발법에 의한 반응으로 정상 범위를 벗어난 이상 소견이 나타나는 것이 있다. 이러한 비정상뇌파는 다음과 같은 사항에 유의해 판독하여야 한다.

1) 돌발성 극파계 이상파와 간헐성 느린 돌발파

(1) 극파(Spike)

끝이 뾰족한, 날카로운 형태의 파로 갑자기 솟아오른 파로 그 지속시간이 80 msec (1/12sec) 미만의 것을 말한다. 진폭의 모양은 여러 가지이나, 눈에 뚜렷이 나타나는 것으로는 배경활동의 배 이상으로 100~150 μV를 넘는 것도 많이 있다. 또 50 μV 이하의 경우도 있으며 어느 쪽도 진폭에 대한 명료한 기준은 없다(그림 6-1).

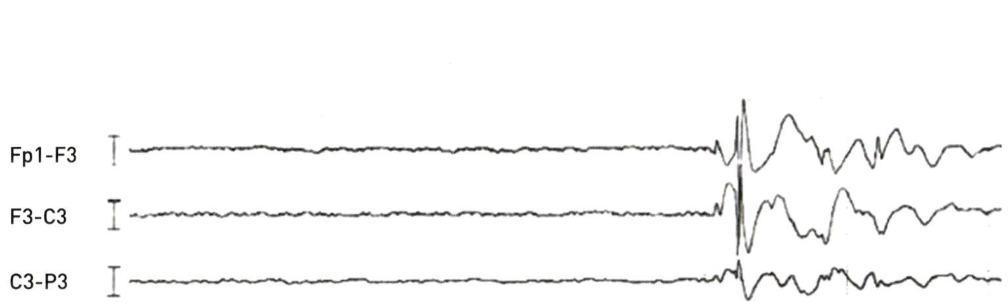

그림 6-1. 극파

(2) 예파(Sharp wave)

극파와 같은 날카로운 형태를 하고 있지만, 그 지속시간이 80~200 msec (1/12~1/5sec)로 진폭에 관해서는 극파와 마찬가지로 정해진 기준은 없다(그림 6-2).

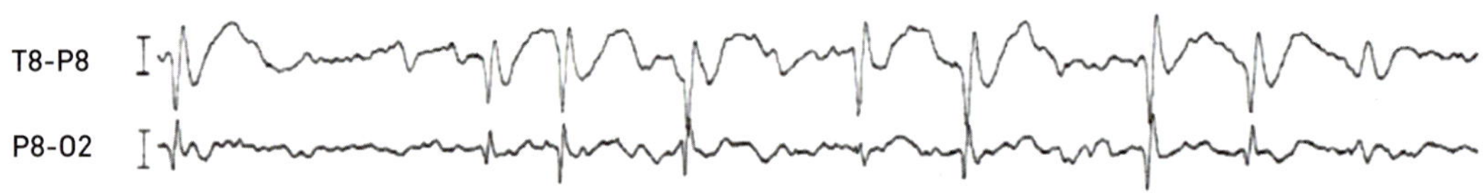

그림 6-2. 예파

(3) 다극파(Polyspike)

극파가 2개 이상의 극파가 방전 사이 간격 없이 0.5초 이내로 출현하며, 뇌전증의 경련 때 출현하며 대표적인 이상파이다(그림 6-3).

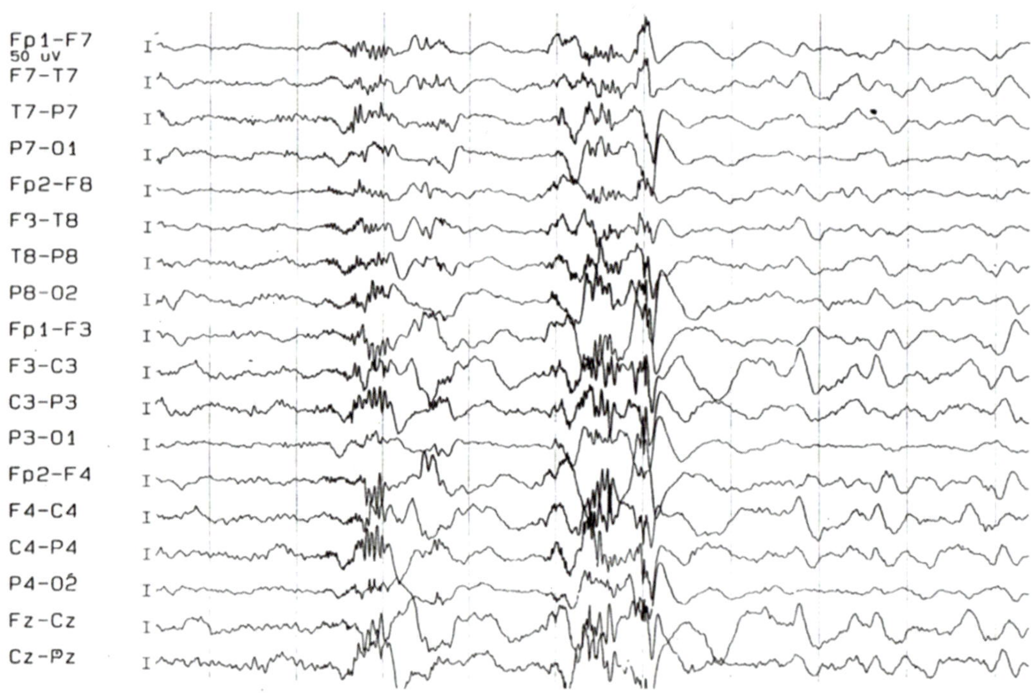

그림 6-3. 다극파

(4) 극 · 서파 복합체(Spike & slow wave complex)

극파에 뒤따라오는 서파와 함께 반복되며 나타나는 양상으로 연속적으로 여섯 사이클(cycle) 이상 관찰되고 연속되는 극 · 서파 사이에 간격이 없을때 극 · 서파 복합체라고 한다(1Hz 6초간 또는 3Hz

2초간). 진폭은 수십~수백 μV로 진폭이 크다. 극파 시작으로부터 서파의 끝까지 주기에 따라서 주파수를 붙여서 3 Hz 극 · 서파 복합파로 표현하며, 소발작 시 자주 출현한다. 그런데 극 · 서파 복합체에서는 극파의 부분이 1개로는 정해지지 않고 복수의 극파에 서파가 계속되는 경우가 있고 이와 같은 파형을 다극 · 서파 복합체라고 부른다(그림 6-4).

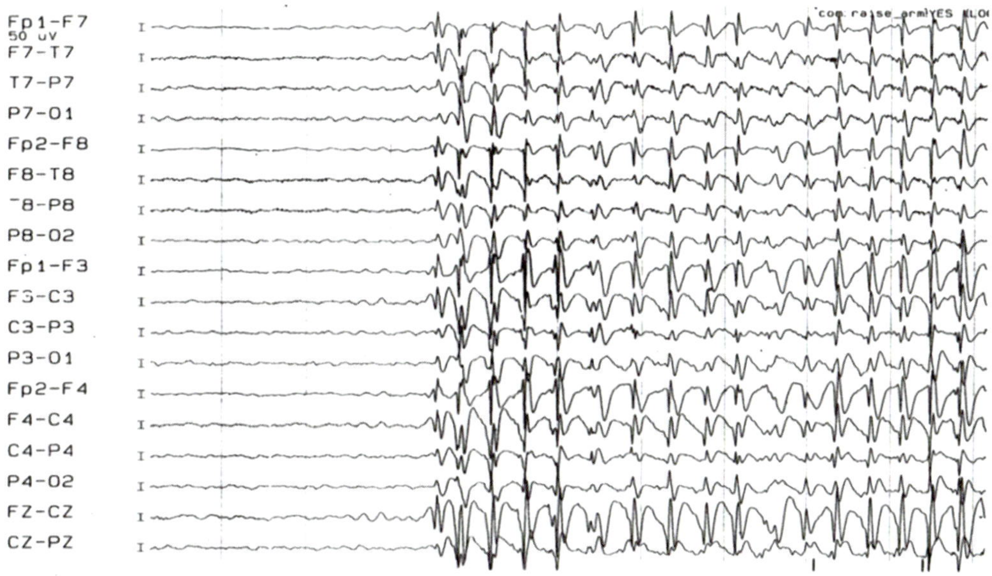

그림 6-4. 다극·서파 복합

(5) 예 · 서파 복합체(Sharp & slow wave complex)

예파에 뒤따라오는 서파와 함께 반복되며 나타나는 양상으로 연속적으로 여섯 사이클(cycle) 이상 관찰되고 연속되는 극 · 서파 사이에 간격이 없을때 예 · 서파 복합체라고 한다(1Hz 6초간 또는 3Hz 2초간). 예파에 연속해서 서파가 출현하는 것으로 주파수도 1~2.5 Hz로 늦어지고 있다(그림 6-5).

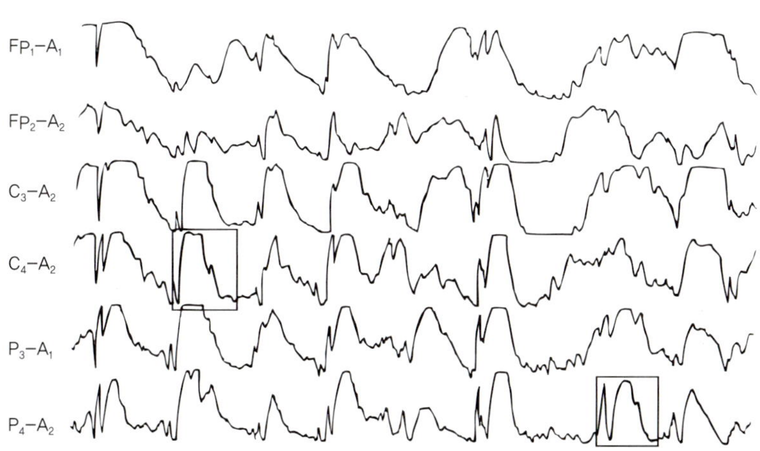

그림 6-5. 레녹스-가스토 증후군(Lennox-Gastaut syndrome)에서 예·서파 복합

(6) 14 & 6 Hz 양성 극파

하향성의 양성 극파가 약 14 & 6 Hz의 빈도로 무리를 이루어 출현하며, 단독으로 출현하기도 하지만 14 Hz 군에 이어 6 Hz 군이 출현하기도 한다. 호발 부위는 후두부와 측두 뒤쪽 부위이며, 뇌전증의 자율신경 발작과 관계가 깊지만, 두통, 뇌 기질병변, 머리외상 후 등에도 나타나는 경우가 많다. 6 Hz의 극·서파 복합 모양은 14 & 6 Hz 양성 극파가 임상적 병적 의의를 가진다(그림 6-6).

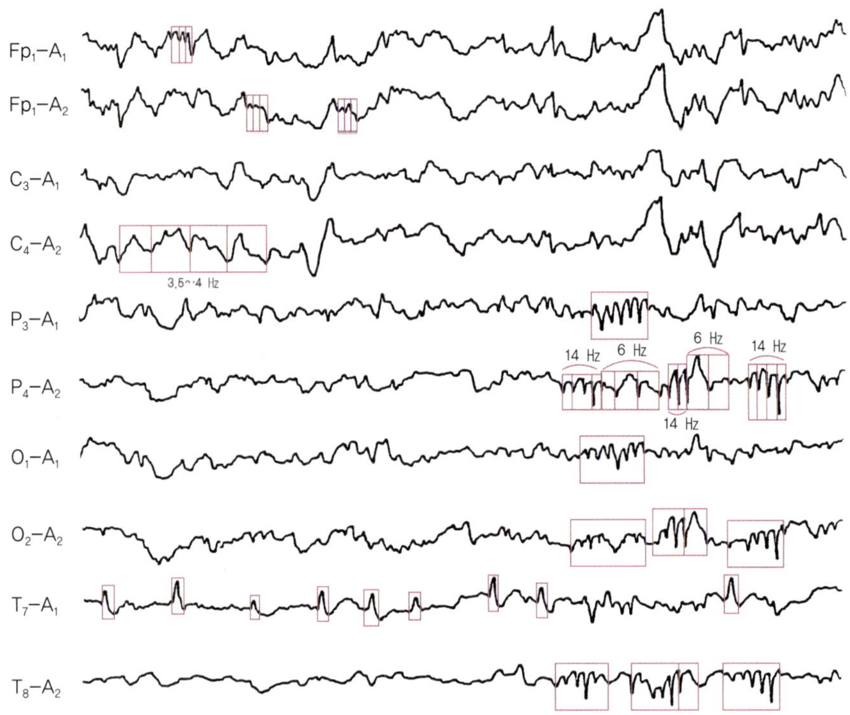

그림 6-6. 14 & 6 Hz 양성 극파

2) 서파계 이상파

느린 돌발파는 배경활동 중에서 확실하게 구별할 수 있는 높은 진폭의 서파가 연속해서 출현하는 것으로 지속시간은 다양하다. 돌발성의 느린 돌발파를 제외한 지속성, 비간헐성 이상파를 중심으로 보면 각성 시 기초율동 및 수면 시 수면 파형의 일부 또는 전체가 이상으로 되는 경우가 있다.

(1) 다형성 델타 활동(polymorphous δ activity, PDA)

병변이 피질부위에 있으면서 강하게 조직을 파괴하고 있을 경우에는 인접 부위에서 0.5~2.5 Hz의 불규칙한 δ파가 도출되며, 눈뜨기 등의 자극에도 반응하지 않는 지속성의 부정파형의 불규칙한 서파가 출현한다(그림 6-7).

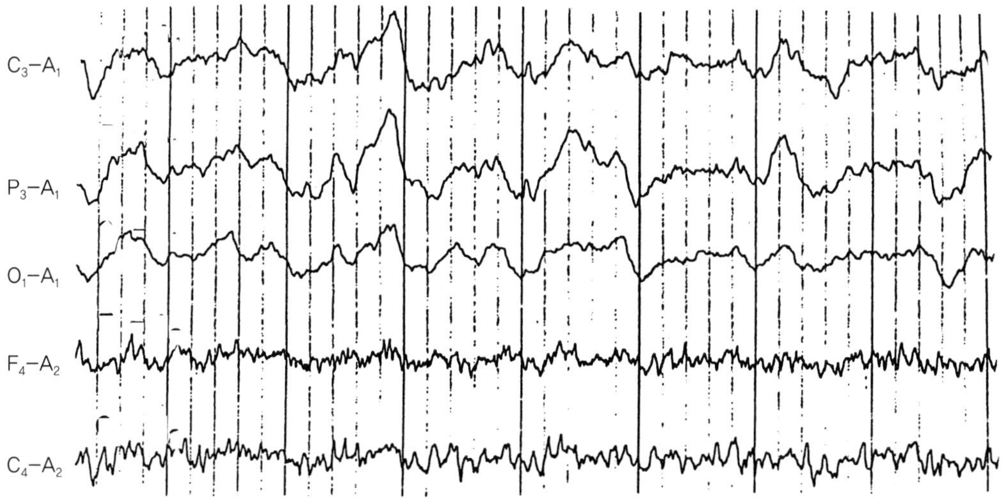

그림 6-7. 다형성 델타 활동(polymorphous δ activity, PDA)

(2) 삼상파(triphasic wave)

삼상파(triphasic wave)는 뇌파 촬영시 흔하게 관찰되는 이상 파형으로 삼상파 형태를 보이고 있는 것을 의미한다. 파형은 3가지의 위상으로 구성되는데, 첫 번째 위상은 음–극성, 두 번째는 양–극성, 세 번째는 음–극성 위상으로 구성된다. 그 특징은 첫 위상(phase)은 뭉툭 하면서 넓은 모양을 하고 있으며, 전두엽 부위에 잘 분포하고, 전–후로 시간 위상지연(phase delay)이 특징적인 것으로 알려져 있다. 양측 동기성으로 전반적 출현을 나타내는 점에서 기질성 뇌질환 시의 δ 파와는 다르다.

삼상파는 다양한 임상환경에서 관찰될 수 있으며 대사뇌병증이나 뇌의 구조적 문제가 있을 때 나타날 수 있다. 대사뇌병증 가운데 간성뇌병(증)(hepatic encephalopathy)에 의한 의식장애 시 삼상파가 많이 보인다(그림 6-8).

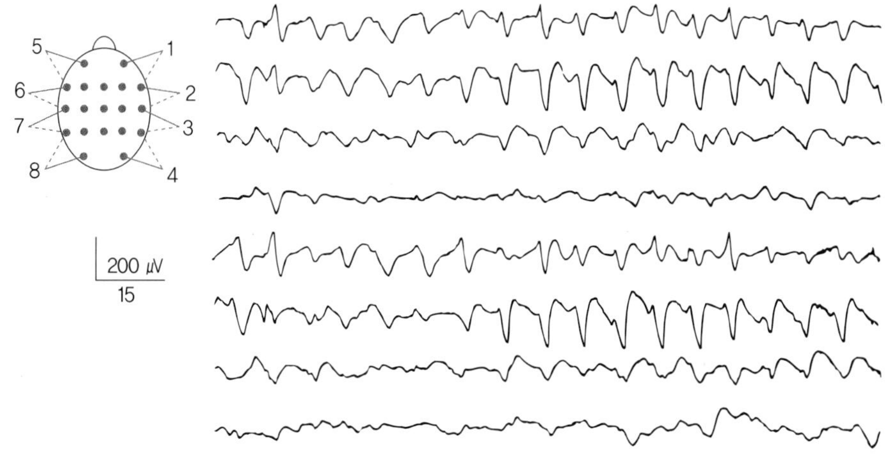

그림 6-8. 삼상파(triphasic wave)

<개정된 뇌파 용어와 임상 고찰, 김홍진 외, 대한신경과학회지 제 40권 제2호, 2022>

2. 뇌전증(Epilepsy)

1) 뇌전증의 어원

Epilepsy의 어원은 그리스어로서 '외부'라는 뜻의 접두어인 'epi-'와 '잡혀 있다'는 뜻의 'lepsy'가 만나 이루어진 단어로 옛날부터 전신성 뇌전증 환자는 온몸을 떨고 눈을 부릅뜨고 헐떡거리면서 그 모습이 누구에게나 무섭게 느껴졌고 그것을 지켜보는 사람들은 분명히 저 뇌전증 환자에게는 귀신들리거나 혹은 바깥의 어떤 이상한 힘이 그 환자를 지배하고 있다는 오해를 하게 되었다. 그러한 생각이 그 현상을 'epilepsy'라는 단어로 표현하게 하였고, 'seizure'라는 뇌전증의 다른 영어 단어도 '잡다', '잡히다'라는 단어의 명사형과 같은 단어를 사용하게 된 것이다. 그러나 오늘날에는 여러 사람의 연구에 힘입어 뇌전증이라는 현상은 뇌에 생기는 여러 가지 병적 상태로 뇌종양, 뇌염, 뇌막염, 뇌경색, 뇌출혈, 외상에 의한 뇌손상 등에 의해 증상으로 나타나는 뇌세포의 비정상적인 흥분성이 해당 뇌 부위의 기능을 자극하여 그 증상이 몸에 나타나는 현상이라는 것이 알려졌고 더 자세한 많은 것들이 알려지고 있다.

알렉산더 대왕, 시저, 나폴레옹, 뉴턴, 도스토옙스키, 노벨, 고흐 등 역사상의 많은 위인들이 뇌전증 환자였으며 이러한 사실 때문에 뇌전증은 특별 재능을 함께 가져다주는 병이 아닐까 생각하기도 했었다. 뇌전증은 치료가 잘 되는 뇌의 병이다. 최근 들어 좋은 효과를 보이는 많은 약물이 개발되어 사용되고 있으며 수술치료도 안전하게 시행될 수 있다.

2) 뇌전증의 원인

뇌전증은 일반적으로 알고 있는 경련성 뇌전증 외에도 다양한 형태로 환청, 환시 등의 환각을 느껴 정신질환과 유사한 형태를 보일 수도 있고 본인은 기억하지 못하지만, 이상한 행동을 해서 사람이 변했다든지 성격 장애가 있다든지 하는 오해를 일으키는 경우, 또 무의미한 행동을 반복하거나 이유 없이 웃는 등의 행동 장애적인 증상을 보일 수도 있다. 이렇게 여러 가지 형태의 뇌전증을 보인다는 것은 뇌세포가 발작적인 전기 현상을 일으킬 수 있는 상태와 뇌 부위라면 언제, 이와 같은 뇌전증을 일으킬 수 있다는 점을 상기할 때 이해될 수 있다.

질병으로는 뇌염, 뇌졸중, 뇌종양, 뇌농양, 뇌외상 등 뇌 조직에 손상을 초래하는 경우에는 그 손상 부위 근처에서 뇌전증파를 유발할 수 있다. 가장 중요한 요점은 뇌전증이라는 현상이뇌세포에서 일어난다는 것이다. 신경세포는 전기적으로 회로를 이루고 활동 전압을 서로 전달하고 시냅스를 이루는 세포로 뇌의 전기적 활동에서 중심 역할을 하고 있으며, 이에 비하여 아교세포는 뇌 구조물 형성, 면역 반응, 염증 반응 등 신경세포에 대해 보조적인 역할을 수행한다. 이 중에서 뇌전증 발작파는 신경세포, 즉 뉴런에서 발생한다.

3) 용어의 정의

(1) 발작(Seizure)

대뇌의 비정상적인 신경세포에서 통제 불능의 과량의 발작성 흥분전류가 발생하고 이로 인해 신체발작, 이상감각, 지각이상, 환각 및 의식 변화 등 다양한 증상이 발현되어 정상적인 뇌의기능과 행동에 장애를 초래하며 전체 인구의 7~10%가 사는 동안 뇌전증 발작을 경험한다.

(2) 경련발작(Convulsion seizure)

강직성(tonic) 및 근대성(clonic) 운동을 포함하여 불수의적인 운동현상으로 뇌전증 발작이 일어나는 경우이다.

(3) 뇌전증(Epilepsy)

뇌전증 환자의 수는 전체 인구의 0.5~1%로 원인을 모르는 경우도 많이 있으나 유전적 요소, 발달장애(developmental disorder), 출산 시 손상, 감염, 외상, 뇌경색 및 뇌종양 등이 원인으로서 작용하며 어떠한 형태이든지 발작이 반복적으로 발생하는 경우를 일컫는다.

(4) 조짐(전조, Aura)

겉으로 드러나는 현저한 증상이 나타나기 전에 환자에게 생기는 증상으로 무서운 느낌이 들거나, 처음 오는 장소인데 친근한 느낌이 든다든지 상복부가 불편한 느낌이 생기는 등 다양한 형태를 보인다. 발작이 뇌의 다른 부위로 퍼지면서 의식소실을 동반하기 전이므로 환자들이 자신의 전조를 기억하고 보고하는 경우가 많다. 이들 전조는 발작이 뇌의 한 부위에서 시작될 때 느끼는 주관적인 증상으로 전조를 정확하게 파악하여 분석함으로써 발작이 시작되는 뇌의 부위를 추정할 수 있습니다.

(5) 뇌전증 중첩증(Status epilepticus)

뇌전증 발작이 연속적으로 반복하여 나타나고 발작 사이에 정상적인 뇌 기능의 회복이 없는 경우이다.

(6) 발작 후 현상(Postictal phenomena)

발작 후 뒤따르는 상당 기간 동안 뇌기능 저하상태로 나타나는 증상들로, 혼돈상태, 수면, 두통, 운동성 마비 등이 나타난다.

(7) 특발성(Idiopathic) 또는 일차성(Primary) 뇌전증

뇌의 기질적 병변이 발견되지 않는 뇌전증

(8) 뇌전증 증후군

발작형태와 경과, 원인, 초발연령, 신경-정신의학적 소견, 뇌파 및 영상진단 소견의 발작의 징후나 증상 등의 비슷한 특징을 지어 출현하는 경우이다.

4) 뇌전증의 진단

모든 질환의 치료에서와 마찬가지로 뇌전증에서도 치료에 앞서 정확한 진단이 가장 중요하다. 뇌전증 발작과 유사한 비뇌전증성 발작이 상당히 많다는 점에 유의하여야 한다. 예컨대 실신, 과호흡 증후군, 가성 발작을 뇌전증으로 오진하여 평생 치료받는 불행한 환자도 상당수 있으며 미국 등 선진국에서도 뇌전증으로 치료받고 있는 환자의 5~10%가 비뇌전증성 발작환자라고 한다. 그러므로 뇌전증 발작이 의심되는 환자의 진찰 시에는 다음과 같은 사항들이 중점적으로 조사되어야 한다.

첫째, 문제가 되는 발작이 뇌전증성 발작인지 혹은 비뇌전증성 발작인지를 구별해야 하며, 둘째, 뇌전증성 발작이라면 어떤 유형의 발작인지를 알아야 하며, 셋째, 뇌전증 발생이 뇌의 어느 부위에서 발생하였는지를 파악해야 하며, 넷째, 특수한 뇌전증 증후군으로 분류될 수 있는지 검토하여야 한다. 이러한 점들을 염두에 두면서 병력, 이학적 검사, 신경학적 검사, 뇌파검사, 신경영상검사 및 기타 검사실 검사를 통하여 진단을 수립하여야 한다.

(1) 이학적 검사 및 신경학적 검사

① 이학적 검사

뇌전증과 관련된 선천적인 질환 중 유아기 및 초기 소아기의 축적성 질환은 병적 대사물질의 과다 축적으로 인하여 간과 비장의 거대증과 안저 소견 이상 등을 이학적 검사로 발견할 수 있고 소아기 및 청년기의 신경섬유종증(neurofibromatosis), 결절경화증(tuberous sclerosis) 등도 이학적 검사에 의하여 진단에 큰 도움을 주며 이외에도 대사성, 독성, 염증성으로 인한 뇌전증의 원인을 이학적 검사로써 어느 정도 짐작할 수 있다.

② 신경학적 검사

신경학적인 검사로 중추신경계 장애에 의한 신경학적 이상소견을 진찰하고 손상된 뇌신경계 부위를 진단함으로써 관련된 뇌전증의 발생 부위를 추정할 수 있다.

(2) 검사실 소견

① 일반 검사실

전 혈구계산(complete blood count), 혈당, 전해질검사, 간기능 검사, 콩팥기능검사 등과 뇌감염에 의한 뇌전증이 의심될 때는 뇌척수액 검사를 하여야 하며, 발작이 뇌전증성인지 혹은 비뇌전증성인지를 구별하는 데는 혈청 프로락틴 검사가 유용하다.

② 뇌파검사

발작을 하는 환자가 외래에 오면 처음 받는 검사가 뇌파검사이다. 뇌파는 뇌신경세포의 전기적인 활동을 그래프로 가시화하여 기록하는 것으로 뇌신경의 비정상적인 방전(abnormal electrical discharges)이 원인인 뇌전증성 발작(epileptic seizures)을 진단하는 데 필수적이다. 하지만 부정확한 뇌파 판독은 비뇌전증성 발작을 뇌전증으로 오진하게 할 수도 있다. 특히 뇌파기록 시 발생하는 인공산물 등이 이상 뇌파로 잘못 판독되기 쉽다. 환자의 뇌파에서 뇌전증성 뇌파(epileptiform discharges)가 기록되면 뇌전증의 가능성이 높지만, 뇌전증 환자의 약 30~50%에서는 정상 뇌파를 보일 수 있다는 점도 기억해야 한다.

뇌파검사는 뇌기능 상태를 측정하는 비교적 경제적이며 용이한 검사로써 뇌전증의 진단에는 뇌전증파의 유무를 검사함으로써 뇌전증 발작을 확인할 수 있는 매우 중요한 검사이다. 뇌전증 환자에서 뇌파검사는 뇌전증 발작 유무의 추정, 뇌전증 발작 유형의 진단, 뇌전증 발생 부위의 진단, 치료 효과의 판단 등에 유용하다. 특히 24시간 비디오-뇌파 집중감시 검사는 발작이 뇌전증성인지 비뇌전증성인지를 감별할 수 있는 확실한 방법이며 뇌전증 유형과 뇌전증 발생 부위를 확진할 수 있는 중요한 검사이다.

③ 신경 영상검사(neuroimaging study)

최근 신경영상기법의 발전으로 뇌전증의 개념 정립이 크게 바뀌었다. 50년 전에는 약물 난치성인 내관자엽 뇌전증의 가장 흔한 원인인 해마경화(증)(hippocampal sclerosis)은 수술 후 병리 검사에 의하여 진단이 가능하였지만, 지금은 뇌 MRI 검사의 발전으로 수술 전에 진단할수 있다. MRI는 다양한 촬영기법으로 뇌의 구조, 생화학적 및 기능적인 상태를 검사할 수 있다. 뇌전증 환자의 병변 종류에 따라서 알맞은 MRI 촬영기법을 선택적으로 사용할 수 있다.

뇌단층촬영(brain computered tomography, CT)과 뇌자기공명영상(brain magnetic resonance image, MRI)은 뇌전증의 원인으로 생각되는 뇌실질 병소를 발견하는 데 많이 이용되는 검사이며 단광자방출컴퓨터단층촬영술(single photon emission computed tomography SPECT) 및 PET(photon emission tomography) 등 뇌기능 영상법도 뇌전증의 발생 부위를 찾는 데 이용된다.

④ 24시간 비디오 - 뇌파 집중감시(24 hour video-EEG monitoring)

수술 전 평가 중 가장 중요한 검사로 발작의 종류와 뇌전증 증후군을 정확히 진단하고 뇌전증 초점의 위치를 국소화하기 위한 검사이다. 검사실에 입원한 환자의 뇌파와 행동을 수일 동안 하루 24시간 내내 감시하고 기록하는 검사이다. 환자가 적절한 수의 발작을 할 때까지 수일간 검사가 계속된다. 발작을 유발하기 위하여 복용하던 항뇌전증약을 줄이거나 중단하며, 밤을 새게 하고 힘들게 운동을 시킨다. 발작 중 뇌파는 가장 정확하게 뇌전증이 발생하는 부위를 시사하는 소견이지만 발작 중 환자의 움직임으로 인하여 뇌파에 잡음이 많이 섞여서 기록되므로 이를 구별하고 분석하는 데 많은 시간과 노력이 필요하다. 발작 중 뇌파에서 뇌전증의 초점이 잘 국소화되지 않을 때에는 발작 중 뇌혈류의 변화를 영상으로 나타내는 발작 중 스펙트(SPECT) 검사를 시행하는데, 이때 발작이 시작하자마자 가능한 빨리 발작이 끝나기 전에 방사성 동위원소를 정맥으로 주입하여야 한다. 심인성 발작(psychogenic seizure)이 의심될 때에는 과호흡과 생리식염수를 주사하면서 발작을 유도하여 이때 뇌파의 변화를 보고 최종 진단을 내리게 된다.

⑤ 와다검사(wada test)

와다검사는 언어중추가 좌·우 뇌반구 중 어디에 있는지를 알아보고, 양쪽 뇌반구의 기억력을 비교하는 검사이다. 좌·우 속목동맥(internal carotid artery)에 주사용 수면제의 일종인 amobarbital을 주사하여 한쪽 뇌반구를 마비시킨 후, 나머지 한쪽 뇌반구의 언어기능과 기억력을 평가하는 검사이다.

⑥ 신경심리검사(neuropsychological tests)

난치성 뇌전증의 수술 전 평가 중 하나로 환자의 뇌기능을 신경 심리 검사자가 여러 가지 도구를 이용하여 평가하는 검사이다. 환자의 지능지수, 기억력, 집중력, 계산력, 행동능력, 심리상태 등을 평가하여 수술 전에 어떤 뇌기능이 떨어져 있는지 그리고 불안증, 우울증 등 심리적인 문제가 있는지를 알 수 있다.

⑦ 수술 중 피질 뇌파검사(intraoperative electrocorticography, ECoG)

뇌전증 수술 중에 신경과 뇌전증 전문의의 도움을 받아서 대뇌피질에 전극을 올려놓고 뇌파를 기록하는 방법이다. ECoG는 뇌전증 초점을 찾고, 뇌전증 발생과 관련이 없는 뇌 조직은 최소한 절제하며, 절제해야 할 부위를 정확히 찾기 위해서 시행한다. ECoG를 시행할 때 마취과 의사의 도움으로 마취약의 농도를 낮추어 정상적인 피질 뇌파 리듬이 회복된 후 기록해야 한다.

⑧ 전기적 피질 자극 검사(electrical cortical stimulation)

뇌자극 검사(brain stimulation)라고도 부르는데 두개강 내에 경질막 밑 전극을 삽입 후 비디오-뇌파검사실에서 또는 수술장 내에서 시행한다. 뇌전증 초점 및 주변 부위의 뇌기능(언어, 운동, 감각, 계산, 시각 및 청각 기능 등)을 정확히 평가하기 위해 시행한다.

5) 뇌전증의 분류

뇌전증은 뇌전증 증세를 일으키는 질환에 의해서가 아니라 뇌전증 증세 자체의 특성에 근거하여 분류한다. 이와 같이 뇌파검사를 이용하여 여러 뇌전증 증세의 발생 부위 또는 발병 원리를 비교적 더 정확하게 이해할 수 있게 되었기 때문이다. 경련 발작은 대뇌반구의 어느 한 부위에서 국소적으로 초점되는 국소형 발작과 중추신경계에 내재된 어떤 중심 부위에서 초점되어 동시에 대뇌반구로 퍼져 나타나는 전신성 발작 등으로 크게 구분된다(그림 6-9, 10, 11).

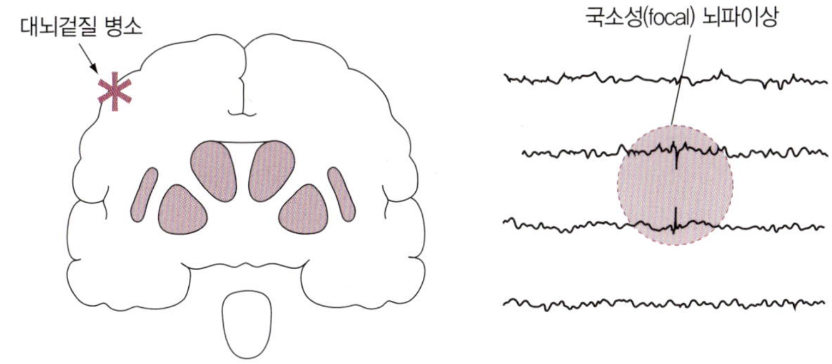

그림 6-9. 대뇌겉질에 국한된 병변 부위 및 국소성 이상뇌파

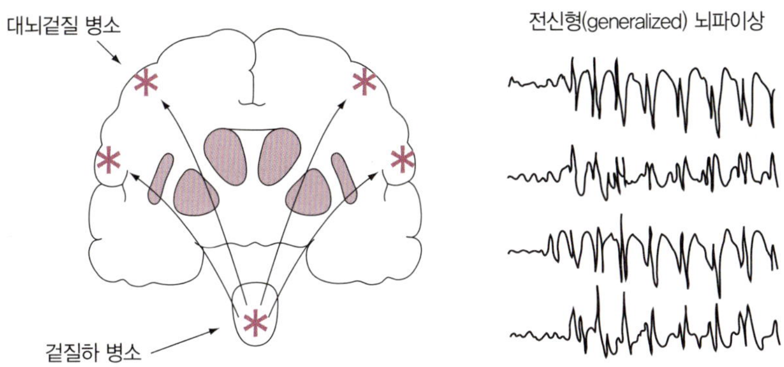

그림 6-10. 신경계 중심 부위에 발병 부위가 있을 것으로 추정되는 전신형 발작 부위 및 이상뇌파

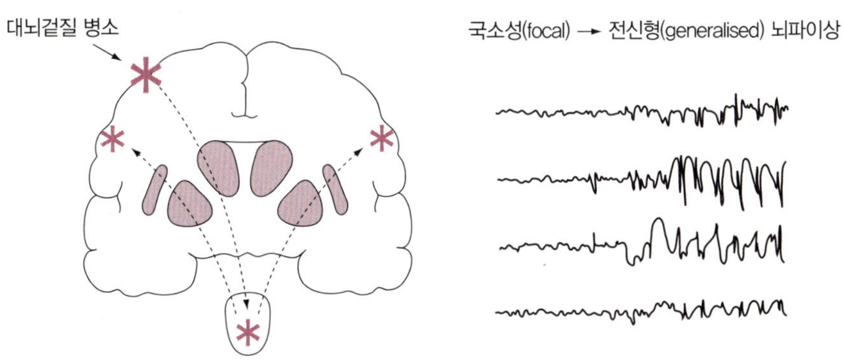

그림 6-11. 국소 병소에서 시작되어 대뇌전체로 발전하는 발작 부위 및 이상

(1) 부분 발작(Partial seizure)

① 단순 운동성 발작(simple motility seizure)

단순 운동성 발작은 주로 전두엽의 운동피질에서 유래되어 반대측 얼굴, 몸통 또는 팔, 다리 등에 경련성 움직임으로 나타난다.

② 단순 감각성 발작(simple sensory seizure)

가장 흔한 단순 감각성 발작 형태는 감각 피질의 반대쪽 얼굴 또는 다리에 감각 이상(paresthesia) 또는 저리는 감각(tingling sensation) 등을 느끼는 경우이다.

③ 복합부분발작(complex partial seizure)

복합 국소형 발작은 관자엽에서 주로 초점되므로 여러 특징적인 조짐을 나타낼 뿐 아니라 발작 당시 어느 정도 의식장애도 동반한다. 이에 근거하여 복합 국소형 발작 형태를 '정신운동성 발작(뇌전증)' 또는 '측두엽 발작(뇌전증)'이라고도 부른다. 왜냐하면 그들은 항상 관자엽의 안쪽과 중앙이나 이마엽의 인접한 부분의 초점에서 일어나기 때문이다.

환자는 기억이 없거나 발작하는 동안에 일어난 사건을 불완선하게 기억한다. 기억한다 할지라도 나쁜 냄새의 인식과 같은 발작 시작 시점에서의 간단한 증상이다.

④ 근간대성으로 발전하는 부분 발작(partial seizure evolving to myoclonic)

발작 방출(seizure discharge)은 초점 부위에서 시작되어 그 주변 부위로 퍼지는 경향을 가지고 있다.

(2) 전신 발작(대발작, Generalized seizure)

대뇌양쪽에서 동시에 대칭적으로 관찰되는 뇌파형태를 일컫는다. 어떤 파형이 대뇌 양쪽에서 80% 이상 유지하고, 경미한 비대칭이나 시간차가 있더라도 전신(전반, Generalized)으로 간주한다.

전신형 발작은 국소형 발작에서와는 달리 피질하(subcortical)조직 중심 부위에서 초점이 처음 생기고 거의 동시에 좌우 대뇌반구로 퍼지는 대칭적 운동성 변화를 보인다. 따라서 많은 경우 의식소실이 수반되며 그대로 머무르고 운동발작 증세가 양측성(bilateral)으로 나타난다(그림 6-12, 13, 14).

① 소발작(실신발작, absence seizure, petit mal seizure)

주로 유년기에 시작되며 드물게는 성년기까지 지속한다. 약 40% 정도에서 가족력을 갖고 있다. '멍한 상태'를 보이는 특징적 발작 증세는 약 5~15초 정도 지속되며 많은 경우 하루에도 수십 회씩 나타난다. 경련 시 뇌파에서 특징적인 3 Hz 극 · 서파 형태를 보이며 과호흡에 의해 임상적인 경련

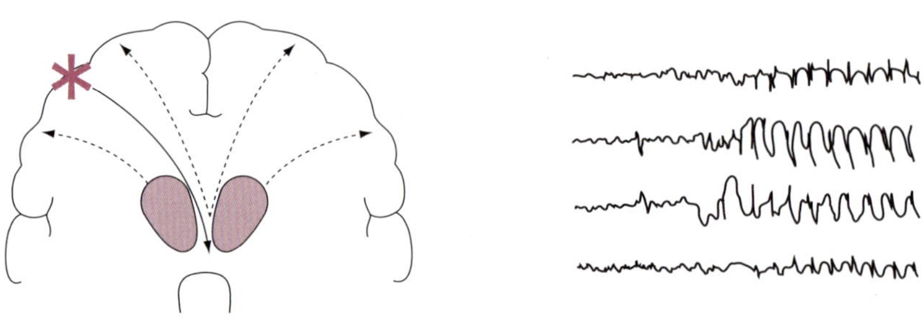

그림 6-12. 국소 대뇌겉질에서 시작된 발작방사가 전신성 경련으로 발전되는 과정

이 촉발되거나 이상 뇌파가 유발될 수 있다. 소발작에 비해 복합 국소형 발작에서는 발작기간이 30초 이상으로 비교적 길며 두통, 기면, 혼미 및 자동행동 등을 보이는 임상 특성을 나타낸다(그림 6-15).

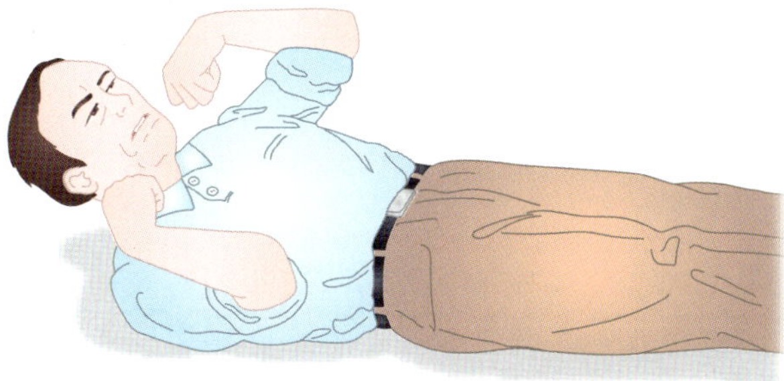

그림 6-13. 강직성 발작시기(tonic phase)

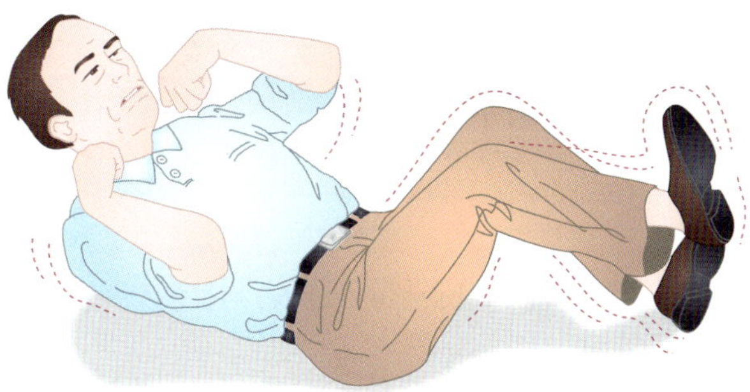

그림 6-14. 강직간대 경련 발작(tonic-myoclonic seizure)

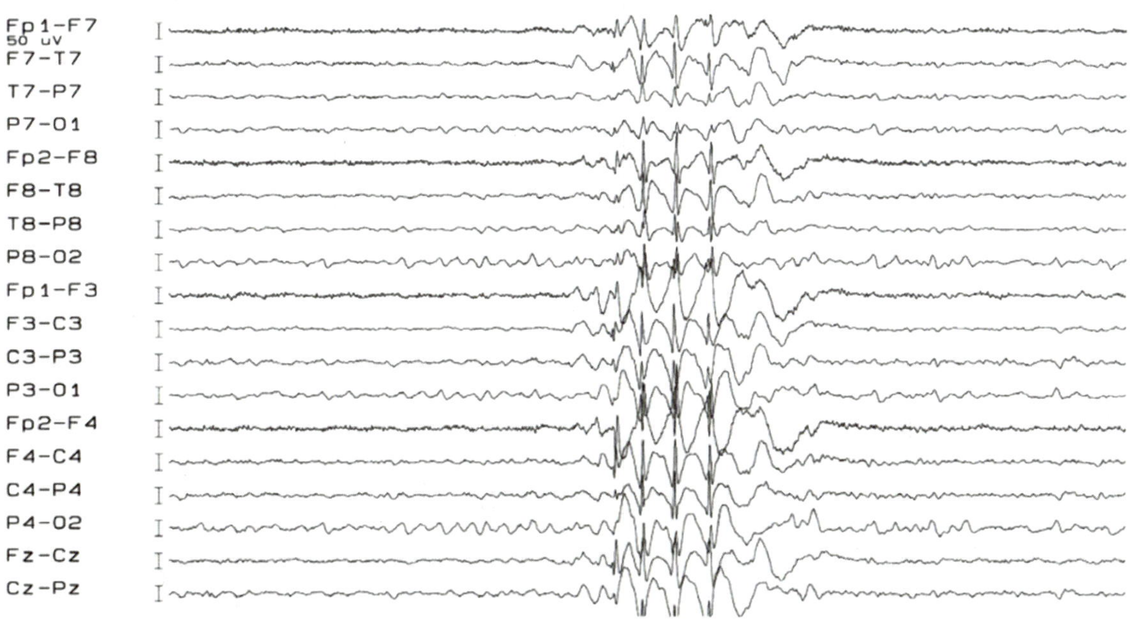

그림 6-15. 소발작(absence seizure: 3 Hz spike and slow wave complex)

② 소발작 뇌전증 지속상태(absence seizure status)

소발작(absence seizure)이 연속적으로 발생하는 형태로 임상적으로는 혼미(confusion)상태를 나타내면서 뇌파(EEG)에서는 계속되는 'spike & wave' 형태가 동시성으로 관찰된다(그림 6-16).

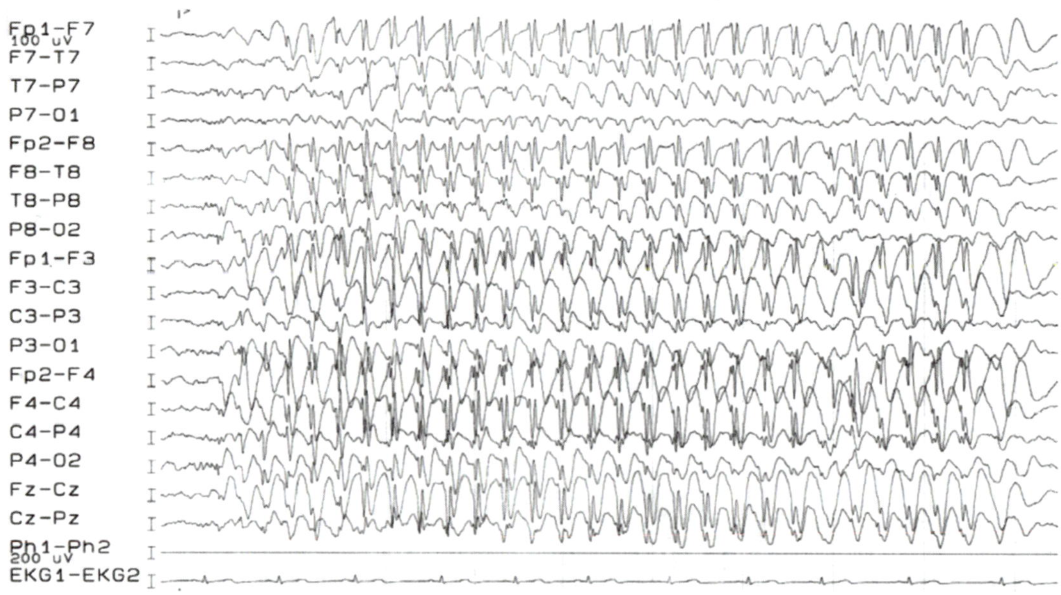

그림 6-16. 소발작(absence seizure) 뇌전증 지속상태

③ 간대성근(육)경련 발작(myoclonic seizure)

갑작스러우며 짧은 기간 동안 지속되는 전신성의 근 · 간대성 수축(muscle contraction)을 특징이다. 주로 오전에 빈발하여 가끔 강직간대발작(tonic–clonic seizures)을 동반할 수 있다(그림 6–14).

④ 강직발작(tonic seizure)

갑작스러우며 지속적인 근수축이 의식소실과 함께 나타난다. 이런 강직성 발작(tonic episodes)은 소아에서 강직간대발작(tonic–clonic seizure)만큼 자주 일어난다.

⑤ 간대발작(clonic seizure)

이것은 주기적 근육 간헐적 움직임이며 수분 또는 그보다 더 오랫동안 지속되며 의식소실과 관련이 있다. 이러한 발작은 보통 소아의 열성 발작으로 일어난다.

⑥ 전신성 강직간대발작(generalized tonic-clonic seizures, grand mal seizures)

어른에게서 흔한 형이다. 전술한 국소형 발작(partial seizure)의 강직간대발작으로 진행되는 형태의 2차 전신발작에서와는 달리, 원발(일차)성 전신발작(primary generalized seizure)은 문자 그대로 뇌의 중심부 위에서 시작된 경련이 대뇌반구로 동시성으로 퍼지는 발작 형태를 취한다. 증상은 두 시기로 나뉘는데, 첫번째는 강직성 시기(tonic phase)로 환자는 의식을 잃고 쓰러지며 전신이 뻣뻣해진다. 곧 이어서 간대성 시기(clonic phase)가 뒤따라 오는데 팔과 다리를 씰룩씰룩거리면서 경축을 한다. 특히 강직성 발작시기(tonic phase) 시작 때에는 '억' 소리(epieptic cry)를 낼 수 있으며, 이는 호흡근들이 갑자기 수축됨에 따라 성대(vocal card)가 부분적으로 폐쇄되어 나타나는 현상으로 전구증상(aura)과는 다르다.

발작이 진행되는 동안의 뇌파는 근 움직임에 의한 인공산물이 생겨 실제 뇌파 이상을 간혹 구분하기 매우 힘드나 자세히 분석하면 10 & 14 Hz의 극파가 관찰된다.

⑦ 무긴장발작(atonic seizure)

임상적으로 근의 힘이 없어지면서 갑자기 푹 쓰러지는 경련 형태로 많은 경우 잠시 정신을 잃게 된다. 이런 경우 뇌파는 다극파 또는 전위차가 낮은 서파 형태를 나타낸다.

(3) 소아경련

① 웨스트 증후군(west syndrome): 영아연축(infantile spasm)

발작의 임상 양상이 매우 특징적이다. 영아연축은 주로 팔다리 근육이 짧고 급작스런 수축을 일으킨다. 이 수축은 수초 동안 지속되고 몇 분 동안 불규칙하게 재발하기도 한다. 발병연령은 주로 출생 후 1~3개월의 영아 초기로 임상증세는 목, 몸통 및 다리 등이 동시성으로 굴곡되어 쇼크를 받는 듯한 현상이 반복적으로 나타난다. 즉, 수초 동안 양손을 앞으로 뻗치고 고개를 앞으로 숙이면서 눈은 위로 치켜뜨는 증상이다.

영아연축을 일으키는 원인에는 여러 가지가 있으며 크게 두 가지 영역으로 구분한다. 첫째는 발병 직전까지 정상적인 성장을 보이는 원인불명의 영역이고, 둘째는 발병에 관계되는 질환이나 병변이 있는 경우로 분만 당시의 뇌손상, 선천성 이상 등이 주된 원인이다(그림 6-17).

② 레녹스-가스타우트 증후군(Lennox-Gastaut syndrome, LGS)

1~10세 사이에 발증하며, 발작의 특징은 강직성 발작(tonic seizure)을 중심으로 하여 비정형 소발작(atypical absence), 강직간대 경련 발작, 무긴장 발작을 동반한다.

6) 뇌전증 발작과 비뇌전증 발작과의 감별진단

갑작스런 의식소실이나 행동이상 등 발작적인 신경계 증상을 보이는 질환과 뇌전증을 감별 진단하는 것은 매우 중요하다. 실제로 뇌전증 발작이 아닌 환자를 뇌전증으로 오진하여 환자나 환자 가족에게 심각한 심리적 부담을 주고 장기간 불필요한 약물치료를 하는 경우가 종종 있다. 또한 뇌전증을 다른 질환으로 오진하여 조기 치료의 시기를 놓치고 난치성 뇌전증으로 이행하는 경우도 있다.

감별을 요하는 비뇌전증성 발작으로는 가성 발작, 실신, 일과성 뇌 허혈 발작, 일과성 전 기억상실증, 밤공포증, 몽유병, 기면증, 편두통, 발작적 무도성 무정위운동 등이 있다.

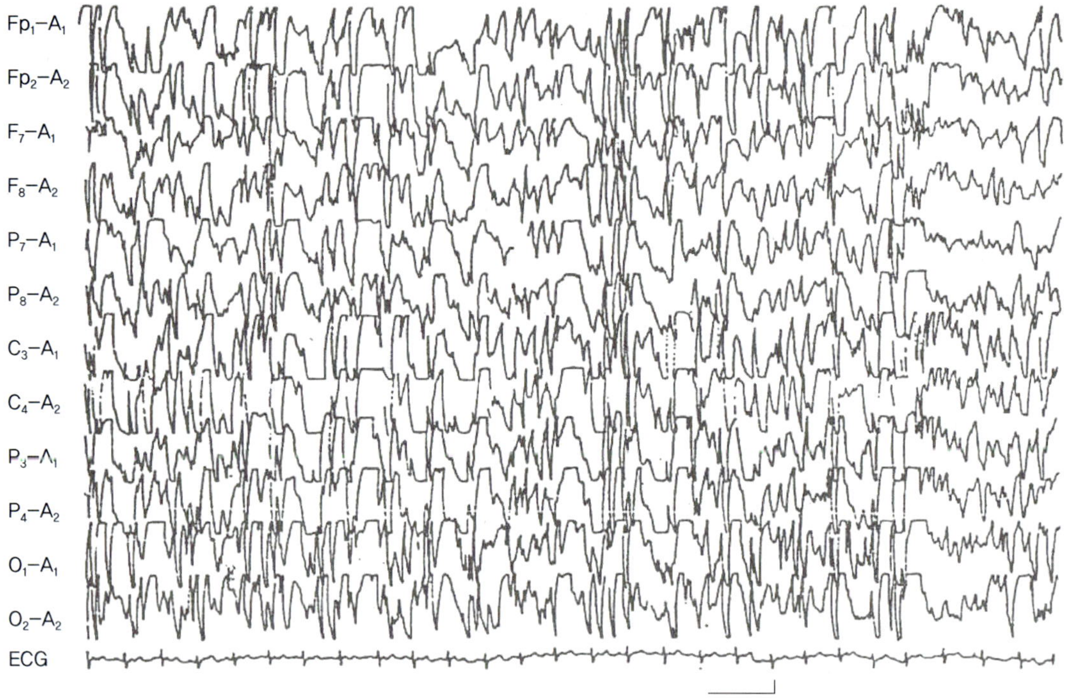

그림 6-17. 전형적인 점두경련의 뇌파(고진폭부정뇌파, hypsarrhythmia): 영아 연축, 각성뇌파

(1) 실신(Syncope)

전반적인 뇌혈관 순환의 일시적인 감소로 인한 의식소실을 말하며 부정맥, 심근경색을 비롯한 각종 심장질환, 자세성 저혈압, 배뇨 실신, 경동맥동 실신 등 다양한 원인이 있으나 혈관미주신경성 실신이 가장 흔한 원인이다.

심리적인 충격을 받거나, 심신이 피로한 상태에서 장시간 서 있거나, 앉아서 갑자기 일어설 때 눈앞이 캄캄해지거나 현기증과 전신적인 무력감을 느끼면서 쓰러지기 때문에 바닥에 넘어지는 순간에 신체를 보호하기 위한 방어 자세를 취할 수 있어 신체적인 외상을 입지 않는 경우가 많고 의식소실은 수십 초 이내의 짧은 시간 동안이며, 쓰러져 있을 당시의 이학적 소견은 안면이 창백하고 혈압은 떨어지나 맥박은 약한 느린맥이며 식은땀이 나고, 몸이 축 처지게 된다.

의식을 회복한 뒤에 심한 두통이나 전신적인 통증은 없다. 이러한 소견들을 주의 깊게 관찰하면 실신과 뇌전증 발작은 쉽게 감별이 가능하다.

(2) 가성 발작(심인성 발작)

뇌의 이상에 의한 진정한 뇌전증 발작이 아니라 히스테리를 비롯한 정서적인 원인에 의한 발작으로 다양한 발작 유형을 보일 수 있으나 주로 전신성 강직간대 발작 양상을 취한다. 발작으로 쓰러질 때 신체의 외상이 없는 점, 발작 동안 의식 소실이 없는 점, 발작 중 청색증이나 혀의 상처가 없는 점,

발작 후 두통, 근육통, 수면 등의 증상 없이 급속히 정상화되는 점 등 유심히 관찰하면 쉽게 진단이 될 수 있다. 그러나 진단이 애매한 경우도 있는데, 이때는 뇌파 감시기로 발작 양상과 동시에 뇌파를 관찰함으로써 확진할 수 있다.

(3) 일과성 허혈발작

뇌의 국소 부위의 혈류가 일시적으로 감소되어 일시적인 언어장애, 시야장애, 편마비, 감각이상 등이 올 수 있으며 뇌줄기 부위의 혈액순환이 일시적으로 저하될 경우에는 의식장애가 동반될 수 있다. 이러한 일과성 허혈발작은 심장질환이나 뇌동맥경화증이 증상을 보이지 않음으로써 발작적인 뇌 신경계 증상이 있으나 뇌전증성 발작과는 구별이 비교적 쉽다.

7) 뇌전증의 수술치료

뇌전증의 수술치료는 합리적이며 적절한 약물치료로 뇌전증 발작의 호전이 없는 난치성 뇌전증 환자에게만 시행한다.

뇌전증의 수술치료는 뇌전증 발작을 일으키는 병소 부위를 부작용 없이 제거함을 목적으로 한다. 뇌전증 발생 병소를 찾을 수 없거나 여러 부위에서 발견된다면 수술은 어렵다. 또한 뇌전증 발생 병소가 한 부위에서 잘 발견되었더라도 그 부위를 제거함으로써 생기게 될 부작용이 뇌전증 발작보다 더 클 것이라고 예측되면 제거할 수 없다. 소아 뇌전증 중 어떤 유형에서는 하루에도 수 회 이상 눈 깜짝할 사이에 넘어져서 머리, 얼굴 등 신체 부위를 다치므로 보호자가 잠시도 환자와 떨어질 수 없는 경우도 있는데, 이런 유형에서는 양쪽 대뇌반구를 서로 연결해 주는 뇌들보를 부분 절개함으로써 큰 부작용 없이 뇌전증 발작을 완화시켜서 환자의 삶의 질을 높일 수 있다.

3. 혼수와 뇌사(Coma and cerebral death)

1) 혼수에 따른 뇌파 유형(EEG pattern in coma)

과거에는 높은 진폭 δ파와 서파 활동이 혼수와 관련된 EEG 유형으로 간주되었고 서파화 정도가 심할수록 혼수상태가 심한 것으로 판단하였다. 최근에는 혼수에 따라 EEG 유형이 다양한 것으로 확인되었다.

(1) 머리 손상에 따른 혼수

갑작스런 머리 손상 직후 환자는 의식을 잃게 되며, 뇌파는 광범성의 파가 나타나게 된다.

머리 안 혈종이나 뇌혈관 이상 등의 국소화 병변이 진행될 경우 광범성의 서파화는 물론 국소성 변화가 두드러지게 되는 것이 특징이다.

(2) 대사성으로 인한 뇌 질환에 따른 혼수

- 간성 혼수(hepatic coma)
- 요독성 혼수(uremic coma)

(3) 독성 뇌 질환(toxic encephaopathy)에 따른 혼수

마약의 독성 약리 작용에 따른 혼수

(4) 염증 및 감염성 질환

EEG 소견이 항상 일정한 것은 아니지만, 불규칙한 배경파에 가끔 국소성의 비정상인 극파가 출현

2) 뇌사 판정을 위한 뇌파검사

평탄뇌파는 clectrocerebral silence (ECS), 즉 전극저항이 10 KΩ 이하이고 전극 간 거리가 10 cm 이상에서 전위가 2 μV 이하일 때를 ECS라 한다. 뇌파검사에서 뇌사 판정 조건은 평탄뇌파가 30분 이상 지속되어야 한다. 뇌파 판정을 위한 뇌파를 기록할 때 주의할 사항은 다음과 같다(그림 6-18).

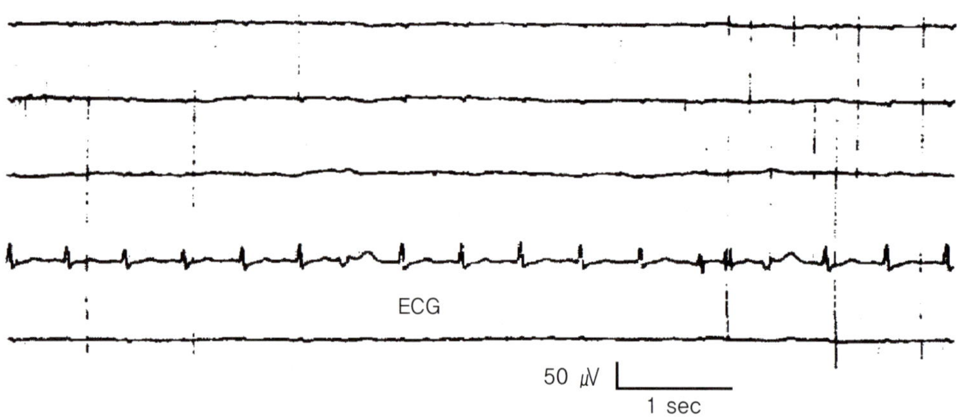

그림 6-18. 뇌사환자의 뇌파

(1) 전극의 부착

뇌 전체 영역에서의 뇌 전위 여부를 확인하기 위하여 10–20 국제표준법에 따른 전극부착을 기본으로 기록한다. 아날로그 뇌파계의 경우 쌍극유도와 단극유도 모두를 기록한다.

(2) 전극 저항은 0.1 KΩ 이상 10 KΩ 이하

전극 저항이 너무 높으면 뇌의 신호를 감소시키게 되고, 한편 낮게 되면 전위가 현저히 감소된다. 즉, 전기적 거짓 뇌침묵(false ECS) 기록의 위험이 없게 된다.

(3) 모든 기록부의 상태를 완전히 점검

인공산물 전위가 출현하는 것을 확인하고 제거하기 위해서는 각 전극을 연필이나 면봉 등으로 조심스럽게 접촉시켜 봄으로써 알 수 있다. 특히 증폭기와 기록부의 교정검사(calibration test)는 꼭 해야 된다.

(4) 전극 간의 거리는 10 cm 이상

10–20 법에 따른 일반 뇌파검사 시의 전극 간 거리는 5~6 cm이다. 그러나 전극 간 거리가 좁은 경우 간혹 뒤통수부 쪽에서 거짓 ECS (pseudo–ECS) 기록이 되므로 전극 간 거리는 10 cm 이상이 좋다.

(5) 감도는 7 μV/mm에서 2 μV/mm로 증가

뇌사 판독 시 감도는 가장 중요한 인자가 된다. 7 μV/mm 표준감도 조건에서 2 μV/mm로 감도를 변경하여 기록할 때 1 mm 진폭 이상의 파형이 관찰되지 않는다. 뇌사가 의심되는 환자의 기록에서는 주로 배거리 몽타주(double–distance montage)를 주로 이용한다.

(6) 기타

- 24시간 내 반복 기록을 함
- 한 번 기록 시 최소 30분의 기록시간을 요함
- 반응성 검사(통증유발, 광자극, 평각자극)로 실시
- 다양한 생리학적 monitoring 장치를 활용

신경기능검사학 실습보고서

학교명: 학번: 이름:

Section

07 수면다원 검사(Polysomnography, PSG)

학습목표

1. 수면다원검사의 임상적 의의를 설명할 수 있다(A).
2. 수면다원검사의 센서 종류 및 역할을 설명할 수 있다(A).
3. 수면다원검사의 파형을 설명할 수 있다(A).
4. 수면다원검사의 대상 질환을 설명할 수 있다(A).
5. 수면무호흡증의 종류와 특징을 설명할 수 있다(A).

1. 수면다원 검사(Polysomnography, PSG)의 임상적 의의

수면다원검사(polysomnography, PSG)는 수면의 단계와 각성 빈도를 측정하여 수면의 질을 평가하고 수면 중에 일어나는 호흡운동, 수면 중 호흡기류, 산소포화도(Oxygen saturation), 뇌파(EEG), 근전도(EMG), 눈전위도(EOG), 심전도(EKG), 코골이(Snoring), 체위(Body position) 등 여러 가지 생체신호를 기록하여 수면 중 신체 전반의 문제를 전기생리학적으로 기록/분석하는 의학적 검사라고 정의할 수 있다(그림 7-1). 일반적인 뇌파검사와는 다르게 장시간의 수면 뇌파기록, 여러 가지 수면 장애 기록 및 세밀한 수면 단계의 판정 등이 필요할 때는 수면 중의 연속적인 생리적 변화를 기록하기 위하여 뇌파, 안구운동, 근육의 긴장도(근전도) 등을 동시에 기록하지 않으면 안 된다(표 7-1).

수면다원검사의 대상 환자들은 불면증을 호소하는 경우와 코골이와 수면 중 무호흡으로 인해 수면 중에 자주 깨기 때문에 낮의 근무 시간이나 운전할 때 심한 졸림을 호소하는 경우가 대부분이다. 이런 환자들의 정확한 진단을 위해서는 수면다원검사(polysomnography)가 고유한 기본적인 검사 방법으로 알려져 왔고 그 진단적인 가치와 유용성에 대해서 재론할 여지가 없으나 수면다원검사를 하려면 환자가 평상시의 수면장소에서 이탈하여 병원의 검사실이라는 낯선 환경에서 수면을 취해야 하며 1회의 수면다원검사로 환자의 수면 구조와 병리를 정확하게 파악하기 어려운 점이 있다.

수면다원검사는 뇌 활성(뇌파), 눈동자 운동(눈전위도), 턱의 긴장도(근전도), 입과 코를 통한 호흡, 가슴 및 복부의 호흡노력, 심장 활성(심전도), 다리의 긴장도(근전도), 혈중산소 포화도 등 수면 중에 나타나는 인체의 생리적 변화를 측정, 기록, 분석하는 검사법이다. 이를 통해 수면의 구조와 기능, 수면의 양과 질, 수면 중 발생한 사건 등을 객관적으로 평가하여 수면의 장애 진단, 장애 정도의 평가, 향후 치료 방향의 결정, 추적평가 등에서 객관적인 자료를 제공하는 의학적 검사이며 야간에 계속하여 기록하여야 하는 경우가 대부분이다.

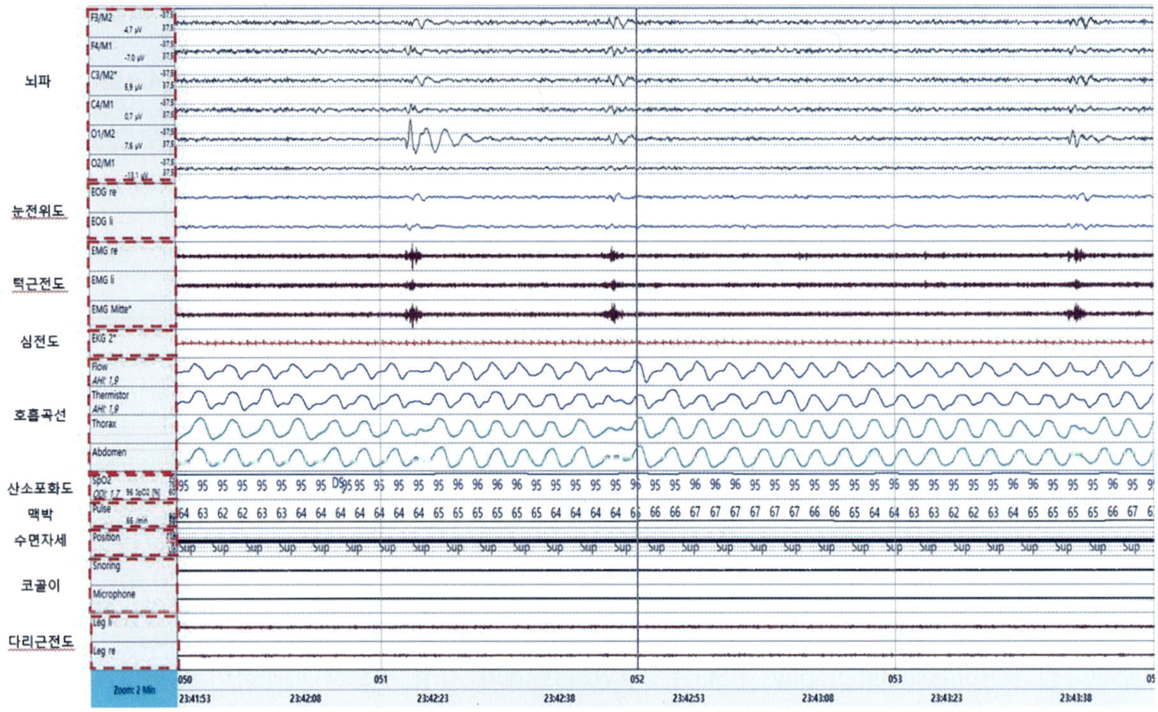

그림 7-1. 수면다원검사 파형(4 epoch period)

수면의 단계와 각성 빈도를 측정하고, 수면의 질을 평가하기 위하여 수면 중에 일어나는 여러 가지 생체신호를 전기생리학적으로 기록/분석하게 된다.

표 7-1. 수면 polysomnogram의 판정기준(백분율은 % time, *표는 중요 지표)

	Stage W	M T	Stage N_1	Stage N_2	Stage N_3	Stage R
L. EOG		*				*
R. EOG		*				*
EMG		*				*
EEG	*ALPHA ACTIVITY 8~13 Hz 50% ≤ LOW VOLT MIXED FREQ.	MOVEMENT TENSION EMG 50% ≤	MIXED FREQUENCY 2~7 Hz VERTEX SHARP WAVE	* SPINDLE 12~14 Hz 0.5 sec < * SLOW ACTIVITY 2 Hz≥ 75 μV≤ < 20% K-COMPLEX	SLOW ACTIVITY 2 Hz≥ 75 μV≤ 20% ≥	MIXED FREQUENCY 2~7 Hz

* 미국수면의학회(American Academy of Sleep Medicine, AASM, 2007)에 의해 작성된 수면단계 판정모식도

2. 수면다원 검사법

1) 검사실 환경 및 장비

(1) 검사실 환경

- 기계실: 침실과 분리되어야 한다. 차폐장치가 되어 있어야 하고, 각종 기계와 판독 및 사무실을 공유해서 쓸 수 있다.
- 침실: 차폐장치와 방음, 햇볕을 차단할 수 있는 커튼, 온도 조절할 수 있는 장치, 타이머 기능이 있는 전구 및 적외선 카메라 등 기본적 요소가 필요하다.
- 준비실: 환기가 잘되고, 싱크대와 각종 센서를 보관할 수 있는 장이 필요하다.

(2) 검사 준비물 및 센서(그림 7-2)

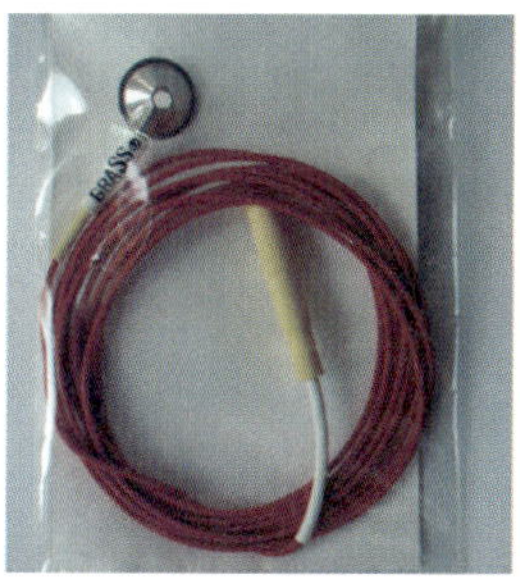
EEG용 전극

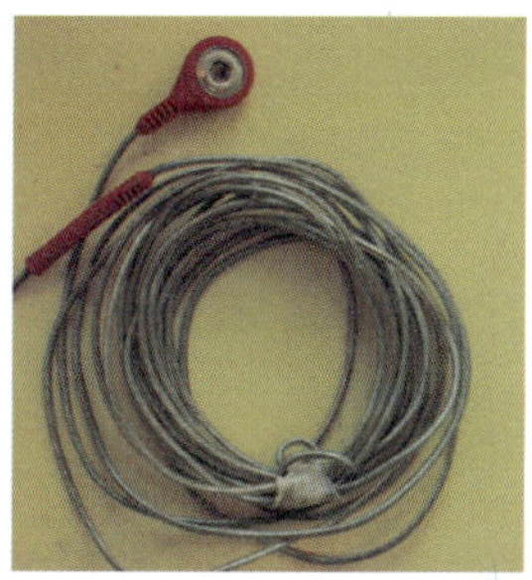
다리근전도 전극

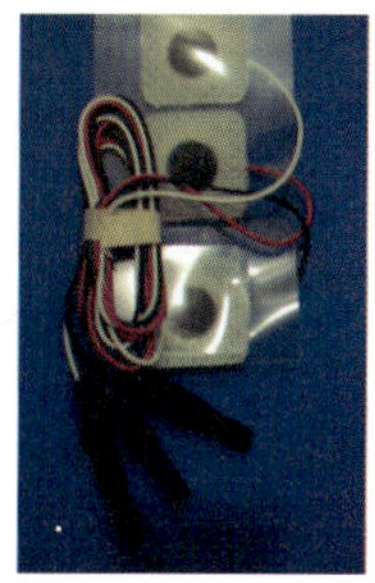
심전도용 전극

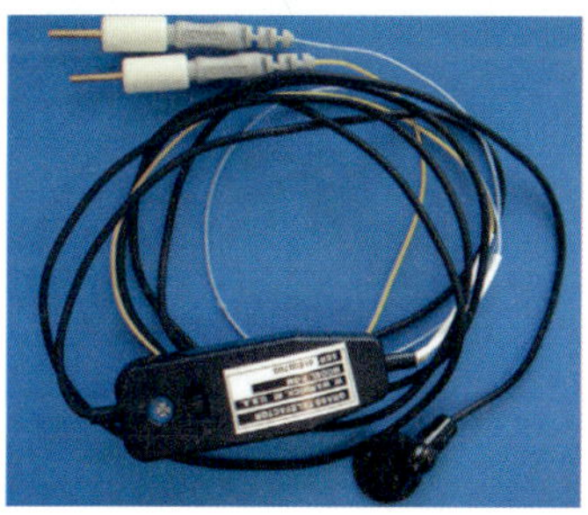
microphone 센서

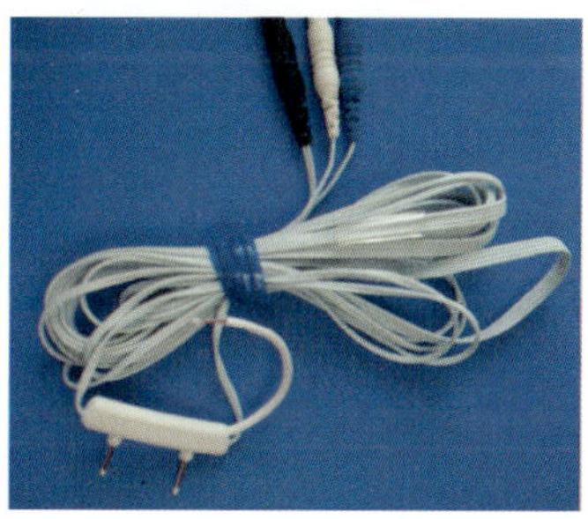
호흡(oral, nasal) 센서

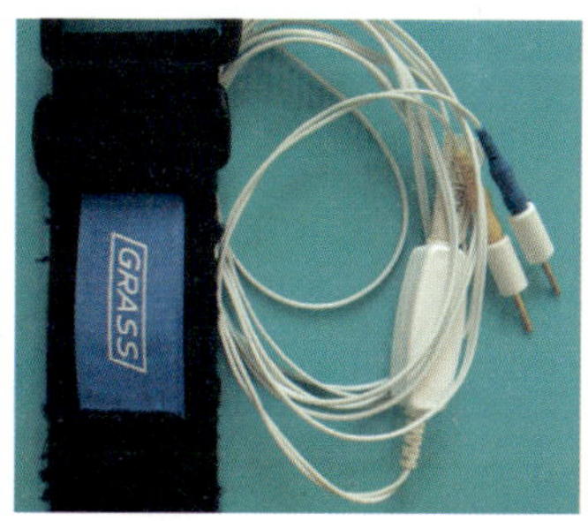

호흡(oral, nasal) 센서

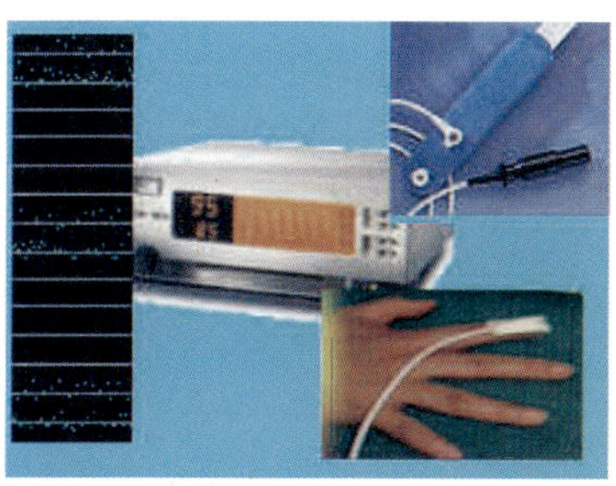
혈중산소포화농도(oximetry) 기계 및 센서

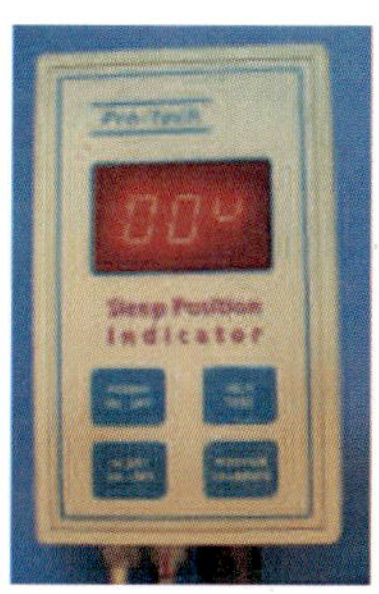
수면자세용 기기 및 센서

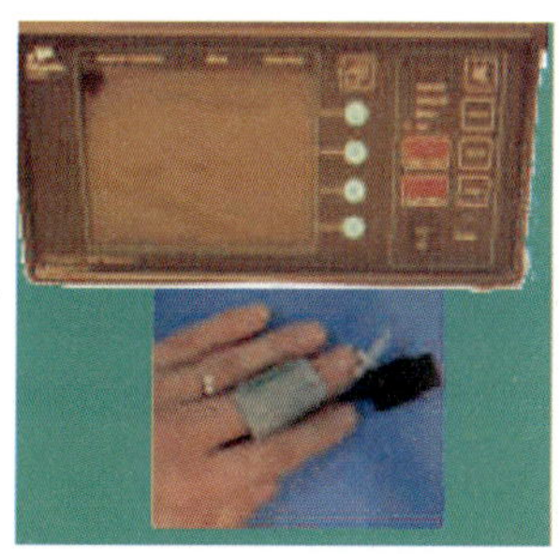
지속적 혈압 측정용 기계

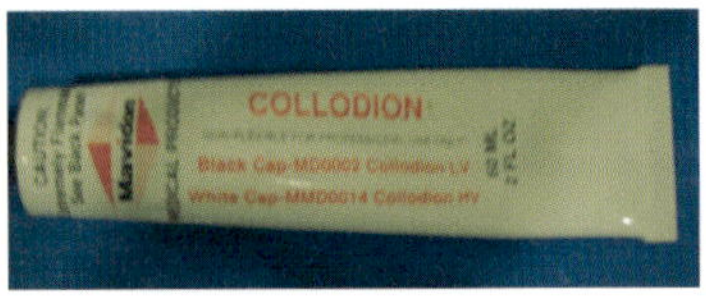

콜로디온(전극 부착 용액)

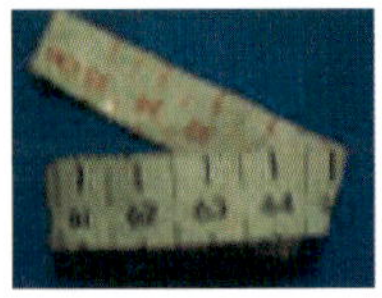
줄자

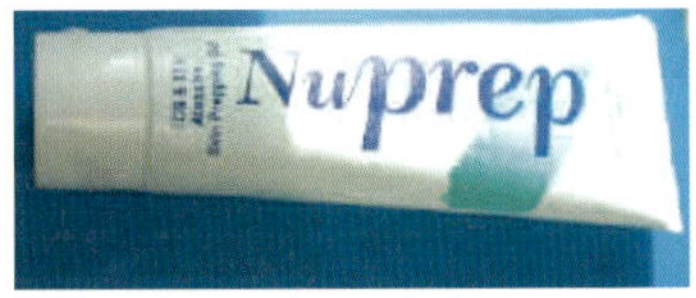

Skin prep 크림

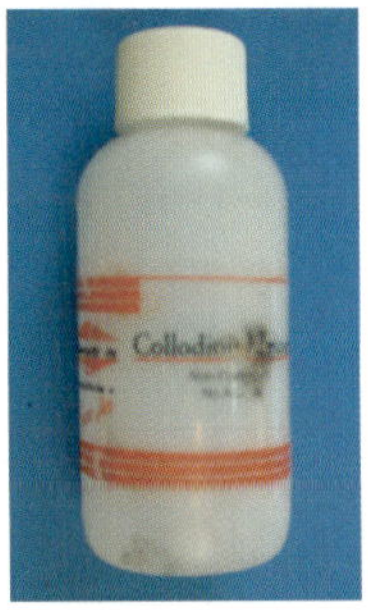
아세톤(콜로디온제거제)

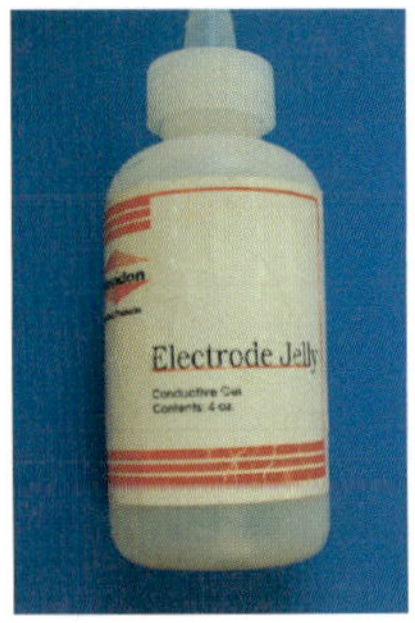

Electrode jelly

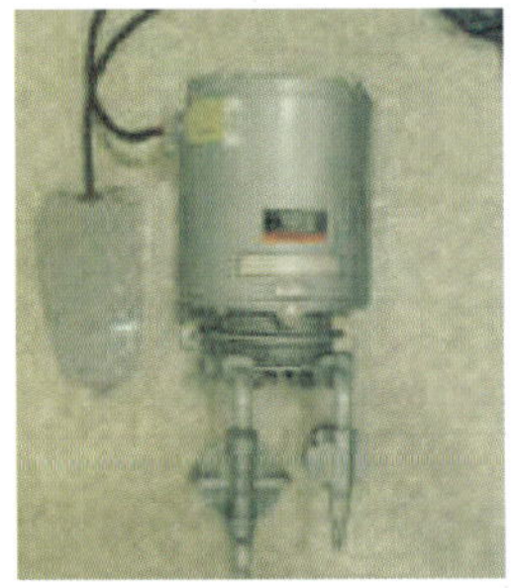
Air compressor

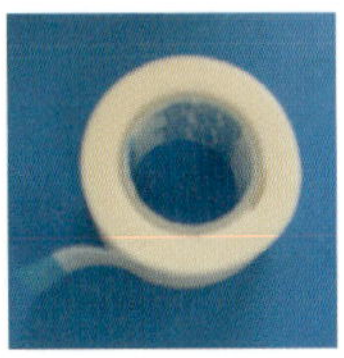
Surgical tape

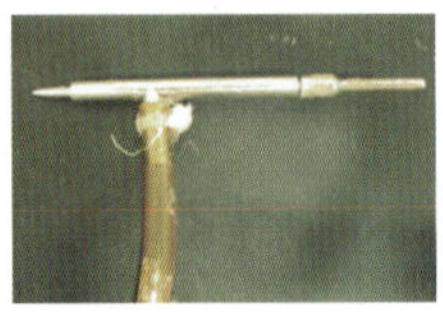
Stylus

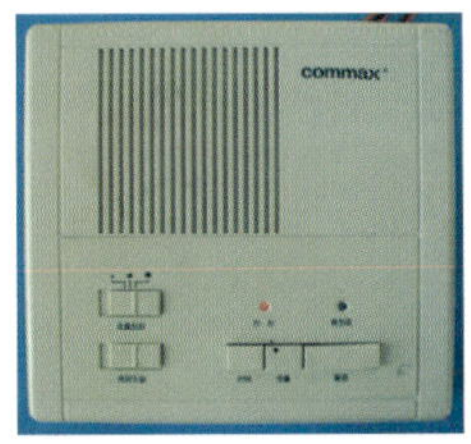

Intercom

양면 tape

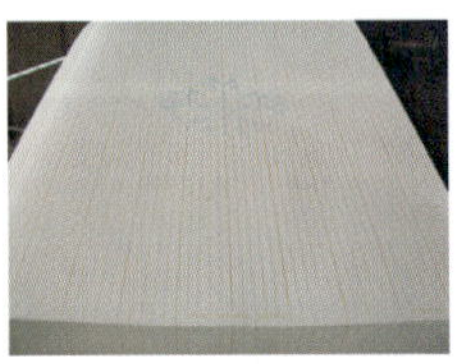
Paper

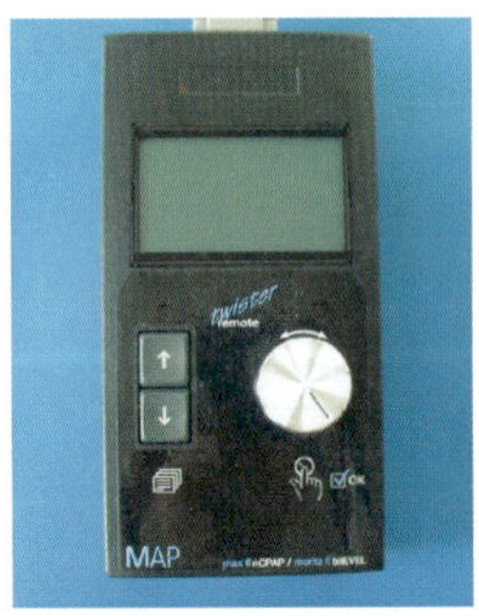

CPAP remote controller

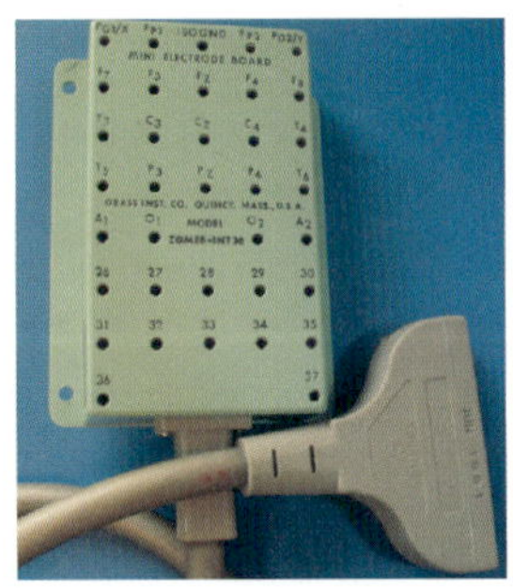
Mini electrode board

그림 7-2. 수면다원검사를 위한 센서 및 준비물품

2) 검사 과정

(1) 입면 전 준비 과정(기록 전)

① 수면다원검사의 기록을 위한 검사장비의 setting을 확인한다(filter, sensitivity, baseline, calibration, speed 등).

※ Paper speed: 10 mm/sec(참고: 뇌파는 30 mm/sec)

② 환자안내 및 설문지 작성

환자의 정보를 확인하고, 수면다원검사실에 대한 안내 및 검사일정, 방법 등에 대하여 안내한다.

③ 수면설문지(bedtime questionnaire) 작성

피검자의 수면의 정보 및 상태를 평가하는 설문지

④ 각종 센서를 부착한다.

가) 뇌파(EEG): 머리덮개에 뇌파전극을 부착하여 수면의 양과 단계를 질적 평가한다. 수면단계를 분석하기 위한 기록으로 뇌파검사의 국제표준법인 international 10–20 system의 전극부착법의 원리로 4곳의 기준점(코뿌리점, 뒤통수점, 왼 · 오른쪽 귀바퀴점)을 이용하여 부착한다. 수면다원검사에서는 뇌파를 장시간 기록해야 하고, 수면 중 환자의 움직임 등에 의해서 전극이 떨어지는 것을 방지하기 위하여 콜로디온(collodion)이라는 접착제를 이용하여 머리덮개에 고정할 필요가 있다.

※ 검사 TIP

- 두정부 C_3나 C_4를 이용하는데 Vertex sharp wave, Spindle, K-complex 등을 가장 잘 볼 수 있는 위치다. 물론 둘 중에 한 곳은 Back up(여분)용이다. 마찬가지로 각성 시 알파파를 쉽게 볼 수 있는 채널인 뒤통수부 O_1, O_2와 고진폭 델타파를 관찰하기 위한 F_3, F_4도 둘 중에 한 곳을 사용하고 남은 한 곳은 여분용이다. 즉, 접지전극, 기준전극(A_1, A_2), 활성전극(F_3, F_4, C_3, C_4, O_1, O_2)으로부터 뇌파를 기록하게 된다.

※ 뇌파전극 부착과정

① 10-20 법에 따른 F_3, F_4, C_3, C_4, O_1, O_2의 위치를 줄자와 색연필을 이용해서 표시한다.
② 전극을 부착하기 전에 머릿속 피부를 깨끗하게 하기 위해 skin prep 크림을 면봉에 묻혀서 각 전극의 부착 위치를 문지른다(전극 접촉저항을 낮추어줌으로써 60 Hz의 교류장애 혼입을 방지).
③ 두피상의 전극부착 위치에 전극을 놓고 collodion을 적신 거즈를 전극 위에 올려놓는다. 그리고 stylus로 강한 압축공기(compressed air)를 불어넣어 두피–전극–거즈를 고정한다.
④ Collodion 사용하는 이유: 뇌파의 기록이 안정적이고, 인공산물의 혼입이 적은 장점이 있다.

나) 눈전위도검사(Electro–oculogram, EOG): EOG는 입면 전이나 입면 시 안구가 서서히 움직이는 현상(SEM)을 관찰할 수 있고, 또 REM 수면 시 급속안구운동을 관찰하기 위해서 필요하다. 특히 REM 수면 시 급속안구운동은 REM 수면을 확인하는 데 아주 중요하다.

EOG 안구의 앞과 뒤에서 발생하는 전위의 차이를 기록하므로 그 운동을 관찰할 수 있다. 즉, 각막(cornea) 근처에서는 양(positive) 전위가 망막(retina) 근처에서는 음(negative) 전위가 발생되는데 눈의 운동에 따라 이 전위의 차가 변하므로 이를 전극을 통해 관찰할 수 있게 된다.

전극을 붙이는 위치는 양쪽 눈의 가쪽 눈구석(canthus)에서 1 cm 정도 떨어진 곳에서 한쪽은 상방 1 cm에 한쪽은 하방 1 cm에 부착한다.

이 때 콜로디온(collodion)이 눈에 들어가 자극이 되지 않도록 주의해야 한다. 이때 전극 위치를 수평으로 하지 않고, 서로 상하방으로 부착하는 이유는 수평, 수직 안구운동을 모두 기록할 수 있고, 아울러 운동을 대칭적으로 기록하기 때문에 안구운동을 더욱 쉽게 확인해 볼 수 있기 때문이다. 수면다원검사에서 안구운동의 기록은 일반 뇌파기와 마찬가지로 'Negative up' rule에 따라 음전위가 위로 기록된다. 만일 좌측 EOG (REM)에 down 방향의 전위가 기록되면, 이는 안구가 우측이나 상방으로 움직였음을 말하며 반대의 경우는 안구가 좌측이나 하방으로 움직였음을 말한다. 수면 여부 및 단계 판단하는데 이용된다.

다) 턱 근전도(Chin EMG): 턱 근전도는 턱에 턱끝근(mentalis muscle) 1개, 턱끝밑근육(submetalis muscle)에 2개를 부착하며 1개는 여분이다. 특히 REM 수면 단계 판독에 없어서는 안 될 중요한 센서이다(그림 7-3A). 턱근육 긴장도, 이갈이 등을 측정하는데 이용된다. 수면의 깊이가 깊어짐에 따라 뼈대근육의 힘이 감소하여 아래턱근의 근전도는 최저치로 감소하며 렘수면기에는 소실된다. 렘수면 중의 근전도가 손실되는 현상의 유무에 따라 렘수면을 판정할 수 있다는 것이 중요하다. 수면 여부 및 단계 판단하는데 이용된다.

라) 다리 근전도(Leg EMG): 주기성 사지운동증(periodic limb movement disorder, PLMD)과 하지불안증후군(restless legs syndrome, RLS)의 진단을 위해 앞정강근(anterior tibialis, TA muscle)에 센서를 부착한다. 부착 위치는 발목에서 무릎까지 길이에서 2/3 지점에 부착한다(그림 7-3B). 다리 움직임 여부 및 장애 판단에 이용된다.

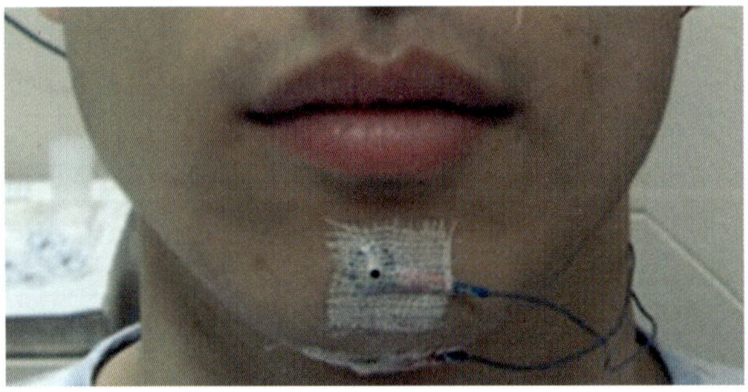

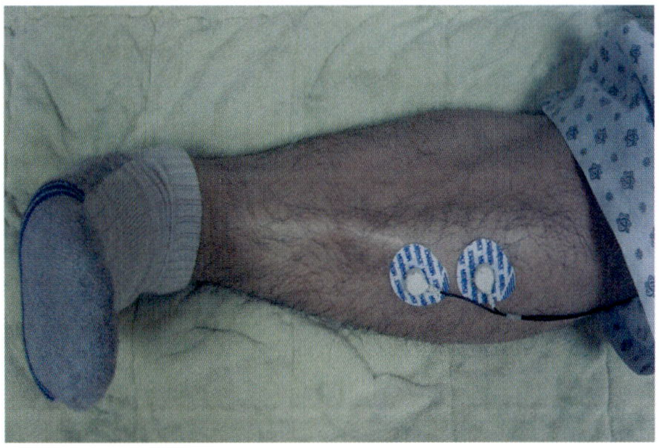

그림 7-3. 턱 근전도와 다리 근전도 전극부착 모습

마) 심전도(EKG): 심전도의 기록은 일반적으로 우측 어깨와 왼쪽 4~5번째 안쪽 갈비뼈 사이에 부착하여 쌍극유도에 의한 체표면 심전도를 시행한다. 심전도의 기록은 심박동수의 변화, 부정맥 출현의 모니터로 유용하다. 수면의 무호흡과 관련하여 심전도의 이상소견이 발생하는 경우가 많으므로 심박동수의 변화를 볼 수 있다. 무호흡 중에는 맥박이 느려지고, 호흡 재기시에는 빠른맥이 되기 때문에 부정맥이 나타나는 경우가 많다. 주로 뇌파 판독시 인공산물을 감별하거나

호흡회복에 따른 심박동수의 변동 및 리듬 검출 모니터링을 한다. 자율신경계 기능이나 심장기능감시에 이용된다. 수면다원검사 중 환자 상태 파악에 아주 필수적인 항목이며, 심전도에 이상이 있으면 환자를 깨우거나, 응급조치를 취해야 한다.

바) 마이크로폰(Microphone) 부착: 코골음 및 잠꼬대 확인을 위해서 부착한다(그림 7-4).

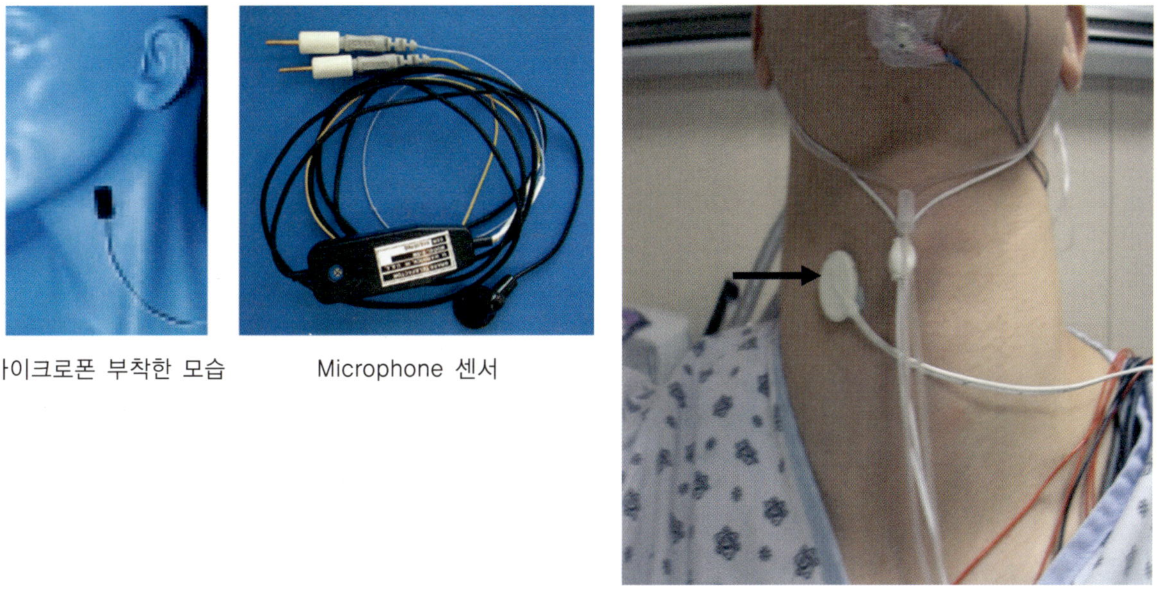

마이크로폰 부착한 모습　　Microphone 센서

그림 7-4. 코골이를 기록하기 위한 마이크로폰(코골이) 센서
코골이의 경우 진동음을 진동파의 형태로 기록하기 위해 목 부위에 부착한다.

사) 호흡곡선(pneumogram): 기류(airflow)를 측정하기 위하여 콧구멍에 센서를 부착하여 공기의 흐름을 곡선 형태의 파형으로 기록한다. 무호흡 유무와 무호흡의 종류(호흡중추 기능 저하에 의한 중추성 무호흡증 또는 기도 폐쇄에 의한 폐쇄성 무호흡증)를 감지한다(그림 7-5).

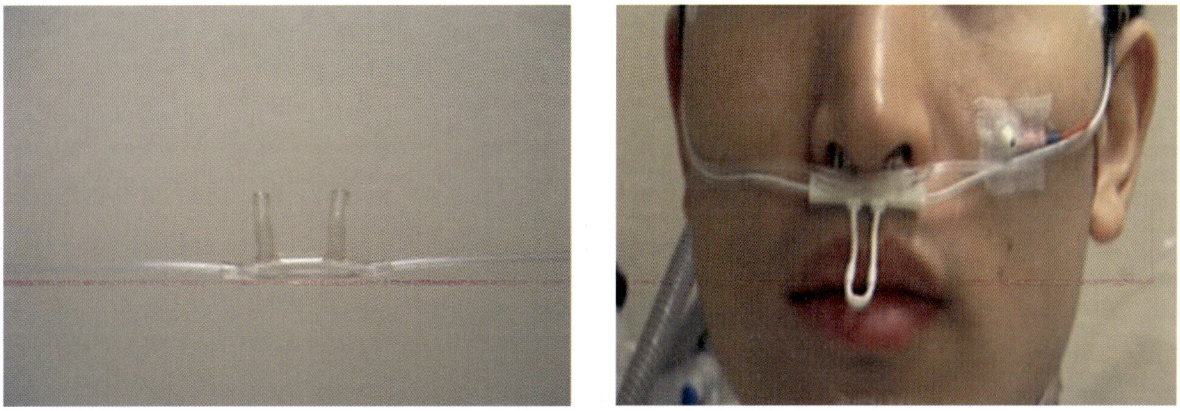

그림 7-5. 호흡곡선(pneumogram)을 기록하기 위한 센서
공기의 흐름과 온도변화에 의한 곡선형태의 파형을 기록한다.

아) 위치센서(Position sensor): 가슴 부위에 센서를 부착하여 수면자세가 표시된다. [엎드림(prone), 반듯이 누움(supine), 옆으로 누움(lateral)] 무호흡이나 코골이는 몸의 위치에 의존하는 일이 많으므로 중요한 지표가 된다. 수면자세 판단에 이용된다.

자) 호흡변환기(Respiratory transducers): 가슴과 배 부분에 호흡변환기를 부착한다. 호흡에 따라 가슴과 배 부위의 움직임을 곡선의 형태로 기록한다. 코 부위에 부착한 센서와 함께 무호흡 유무와 종류를 체크할 수 있다(그림 7-6). 호흡노력벨트를 사용하는데 가슴에는 제4갈비뼈 복장뼈 위, 배는 배꼽 바로 위에 부착한다. 중추성, 혼합성, 폐쇄성 판단에 이용된다.

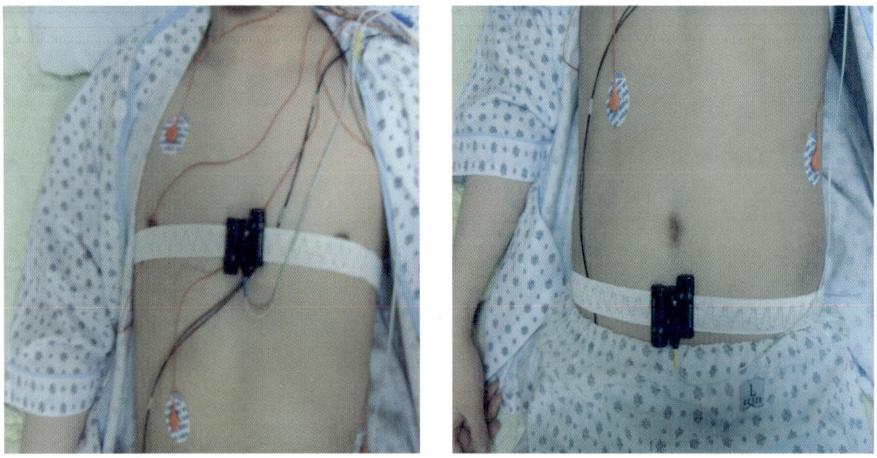

그림 7-6. 호흡운동을 기록하기 위한 센서
호흡운동에 따른 가슴과 배 부위의 움직임을 곡선의 파형으로 기록한다.

차) 산소포화도(O_2 saturation): 수면 중 혈액의 산소량을 지속적으로 모니터링을 하기 위해 왼쪽 둘째손가락 끝이나 귓불에 맥박산소측정기를 부착하여 말초혈액의 산소포화 농도를 알 수 있다. 무호흡의 경우 포화도가 낮아지는 정도를 파악할 수 있다. 호흡 장애로 인한 저산소증 판단에 이용된다(그림 7-7).

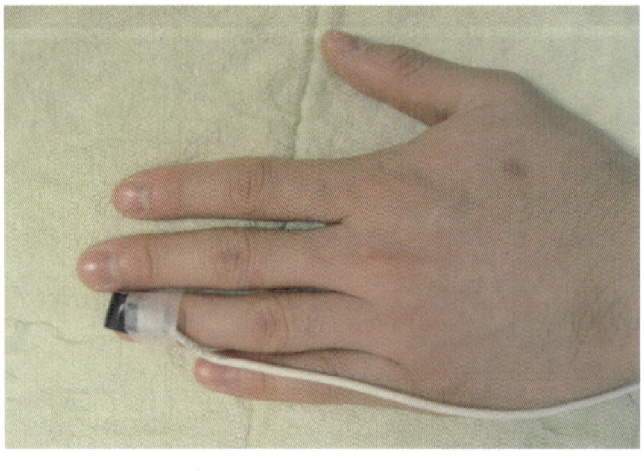

그림 7-7. 혈중산소포화도를 측정하기 위한 센서
손가락 끝에 센서를 부착하여 산소포화도를 숫자로 기록한다.

※ 기타 검사목적에 따라서 식도의 산도 측정검사, 음경 발기 장애의 원인을 기질적 장애 인지, 기능적 장애인지를 감별 진단하는 방법으로 야간의 음경팽창도(nocturnal penile tumescence, NPT) 검사, 야간 근(육)간대경련(nocturnal myoclonus)을 일으키는 환자를 위한 앞 공기의 흐름과 온도변화에 의한 곡선형태의 파형을 기록한다.

앞정강근 근전도검사를 동시에 기록하는 것이 필요하다. 또한 코고는 소리, 혈액포화 산화도, 경피적 산소포화도, 호기가스 분석, 동맥 내 가스분압에 의해 PO_2, PCO_2도 측정된다. 전극 유도선은 수면 중의 몸움직임에 의해 벗겨지지 않도록 신체에 반창고로 고정한다.

※ 검사 TIP

• 수면다원검사를 위하여 모든 센서를 부착하면 많은 전선이 무질서하게 얽혀 있을 수 있는데, 수면 중에 선들이 가능한 수면을 방해하지 않고, 수면 중 움직임으로 인해 기록에 영향을 받지 않기 위해서는 각 선들을 가지런히 모아 묶음을 만들어 몸의 부위에 외과용 테이프(surgical tape)로 잘 고정하는 것이 중요하다.

※ 지속적 기도양압술(Continuous positive airway pressure, CPAP)적정: 수면다원검사(PSG)를 시행하면서 동시에 양압기 적정 압력검사를 하는 것으로 수면무호흡증, 코골이 환자에게 CPAP 기계와 연결된 마스크를 착용시키고 수면 중 무호흡이 없어지는 적정 압력을 측정하는 것이다. 코골이와 무호흡이 나타나면 압력을 올려서 코골이와 무호흡이 없어질 때까지 적절하게 적정하여 코골이나 무호흡이 없는 정상수면을 유지하게 한다(그림 7-8).

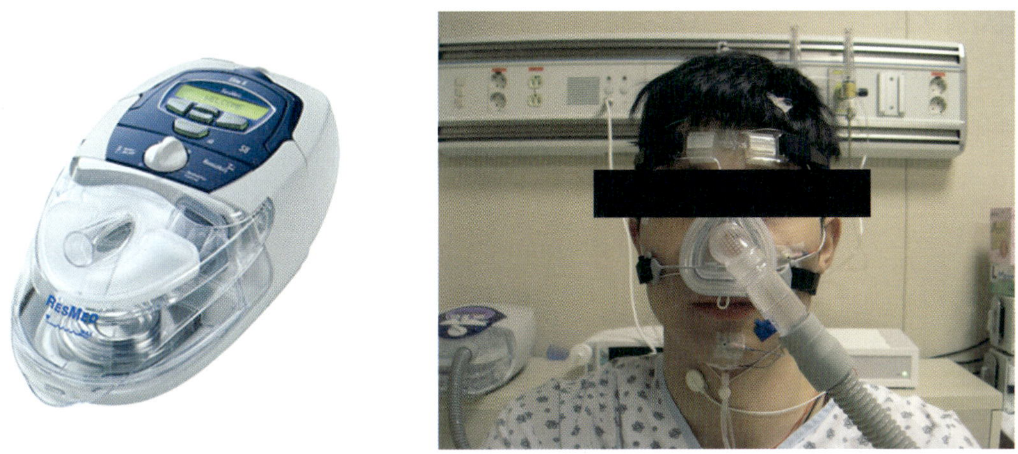

그림 7-8. CPAP 마스크

⑤ 통화 장치(Intercom)를 사용하도록 가르쳐 준다.

검사 도중 화장실 및 기타 도움을 필요로 할 경우 언제든지 호출하게 할 수 있게 한다.

⑥ 교정 작업(Subject calibrations)

모든 센서를 부착한 후, 각 센서들의 작동상태를 확인하는 과정이 필요하다. 모든 센서들이 수면검사장비를 통해 각각의 채널이 제대로 기능하고 있는지 확인하기 위해서다. 특히 수면이 일단 시작된 다음에는 문제가 발생되더라도 검사를 중단하기 어렵기 때문에 이러한 모든 준비과정을 철저히 점검하고 확인하여야 한다.

[교정작업 점검과정]

① 눈을 감으세요.(30초)

② 눈을 뜨세요.(30초)

③ ①, ② 반복

④ 눈동자 움직임: 위, 아래, 오른쪽, 왼쪽

⑤ 눈 깜박임(5번)

⑥ 이갈이

⑦ 코골이

⑧ 호흡(날숨, 들숨)

⑨ 호흡정지(10초)

⑩ 다리 움직임

⑪ 수면자세

(2) 검사의 시작

① 모든 과정이 끝난 후 인사를 한 후 불을 끄거나, 환자가 원하는 대로 불빛을 조절하고 문을 닫는다(적외선 카메라, 디머기능 전등).

② 기록을 시작한다(Video 녹화도 시작).

③ 환자의 수면상태 및 각 채널에서 기록되는 센서의 작동상태를 모니터링 한다.

④ 환자가 밤중에 호출을 하면 수면유지를 위해 도움을 주어야 하며 특이사항은 검사기록지에 꼼꼼히 기록한다.

(3) 수면 후 과정(기록 끝난 후)

① 적당한 시간에 피검자 침실 문을 열고 깨운다(평균 6~8시간 기록).

② 교정 작업을 반복한다(기록 시작했던 그대로).

③ 모든 전극 및 센서를 떼어낸다.

④ 콜로디온을 이용하여 부착한 전극(뇌파, 턱근전도, 눈전위도 등)은 콜로디온 제거용 오일을 거즈에 묻혀 떼어내고, 떼어낸 전극은 콜로디온 제거용 오일에 적셔 물에 담근다. 전극을 떼어낼 때

눈에 콜로디온 제거용 오일이 흘러가지 않도록 특히 주의해야 하며, 반창고를 떼어 낼 때 피부가 다치지 않도록 조심해야 한다.

⑤ 모든 기록을 정리 정돈한다.

3) 주의 사항

- 수면다원검사는 환자가 검사 당일 밤에 낯선 검사실 환경과 많은 센서를 몸에 부착하고 수면을 하게 되므로 수면을 취하지 못하는 경우가 있다. 검사자는 환자로 하여금 최대한 편안한 상태를 유도해야 하며, 검사 전 안내를 통해 검사 실시일에는 낮잠을 피하도록 하는 등 피곤한 상태로 검사에 임할 것을 미리 알려준다.
- 기록을 위해서 피검자는 불안감을 주지 않도록 한다.
- 기록하는 검사실은 방음, 보온에 충분한 배려가 필요하다.
- 검사자는 기록 중에 피검사를 관찰하여 기록이 정확하게 되고 있는가의 확인과 피검자의 수면 중 체위, 몸 움직임, 이상운동의 유무 등을 관찰한다. 필요에 따라서는 이러한 사항을 기록지에 기재한다.
- 검사 도중에 화장실이나 기타 도움을 필요로 할 경우 언제든지 호출할 수 있게 통화 장치를 사용하도록 한다.

3. 수면다원검사의 결과

수면의학의 초기에는 검사자간의 판독기준이 통일되지 않아서 특정 수면단계의 판독에 대한 신뢰성에 심각한 의문이 제기되었다. 이와 같은 문제점을 해결하기 위해 1967년 APSS (The Association for the Psychophysiological Study of Sleep) 7차 연례모임에서 수면다원검사기록의 판독에 대한 특별 모임을 가지게 되었으며, 뒤이어 위원회를 구성하여 수면기록 방법과 판독시스템에 대한 통일된 기준을 마련하게 되었다.

이것이 Rechtschaffen과 Kales의 'A manual of standardized terminology, techniques and scoring system of human subjects'이다. 이것은 수면의학의 발전과 다양한 연구결과에 따라 2012년 American Academy of Sleep Medicine, AASM)에서 AASM scoring manual 지침서를 새로이 발표하였고, 지속적인 업그레이드를 통해 2023년 2월 AASM scoring manual 3 지침서를 발표하며, 표준화된 수면다원검사기록의 판독기준으로 널리 사용되고 있다.

1) 판독기준(Scoring criteria)

(1) 수면 단계의 판독을 위한 과정

주파수는 초당 주기수(cycle per second, cps)로 표기하고 주파수에 의한 뇌파의 분류는 다음과 같다.

① alpha rhythm: 8~13 cps 이하

② beta rhythm: 14 cps 초과

③ theta rhythm: 4~7 cps 미만

④ delta rhythm: 3 cps 미만

(2) 수면다원검사기록의 판독기준

① 뇌파에서의 진폭은 골(trough)에서 산(peak)까지를 의미한다.

② 수면 단계를 판독할 경우에는 편의상 각각의 수면판독 단위(epoch)를 기준으로 수면단계를 판독한다. 수면단계를 판독시 일반적으로 기록을 일정부분으로 나누는데, 이 부분을 각각의 epoch(에포크, 수면판독단위)라 하고, epoch를 기준으로 결과를 해석하여 판독하며, 기본적인 판독단위 기준을 1 epoch라고 한다. 1 epoch의 기록지 간격은 300 mm이며, 이러한 간격은 15 m/s 또는 10 m/s의 기록지 이동속도에 대하여 20초 또는 30초 단위로 기록을 나누어 1 epoch라고 판정할 수 있다. 이때 20초 또는 30초 기록속도가 1초당 10~15 mm이므로 기록지의 한 페이지가 1 epoch가 된다. epoch로 판독기준을 정하는 이유는 한 수면판독 단위에서 가장 많은 특징을 가지는 단일한 서술적인 요소를 결정하기 위해서이다.

③ 각 수면판독 단위 내에서 일어나는 사건들(events)을 기록하기 위해 사용되는 추가적인 코드들이 있다. 그 예로서 Rechtschaffen과 Kales의 지침서(1967)에는 '각성 시 움직임(movement arousal)'을 기록하도록 하고 있다. 이는 수면판독 단위 내에서 일어나는 짧은 기간의 사건이므로 그 수면판독 단위의 수면단계 판정에는 영향을 끼치지 못한다. 이와 같이 수면기록을 판독하는 데 있어서는 수면판독 단위별(epoch-by-epoch) 판독법뿐만 아니라, 사건수면 및 이들의 전후관계의 영향에 대해 세밀한 검토가 요구된다. 수면다원검사의 임상적인 적용이 확대됨에 따라 수면 중 발생하는 다양한 사건의 양상이 평가되게 되었다.

④ 수면단계는 1 epoch에서 1단계 이상 나올 수 있으나, 판독은 1 페이지를 1 epoch로 하여 각 epoch에서 가장 뚜렷한 특징을 나타내는 소견을 그 epoch의 단계로 판독한다. 한개의 수면판독 단위 내에서 2개 이상의 수면단계가 발생하는 경우가 물론 자주 있으나 Rechtschaffen과 Kales의 지침서(1967)에 따르면 두 개의 수면단계를 하나의 수면판독 단위에서 지정할 수는 없다.

2) 정상 성인의 수면단계 판독

수면단계의 분류에서는 기본적으로 뇌파(EEG), 눈전위도(EOG) 및 근전도(EMG) 소견을 종합하여 판독하게 된다.

(1) 이완된 각성 상태(Relaxed wakefulness)

a. 뇌파

정상 성인의 경우 눈을 감고 이완된 상태에서는 규칙적인 알파파가 나타나게 된다. 이 알파파는 깨어 있지만 이완된 상태에서 주로 나타나며, 뒤통수부에서 가장 왕성하게 나타나지만 중앙부에서도 종종 나타난다. 그러나 이런 양상은 집중을 하거나 눈을 뜨게 되면 약해지게 된다.

이때는 알파파 대신 낮은 진폭의 혼합된 파형의 각성 뇌파가 나타나게 된다. 한편 극도의 졸림을 호소하는 사람의 경우 오히려 눈을 뜨고 있을 때 규칙적인 알파파가 나타나지만 눈을 감을 때 알파파가 억제된다. 이러한, 알파파 억제는 제1단계 수면단계 파악하는데 중요한 지표이다. 그리고 개인에 따라서 알파파를 지속적으로 만들어내는 사람이 있는 반면 각성 시에도 알파파가 아주 드물게 나오는 경우가 있어서 검사 전 환자의 교정소견이 그 환자의 수면기록판독에 유용한 기준자료의 역할을 한다.

b. 눈전위도

각성 상태에서 안구의 움직임은 수의적으로 조절이 가능하다. 각성 상태에서 눈을 뜨고 있을 경우 안구는 빠른 운동과 눈 깜박임으로 구성되며, 눈을 감고 있는 경우에는 안구의 움직임이 거의 관찰되지 않는다. 그리고 제1단계 수면으로 뇌파가 변하기 수 초에서 수 분 전 안구운동은 불수의적인 느린 눈동자 구르기 운동(slow rolling eye movement)의 특징으로 보여주게 된다.

c. 근전도

근전도는 비교적 높은 수준으로 지속적으로 항진(tonic activity of a relative high level)되어 있다. 수의적인 운동에 의해 간헐적으로 근전도의 진폭이 상승되기도 한다. 극도로 이완되어 있는 사람의 경우에는 각성 상태의 근전도와 비 REM 수면에서 근전도의 구분이 어려운 경우도 종종 있다.

(2) 비 REM 수면

3단계(제 1, 2, 3단계)의 비 REM 수면은 주로 뇌파의 양상에 의해 구분된다. EOG나 EMG 소견은 이완된 각성 상태에서 제1단계의 비 REM 수면으로 이행되는 경우를 제외하고는 거의 의미가 없다. 그러므로 비 REM 수면의 분류에서는 주로 뇌파소견에 초점을 맞추어 진행될 것이다. 세 단계의 비 REM 수면은 대략적으로 수면의 깊이와 비례하며 각성 문턱값은 1단계 비 REM 수면에서 가장 낮고 3단계 비 REM 수면에서 가장 높게 나타난다.

① 제1단계 수면

제1단계 수면은 각성 상태에서 수면으로 이행하는 경우, 또는 다른 단계의 수면 도중 몸의 움직임 후에 나타나게 된다. 야간 수면 시 제1단계 수면은 지속시간이 수분 이내로 짧으며, 다른 단계의 수면으로 이행하기 위한 수면으로 생각된다.

a. 뇌파

각성 상태에서 제1단계 수면으로의 이행은 각성 상태의 뇌파에서 알파파가 잘 나타날 경우 명확하게 볼 수 있다. 각성 상태의 알파파를 뒤통수부에서 가장 잘 관찰할 수 있기 때문에 뒤통수부의 전극을 추가하는 것은 아주 유용하다.

제1단계 수면의 뇌파 양상은 낮은 진폭의 혼합된 주파수 파형들로 표현된다. 가장 높은 진폭을 가지는 뇌파는 일반적으로 4~7 cps의 θ파에 속한다. 소아나 청소년들의 1단계 수면이 시작될 경우에는 높은 진폭을 가진 동위상의 θ파의 돌발파가 흔히 관찰된다. 또한 야간 수면의 초기단계에서는 두정부 예파(vertex sharp wave)가 흔히 관찰된다. 두정부 예파는 θ파로 간주되고 최대 진폭은 200 μV에 이르며, 1단계의 수면에서 2단계의 수면으로 이동하는 경우 관찰되기도 하지만 1단계 수면으로 간주된다.

b. 눈전위도

느린안구운동(SEM)이 1단계 뇌파로의 이행에 앞서서 나타나는 것이 흔히 관찰된다. 일반적으로 느린안구운동의 시작은 뇌파가 변화되기 1~2분 앞서서 나타나지만, 특히 주간검사를 하는 경우에는 15분 이상 선행하여 나타나는 경우도 있다.

느린안구운동은 제2단계 비 REM 수면, REM 수면에서 제1단계 비 REM 수면으로의 이행을 구별하는 데도 아주 유용하다.

c. 근전도

낮은 진폭의 근전도 활동은 모든 비 REM 수면 동안 유지하게 된다. 일반적으로 각성 상태에서 수면으로 이행되는 경우 근전도의 명확한 변화는 발견되지 않으며, 다만 점차적인 근전도의 진폭감소가 나타나게 된다. 비 REM 수면 동안 나타나는 '각성 시 움직임(movement arousal)'은 수면 단계의 변화를 구분하는 데 유용하다. 그리고 근전도 수준의 변화는 REM 수면에서 제1단계 비 REM 수면으로의 이행을 판정하는데 유용한 지표가 될 수도 있다.

② 제2단계 수면

제2단계 수면은 인간에서 가장 비중이 높은 단계의 수면으로, 정의를 위해서는 두 가지의 전제가 필요하다. 첫째, 수면 방추파 또는 K-복합파가 있어야 한다. 둘째, 높은 진폭 서파 활동은 1 epoch에서 20% 미만이어야 한다.

a. 뇌파

제2단계 수면의 배경이 되는 뇌파 양상은 1단계의 수면과 비슷한 낮은 진폭의 혼합된 주파수 파형들이다. 그리고 간헐적으로 나타나는 두 가지 특징적인 뇌파 양상에 기초하여 1단계 수면과 구분을 하게 된다. 그것들은 수면 방추파(sleep spindle)와 K-복합파(K-complex)이다.

• 수면방추파

수면방추파는 12~14 cps의 주파수를 가지며 0.5~1.5초의 기간 동안 나타나는 높이가 증감하는 방추형의 파형(waxing and waning spindle shape)으로 정의된다. 이는 포유류의 수면에서 흔히 관찰되는 양상으로 인간과 고양이의 방추파는 구분하기 힘들 정도로 유사한 모양을 가진다. 수면방추파는 제2단계 수면에서 분당 3~8회의 빈도로 나타나게 된다. 수면 초기 1단계 수면에서 2단계 수면의 이행이 가까워지면 지속시간이 짧은 잠재형의 수면 방추파가 발생하지만, 수면방추파로 정의되기 위해서는 지속시간이 반드시 0.5초 이상이 되어야 한다.

개체 발생학적 관점에서 인간의 수면방추파는 생후 3개월 이전에 발달하게 되나 정신지체가 있는 영아에서는 수면 방추파의 발달이 늦고 빈도도 줄어들게 된다. 노인의 경우에는 수면 방추파가 기존의 모양을 상실하여 젊은이들보다 주파수가 늦어지고 진폭이 약해지며 지속시간도 짧아지게 된다. 그리고 벤조디아제핀계 수면제를 복용하였을 경우 2단계 수면에서 수면방추파의 농도가 증가하는 경향이 있다.

수면방추파는 제1단계의 수면에서는 나타나지 않지만, REM 수면에서는 나타나기도 하며 특히 수면을 제대로 취하지 못했거나 분절되었을 경우에 그러하다.

REM 수면 동안 한 번의 수면 방추파가 나타났을 경우에는 수면단계가 제2단계로 이행된 것으로 간주하지는 않지만 두 개의 수면방추파가 한 수면판독 단위의 반 이상을 묶어두고 그 중간에 빠른안구운동이 나타나지 않았다면 제2단계 수면의 간섭이 있는 것으로 판독하여야 한다.

• K-복합파

K-복합파는 제2단계 수면을 특징짓는 또 다른 특이한 뇌파의 형태이다. 이 파형은 그 지속기간이 0.5초 이상이며, "잘 구분되는 뾰족한 형태의 음형파와 이를 따르는 양형파(well-delineated negative sharp wave which is immediately followed by a positive component)"라고 정의한다.

K-복합파는 일종의 delta파에 속하며 Rechtschaffen과 Kales의 지침서(1967)에는 진폭에 관한 언급은 없다. 제2단계의 수면에서 K-복합파를 구분하는 데는 큰 어려움이 없으나 K-복합파와 고진폭의 느린파활동(high voltage slow wave activity)을 구분하는 데 종종 어려움을 겪는 경우가 있다. 복합파란 두 개 이상의 파형의 모임이 배경파형들과는 명확하게 구분이 되지만, δ파는 복합파(complex)가 아니며 3단계의 수면에서 δ파는 배경에서 명확히 구분되지않고 두드러지지도 않는다.

K-복합파는 마루부에서 최대치를 나타내며 K-복합파에 수면방추파가 연결되어 출현하는 경우도 흔히 관찰된다. 젊은 성인의 경우 K-복합파의 빈도는 물론 개인적인 차이가 많이 있지만 분당 1~3회 정도로 나타난다. 그리고 이 파형은 자생적으로 나타나지만 청각자극에 의해서 나타나기도 한다.

수면방추파와 K-복합파는 일시적으로 나타나는 현상이고, 제2단계 수면의 배경 뇌파는 1단계 수면과 유사한 경우가 많이 있기 때문에 수면 단계의 판정에 주의가 필요하다.

수면방추파 또는 K-복합파 사이의 수면 단계의 판독 기준은 다음과 같다.

- 수면방추파나 K–복합파 사이에 각성 움직임이나 현저한 근전도 수준의 증가가 나타날 경우에는 다른 수면 단계로 이행한 것으로 판정한다.
- 수면방추파나 K–복합파 사이의 기간 동안 각성 움직임이 나타나거나 근전도 수준이 증가한다면 그러한 변화 이전의 수면판독 단위는 2단계 수면으로 판정한다. 그 이후의 수면판독 단위에서 1단계 수면의 양상에 부합한다면, 또 다른 수면방추파나 K–복합파가 나타나기 전까지는 1단계 수면으로 판독한다.

b. 눈전위도

수면의 초기의 느린 안구운동은 수면방추파 및 K–복합파가 나타난 직후에 아주 드물게, 그리고 아주 짧게 나타난다. 그리고 눈전위도에서도 뇌파 활동이 감지되기 때문에 K–복합파가 눈전위도 채널에서 나타나기도 한다. 이 경우 빠른안구운동(rapid eye movement)과 구분할 필요가 있는데 K–복합파의 경우에는 눈전위도에서 같은 방향(in phase)으로 움직임이 나타나고진폭도 훨씬 크게 나타나기 때문에 구분에 큰 어려움은 없다.

c. 근전도

근전도 수준은 각성 상태에 비해서는 일반적으로 진폭이 낮지만, 여전히 항진된 상태(tonically active)로 있으며 REM 수면과 비교하여 증가되어 있다.

③ 제3단계 수면

제3단계 비 REM 수면은 높은 진폭의 느린파의 존재에 의해 정의된다. 수면다원검사의 뇌파단계 분류는 N1(Non REM stage 1), N2(Non REM stage 2), N3(Non REM stage 3)의 3단계로 분류하기도 한다.

a. 뇌파

제3단계의 수면에서는 “한 수면판독 단위 중 최소 20%에서 2 cps 이하, 75 μV이상의 파형으로 이루어져 있을 경우”로 정의한다. 이것은 한 수면판독 단위에서 느린파가 차지하는 시간의 비율을 의미하는 것이고 느린파 사이에 있는 고주파의 낮은 진폭의 뇌파는 포함하지 않는다. 느린파 사이의 배경활동(lower amplitude, faster activity)은 제3단계의 수면에서는 두드러지게 나타난다. 수면방추파와 K–복합파가 나타날 수도 있지만 배경이 되는 뇌파로부터 분리되는 경우는 아주 드물다.

b. 눈전위도

제3단계 수면에서는 안구운동이 일어나지 않는다. 이마부에 출현하는 높은 진폭의 서파가눈전위도에 혼입되어 마치 눈동자의 움직임이 있는 것처럼 기록되기도 한다.

c. 근전도

근전도 수준은 REM 수면과 구분이 어려울 정도로 아주 낮게 유지되지만 여전히 활성화된 상태이다.

(3) REM 수면

REM 수면은 뇌파, 눈전위도, 근전도 모두에서 특징적인 소견들이 나타나야 한다. 즉, '활성화된(activated), 비동기화된(desynchronized) 뇌파'이며, 빠른안구운동이 나타나고 근전도의 억제가 있어야 한다.

a. 뇌파

REM 수면에서의 뇌파 양상은 제1단계 수면과 비슷한 낮은 진폭의 혼합된 주파수 파형들(relatively low voltage, mixed frequency activity)이지만, 마루부 예파는 잘 나타나지 않는다.

REM 수면에서는 소위 톱니모양의 파형(saw tooth waves)이 있는데, 이는 마루부에서 최대의 진폭을 나타내고 이마부에서도 잘 나타나는 theta파이다.

이 파형의 존재는 판독이 애매할 경우 아주 유용하게 이용되기는 하지만, REM 수면을 판정하는 데 필수적인 것은 아니고 보편적인 현상도 아니다. 알파파의 범위에 속하는 뇌파들도 REM 수면에서 나타날 수 있는데, 일반적으로 각성 상태에서 나타나는 알파파에 비해서는 주파수가 1~2 cps가 낮다. 1단계 수면의 경우와 마찬가지로 수면 방추파와 K-복합파는 절대 나타나서는 안 된다.

b. 눈전위도

REM 수면 동안 일정한 간격을 두고 빠른안구운동의 돌발파(burst)가 나타난다. 초기 REM 수면 동안의 빠른안구운동은 후기 REM의 빠른안구운동보다는 농도가 떨어지는 경향이 있다.

c. 근전도

특정 수면판독 단위를 REM 수면으로 판정하기 위해서는 활성화된 뇌파, 빠른안구운동 이외에 최저 수준으로 억제된 근전도 소견이 있어야 한다. 비교적 상승된 지속적 턱-턱끝 근전도(mental-submental) EMG 소견이 관찰되는 경우에는 REM 수면으로 판정할 수 없다.

표면전극을 부착하여 근전도 활동의 완전한 소실을 측정하기 어렵고, 근전도의 진폭이 아무리 낮다고 하더라도 잠재적인 활동이 나타나는 경우가 항상 있으며, 또한 개인별, 부착된 전극의 위치에 따라 다양하게 나타나기 때문에 절대적인 근전도의 진폭을 측정하는 것은 불가능하므로 근전도의 측정에는 여러 가지 어려움이 있을 수 있다. 하지만 REM 수면의 근전도는 수면단계 중 항상 최저 수준을 나타낸다. 이런 수준은 다른 단계의 수면에서도 나타날 수는 있으나 전형적인 REM 수면에서는 항상 나타나게 된다. 그러므로 낮은 진폭의 근전도는 수면단계의 결정에 거의 도움이 되지 않을 경우가 있지만, '상대적으로 증가된' 지속적인 근전도는 REM수면을 배제하는데 정보를 제공해줄 수 있다.

REM 수면 도중 빠른안구운동과 연결되어 근전도의 일시적인 증가가 나타날 수 있다. 그러나 이런 일시적인 변화들은 무시할 수 있을 정도이다.

근전도가 억제된 가운데 간헐적인 근육의 수축이 관찰될 수 있다. 인간의 REM 수면에서 근육의 수축은 아주 짧게 나타나고 안구운동의 군발과 연관되어 나타난다. 따라서 REM 수면 동안 근전도의 상승이 15초 이상 지속되는 경우에는 뇌파의 변화가 없더라도 수면단계가 변화된 것으로 판정해야 된다. 그리고 EEG나 EOG의 활동이 변화되면서 짧은 시간 동안 근전도가 상승된 경우(예: movement arousal)에는 움직임의 크기, EEG와 EOG의 변화 지속기간에 따라 수면단계의 변화여부를 결정하게 된다.

① REM 수면의 시작

- 수면방추파와 K-복합파는 나타나지 않고 1개 이상의 수면판독 단위 동안 뇌파는 낮은 진폭의 혼합된 주파수 파형으로 유지된 후 급속안구운동이 시작된 경우: 급속안구운동 전후의 근전도 수준이 동일하고, 각성 움직임(movement arousal)이 없으면 마지막 수면 방추파나 K-복합파가 나타난 이후부터는 REM 수면으로 판정한다. 마지막 수면방추파 또는 K-복합파까지의 기록은 근전도와 무관하게 2단계 수면으로 판정한다.
- 수면방추파와 K-복합파가 나타나지 않고 뇌파는 낮은 전압의 혼합된 파형이 1개 이상의 수면판독 단위에서 유지된 후 급속안구운동이 시작되었다. 근전도는 이 시기에 당분간 높은 수준을 유지하다가 REM 수면의 수준으로 떨어진 경우: 급속안구운동이 수면방추파나 K-복합파가 다시 나타나기 전에 발생했다면, 근전도 수준이 떨어진 순간부터, REM 수면으로 판정한다.
- 수면방추파와 K-복합파가 나타나지 않고 뇌파는 낮은 전압의 혼합된 파형이 1개 이상의 수면판독 단위에서 유지된 후 급속안구운동이 시작되었다. 이 수면판독 단위 사이에 각성 움직임이 있었다. 근전도 수준이 REM 수준으로 감소되어 있고 제1단계 수면으로 변화한 소견이 관찰되지 않으면, 각성 움직임이 나타난 이후부터 REM 수면으로 판정한다. 마지막 수면방추파나 K-복합파와 각성 움직임 사이의 간격이 3분 미만일 경우에는 제2단계 수면으로 판정한다. 그러나 그 간격이 3분 이상일 경우에는 REM 수면으로 판정한다.
- 수면방추파와 K-복합파가 나타나지 않고 뇌파는 낮은 전압의 혼합된 파형이 1개 이상의 수면판독 단위에서 유지된 후 급속안구운동이 시작되었다. 이 기간 동안 각성 움직임이 있었고 1개 이상의 수면단위 동안 근전도의 수준이 증가되어 있다가 REM 수면 수준으로 감소되었다. 각성 움직임 이후 근전도가 증가된 상태는 모두 제1단계의 수면으로 판정한다. 근전도가 REM 수준으로 저하된 이후부터는 REM 수면으로 판정한다. 각성 움직임 이전은 '3분 규칙'에 의해 제2단계 수면 또는 REM 수면으로 정의한다.

② REM 수면의 끝

- 전형적인 REM 수면 후에 낮은 전압의 혼합된 파형이 나타나지만, 급속안구운동은 나타나지 않는 경우: 근전도 수준이 REM 수면 단계 수준에 머물러 있고, 수면방추파, K-복합파, 각성 움직임의 간섭이 없는 한 지속시간에 관계없이 REM 수면으로 판정한다.
- 전형적인 REM 수면 후에 낮은 전압의 혼합된 파형이 나타나지만 급속안구운동은 나타나지않는 경우: 근전도 수준이 처음에는 REM 수면 단계이지만 점차 증가되는 경우, 근전도가 증가하기

시작하는 시점부터 수면 단계의 변화를 지시하는 변화(급속안구운동의 재등장 또는 수면 방추파나 K-복합파의 등장)가 나타나는 않는 한 제1단계 수면으로 판정한다.

- REM 수면 중간에 각성 움직임이 끼어들고 이후 즉시 근전도 수준은 REM 수면 수준으로 회복되고, 뇌파는 낮은 진폭의 혼합된 파형이 나타나며, 이후 급속안구운동이 다시 등장하거나 한 개의 판독 단위 이상에서 제2단계 수면으로 변화하는 경우 : 이 경우는 각성 움직임과 급속안구운동의 재등장(또는 2단계 수면으로의 변화) 사이의 기간을 제1단계로 판정할 것인가 아니면 REM 수면으로 판정할 것인가가 문제가 된다.
  • 일반적으로 각성 움직임의 크기와 지속 기간에 근거하여 제1단계 수면으로 정의한다.
  • 제1단계의 수면을 암시하는 가장 중요한 요소는 느린안구운동의 존재이다. 느린안구운동은 REM 수면에서도 나타날 수 있지만 제1단계 수면에서 나타나는 것만큼 풍부하고 두드러지며 진자운동의 양상으로 나타나지는 않는다. 각성 움직임 이후 두드러진 느린안구운동이 나타나는 동안은 제1단계의 수면으로 판정할 수 있다.
  • 비록 제1단계 수면의 뇌파와 REM 수면의 뇌파는 아주 유사하지만 인지할 수 있는 몇가지 차이점이 있다. 각성 움직임 직후 나타나는 알파파의 활동량에 비례하여 1단계의 수면을 판정할 수 있다. 잘 형성된 두정부 예파가 있으면 제1단계의 수면으로 판정하지만, 잘 형성된 톱니 모양의 파형이 있으면 REM 수면으로 판정한다.
  • 수면방추파나 K-복합파의 잠재형도 각성 움직임 후 수면단계가 제1단계 수면인지 REM 수면인지를 감별하는 데 유용하다. 이 경우에는 각성 움직임(수면 방추파나 K-복합파의)과 잠재형 사이를 제1단계 수면으로 판정한다. 각성 후의 수면판독 단위를 제1단계로 판정하였으며 빠른안구운동 또는 수면방추파나 K-복합파가 나타나기 전까지도 제1단계 수면으로 판정한다.
- 각성 움직임 이후 1단계 수면으로 판정할 만한 미미한 증거(큰 움직임, 느린안구운동, 풍부한 알파파의 방출, 두정부 예파, 잠재형 수면방추파나 K-복합파)조차 없다면 수면 단계의 변화를 지지하는 소견이 나타날 때까지는 REM 수면으로 판정한다.

3) 수면다원검사 보고서 작성

수면다원검사 기록을 판독 단위별로 수면 단계, 수면 사건 등을 평가하고 이를 통합하여 요약하여 임상적인 의미를 산출하는 과정이 필요하다. 이 과정에는 판독 단위별 평가와 전, 후 판독 단위와의 연관성 등을 종합하여 판정하며 많은 수작업과 전산화 프로그램 등을 이용하여 산출하게 된다.

(1) 수면 단계

각 수면 단계를 입력하여 절대시간, 전체 기록 시간, 총 수면시간, 수면효율, 각 수면 단계에 따른 비율을 산출하며 연령에 따른 표준 상태와 비교한다.

(2) 잠복시간

수면잠복기(sleep latency)와 렘잠복기(REM latency)가 중요하다. 입면 잠복시간은 소등시간에서부터 제1단계 수면이 발생할 경우 첫 번째 판독 단위까지 걸린 시간, 또는 소등시간에서부터 제 2, 3단계, REM 수면이 한 개의 수면판독 단위에서 나타나면 그때까지 걸린 시간으로 정의한다. REM 수면 잠복시간은 수면이 시작된 후 REM 수면의 첫 번째 판독 단위까지의 시간으로 정의한다. 수면다원검사 및 수면잠복기반복검사(MSLT)검사에서도 동일하게 원칙이 적용된다. 수면 단계를 판독하는 동시에 전산화 프로그램에 입력하면 연령에 따른 표준 상태와 비교하여 출력할 수 있다.

(3) 수면 도표(Hypnogram)

수면의 진행에 따른 수면 단계의 발생 및 변화, 분포 및 백분율, 그리고 사건들의 분포 및 빈도를 도식화하여 볼 수 있으면 수면다원검사기록의 판독결과를 총괄하여 파악하는 데 도움이 된다. 수면 구조 그림은 위의 여러 가지 사항을 도식화하여 볼 수 있도록 구성되어 있다. 수면검사결과 보고 시 항상 포함되며 전산화 프로그램을 이용하여 출력할 수 있다.

(4) 호흡장애 판단 지수(Index)

널리 사용되는 지수는 무호흡, 저호흡, 무호흡-저호흡지수(apnea-hypopnea index, AHI), 호흡장애지수(respiratory disturbance index, RDI), 등이 있다. 수면 단계 판독과 함께 각각의 지표들을 전산화 프로그램에 입력하면 결과를 출력할 수 있으며 출력된 결과를 계산하여 기록한다.

① 무호흡(apnea)

10초 이상 호흡이 정지 또는 거의 정지되고, 코안에 부착한 온도와 압력센서를 통해 공기흐름이 90% 이상 감소하는 현상이 지속되는 것이다. 측정은 온도감지센서, 가슴, 배의 호흡운동 유무에 의해 폐쇄형, 중추형, 혼합형으로 분류한다.

② 저호흡(hypopnea)

온도감지센서에 의해 공기흐름 호흡곡선이 10초 이상 30% 이상 감소하면서, 동맥혈액 산소포화도가 4% 이상 떨어지거나 각성을 보이는 경우이다. 공기흐름 호흡곡선이 수면 중 10초 이상시간 동안 평소 공기흐름의 30% 이상 감소를 보이며, 혈중 산소포화도가 4% 이상 감소를 동반하는 경우가 원칙이지만, 또 다른 정의는 10초 이상 시간 동안 평소 호흡기류의 50% 이상의 감소를 보이며 혈중 산소포화도가 3% 이상 감소를 동반하거나 각성을 동반하는 경우로 정의했다. 그러나, 2012년 수면 중 10초 이상 시간 동안 평소 호흡기류의 30% 이상의 감소를 보이며 혈중 산소포화도가 3% 이상 감소를 동반하거나 각성을 동반하는 새로운 기준이 정해졌다.

③ 무호흡-저호흡지수(apnea-hypopnea index, AHI)

AHI는 수면 1시간당 무호흡과 저호흡을 합한 평균횟수를 총 수면시간을 나눈 것이다(총 무호흡 횟수 + 총 저호흡 횟수)×60/총 수면시간〔TST〕). 보통 성인에서 AHI는 5회/hr 이하이면 상기도 저항 증후군(upper airway resistance syndrome, UARS), 5회/hr 이상이면 비정상으로 과도한 주간졸음증, 불면증을 호소하는 수면무호흡증후군(obstructive sleep apnea syndrome, OSAS)을 진단한다. AHI가 5회/hr~15회/hr인 경우 경증(mild), 15회/hr~30회/hr인 경우 중등도(moderate), 30회/hr 이상인 경우 심한 중증(severe)으로 판단한다.

④ 각성 횟수(the number of arousals)

총 수면시간 중 각성이 일어난 횟수

⑤ 각성지수(arousal index, AI)

(총 각성횟수〔number of arousals〕×60/총 수면시간〔TST〕)으로 계산한다.

⑥ 호흡장애지수(respiratory disturbance index, RDI)

"(무호흡+저호흡+호흡노력과 관련된 각성지수〔respiratory effort-related arousal, RERA〕 × 60/총 수면시간〔TST〕)"로 계산한다. RDI가 5회/hr 이하이면 상기도 저항 증후군(upper airway resistance syndrome, UARS), 5회/hr~15회/hr인 경우 경증(mild), 15회/hr~30회/hr인 경우 중등도(moderate), 30회/hr 이상인 경우 심한 중증(severe)으로 판단한다. 수면시간동안 무호흡증, 저호흡에 의해 각성 상태에서 호흡노력시간의 평균를 의미한다. 무호흡-저호흡지수(AHI)와 함께 폐쇄성 수면 무호흡 진단의 지표로 이용된다. AHI와 달리 호흡노력관련각성시간(respiratory effort-related arousal, RERA)이 포함된다.

⑦ 호흡노력과 관련된 각성 총 횟수(respiratory effort-related arousals [RERAs], total number)

수면 중 정상적인 호흡이 아닌 호흡이 저항을 받아 호흡노력이 필요한 시간.

⑧ 호흡노력과 관련된 각성지수(RERA index)

호흡이 저항을 받아 호흡노력과 관련된 "(각성 총 횟수×60/총 수면시간〔TST〕)"로 계산 된다.(수면다원검사의 판독, 임상이비인후과학회지. 류광희, 최지호. 2019, 폐쇄성수면무호흡증의 진단, 정유삼. 2013)

(5) 수면점수 평가(Sleep scoring data of polysomnography)

수면의 양과 단계, 질적, 평가를 위해 수면 중 나타날 수 있는 여러가지 지표를 확인하는데, (4)의 지수들과 함께 기록하여야 한다. 수면단계의 판독과 함께 사건수면을 전산화 프로그램에 입력하면 다음과 같은 평가지표를 구할 수 있다.

① 총 기록시간(total recording time, TRT): 기록 시작에서 기록 종료까지의 시간(분)이다.

② 총 취침시간(time in bed, TIB): 침대에 누워서부터 기상할 때까지의 시간(분)이다.

③ 수면잠복기(sleep latency, SL): 검사실에서 검사 준비를 마치고 불을 끄고 침대에 누워서 잠들 때까지의 시간(분)이다. 보통 불을 끈 시간으로부터 수면 1단계가 관찰되거나, 수면 2~3단계 또는 렘 수면단계가 1 epoch 이상 나타날 때 까지 걸린 시간이며, 수면의 시작시간으로 인정한다. 그리고 소등시간부터 수면 2, 3, 4단계 혹은 렘수면이 1 epoch까지 나타나면 그때까지 걸린 시간이다.

④ 수면시간(sleep period time, SPT): 수면시작에서 최종 잠에서 깨는 시간(분)이다(SPT=TIB–SL).

⑤ 총 수면시간(total sleep time, TST): 모든 수면단계(수면1단계~REM단계의 반복)을 합한 시간이다(TST = SPT–WASO, TST = TIB–all SW).

⑥ 수면효율지수(sleep efficiency index%, SEI): 검사 시작 후 잠에 드는 시간, 수면단계와 상관없이 침대에 누워있는 시간 중 잠을 지는 시간을 백분율로 계산한 지수이다(SEI = TST/ TIB × 100).

⑦ 수면개시 후 각성(wake after sleep onset, WASO): 총 기록시간 중 깨어있는 시간에서 수면 잠복기를 제외한 시간이다(WASO=〔TST/TRT〕×100). 이 수치가 증가하면 수면 효율(sleep efficiency)이 떨어져 있는 경우를 흔히 보게 된다.

⑧ 수면단계별 잠복기(the latency periode in sleep stage): 잠이 드는 시점부터 각 수면 1, 2, 3. REM 수면단계가 나타나는 시간(분)을 구하는 것이다.

⑨ 각 수면단계의 출현률(sleep stage%): 수면시간 중 비렘수면, 렘수면, 각성 등 각 수면단계의 비율로 출현횟수가 많은 수면일수록 출현횟수가 적다(각 수면단계의 합/SPT) × 100).

⑩ 수면단계 출현횟수: 수면의 단계가 변화는 횟수이며, 한데 모아진 수면일수록 횟수가 적다.

⑪ 총 각성시간 백분율(total wake time%, TWT): 수면 중 깨어있는 총시간을 총 잠든 시간으로 나눈 값의 백분율이다(TWT=〔TWT/TIB〕×100).

⑫ 느린파 수면 백분율(total slow wave sleep%, TSW): 수면구조 평가에 이용된다.

⑬ 렘수면 백분율(total REM sleep%, TREM): 수면구조 평가에 이용된다.

⑭ 렘잠복기(REM latency, REML): 수면이 시작한 후 REM수면으로 이행된 최조 1 epoch까지의 시간이다. 측정 시 주의해야 할 점은, 수면 도중 깨어있는 시간을 포함시켜서 계산해야 한다. 수면다원검사 및 수면잠복기반복검사(MSLT)검사에서도 동일하게 원칙이 적용된다.

** 위의 지표들 외 주기성 사지운동증의 진단을 위한 활동지수(movement index) 및 활동성각성지수(movement arousal index) 등이 있다.

4. 수면다원검사의 대상 질환

일반적으로 20대 청년들의 경우 수면과다에 의해 대낮에도 과도하게 졸리는 기면병증(narcolepsy)이 많이 출현하고 장년기 이후에는 수면무호흡 증후군이 많이 나타나는 것으로 알려져 있다. 기면병의 진단을 위해서는 수면잠복기반복검사(multiple sleep latency test, MSLT)를 실시하고, 수면무호흡증의 진단을 위해서는 수면다원검사를 실시한다.

1) 수면다원검사의 범위

통상 수면다원검사는 기본적으로 수면다원검사를 말한다. 뇌파(EEG), 눈전위도(Electrooculography, EOG), 턱근전도(chin EMG), 다리 근전도(limb movements EMG), 심전도(EKG), 코골이(snoring), 호흡(respiratory airflow), 호흡운동(respiratory effort), 혈중산소포화농도(oximetry), 수면자세(body position) 등이 포함되며, 필요에 따라 추가로 야간발기 기능검사(nocturnal penile tumescences, NPT), 이갈이(bruxism), 지속적 혈압, pH meter, esophageal pressure monitoring 등 여러 채널이 필요하다. 또한 뇌전증 진단을 위한 전극배치로 EEG 채널을 더 많이 사용하는 경우도 있다.

- 수면현상의 기전 연구
- 꿈의 심리현상 연구
- 호르몬, 자율신경 등의 연구
- 입면과 수면지속 장애(불면증) 연구: 심리적 요인(공포, 정서적 쇼크, 스트레스, 익숙하지 않은 수면환경 등), 정신질환요인(신경증, 성격장애, 분열증 등) 및 약물, 알코올에 기인한 것
- 과다수면 연구
- 수면-각성 리듬장애: 장시간 해외여행 등에 의한 시차 때문에 대낮에는 졸음에 시달리며, 야간에는 불면이 되는 생리적 리듬이 혼란한 상태
- 수면 중 이상현상: 수면 중의 부정맥, 기관지 천식발작 등이나 어린이에서 보이는 몽유병, 밤공포증, 야뇨증 등
- 식물상태, 뇌전증, 각종 정신질환 등의 병태 검사
- 약물(수면제, 각성제, 정신안정제 등)의 효과판정

2) 대상질환

(1) 수면무호흡증후군(obstructive sleep apnea syndrome, OSAS)

수면 중 호흡장애에 의한 것으로 폐쇄성 수면 무호흡 증후군에 대한 진단기준은 렘, 비렘수면에 관계없이 대낮의 과도한 졸음 또는 저산소혈증(O2 65% 이하)에 의해서 발생하는 위험한 부정맥을 유발시킬 수 있으며 장시간의 무호흡이 7시간 이상의 수면 중에 10초 이상 코안 및 입안에서 기류의

유동이 정지한 상태로 여러 번(적어도 30회 이상) 반복하여 무호흡(apnea)이 출현한 경우이며, 이때 임상적으로 여러 가지 증상을 동반한 증례가 있는 경우에 폐쇄성 수면무호흡증후군으로 진단되며 호흡변환과 기류검사를 실시하여야 한다. 무호흡-저호흡지수(apnea-hypopnea index, AHI)와 호흡장애지수(respiratory disturbance index, RDI)가 5회/hr 이하인 경우 상기도 저항 증후군(upper airway resistance syndrome, UARS)이다.

폐쇄성 수면무호흡증은 수면다원검사에 의해 폐쇄형(말초형), 중추형, 혼합형으로 분류된다(그림 7-9a~11b).

① 폐쇄형 수면무호흡(Obstructive sleep apnea, OSA)

가. 코안 및 입안에서의 기류가 정지되어 무호흡이 10초 이상 1시간당 5회 이상 지속되어 나타나며, 전 무호흡 시간 동안 호흡노력이 보인다.

나. 과도한 주간졸음증, 그 외의 자각증상(수면중의 질식감이나 잦은 각성, 숙면감의 결여, 주간의 권태감, 집중력 결여)을 동반한다.

다. 폐쇄형 수면무호흡(obstructive sleep apnea, OSA)을 진단하기 위해서는 증상 및 병력확인과 함께 수면다원검사에서 수면 1시간당 호흡 장애를 합한 횟수인 무호흡-저호흡 지수(AHI) 또는 호흡장애지수(RDI)를 확인하는 것이 필수적이다. 아울러, 무호흡, 저호흡, 호흡노력과 관련된 각성 등과 같은 호흡 장애의 판독 기준을 미리 숙지하고 있으면서 수면다원검사의 원자료(raw data)를 실제 판독 및 검토할 수 있어야 한다.

라. 무호흡-저호흡지수(apnea-hypopnea index, AHI)와 호흡장애지수(respiratory disturbance index, RDI)가 5회/hr 이하인 경우 상기도 저항 증후군(upper airway resistance syndrome, UARS)이고, 5회/hr~15회/hr인 경우 경증, 15회/hr~30회/hr인 경우 중등도, 30회/hr 이상인 경우 심한 중증으로 판단한다.

② 중추형 수면무호흡(Central sleep apnea, CSA)

가. 코, 입의 호흡정지와 동시에 가슴과 배의 호흡노력도 정지되는 경우이다. 말초성, 중추성 호흡이 함께 정지되는 경우로 2가지 모두 기본치의 10% 이하로 저하되고, 전 무호흡 시간동안 호흡노력이 보이지 않는다.

나. 목척수 윗부분이나, 뇌줄기 부분 수술 후 뇌줄기의 호흡중추의 기능저하 및 심장 이상에 의한 수면 중의 호흡이상이다.

다. 대개는 수초간의 짧은 환기노력이 있은 후에 동맥혈 이산화탄소 분압($PaCO_2$)이 무호흡 역치 이하로 감소하면 중추성 과소호흡 또는 무호흡을 보이게 된다. 중추성 수면무호흡은 10초 이상 동안 90%이상의 호흡이 감소하면서 배 및 가슴의 움직임이 전혀 보이지 않는(호흡노력이 없다) 것을 확인해야 한다.

③ 혼합형 수면무호흡(Mixed sleep apnea, MSA)

혼합형에서는 처음에는 코안 및 입안에서의 기류의 정지와 동시에 가슴과 배의 호흡노력도 정지하나 점차 가슴과 배의 운동을 재개하면 마침내는 코안 혹은 입안에서의 기류도 재개한다. 이러한 무호흡증을 감별하기 위해서는 상기도의 공기흐름과 가슴과 배의 움직임을 동시에 측정할 수 있어야 한다.

(2) 불면증(Insomnia)

불면증은 흔한 수면장애로 밤에 잠들기가 어렵거나 수면 유지가 어려워 숙면을 취하지 못하는 것으로 정의할 수 있다. 불면증이 있는 사람은 밤에도 괴롭지만 다음날 졸리고, 피곤하며, 정신 집중이 안 되므로 낮 시간에도 몹시 괴로움을 호소하게 된다. 불면증 환자의 경우 대개는 피로감 증가, 무력감, 주의 집중력 감소 등을 동반하게 된다. 밤에 잠을 못 자면, 다음날 피곤하고 졸리지만, 다음날 밤에는 또 다시 잠을 잘 수가 없는 수면의 악순환을 거듭하게 된다. 결국 표면적으로는 심각한 문제가 아닐 수 있지만, 삶의 질을 심각하게 낮추고 치명적인 건강문제나 사고발생의 위험을 높여 환자 개인은 물론 사회 · 경제적으로 중대한 영향을 미칠 수 있어서 신중한 진단과 원인에 대한 적절한 치료가 필요하다.

불면증은 지속기간에 따라 상황적 스트레스나 수면일정 및 환경 변화에 의해 초래되어 며칠동안만 지속되는 일과성(transient) 불면증, 수술 후나 단기 질환에서 회복되는 과정처럼 수일에서 3주간 지속되는 단기 불면증, 일 개월 이상에서 수년간 지속되는 장기(만성) 불면증으로 분류할 수 있다.

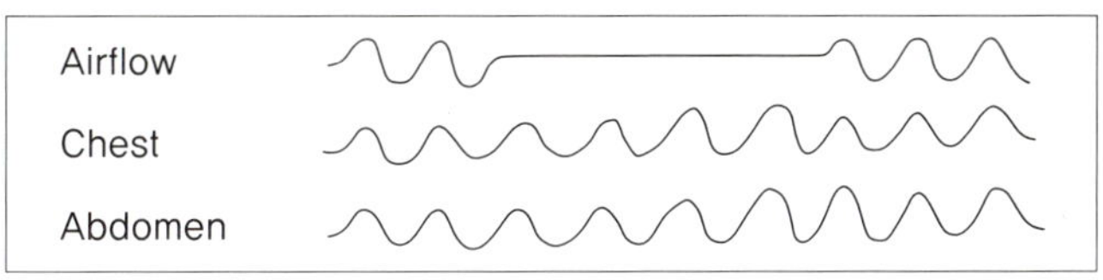

그림 7-9a. **폐쇄형 수면무호흡(Obstructive sleep apnea, OSA)**
가슴과 배의 지속적인 호흡 노력에도 불구하고 코안과 입안을 통한 기류의 정지

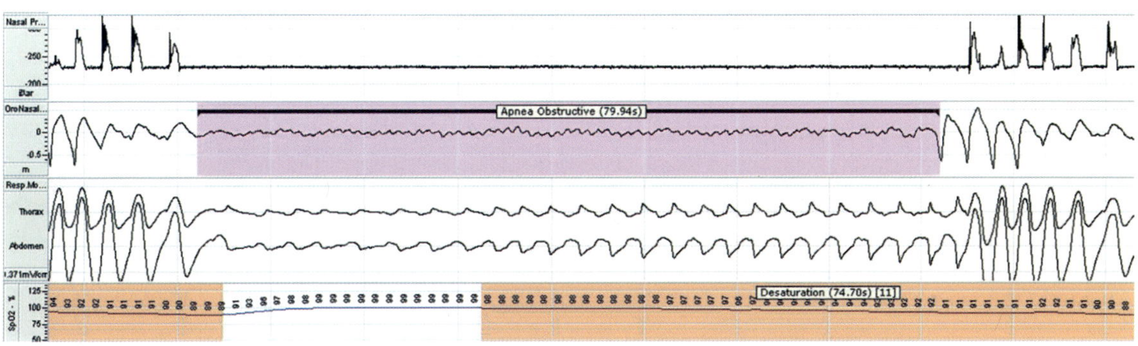

그림 7-9b. **폐쇄형 수면무호흡(Obstructive sleep apnea, OSA)**
가슴과 배의 지속적인 호흡 노력에도 불구하고 코안과 입안을 통한 기류의 정지

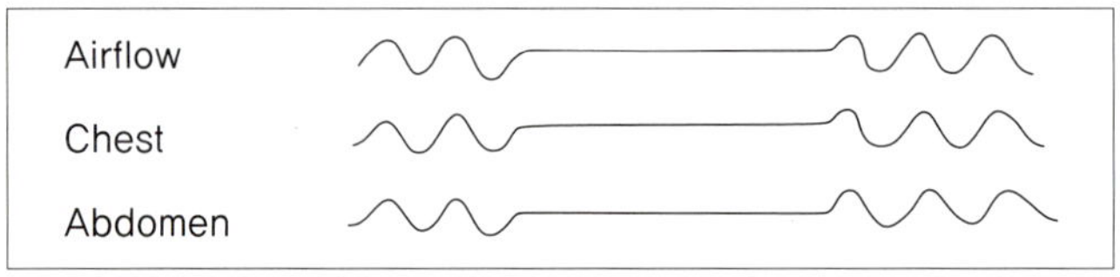

그림 7-10a. 중추형 수면무호흡(Central sleep apnea, CSA)
가슴과 배 그리고 코안과 입안에서의 호흡정지가 동반된 경우

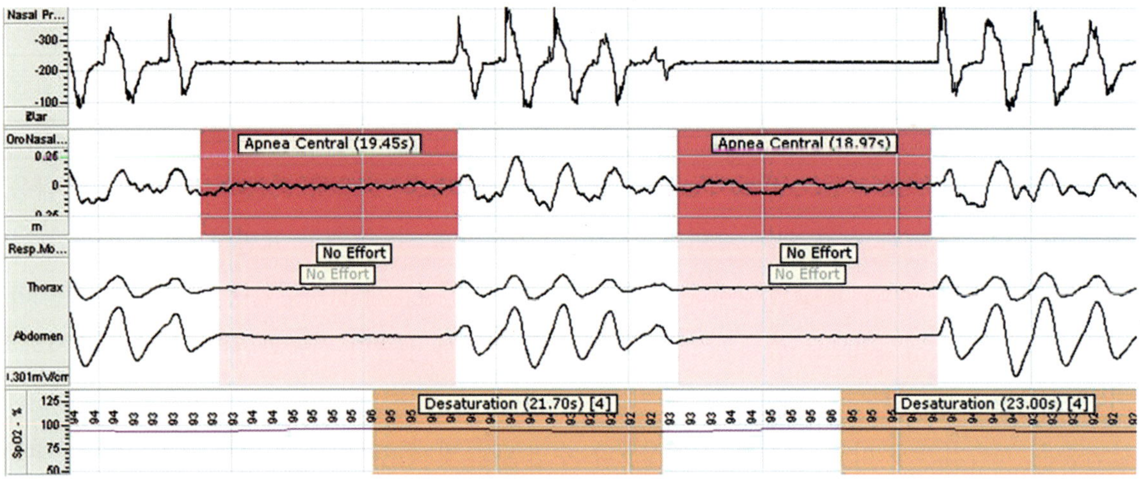

그림 7-10b. 중추형 수면무호흡(Central sleep apnea, CSA)
가슴과 배 그리고 코안과 입안에서의 호흡정지가 동반된 경우

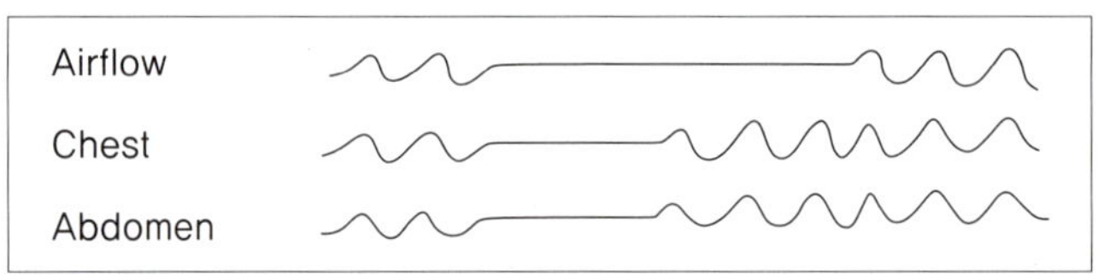

그림 7-11a. 혼합형 수면무호흡(Mixed sleep apnea, MSA)
넓은 의미의 폐쇄형 무호흡증후군으로 중추형에서 폐쇄형으로 전환되는 경우

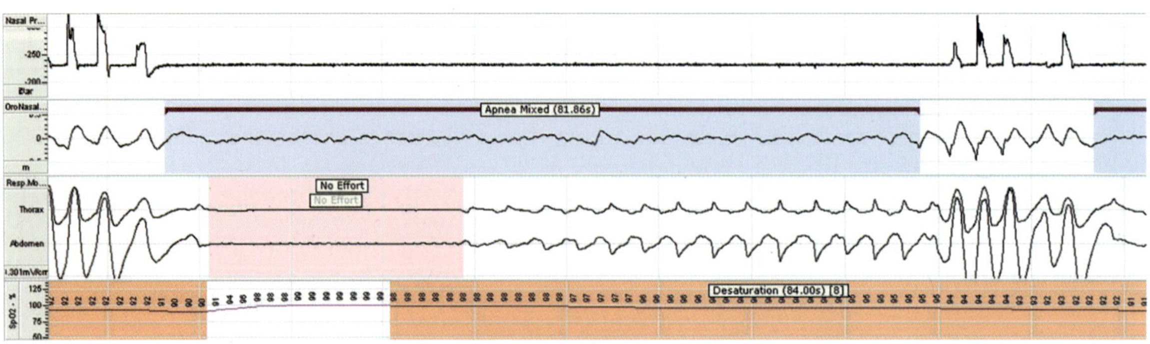

그림 7-11a. 혼합형 수면무호흡(Mixed sleep apnea, MSA)
넓은 의미의 폐쇄형 무호흡증후군으로 중추형에서 폐쇄형으로 전환되는 경우

(3) 주간 졸림증(Daytime sleepiness)

주간 졸림증이란 밤에 충분한 수면을 취했음에도 불구하고 낮에 주체할 수 없는 졸림을 느끼는 것으로, 때와 장소를 가리지 않고 졸거나 잠에 빠져들게 되는 증상을 말한다. 미국수면학회(AASM)는 국제수면장애분류(international classification of sleep disorders)에서 과도한 주간 졸림증(excessive daytime sleepiness, EDS)을 "깨어 있으려 하나 각성 상태를 유지하기 힘들거나 과도하게 많이 자는 것"으로 정의하고 있다. 이런 증상을 가진 환자들은 낮 동안 또렷하게 깨어 있어야 함에도 불구하고 자기도 모르게 졸거나 잠에 빠져 들게 된다. 이로 인해 집중도 및 일상적인 업무와 학업의 수행도가 감소하게 된다. 그래서 주간 졸림증을 가진 환자들은 정상적인 사회생활을 유지하기가 힘들 수 있으므로 수면다원검사를 통해 밤중 수면의 질을 평가해야 할 필요가 있다.

주간 졸림증을 일으킬 수 있는 경우는 여러 가지가 있을 수 있지만, 대개는 야간 수면의 양이 부족한 경우이다. 그 밖에도 야간 수면의 질이 좋지 않은 경우로 잠을 잔 시간은 충분하나 어떤 원인으로 자주 깨어 정상적인 수면구조를 가지지 못 하는 경우가 있다. 또한 수면과 각성을 조절하는 항상성 기전의 장애, 즉 일주기 리듬의 장애(disturbances of circadian rhythm), 수면무호흡증과 같은 수면관련 호흡장애(sleep-related breathing disorder), 기면병(narcolepsy)과 같은 일차성 과수면장애(primary hypersomnia), 수면관련 운동장애(sleep-related movement disorder), 두부외상이나 퇴행성 뇌 질환 등 중추신경계 장애, 만성적인 내과적 장애, 정신 장애 및 약물의 부작용 등이 있다.

(4) 하지불안증후군(Restless legs syndrome, RLS)

하지불안증후군은 다리의 동통을 호소하며 비활동 시 증상이 더욱 악화되어 수면장애를 일으키는 신경계 질환이다. 일반적인 임상증상은 가만히 앉아 있거나 누워 있을 때, 특히 자려고 할 때 다리에 무엇인가 기어다니는 듯한 이상한 느낌이 들거나, 종종 다리가 시리고 저린 경우가 대부분이다.

(5) 주기성 사지운동증(Periodic limb movement disorder, PLMD)

주기성 사지운동증은 수면 동안에 다리에 생기는 잠을 방해하는 질병이다. 하지불안증후군은 환자가 깨어 있을 때 다리에 불편한 감각으로 견딜 수 없이 다리를 움직이고 싶은 충동을 일으키는 데 비해 주기성 사지운동증에서의 다리 움직임은 대부분 환자가 자고 있을 때 발생하며 불수의적 · 무의식적으로 발생한다. 이름에서 알 수 있듯이 주기성 사지운동증은 대부분 30초 단위로 증상이 발생하며 주기적으로 발생한다.

전형적으로 엄지발가락을 펴지는 동작과 함께 발목, 무릎 또는 엉덩관절(고관절, hip joint)을 굽히는 증상이 발생한다. 만약 이러한 증상이 1시간에 5회 이상으로 빈번하게 나타난다면, 깊은 수면으로의 이행 및 수면 유지가 힘들게 된다.

(6) 소아기 사건수면(Parasomnias in childhood)

사건수면의 정의는 수면 입면기, 수면 중, 수면으로부터 각성기로 이행하는 과정에서 부적당한 육체적 현상이 나타나는 질환이다. 사건수면은 각성 질환(arousal disorders), 수면–각성 이행질환, 렘수면과 연관된 사건수면과 그 외 사건수면으로 분류된다. 각성 질환은 비렘수면과 연관되며 몽유병(sleepwalking), 혼돈상태의 각성(confusional arousal), 야경증(night terror)가 있으며 서로 중복되는 특징을 보인다. 주로 비렘수면 3기(non–REM stage N3)에 발생하며 공통된 특징은 서파 수면에서 불완전한 수면 이행, 자동 행동, 주위환경에 대한 잘못된 인지 등이다.

몽유병은 학동기 소아에서 흔히 보일 수 있으며, 침대에서 나와 침실을 걸어다니는 가벼운 증상에서 다른 방이나 집 밖으로 나가는 복잡한 행동까지 다양하게 보일 수 있다. 때때로 이치에 맞지 않는 대화를 하거나 가구를 옮기는 것 같은 복잡한 행동도 하지만 대부분 특별한 목적은 없다. 혼돈상태 각성은 서파 수면으로부터 각성 시에 발생하며, 아동은 깨어 있는 것처럼 보이지만 심각한 혼미상태이기 때문에 부모를 인지할 수 없고 울거나 알아듣을 수 없는 말을 할 수 있다. 혼돈상태의 각성 시 발생한 일에 대해서 기억할 수 없지만 잠에서 완전히 깨어난 후에 공포감을 느낄 수는 있다.

수면다원검사에서 서파 수면으로부터 갑자기 각성 상태가 되는 것을 확인할 수 있으며, 뇌파소견은 수면 1단계(stage N1)의 세타 유형을 보이고 뇌전증파는 보이지 않는다. 야경증은 수면을 이루고 첫 1/3이나 1/2 기간 동안에 서파 수면으로부터 갑자기 부분적인 각성이 일어나는 것이며, 악몽과 감별을 요한다.

악몽과는 달리 자율 신경계 증상으로 산동, 발한, 빈맥 및 빈호흡 등이 나타나고 공포스러운 행동이 나타난다. 이러한 현상은 3분에서 5분 동안 나타나다 멈추고 다시 잠에 빠져들지만 때때로 오랫동안 지속되는 경우도 있고 하루에도 여러 차례 발생하기도 한다.

렘수면과 연관된 사건수면은 악몽(nightmare), 수면마비(sleep paralysis), 렘수면 운동장애(REM sleep motor disorder), 수면 이갈이(sleep bruxism) 등이 있으며 사건수면이나 수면–각성 이행 질환과는 다른 양상을 보인다. 악몽은 자다가 오랫동안 각성 상태를 유발하는 무서운 꿈을 특징으로 하는 질환이다. 아동은 꿈을 다 기억하며 불안한 증상을 보인다. REM 수면에서 갑자기 깨며 주위 환경에 대한 개념이 명확하고 감각의 이상이 없다. 악몽은 수면 후반부에 REM 수면 상태가 가장 길고 강렬한 시기에 잘 나타난다. 악몽 후에 완전히 깨고 감정의 변화만 보이며 쉽게 정상으로 돌아오지만 다시 잠드는 것은 지연된다.

수면 마비는 수면 입면기(hypnogogic)나 각성기(hypnopompic) 바로 후에 수의적인 움직임이 불가능한 것이 특징이다. 수면 마비는 사춘기에 주로 시작되지만 유년기 아동에서 증상이 시작될 수 있다. 수면 발작의 증상을 표현하기 힘든 아동의 경우에는 보호자가 이러한 현상을 알아차리기 힘들고, 각성에 대한 저항(resistant to waking)으로 오해할 수 있다. 수면 마비는 수면 발작과 동반된 경우나 수면 마비 가족의 환아일 경우에 만성적인 경과를 보일 수 있다. 진단은 특징적인 증상을 확인하는 것이며, 수면다원검사 소견으로 정상적인 각성 뇌파소견을 보이면서 턱 근육의 긴장도가 감소된 소견이 보일 수 있다.

REM 수면 운동 장애는 어른에서 REM 수면 행동 장애로 기술되었으며 이후 소아에서도 보고되었다. REM 수면 동안에 발성을 동반한 의미 없는 행동이 특징이며, REM 수면 동안에 보이는 수면 무긴장증이 없으므로 역설적으로 근긴장도가 증가하고 꿈이 표출되어서 때때로 발로 찬다거나 침대에서 뛰어내리는 과격한 행동이 나타난다. 따라서 환자나 같이 잠을 자는 사람이 다치는 경우가 많다. 이러한 현상은 잠이 들고 약 90분 후인 REM 수면이 처음 나타나는 시기에 발생한다.

REM 수면 운동장애는 대부분 성인에서 시작하고 다양한 기간 동안 진행되지만 소아에서도 나타날 수 있다. 특발성이 대부분이지만 성인에서 신경학적 질환이 약 40% 보고되었다. 수면다원검사에서 수면 동안(특히 REM 수면)에 근긴장도가 증가되고, 근육 활동이 증가되며, 과도한 사지 운동, 주기적 사지 운동 등이 나타난다. 수면 이갈이는 씹기근육(저작근), 관자놀이근, 가쪽날개근(익돌근, lateral pterygoid muscle)의 불수의적이고 반복적인 수축에 의해 수면 동안 아래턱뼈(하악골)의 반복적인 운동이 나타나는 것이다. 진단은 수면 중 비정상적인 운동을 야기시킬 수 있는 질환이 없으면서 이갈이로 인한 소리를 확인함으로 할 수 있다.

수면다원검사에서 관자놀이근 위로 약 1 Hz의 발작적이고 율동적인 근육 활동이 나타난다.

이러한 율동은 턱근육과 씹기근육에서도 나타난다.

신경기능검사학 실습보고서

학교명: 학번: 이름:

신경기능검사학

CHAPTER II

근전도 검사

Section

08 근전도 검사를 위한 해부생리

학습목표

1. 말초신경의 구조를 설명할 수 있다(A).
2. 말초신경의 신경흥분전달기전을 설명할 수 있다(A).
3. 신경전기생리의 과정을 설명할 수 있다(A).
4. 팔과 다리의 주요 말초신경의 해부학적 경로를 설명할 수 있다(A).

1. 말초신경계의 구조

1) 말초신경계 구조

말초신경계(peripheral nervous system, PNS)는 뇌(brain)와 척수(spinal cord)로 구성되는 중추신경계(central nervous system, CNS)를 제외한 것으로부터 분지한 모든 신경계(nervous system) 부분으로 중추신경계와 긴밀하게 자극을 주고받는다. 말초신경계는 기능적으로 몸신경계(somatic nervous system)과 자율신경계(autonomic nervous system)으로 구분할 수 있다. 몸신경계통은 몸의 움직임을 조정하고, 외부로부터의 자극을 받아들이며, 의식적으로 신체활동을 조절한다.

자율신경계통은 심장근, 외분비샘 및 일부 내분비샘 등 주로 내장 기관을 통제하여 호흡, 순환, 흡수, 분비, 생식 등 생명 유지에 필요한 작용을 무의식적, 반사적으로 조절하여 인체의 항상성(homeostasis) 유지에 중요한 역할을 한다. 자율신경계는 내장에서 오는 감각 정보를 중추신경계로 전달하는 창자신경계(enteric nervous system), 위급한 상황에 대처할 수 있게 하는 교감신경계(sympathetic nervous system), 위급한 상황에 대비하여 미리 에너지를 비축하는 부교감신경계(parasympathetic nervous system)로 분류할 수 있다. 말초신경은 크게 뇌에서 직접 분지하는 12쌍의 뇌신경(cranial nerve)과 척수에서 분지하는 31쌍의 척수신경(spinal nerve)으로 구분된다. 뇌신경은 뇌의 바닥 부분에서 분지하여 머리, 목, 내장기관 등에 분포하여 운동 및 감각 신경으로서 자극을 전달한다(표 8-1).

척수신경은 척수의 앞뿌리(anterior root)에서 출발하는 운동신경과 뒤뿌리(posterior root)로 들어오는 감각신경이 합쳐서 형성되는 신경으로 목신경(cervical nerve) 8쌍, 가슴신경(thoracic nerve) 12쌍, 허리신경(lumbar nerve) 5쌍, 엉치신경(sacral nerve) 5쌍, 꼬리신경(coccygeal nerve) 1쌍으로 구성되며 척수와 가슴, 배, 팔다리 사이에서 신경신호를 전달한다(그림 8-1). 뇌신경의 총 12쌍 중, 2쌍은 앞뇌(forebrain)에서 시작하고, 나머지 10쌍은 중뇌(midbrain)와 뇌줄기(brainstem)에서 시작하며, 주로 시각, 청각, 후각, 미각 등 특수감각과 얼굴 등 일부 근육을 지배하고 심장이나 내장의 지배도 일부 담당하고 있다. 즉, 뇌신경은 뇌와 머리 및 목 사이에서 신경자극을 전달하지만, 예외적으로 열 번째 뇌신경인 미주신경(vagus nerve)은 머리와 목뿐만 아니라 가슴과 배까지 신호전달을 담당한다.

표 8-1. 뇌신경(Cranial nerve)

<table>
<tr><th>번호</th><th>신경명</th><th>구분</th><th>기시부</th><th>머리뼈 통과부</th><th>전도 및 주요 기능</th></tr>
<tr><td>I</td><td>후각신경
(olfactory N.)</td><td>감각</td><td>대뇌</td><td>체판
(cribriform plate)</td><td>• 후각세포 → 후각고랑 → 후각 신경로 → 대뇌피질 측두엽
• 대뇌, 특수감각, 코의 후각상피에 연결, 냄새감각</td></tr>
<tr><td>II</td><td>시(각)신경
(optic N.)</td><td>감각</td><td>사이뇌</td><td>시신경구멍</td><td>• 시각: 망막 시각세포 → 중간뇌 상부 → 시각반사 → 시삭로 → 후두엽
• 사이뇌, 특수감각, 눈의 망막에 연결, 보기 감각</td></tr>
<tr><td>III</td><td>눈돌림신경
(oculomotor N.)</td><td>운동</td><td rowspan="2">중(간)뇌</td><td>위눈확틈새(상안와열, superior orbital fissure)</td><td>• 눈동자의 위곧은근(상직근), 아래곧은근(하직근), 안쪽곧은근(내측직근), 아래빗근(하사근)
• 모양체 및 홍채에 연결되어 초점조절
• 동공수축</td></tr>
<tr><td>IV</td><td>도르래신경
(trochlear N.)</td><td>운동</td><td>위눈확틈새</td><td>눈동자의 위빗근(상사근)에 연결, 아래 볼 때 이용됨.</td></tr>
<tr><td rowspan="4">V</td><td rowspan="4">삼차신경
(trigeminal N.)</td><td rowspan="4">혼합</td><td rowspan="7">다리뇌</td><td>위눈확틈새</td><td>눈신경(ophthalmic nerve)</td></tr>
<tr><td>원형구멍</td><td>위턱신경(maxillary nerve)</td></tr>
<tr><td>타원구멍</td><td>아래턱신경(mandibular nerve)</td></tr>
<tr><td colspan="2">각막, 눈썹, 이마의 피부감각, 턱의 치아와 코감각, 뺨, 턱, 혀 앞부분 2/3의 감각 및 음식을 씹게 하는 근육운동 담당</td></tr>
<tr><td>VI</td><td>갓돌림신경
(abducent N.)</td><td>운동</td><td>위눈확틈새</td><td>눈동자의 가쪽곧은근(외측직근), 바깥쪽 볼 때 이용됨.</td></tr>
<tr><td>VII</td><td>얼굴신경
(facial N.)</td><td>혼합</td><td>붓꼭지구멍</td><td>얼굴의 표정 운동, 눈물샘, 혀 및 침샘 분비 담당, 혀의 2/3 앞부분의 맛 감각 담당</td></tr>
<tr><td>VIII</td><td>속귀신경
(vestibulocochlear N.)</td><td>감각</td><td>내이도(속귀길)</td><td>달팽이신경(청각), 안뜰신경(평형), 특수감각</td></tr>
<tr><td>IX</td><td>혀인두신경
(glossopharyngeal N.)</td><td>혼합</td><td rowspan="4">숨뇌</td><td>목정맥구멍</td><td>미각, 인두근, 귀밑샘의 신경분포, 혀의 뒤쪽 1/3 맛 감각과 음식 삼킴 담당</td></tr>
<tr><td>X</td><td>미주신경
(vagus N.)</td><td>혼합</td><td>목정맥구멍</td><td>인두근, 후두근 수축 활동과 기관지, 심장, 내장, 간, 췌장의 불수의적(자율적) 근육활동 담당</td></tr>
<tr><td>XI</td><td>더부신경
(accessory N.)</td><td>운동</td><td>목정맥구멍</td><td>목빗근, 등세모근, 인두 및 후두 운동, 어깨 및 목운동, 심근부위</td></tr>
<tr><td>XII</td><td>혀밑신경
(hypoglossal N.)</td><td>운동</td><td>혀밑신경관</td><td>혀의 근육과 연결됨. 혀의 구음 운동 및 혀의 위치감각 담당</td></tr>
</table>

말초신경은 자극 전달의 방향성에 따라 중추신경에서 말초로 신경흥분을 전달하는 운동신경인 날신경(efferent nerve)과 말초에서 중추신경으로 흥분을 전달하는 감각신경인 들신경(afferent nerve)을 포함하며 척수신경얼기(spinal nerve plexus), 뒤뿌리신경절(dorsal root ganglion, DRG), 신경 · 근육접합부(neuromuscular junction) 및 근육(muscle)으로 구성된다. 척수신경얼기는 많은 신경들이 그물처

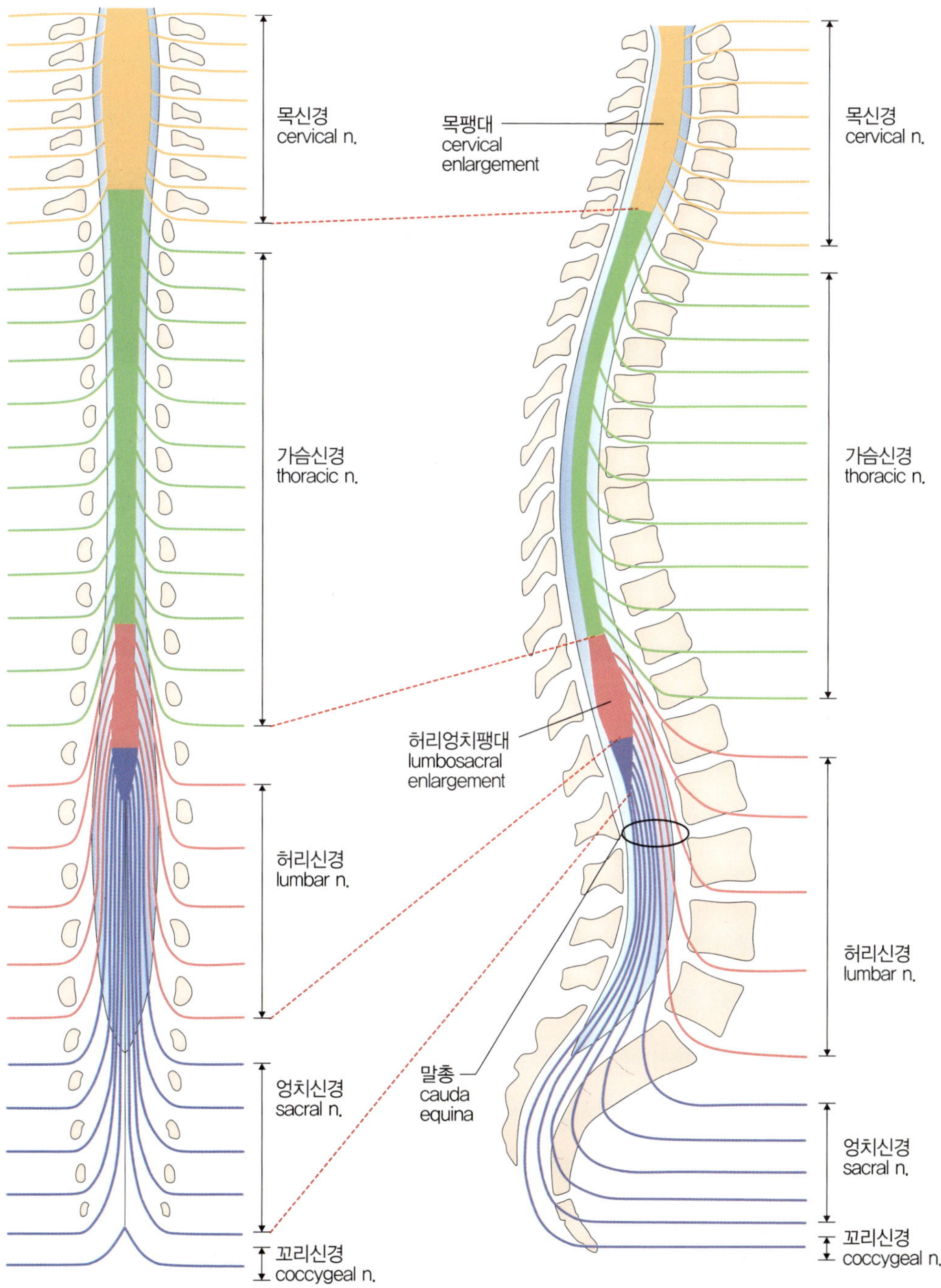

그림 8-1. 척수신경의 구성

럼 얽혀 있는 구조로 목신경얼기(cervical plexus), 팔신경얼기(brachial plexus), 허리신경얼기(lumbar plexus), 엉치신경얼기(sacral plexus)로 분류된다.

팔신경얼기는 어깨와 팔 부위를 지배하며 겨드랑신경(axillary nerve), 근육피부신경(musculocutaneous nerve), 정중신경(median nerve), 노신경(radial nerve) 및 자신경(ulnar nerve)으로 분지한다. 허리신경은 넙다리신경(femoral nerve) 및 폐쇄신경(obturator nerve) 등으로 분지하여 운동 및 감각기능을 담당하게 된다. 엉치신경얼기는 궁둥신경(sciatic nerve), 온종아리신경(common peroneal nerve), 뒤정강신경(posterior tibial nerve) 및 음부신경(pudendal nerve) 등으로 분지한다.

2) 신경세포와 아교세포

신경세포는 신경계통의 실질세포로 신경 자극을 인체의 곳곳에 전달하는 신경계의 핵심적인 역할을 수행한다. 아교세포는 신경계통의 버팀질세포(stromal cell)로 신경세포 사이에서 그물구조를 이루며 이를 지지하는 역할을 수행하며 신경아교세포라고도 불린다. 아교세포에는 여러 가지 세포가 있으며 신경세포와 함께 신경계통의 형태 유지, 포식작용 및 감염과 손상으로부터 신경계통을 보호하는 역할을 수행하기도 한다.

신경세포의 구조는 가지돌기(dendrite), 세포체(cell body), 축삭(axon), 말이집(myelin sheath), 종말단추(terminal bouton)로 구성된다. 자극이 가해지면 가지돌기의 막에서 전하의 변화가 시작되고, 신경자극은 한 방향으로만 이동하여 세포체에 도달한다. 축삭은 세포로부터 받은 자극을 계속하여 전달하게 되는데, 말이집이라는 콜레스테롤로 구성된 치밀한 조직으로 덮여 있는 축삭을 말이집신경섬유(myelinated nerve fiber)라 하고, 말이집이 없는 축삭을 민말이집신경섬유(unmyelinated nerve fiber)라고 한다.

말이집에 덮인 신경섬유는 흰색을 띠며 말이집신경섬유는 주로 분포하는 척수나 뇌에서 백색질이라는 용어의 기원이 되었고, 세포의 세포체가 주로 분포하는 척수나 뇌의 부분은 회색을 띠므로 회색질이라고 한다. 척수는 내부가 회색질에 해당하고, 반대로 대부분 뇌의 경우는 외부가 회색질로 이루어진다. 신경의 전도속도에서 말이집신경섬유는 활동전위의 도약전도가 이루어지기 때문에 국소 순환전도를 하는 민말이집신경섬유에 비해 자극의 전도가 빠르게 일어날 수 있다. 그 외에도 신경전도속도는 신경섬유의 직경, 온도, 연령 등에 의하여 영향을 받는다.

중추신경계의 아교세포(glia cell)에는 별아교세포(asterocyte), 미세(아)교세포(microgliacyte), 희소돌기아교세포(oligodendrocyte), 뇌실막세포(ependymal cell)가 있고, 말초신경계의 아교세포에는 신경집세포(lemmocyte, schwann cell), 위성세포(satellite cell)가 있다.

별아교세포는 아교세포 중 최다수로 신경조직을 지지하고 신경세포의 작용을 도우며 모세혈관과 접촉하면서 유해한 물질이 혈액에서부터 신경조직으로 유입되는 것을 통제하는 보호장벽, 즉 혈액뇌장벽을 형성한다.

미세아교세포는 여러 갈래로 갈라지는 돌기가 많은 작은 세포로 아교세포 중 유일하게 중배엽에서 유래된 세포로서, 그물내피계의 하나로 포식작용을 주로 담당한다. 희소돌기아교세포는 돌기가 적은 세포라는 어원을 가지며 중추신경계에서 축삭을 둘러싸는 말이집을 형성한다.

뇌실막세포는 뇌와 척수의 공간을 덮고 있는 뇌실의 내면세포로서 뇌척수액 형성에 관여하는아교세포로 실처럼 가늘고 긴 돌기모양을 하고 있다. 신경집세포는 말초신경계에서 축삭을 나선상으로 둘러싸는 형태로 말이집 형성에 관여한다. 위성세포는 말초신경계 신경세포의 세포체를 둘러싸서 보호하는 역할을 하고, 중추신경계의 별아교세포와 유사한 기능을 수행하는 것으로 알려져 있으며, 슈반세포와 발생학적으로 유사한 기원을 가진다.

2. 말초신경의 생리

1) 말초신경의 신경전달 기전

운동단위(motor unit)는 하나의 운동신경과 그 운동신경으로부터 지배를 받는 모든 근육섬유를 말하며, 단일 운동신경의 자극은 그 신경이 지배하는 근육섬유의 수축을 유발하게 된다. 대부분의 세포는 세포 내부와 외부 사이의 전위가 다른데, 안정막 전압에서 신경과 근육세포막의 내부는 막의 외부에 비해 음의 전위를 가진다. 또한, 이온의 분배에도 그 차이가 있는데 신경세포의 경우 축삭의 내부는 포타슘(K^+, potassium)과 거대 음이온의 농도가 높고 외부는 소디윰(Na^+, sodium)과 염소의 농도가 우세하다. 포타슘은 세포 외부에 비해 40배나 높고, 세포 외부의 소디윰은 세포의 내부에 비해 12배가량 높게 분포하며, 이는 Na^+/K^+–ATPase와 세포막을 통한 능동수송에 의해 조절된다. 즉, 문턱값 이상의 자극에 의하여 탈분극될 때 근육과 신경의 활동전압이 발생하게 되며, 이는 실무율의 법칙에 따른 반응성을 보이게 된다.

활동전압은 이온의 흐름과 관련이 있는데, 안정막 전압에서 문턱값 이상의 자극에 의해 탈분극 상태에 이르면 소디윰과 포타슘의 전도성이 증가하게 된다. 소디윰의 전도성의 증가는 활동전압을 형성하는 탈분극 상태를 유발하고, 포타슘의 전도성의 증가는 재분극 상태를 유발하게 된다. 신경세포와 근육세포의 이러한 탈분극은 전기자극에 의해 형성될 수 있다. 자극에 대한 흥분성은 1회 자극에 대해 1회 흥분성을 보인다. 신경은 근육섬유와 접합을 형성하고 있으며, 신경자극에 의한 근육의 활동 전압은 운동말단종판에서 발생한다.

운동말단종판의 구조는 연접(synapse, 시냅스) 간격에서 축삭의 끝부분인 연접 전 종말과 근육섬유의 연접이후막(postsynaptic membrane)으로 구성된다. 연접 전 종말은 미토콘드리아와 연접소포(synaptic vesicles)를 포함한다. 소포내에 아세틸콜린이 포함되어 있으며, 연접이후막에는 아세틸콜린 수용체가 위치하게 된다. 신경의 활동전압으로 포타슘이 유입됨에 따라 연접 소포는 시냅스 전 막에 부착하게 되고, 결국 소포로부터 아세틸콜린이 분비되고, 이는 결국 연접이후막의 아세틸콜린 수용체에 결합하게 됨으로써 근육의 활동전압이 발생하게 된다.

2) 말초신경의 손상

말초신경은 중추신경과는 달리 세포체가 손상되지 않는 한 압박이나 절단 등 외부 손상 후에도 다시 재생되는 능력을 가지고 있다. 손상 후 손상 부위의 몸쪽 부위와 먼쪽 부위에서 일련의 변화가 나타나는데, 먼저 신경세포 핵이 부종을 일으키며, 세포체의 주변부로 퍼져 나간다. 이후 니슬소체의 염색질융해가 일어나는데, 이는 축삭의 재생과 성장에 필요한 물질을 합성하는 데 필요한 신경전달물질을 만들기 위한 과정으로 액틴, 튜불린, 신경미세섬유단백과 같은 세포골격을 유지하는 단백질과 지질, mRNA 등이 합성되어 축삭을 따라 전달된다.

불완전 손상의 경우 약 3주 후부터 신경재생이 시작되어 완전히 재생되기까지는 3~6개월이 소요된다. 손상 부위가 세포체와 가까울수록, 손상 정도가 심할수록 완선히 재생될 가능성은 떨어지며, 만일 재생되지 못하면 세포체는 위축되고 아교세포가 대신 자리하게 된다. 한편, 손상 후 축삭은 손상 부위의 몸쪽 부위와 먼쪽 부위로 모두 변성되는데, 몸쪽 부위는 몇 개 신경절에만 국한되는 경우가 많고 대개는 손상 부위 이하로 축삭과 말이집의 변성이 일어난다.

이렇게 축삭기능이 장애를 받는 경우 장애를 받은 신경 부위로부터 그 이하 쪽으로 축삭 및 말이집이 변성되는 형태를 왈러변성(wallerian degeneration)이라고 한다.

대사성 질환과 같이 세포체에 일차적인 손상이 일어나는 질환에서는 신경말단 부분의 축삭이 먼저 변성되어 몸쪽방향으로 진행되는데 이러한 손상의 형태를 먼쪽축삭변성(distal axonal degeneration)이라고 한다. 이는 세포체의 단백합성과 이를 신경말단까지 수송하는 능력이 소실되어 나타나는 현상으로 길이가 긴 신경일수록 먼저 침범된다. 신경전도검사에서 축삭변성이 주가 되는 경우는 신경전도속도에 비해 활동전위의 진폭이 감소하는 양상을 보이고, 말이집의 변성이 주가 되는 말이집탈락병(demyelinating disease)의 경우는 신경전도속도의 감소 현상이 주로 나타난다.

3. 기본적인 말초신경의 해부학적 경로 및 분포

1) 정중신경(Median nerve) (그림 8-2)

• 해부학적 경로

→ 뿌리(root): C_5~T_1(주로 C_8~T_1)

→ 줄기(trunk): 위(upper), 중간(middle), 아래(low)

→ 척수(cord): 가쪽, 안쪽다발(lateral and medial cord)

→ 위팔두갈래근(biceps brachii)

→ 얕은손가락굽힘근(flexor digitorum superficialis)과 깊은손가락굽힘근(flexor digitorum profundus)을 지나 손바닥으로 흐름

→ 손목굴(carpal tunnel)

→ 짧은엄지손가락벌림근(abductor pollicis brevis muscle, ABPB)

→ 1번째 손가락부터 4번째 손가락 안쪽 부분까지 감각신경 분지

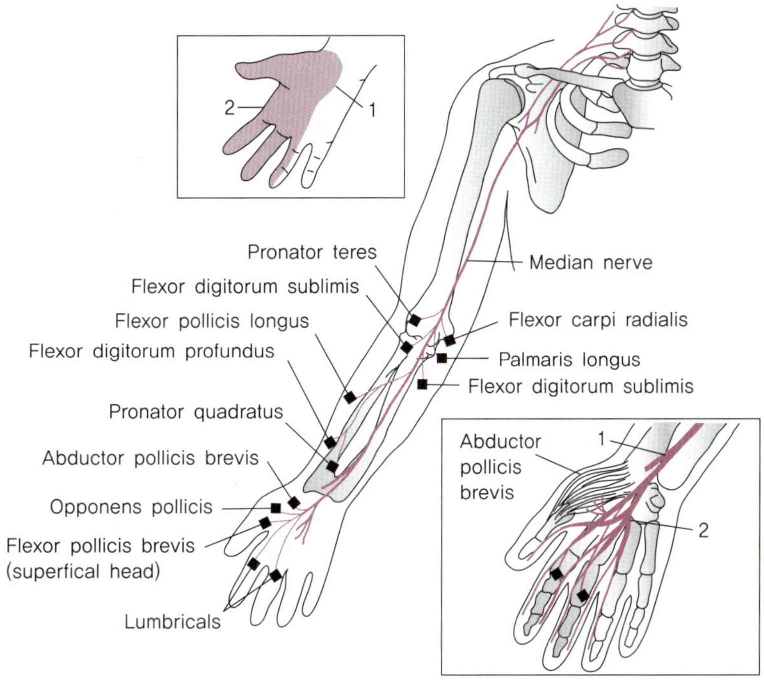

그림 8-2. 정중신경의 해부학적 경로와 분포

2) 자신경(Ulnar nerve) (그림 8-3)

• 해부학적 경로

→ 뿌리(root): $C_8 \sim T_1$

→ 줄기(trunk): 아래(low)

→ 척수(cord): 안쪽다발(medial cord)

→ 자쪽고랑(ulnar groove)

→ 팔꿉굴(cubital tunnel)

→ 자쪽손목굽힘근(flexor carpi ulnaris muscle, FCU)

→ 새끼벌림근(abductor digiti minimi muscle, ADM)

→ 4번째 손가락 가쪽부터 5번째 손가락까지 감각신경 분지

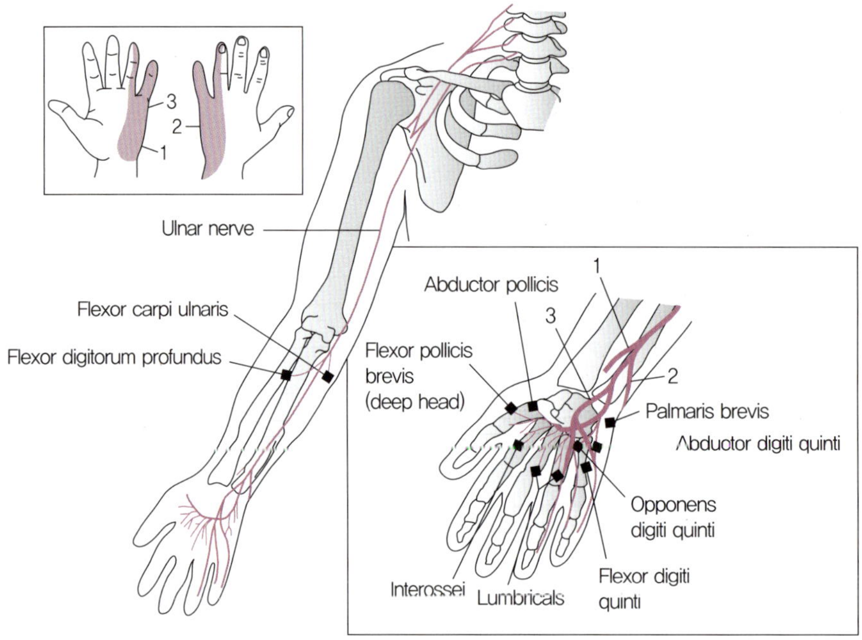

그림 8-3. 자신경의 해부학적 경로와 분포

3) 온종아리신경(Common peroneal nerve) (그림 8-4)

- 해부학적 경로
  - → 뿌리(root): 주로 $L_4 \sim L_5$
  - → 궁둥신경(sciatic nerve)이 다리오금(popliteal fossa) 부분에서 분지하여 온종아리신경(common peroneal nerve)으로 분지한다.
  - → 종아리뼈 가쪽을 돌아서 앞쪽으로 나가 종아리목 부분에서 얕은종아리신경(superficial peroneal nerve)과 깊은종아리신경(deep peroneal nerve)으로 분지한다.
  - → 짧은발가락폄근(extensor digitorum brevis muscle, EDB)

4) 뒤정강신경(Posterior tibial nerve) 및 장딴지신경(Sural nerve) (그림 8-5)

- 해부학적 경로
  - → 뿌리(root): 주로 $S_1 \sim S_2$
  - → 궁둥신경(sciatic nerve)이 다리오금(popliteal fossa) 부분에서 뒤정강신경으로 분지한다.
  - → 장딴지신경은 다리오금 중앙에서 가쪽복사뼈(lateral malleolus) 방향으로 분지한다.
  - → 뒤정강신경 다리오금 중앙부로 지나 하행하여 안쪽복사뼈(medial malleolus), 발목굴(tarsal tunnel)을 지나 발바닥신경(plantar nerve)으로 분지한다.
  - → 엄지발가락벌림근(abductor hallucis muscle, AH)

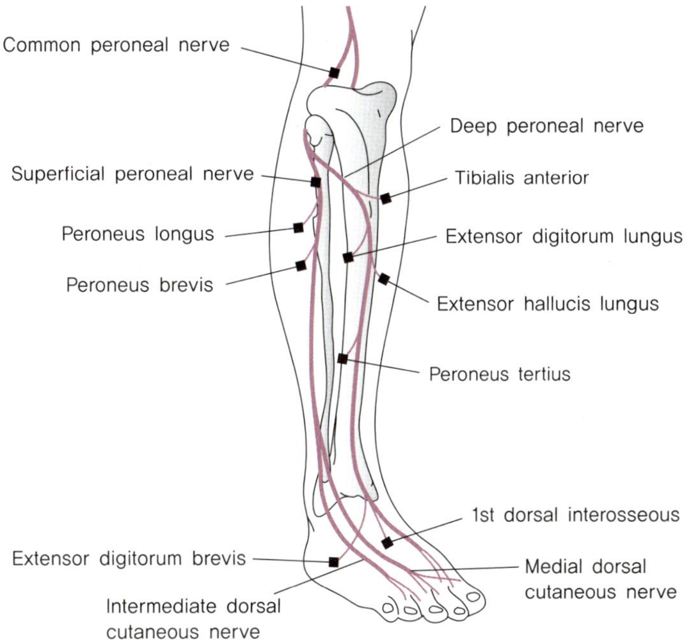

그림 8-4. 온종아리신경의 해부학적 경로와 분포

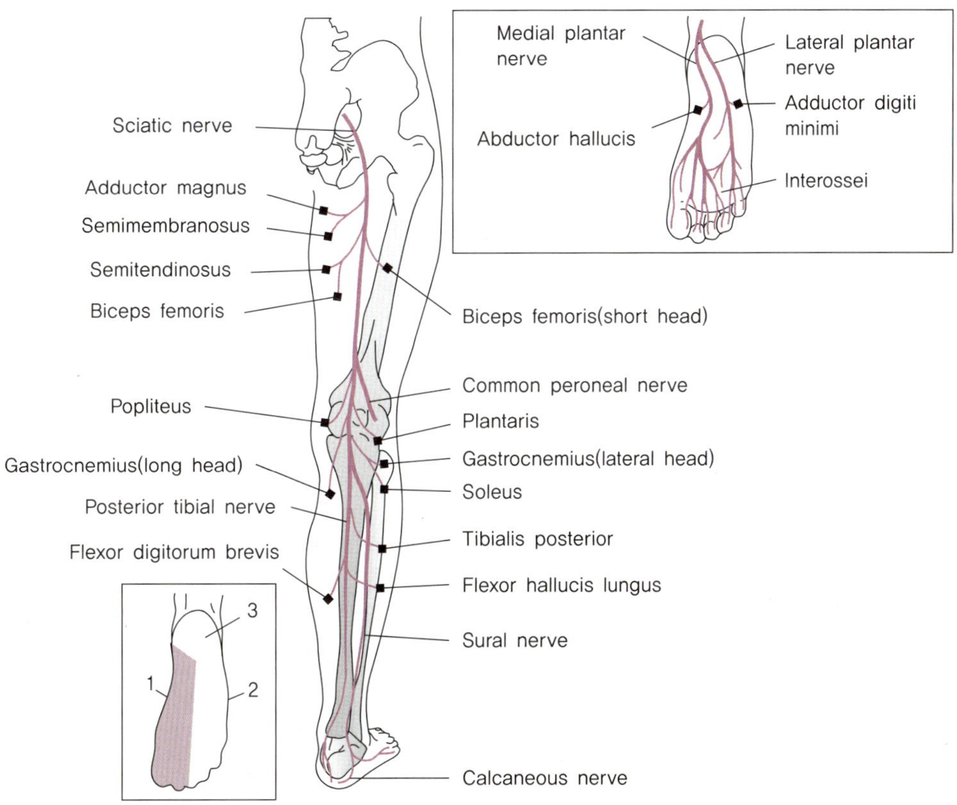

그림 8-5. 뒤정강신경 및 장딴지신경의 해부학적 경로와 분포

신경기능검사학 실습보고서

학교명: 학번: 이름:

Section

09 근전도 검사의 기본개념

학습목표

1. 근전도 검사의 개념을 설명할 수 있다(A).
2. 근전도 검사구분과 기기의 기본 구성을 설명할 수 있다(A).
3. 근전계의 구성을 설명할 수 있다(A).
4. 근전도기기의 주파수 대역을 설명할 수 있다(A).
5. 근전도 기록전극의 종류와 표면전극과 침전극을 비교 · 설명할 수 있다(A).

1. 근전도(Electromyography, EMG)의 기본개념

1) 근전도 검사란?

신경근계 질환을 진단하고 평가하는 검사로 신경이나 근육에서 갖고 있는 전기적 흥분성을 이용하여 말초 신경계 병변과 근육계의 병변 이상 여부 관찰하는 데 중요한 정보를 얻어낼 수 있는 검사이다.

2) 근전도 검사의 종류

일정한 전기자극을 말초신경에 가하여 유발되는 활동전위를 기록하여 말초신경의 변화를 관찰하는 신경전도검사(nerve conduction study, NCS)와 침전극을 근육에 삽입하여 근육에서 발생하는 전위를 기록함으로써 근섬유들에서 발생하는 생리학적, 병리학적 변화를 추측하는 침근전도검사(needle EMG)로 크게 나누는데, 이를 통칭하여 근전도 검사(EMG)라 한다.

신경전도검사에는 운동신경전도검사(motor nerve conduction study, MNCS), 감각신경전도검사(sensory nerve conduction study, SNCS), 혼합신경전도검사(mixed nerve conduction study), F-wave, H-reflex, 반복신경자극검사(Jolly test), 얼굴신경전도검사(facial nerve conduction study), 눈깜박반사검사(blink reflex test) 등이 있다.

- 신경전도검사(Nerve conduction study, NCS)의 측정지표에는 진폭(Amplitude), 말단잠복기(Terminal motor latency, TML), 잠복기(Latency), 지속시간(Duration), 신경전도속도(Nerve conduction velocity, NCV) 등이 있다.
- 기록전극을 활성전극, 관전극으로 표현하기도 한다.

2. 근전도 기기의 구성 (그림 9-1)

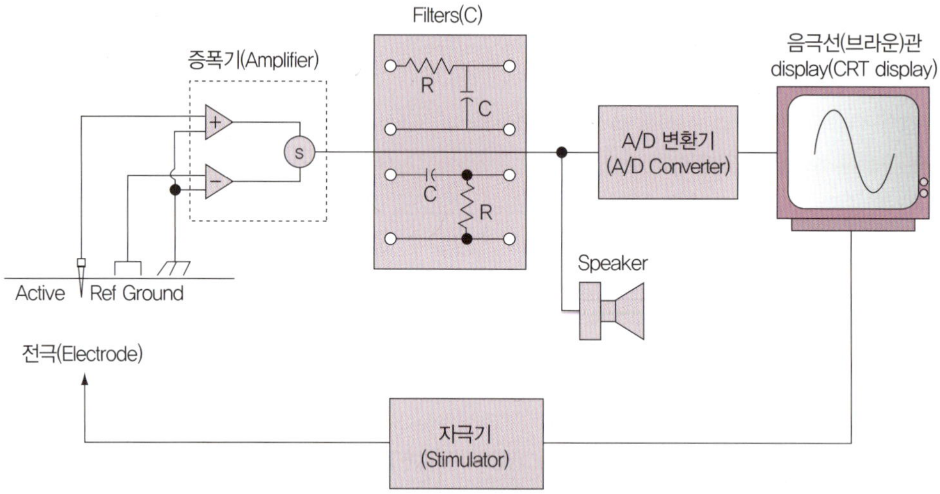

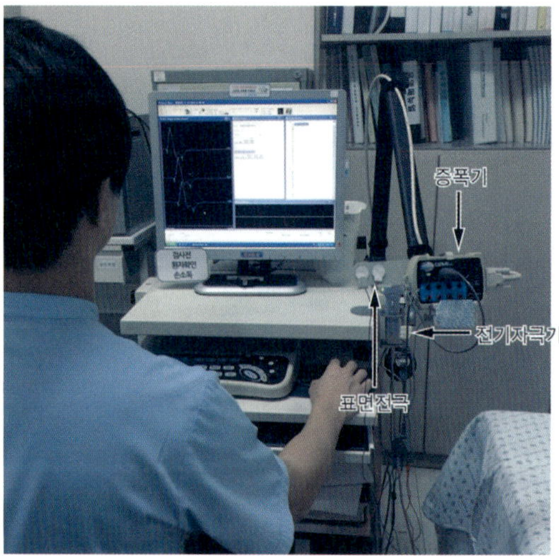

그림 9-1. 근전도 기기와 구성

1) 근전도 기기의 주파수 대역

근전도기기의 주파수 여과 범위는 10 Hz~10 KHz, 기록지 이동속도는 2~5 msec, 감도는 1~5 mV을 이용한다.

근전도의 증폭도는 120 dB 정도이며, 시정수는 0.03초(0.01~0.05초)로 한다.

2) 기록전극(recording electrode)

기록전극은 검사 종류에 따라 표면전극(surface electrode)과 침전극을 이용한다.

(1) 표면전극(surface electrodes)

표면전극은 운동 및 감각 신경전도검사, 유발전위검사에서 사용된다. 때때로 근전도 검사에 쓰인다. 표면전극은 부착되는 위치와 기능에 따라 활성 전극(active electrode) 또는 기록전극(recording electrode), 기준전극(reference electrode), 그리고 접지전극(ground electrode)으로 구분하며 일회용 전극의 사용이 일반적이다.

기록전극은 음극이며 기준전극과의 전위차를 기록한다. 만약 이 두 전극이 바뀌게 되면 전위의 모양이 거꾸로 기록되는 위상역전현상이 나타난다.

위치 및 기능에 따른 전극의 분류(그림 9-2, 9-3)

- 기록전극(active electrode) 또는 활성 전극: 음극(cathode; –)
- 기준전극(reference electrode): 양극(anode; +)
- 접지전극(ground electrode)

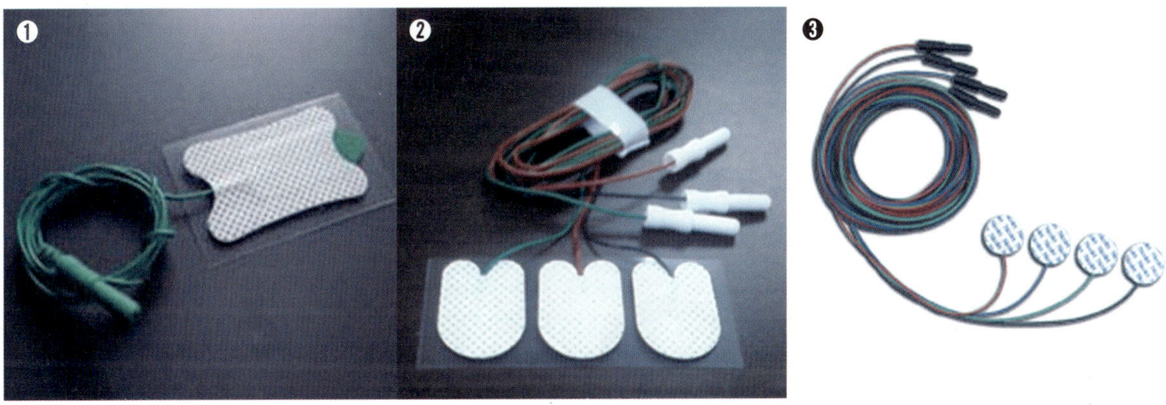

그림 9-2. 기록에 사용되는 표면전극
1: 접지전극으로 이용됨 2, 3: 기록전극과 기준전극으로 이용됨

① 표면전극 사용 시 저항제어

표면전극 사용 시 생체 전위 발생 부위와 기록전극 사이에 항상 존재하는 피부를 고려해야 하는데, 피부와 표면 전극 접점 부위의 저항은 기록 부위에 500 Ω~10 KΩ에 이른다. 기록전극과 피부 각질층 사이에 전해질 크림(electrolyte cream)을 발라 저항을 줄이거나 고운 사포(sand paper)를 이용하여 피부 각질층을 부드럽게 몇 겹 벗겨내는 방법이 있다. 일반적인 신경전도검사를 시행할 경우에는 이 방법이 필요하지 않지만, 몸감각신경유발전위검사(somatosensory evoked potential, SEP)를 할 경우는 전위가 1 μV 이하일 수도 있으며 피부의 저항을 5~10 KΩ 이하로 줄여야 할 필요가 있어서 전해질 크림을 사용하는 경우가 있다.

② 표면전극의 재질

신경전도검사에서 사용되는 전극은 일회용전극(Disposable)과 재사용전극(Reusable)으로 나뉜다. 일회용전극 중 기록 및 기준전극의 직경은 약 2 cm 정도이며, 4개 전극이 한 세트로 이루어져 있다(그림 9-3 A). 접지전극의 직경은 약 5 cm이다(그림 9-3 B). 재사용할 수 있는 전극 중 기록 및 기준전극에 사용되는 원형전극은 직경이 0.6~1 cm 정도이며, 접지전극은 직경이 약 3 cm 정도이다(그림 9-3, C). 대부분 전극의 재질은 전류의 흐름을 용이하게 하기 위해 금, 주석, 스테레인스, 백금, 납, 니크륨등으로 만들어진다. 병원에서는 대부분 일회용전극을 이용하고 있다. 또한, 금속고리형전극은 흔히 링전극 이라고 하며, 감각신경전도검사 시 손가락 마디에 부착하여 기록 및 접지전극으로 이용되고, 손가락 전기자극에도 이용된다(그림 9-3, D).

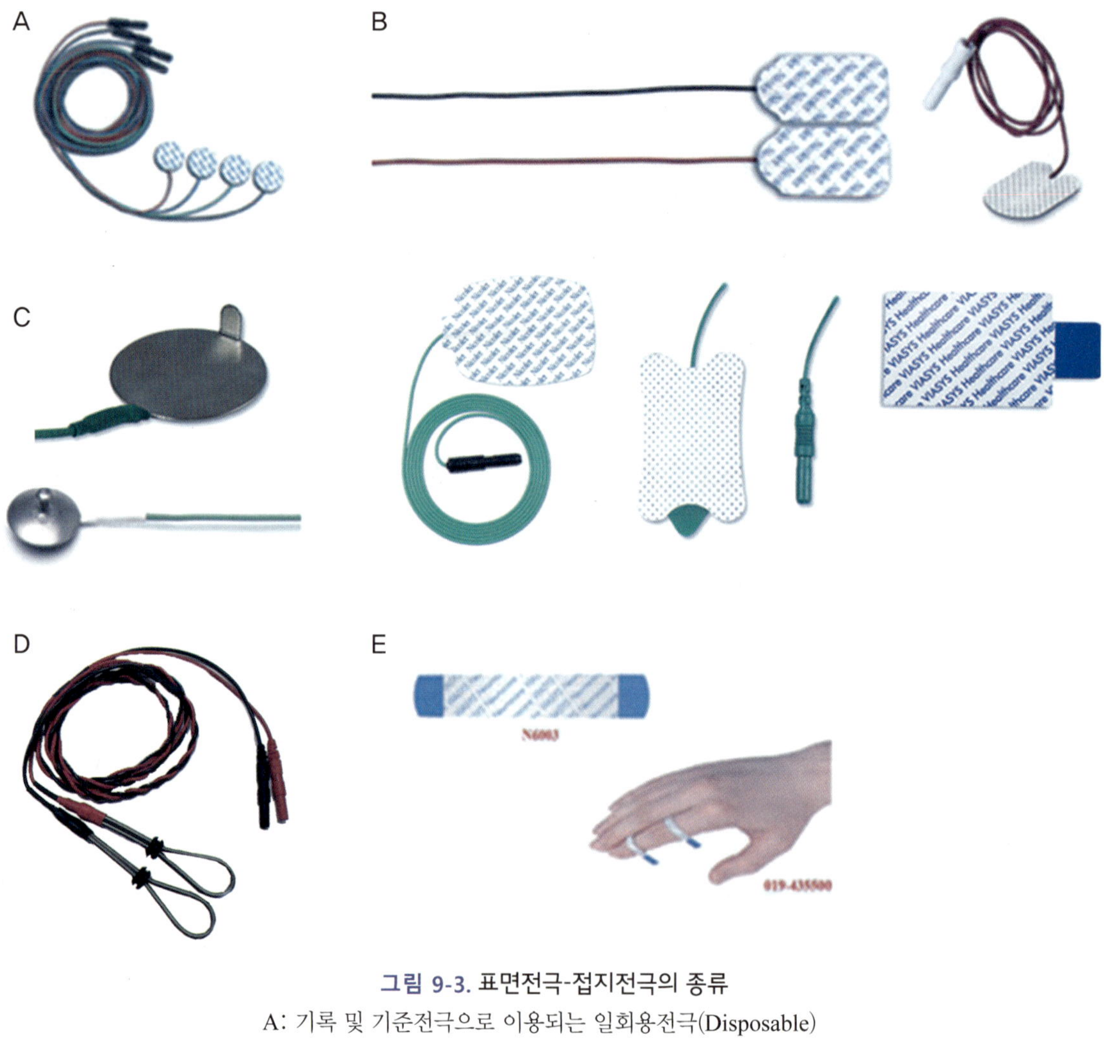

그림 9-3. 표면전극-접지전극의 종류

A: 기록 및 기준전극으로 이용되는 일회용전극(Disposable)
B: 접지전극으로 이용되는 일회용전극(Disposable)
C: 접지전극으오 이용되는 재사용전극(Reusable)
D: 링(금속고리)형전극
E: 끈모양전극

③ 전극에 따른 신경전도검사 결과의 특징

전극 표면의 크기와 기록/기준전극 간의 거리가 전위의 파형에 영향을 미치는데, 복합근육활동전위(compound muscle action potential, CMAP)는 일반적으로 전극이 넓을수록 크기와 면적이 조금 작아지고 경미한 속도 감소가 나타난다고 알려져 있다. 최초잠복기(onset latency)와 음성 전위 지속시간(negative peak duration)에는 임상적으로 의미 있는 영향을 주지 않는다.

감각신경활동전위(sensory nerve action potential, SNAP)를 반복적으로 검사 시 기록전극과 기준전극 간 최적 거리를 3~4 cm를 유지해야 기록전극에 의한 위상말소(phase cancellation) 없이 최대의 진폭을 측정할 수 있다. 만약 기록전극과 기준전극이 간격이 3~4 cm 보다 짧아질 경우 최초잠복기는 영향을 받지 않으나 진폭이 감소되고, 정점잠복기(peak latency)가 단축되는 결과가 온다.

따라서 감각신경전도검사를 시행할 때 3~4 cm의 기록전극 간 거리를 유지해야 하며 반복해서 검사할 때도 이 점을 유의하여야 한다.

> 임상노트
>
> **위상말소(phase cancellation)**
>
> 감각신경활동전위가 기록전극을 통해 부착시 자극할때 마다 위치와 시간적관계가 차이가 생기는 현상

(2) 침전극(Needle electrodes)

침전극은 대개 생체전기 신호의 생성원에 접근하기 위하여 사용하게 된다. 주로 근전도검사나 유발전위검사를 위하여 사용되며 대표적인 침전극으로는 테플론을 씌운 단극침전극, 동심원침전극, 단일근섬유전극, 양극동심원침전극 등이 있다. 전극이 위치하는 부위에 따라서도 침전극을 분류할 수 있다.

신경-주위 침전극은 말초신경에 인접해서 전위를 기록하거나 자극하는 용도로 사용한다. 근전도 검사에 쓰이는 단극침전극은 신경 자극을 위해서 사용할 수 있고, 신경 전위를 기록하는 용도로는 일회용 감각 침전극을 주로 사용한다. 근육 내 삽입되는 전극은 단일 근섬유 근전도검사나 일반적인 침근전도검사에 해당한다. 피하 전극은 각종 유발전위검사(몸감각신경, 뇌줄기청각, 시각유발전위검사)에서 사용할 수 있다.

(3) 전기 자극기(electrical stimulator)

그림 9-4는 신경전도검사를 시행하기 위하여 신경을 전기자극하는 장치이다. 일정한 전기 자극에 의해 흥분성 조직인 신경이나 근육을 흥분시키기 위해서는 자극기를 이 조직에 가능한 한 가까이 위치하게 한 후 양극(anode)에서 음극(cathode)으로 전류를 흘러주어야 한다. 음극은 전류 원천은 음의 말단으로 양이온을 끌어들이고, 양극은 양의 말단으로 음이온을 끌어들인다. 자극기의 음극이 기록 전극의 음극 방향으로 향하게 한다. 충분히 강한 전류나 충분히 긴 자극 기간은 음극에서 전하를 증가시켜 문턱값 이하로 막전위를 감소시키게 된다. 음극 부위에서 탈분극이 일어나고 양극 부위에

서 과다분극이 일어나게 된다. 이 양극 과다분극에 의하여 양극 차단이 일어날 수 있지만, 사람에서 통상적인 신경전도검사 시에는 양극 차단이 일어나지 않는다. 자극 방식에 따라 전류-고정 자극기와 전압-고정 자극기로 나눌 수 있으며, 일상적인 검사를 위해서는 두 방식 모두 사용 가능하다. 이외에 손가락이나 발가락의 신경을 자극하기 위하여 링전극(ring electrode)이나 끈 모양 전극(strap-type flat electrode)을 흔히 사용한다.

자극기는 짧은 기간 동안 전류를 만들어 내며 음전극을 통해 신경을 자극하게 된다. 자극 시간은 보통 0.05～1 msec로 기간이 길어질수록 환자가 느끼는 통증은 강해지므로 짧은 시간으로 세팅하여 검사를 시행하여야 한다. 자극의 강도는 0～300 V 또는 0～100 mA로 검사 시 통증을 유발하므로 낮은 강도에서 시작하여 전위의 최대 진폭까지 서서히 증가시켜 검사해야 한다.

신경전도검사는 완전한 탈분극을 유발하는 최대상(supramaximal) 자극을 가해야 하는데, 진폭이 최대로 나타나는 자극강도를 최대자극(maximal stimulation)이라고 하며 이에 20～30%의 자극강도를 추가하면 최대상자극이 된다. 최대상자극 시 주의할 점은 자극강도가 필요 이상 센 경우는 잠복기가 빨라지거나 다른 신경을 따라 자극이 전파되어 초기양성 쏠림현상(initial positive deflection)이 나타날 수 있다. 또한 주변 근육의 활동전위가 함께 기록될 수 있어 최대상자극 시 주의를 요한다.

자극의 위치는 운동 및 감각신경전도 검사 시 음으로 표시된 부분을 기록전극이 놓인 방향으로 자극을 주어 검사한다. 이에 반해, 후기반응검사 시는 음으로 표시된 부분을 몸쪽으로 자극을 주어 검사한다. 주의해야 할 점은, 운동 및 감각 신경전도검사 시 음과 양의 자극위치가 바뀌면, 잠복기가 연장되므로 반드시 검사 전 확인해야 한다.

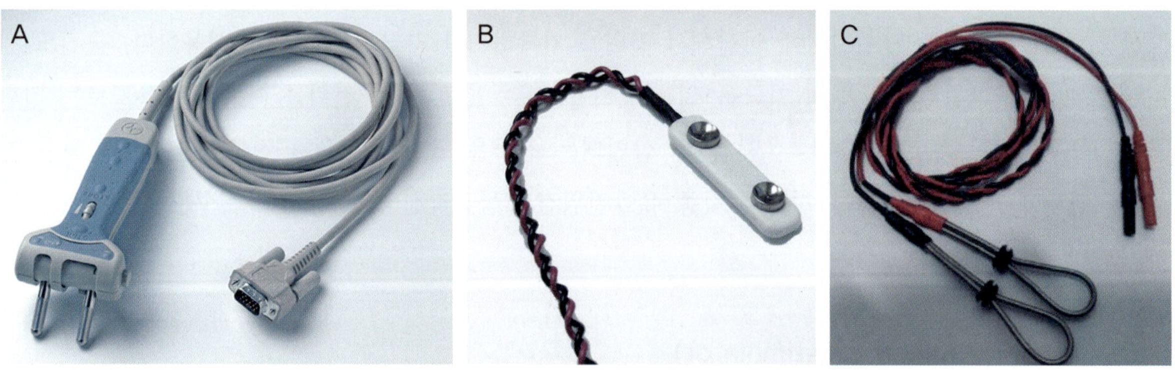

그림 9-4. 전기 자극기
A. 고정자극기(일반적 사용) B. 막대전극 C. 고리전극

신경기능검사학 실습보고서

학교명: 학번: 이름:

신경기능검사학 실습보고서

학교명: 학번: 이름:

Section

10 근전도 검사실

학습목표

1. 근전도 검사 전 준비사항에 대하여 설명할 수 있다(A).
2. 근전도 검사와 관련된 용어를 설명할 수 있다(A).
3. 근전도 검사 결과보고서를 설명할 수 있다(A).

1. 검사 전 준비사항

전기 자극과 침을 이용한 검사로서 통증이 있고 근육에 직접 바늘이 들어가는 침습적인 검사이기 때문에 의사나 임상병리사의 지시에 따르지 않는 환자의 과격한 행동은 큰 부상으로 연결될 수 있기 때문에 검사 전 다음과 같은 사항을 준수하여야 한다.

(1) 근전도 검사실에서 환의 혹은 검사용 가운으로 갈아입는다.

(2) 신경학적 검진을 토대로 검사하는 부위를 재차 확인한다.

(3) 통증을 동반하는 검사이기 때문에 환자에게 검사 목적과 과정을 정확히 설명해야 한다.

(4) 환자의 피부온도를 체크한다(25~35℃ 유지). 만약 온도가 너무 낮은 경우 손을 따뜻하게 해준다.

(5) 기록(활성), 기준, 접지전극을 증폭기에 정확히 삽입했는지 확인하고 증폭기 전원을 ON한다.

(6) 전극과 피부의 저항을 줄이기 위해 기록전극과 피부각질층 사이에 전해질 크림을 발라 저항을 줄일 수 있다.

(7) 환자에게 전극자극 시 전기전도성을 향상시키기 위해 전해질 크림을 전기 자극기에 바른다.

(8) 검사가 끝난 후 신경전도속도 등 결과를 다시 확인한다(임상증상과 일치여부 확인).

(9) 근전도 검사를 시행한다.

(10) 최종 결과를 보고한다.

2. 근전도 검사 용어

근전도 검사실에서 많이 사용되는 용어(표 10-1)

표 10-1. 신경전도 검사용어

용어	설명
MNCS (Motor nerve conduction study)	운동신경전도검사
SNCS (Sensory nerve conduction study)	감각신경전도검사
Electrode	전극
: Recording electrode	기록전극 또는 활성전극
: Reference electrode	기준전극
: Ground	접지전극
Electrical Stimulator	전기 자극기
: Anode	양극
: Cathode	음극
latency	잠복기
: Onset latency	최초잠복기
: Peak latency	정점잠복기
: Terminal latency	말단잠복기
Duration	지속시간
Amplitude	진폭
: CMAP (Compound Muscle Action Potential)	복합근육활동전위
: SNAP (Sensory Nerve Action Potential)	감각신경활동전위
Repetitive nerve stimulation test, Jolly test	반복신경자극검사
Blink reflex test	눈깜박반사검사
Facial nerve test	얼굴신경검사

3. 신경전도검사 결과보고서

표 10-2. 신경전도검사 정상 결과지 1

Department of Neurology

Test Date :

I D :	**Patient :**	**Sex :**	**Age :**	**Technician :**

Nerve Conduction Studies

Motor Summary Table

Site	NR	Onset (ms)	P-T Amp (mV)	Site1	Site2	Dist (cm)	Vel (m/s)
Right Median Motor (Abd Poll Brev)							
Wrist		2.8	13.0	Wrist	Elbow	20.0	62.5
Elbow		6.0	12.5	Elbow	Axilla	10.0	66.7
Axilla		7.5	11.8				
Right Peroneal Motor (Ext Dig Brev)							
Ankle		2.9	7.3	Ankle	FH	28.0	50.0
FH		8.5	6.9	FH	Poplt	10.0	55.6
Poplt		10.3	6.9				
Right Tibial Motor (Abd Hall)							
Ankle		3.0	27.0	Ankle	Poplt	36.0	50.7
Poplt		10.1	20.9				

Anti Sensory Summary Table

Site	NR	Onset (ms)	Peak (ms)	O-P Amp (µV)	Site1	Site2	Dist (cm)	Vel (m/s)
Right Median Anti Sensory (2nd Digit)								
Wrist		2.3	3.1	24.5	Wrist	2nd Digit	14.0	60.9
Elbow		5.4	6.3	16.0	Elbow	Wrist	20.0	64.5
Axilla		6.6	7.6	14.0	Axilla	Elbow	8.0	66.7
Right Sup Peron Anti Sensory (Ankle)								
Lower leg		2.1	2.7	25.0	Lower leg	Ankle	12.0	57.1
Right Sural Anti Sensory (Ankle)								
Lower leg		2.3	3.0	19.3	Lower leg	Ankle	14.0	60.9

F Wave Studies

NR	F-Lat (ms)	L-R F-Lat (ms)
Right Median (Mrkrs) (Abd Poll Brev)		
	24.03	

표 10-3. 신경전도검사 정상 결과지 2

Department of Neurology

Test Date :

I D : **Patient :** **Sex :** **Age :** **Technician :**

Nerve Conduction Studies

Motor Summary Table

Site	NR	Onset (ms)	P-T Amp (mV)	Site1	Site2	Dist (cm)	Vel (m/s)
Right Median Motor (Abd Poll Brev)							
Wrist		2.8	13.0	Wrist	Elbow	20.0	62.5
Elbow		6.0	12.5	Elbow	Axilla	10.0	66.7
Axilla		7.5	11.8				
Right Peroneal Motor (Ext Dig Brev)							
Ankle		2.9	7.3	Ankle	FH	28.0	50.0
FH		8.5	6.9	FH	Poplt	10.0	55.6
Poplt		10.3	6.9				
Right Tibial Motor (Abd Hall)							
Ankle		3.0	27.0	Ankle	Poplt	36.0	50.7
Poplt		10.1	20.9				

Anti Sensory Summary Table

Site	NR	Onset (ms)	Peak (ms)	O-P Amp (μV)	Site1	Site2	Dist (cm)	Vel (m/s)
Right Median Anti Sensory (2nd Digit)								
Wrist		2.3	3.1	24.5	Wrist	2nd Digit	14.0	60.9
Right Ulnar Anti Sensory (5st Digit)								
Wrist		2.2	3.0	21.4	Wrist	5st Digit	14.0	63.6
Right Sup Peron Anti Sensory (Ankle)								
Lower leg		2.1	2.7	25.0	Lower leg	Ankle	12.0	57.1
Right Sural Anti Sensory (Ankle)								
Lower leg		2.3	3.0	19.3	Lower leg	Ankle	14.0	60.9

F Wave Studies

NR	F-Lat (ms)	L-R F-Lat (ms)
Right Median (Abd Poll Brev)		
	24.03	
Left Median (Abd Poll Brev)		
	25.1	0.7

H-reflex Studies

NR	H-Lat (ms)	L-R H-Lat (ms)
Right Pot. tibial (Medial Gasto)		
	35.77	
Left Pot. tibial (Medial Gasto)		
	36.21	0.44

표 10-2와 표 10-3은 근전도 검사실에서 검사한 정상 결과지이며 약어는 다음과 같다.

※ 약어의 의미

1. Site: 각 신경의 검사하는 부위를 의미
2. NR (Neurology): 신경과를 의미하고 신경과에서 검사 의뢰한 것이다.
3. Onset (ms): 최초잠복기를 의미
4. P-T Amp (mv): Peak-Trough Amplitude. 정점-말단잠복기 사이에 진폭을 의미
5. Dist (mm): Distance. site 1과 site 2 자극점 간의 거리를 의미
6. Vel (m/s): Velocity. site 1과 site 2 자극점 간의 속도를 의미
7. Peak (ms): 정점잠복기를 의미
8. L-R F-Lat (ms): F파 양쪽 잠복기 차이를 의미
9. L-R H-Lat (ms): H 반사 양쪽 잠복기 차이를 의미
10. 복합근육활동전위(compound muscle action potential, CMAP): 운동신경자극 후 근육에서 기록되는 활동전위, 감각신경의 활동전위보다 지속시간이 길고 진폭도 훨씬 크다(CMAP 진폭 단위: mV).
11. 감각신경활동전위(sensory nerve action potential, SNAP): 감각 및 혼합신경 자극 후 신경에서 기록되는 활동전위(SNAP 진폭 단위: μV)

※ 근전도 검사 원칙 TIP

1. 신경전도검사와 근전도검사는 임상적 검사의 연장이다.
2. 근전도검사 결과에 이상이 있다면, 항상 기술적 문제를 생각한다.
3. 근전도검사 결과와 임상적 검사 간에 차이가 있다면, 환자를 체계적으로 다시 진찰하여야 하며, 근전도검사 결과만으로 과도한 진단을 하지 말아야 한다.
4. 항상 임상적 진찰 소견과 전기생리적 연관성을 생각해야 한다.

신경기능검사학 실습보고서

학교명: 학번: 이름:

Section

11 신경전도 검사

학습목표

1. 신경전도검사의 임상적 의의와 대상 질환을 설명할 수 있다(A).
2. 신경운동단위를 설명할 수 있다(A).
3. 운동신경전도검사, 감각신경전도검사, 혼합신경전도검사, 후기반응검사 방법을 설명할 수 있다(A).
4. 신경전도검사의 영향인자를 설명할 수 있다(A).
5. 신경자극방법과 전극의 위치에 대하여 설명할 수 있다(A).
6. 운동신경전도검사의 측정법, 관련 용어 및 결과를 설명할 수 있다(A).
   (정중신경, 자신경, 온종아리신경, 뒤정강신경)
7. 감각신경전도검사의 측정법, 관련용어 및 결과를 설명할 수 있다(A).
   (정중신경, 자신경, 얕은종아리신경, 장딴지신경)
8. 후기반응검사에서 나타나는 파의 종류를 설명할 수 있다(A).
9. F-파 반응의 측정위치 및 정상과 비정상을 설명할 수 있다(A).
10. H-반사파의 측정위치와 잠복기에 대하여 설명할 수 있다(A).
11. 얼굴신경전도검사의 측정법, 관련용어 및 결과를 설명할 수 있다(A).
12. 눈깜박검사의 개념과 자극경로를 설명할 수 있다(A).
13. 눈깜박검사의 잠복기 및 임상응용을 설명할 수 있다(A).
14. 반복신경자극검사의 측정법, 관련용어 및 결과를 설명할 수 있다(A).

1. 신경전도 검사(Nerve Conduction Study, NCS)의 기본개념

1850년 Helmholtz가 운동신경전도속도(motor nerve conduction velocity, MNCV)를 처음으로 측정한 이래 1984년 Hodes Larrabee와 German 등에 의하여 신경전도검사(Nerve conduction study, NCS)가 임상검사로 보편화 되었으며, 1956년 Dawson이 고리 전극을 사용하여 감각신경활동전위를 처음으로 기록하였다.

신경은 다른 모든 세포와 같이 휴식기에 분극 상태로 존재하는데, 이 분극 상태는 평행을 이루고 있다가 다양한 자극으로 탈분극 상태가 된다. 이때 일어나는 탈분극 및 재분극 과정에서의 전기 활동을 활동전위라 부른다.

근육이나 신경도 휴식에는 분극 상태로 있다가 신경의 전기적 자극을 통해 신경 · 근육 접합부에서 아세틸콜린이 분비되어 근육에 전달되면 탈분극이 일어나면서 전기 활동이 일어나는 현상을 근활동전위(muscle action potential, MAP)라 한다. 이와 같은 신경 및 근육 조직이 갖는 독특한 성질인 '전기적 흥분성(electrical excitability)'을 이용한 검사를 신경전도검사라 하며, 이는 신경 · 근육계 질환의 진단에 기본적인 검사 방법 중 하나이며, 말초신경계 및 근육계의 이상 여부, 해부학적 병변의 위치, 병변의 성격 및 분포, 특정 질환의 진단 등 광범위한 임상적 질환을 알아볼 수 있다.

신경운동단위(neuro-motor unit, NMU)는 운동신경원과 축삭(axon) 그리고 그 축삭에 의해 지배되는 모든 근섬유들로 구성되며, 운동신경원이 흥분되면 여기에 속한 모든 근섬유의 수축이 거의 동시에 일어나게 되므로 다른 운동단위의 흥분상태 여부와는 무관하게 독자적인 활동을 수행하는 운동계의 기초단위라 할 수 있다.

운동단위(motor unit)의 크기란 하나의 운동 신경에 의해 지배되는 근섬유의 숫자를 의미하며, 한 개의 운동단위에서 나오는 근섬유의 활동전위를 분리하여 관찰하면 근육 수축 시 발생하는 전위의 최소 단위가 나타나는 현상을 운동단위활동전위(motor unit action potential, MUAP) 또는 운동단위전위(motor unit potential, MUP)라고 한다.

근전계의 극성(polarity)은 심전도와 반대로 바닥선에서 상향으로 그려지는 파형을 음성파 (negative wave), 하향으로 그려지는 파형을 양성파(positive wave)라 한다.

신경전도검사의 종류에는 운동신경전도검사(motor nerve conduction study, MNCS), 감각신경전도검사(sensory nerve conduction study, SNCS), 혼합신경전도검사(mixed nerve conduction study)가 있다. 이외에, 후기반응검사인 F파(F-wave)와 H-반사(H-reflex) 검사와 얼굴신경전도검사(Facial nerve conduction), 눈깜박반사검사(Blink reflex test), 반복신경자극검사(Repetitive nerve stimulation test, RNST, Jolly test)등이 있다.

신경전도검사는 손목굴증후군(수근관증후군, carpal Tunnel Syndrome, CTS), 팔꿉굴증후군(주관터널증후군, cubital tunnel syndrome), 노신경마비(radial nerve palsy), 발목굴증후군(족근관증후군, tarsal tunnel syndrome), 말초신경병증(peripheral neuropathy), 중증근무력증(myasthenia gravis, MG), 렘버트-이튼 증후군(lamberteaton myasthenia syndrome, LEMS), 얼굴신경마비(facial nerve palsy, Bell's palsy), 삼차신경의 손상(Injury of trigeminal nerve), 길랭-바레증후군(Guillain-Barre syndrome) 등을 진단 시 도움을 준다.

1) 신경전도검사 종류

(1) 운동신경전도검사(Motor nerve conduction study, MNCS)

운동신경전도검사에서는 운동 신경뿐만 아니라 신경 · 근육 접합부 및 근육의 생리적 반응까지 모두 반영한 결과이다. 검사 방법은 힘살(belly)-힘줄(tendon)방법으로 전극을 부착한 후 말초신경의 경로를 따라 단일 최대상자극(single supramaximal stimulus)으로 신경을 자극하여, 그 신경이 지배하는 근육에 표면 전극을 부착하여 복합근육활동전위(compound muscle action potential, CMAP)를 측정하는데, 이렇게 얻어진 파형을 M파라고 한다(그림 11-1, 11-2, 11-3).

운동신경전도검사는 운동신경의 주행을 따라 신경자극의 전도를 측정하여 최초잠복기(onset latency),

정점잠복기(peak latency), 말단잠복기(terminal latency) 또는 고랑(trough), 진폭(amplitude), 전도 속도(conduction velocity), 지속시간(duration) 및 파형의 모양(wave form) 등을 관찰한다(그림 11-1).

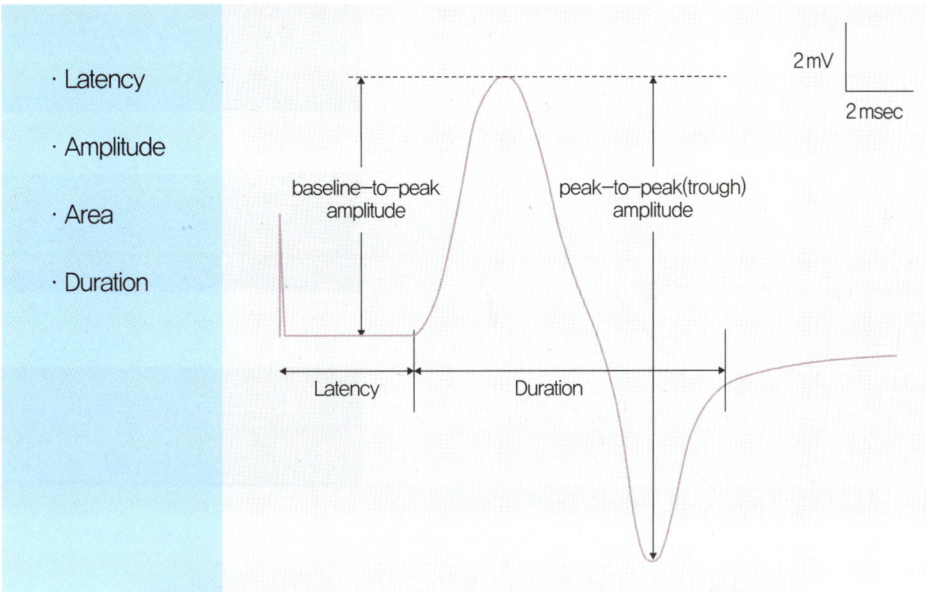

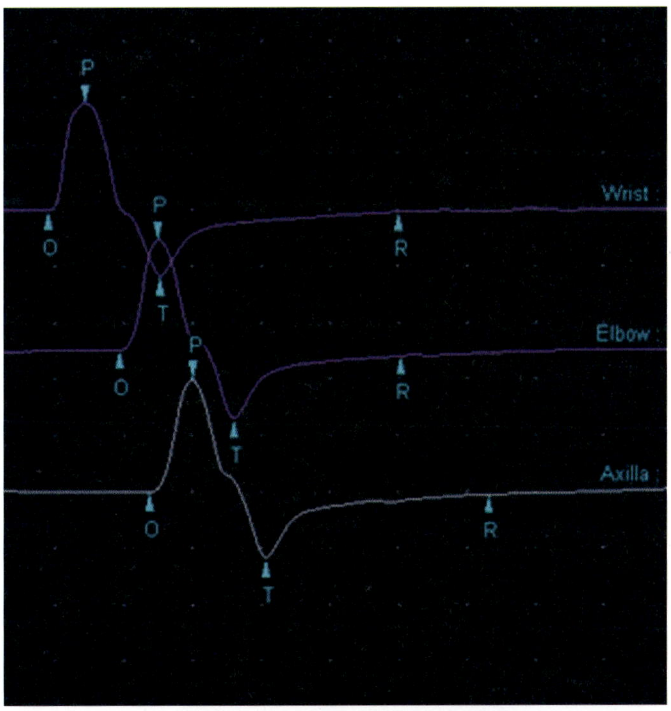

그림 11-1. 운동신경전도속도의 파형

* O: onset latency(최초잠복기), P: peak latency(정점잠복기), T:terminal latency(말단잠복기) or trough(고랑), R: recovery(회복)
* 장비에 따라 반응을 O, P, T, R 또는 1, 2, 3, 4로 표현한다.

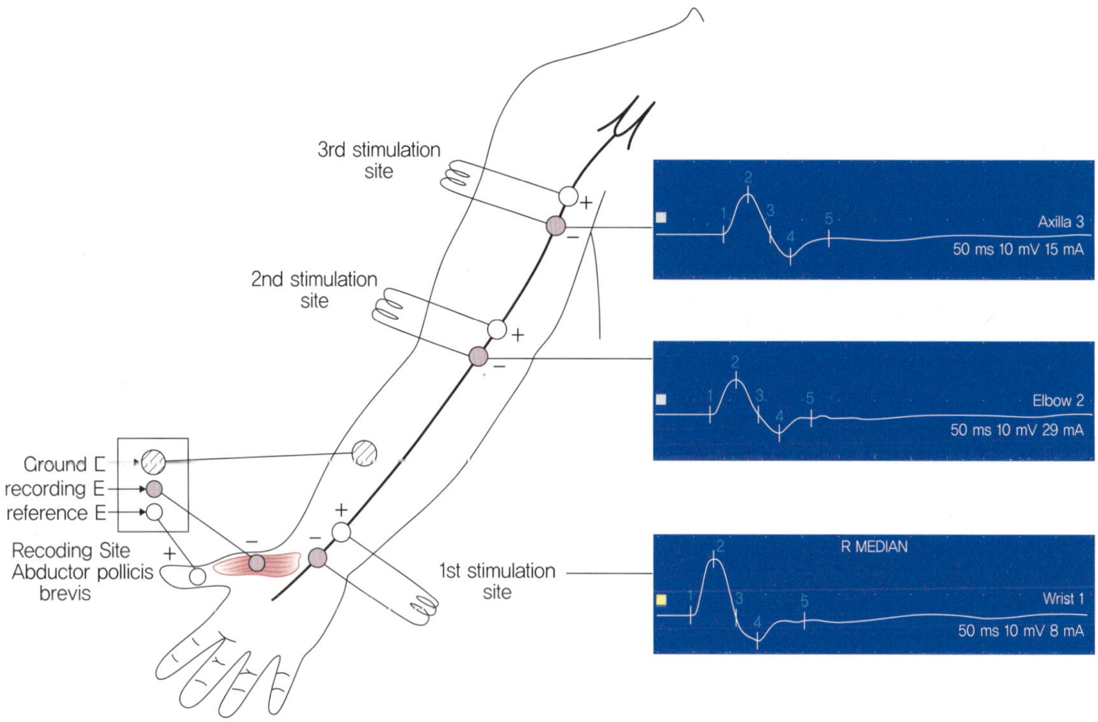

그림 11-2. 정중신경 운동신경전도검사의 자극위치와 파형

① 운동신경전도검사 이해

㉮ 기록 전극부착법: 운동신경이 지배하는 먼쪽근(distal muscle)에 힘살-힘줄법(belly-tendon method)을 이용하여 표면전극을 부착한다. 즉, 기록전극을 근육 힘살의 정중앙 부위에 부착하고 그 근육의 힘줄 위에 기준전극을 부착시킨다(그림 11-3).

㉯ 자극: 자극기는 양극과 음극으로 구성되는데, 음으로 표시된 부위를 기록전극이 놓인 방향으로 자극을 주어 복합근육활동전위를 분석한다.

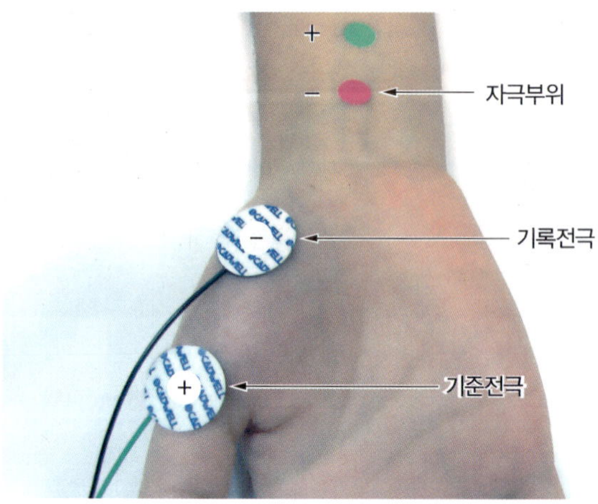

그림 11-3. 힘살(belly)-힘줄(tendon) 전극부착

㉰ 자극강도: 최대자극(maximal stimulation)보다 20~30% 증가된 최대상자극(supramaximal stimulation)을 통해 복합근육활동전위의 진폭 결과치인 M파를 얻는다(그림 11-1, 11-2, 11-3).

㉱ 복합근육활동전위(compound muscle action potential, CMAP): 운동신경 자극 후 근육에서 기록되는 활동전위, 감각신경활동전위 보다 지속시간이 길고 진폭이 훨씬 크다(단위: mV).

㉲ 진폭(amplitude): 정점-말단잠복기까지 진폭(peak to terminal amplitude, P-T amplitude)인 음위상의 정상에서 양위상의 정상까지(peak to peak)의 방법으로 측정할 수 있다. 진폭을 측정하여 M파를 구한다. 복합근육활동전위의 진폭이 감소된 것은 신경의 손상을 의미한다(그림 11-1, 11-2).

㉳ 잠복기(latency): 잠복기는 자극점으로부터 축삭말단, 신경근 전달 및 운동섬유 신경의 탈분극까지 신경자극전도에 소요되는 시간으로 가장 빠른 신경섬유를 통해 도달하는 시간이다. 검사실에 따라 자극 시작에서 초기 음성 쏠림(상향) 직전의 잠복기를 최초잠복기(onset latency), 자극 시작에서 초기 음성 최대치까지의 잠복기를 정점잠복기(peak layency), 자극 시작에서 말기 음성 쏠림 잠복기를 말단잠복기(terminal latency)또는 고랑(through)를 이용하는데, 대부분 최초잠복기를 이용한다(그림 11-1, 11-2).

㉴ 지속시간(duration): 각 근섬유 방전의 동기성을 의미하며, 복합근육활동전위의 진폭의 시작에서 끝까지의 시간을 측정하는 것이다. 각 신경섬유의 전도속도의 차이가 크면 복합근육활동전위의 지속시간이 길어진다. 따라서 복합근육활동전위의 지속시간은 굵은 운동신경섬유의 전도 속도의 범위와 관련이 깊다. 전기자극에 의한 신경의 탈분극 시작부터 끝까지의 시간이다(그림 11-1, 11-2).

㉵ 거리(distance): 먼쪽 자극점(음극, -)에서 몸쪽 자극점(음극, -) 사이를 줄자로 측정한다(그림 11-1, 11-2).

㉶ 자극위치: 운동신경전도검사의 자극위치는 위팔 신경 중 정중 및 자신경은 손목(wrist), 팔꿈치(elbow), 겨드랑(axilla)등에서 자극하고, 다리 신경 중 온종아리 및 뒤정강신경은 발목(ankle), 무릎(knee), 종아리머리(fibular head), 다리오금(popliteal fossa)등에서 자극하여 검사한다. 손목, 발목과 같이 가장 말단 부분의 자극점은 대부분 기록전극에서 5~8 cm 지점에서 자극한다(검사하는 신경과 검사법에 따라 자극 지점이 다르며, 자극 지점의 위치에 따라 말단잠복기의 정상치가 달라질 수 있다).

㉷ 운동신경전도속도(motor nerve conduction velocity, MNCV): 운동신경을 자극하여 얻어진 가장 빠른 신경섬유의 최대전도 속도를 의미하며 신경 · 근육 접합부와 근섬유에서 소모되는 시간을 제외하면, 순수한 운동신경전도속도를 구할 수 있다. 운동신경전도속도는 몸쪽 자극으로 생기는 몸쪽 잠복기(proximal latency, LP)에서 먼쪽 잠복기(distal latency, LD)를 뺀 후 먼쪽과 몸쪽 자극점 사이 거리로 나누어 주어서 계산한다.

㉸ 정상범위: 위팔서 약 50~80 m/sec, 다리에서 약 40~50 m/sec

$$\text{MNCV (m/sec)} = \frac{\text{D(mm)}}{\text{LP} - \text{LD(msec)}}$$

MNCV (motor nerve conduction velocity): 운동신경전도속도
D (Distance): 두 자극점 사이의 거리
LP (Proximal Latency): 몸쪽 잠복기
LD (Distal Latency): 먼쪽 잠복기

② 자극강도

자극의 강도는 자극의 세기와 지속시간으로 결정된다. 운동신경전도검사에서 가해지는 자극의 세기는 일반적으로 최대자극(maximum stimulation)보다 약 20~30% 정도 더 큰 강도인 최대상자극(supramaximal stimulation)을 주어 전위를 얻는다. 그림 11-4를 보면 11 mA이 최대자극이었으며 이에 20~30%의 자극강도를 더한 14 mA가 최대상자극이 되었다. 반면에 최대상자극보다 강한 자극을 가하는 경우 음극에 의해 형성되는 전기장이 커져 음극보다 기록전극에 더 가까운 신경에서 탈분극이 일어나므로 측정에 오류가 발생할 수 있으며, 검사하고자 하는 신경이 아닌 주변에 위치한 운동신경의 탈분극을 유도하여 결과적으로 주변 다른 신경의 지배를 받는 근육에서 발생한 활동전위가 입체적 전도에 의해 기록전극에 반영될 수 있으므로 자극강도에 주의해야 한다.

자극의 지속시간은 일반적으로 0.1~0.2 msec이나 병적인 과정에 이환된 신경은 흥분성이 감소되어 있으므로 최대상자극을 보장하기 위해서 자극의 기간을 0.5~1 msec까지 늘려야 하는 경우가 있다(그림 11-4).

※ 운동신경전도검사 측정 및 유의사항

1. 기록전극은 검사하고자 하는 신경이 지배하는 먼쪽 근육에 힘살-힘줄 방법으로 부착한다. 이 방법으로 검사하면 활동전위의 초기반응은 바닥선에서 상향으로 그려지는 음극으로 나타난다.
2. 환자에게 주의를 집중시킨 후 자극하여 검사오차를 줄인다.
3. 처음에는 최소자극 강도로 먼쪽을 자극한 후 점차 강도를 높여 최대상자극까지 올려 복합근육활동전위를 기록한다.
5. 자극점으로부터 잠복기를 각 검사실의 기준에 따라 기록한다.
6. 몸쪽을 최대상자극으로 자극하여 복합근육활동전위의 전도시간과 진폭을 기록한다.
7. 몸쪽과 먼쪽에서 활동전위의 잠복기와 진폭을 측정한다. 필요시 활동전위의 지속시간과 모양도 관찰한다.
8. 기록전극의 중심과 자극전극의 중심사이의 거리는 mm로 측정한다.
9. 신경전도속도를 계산한다.
10. 필요시 온도교정을 이용하여 표준온도에 대한 신경전도속도로 교정한다.
11. 측정된 신경전도속도를 정상치와 비교한 후 진폭, 지속시간과 모양을 정상치와 비교한다.

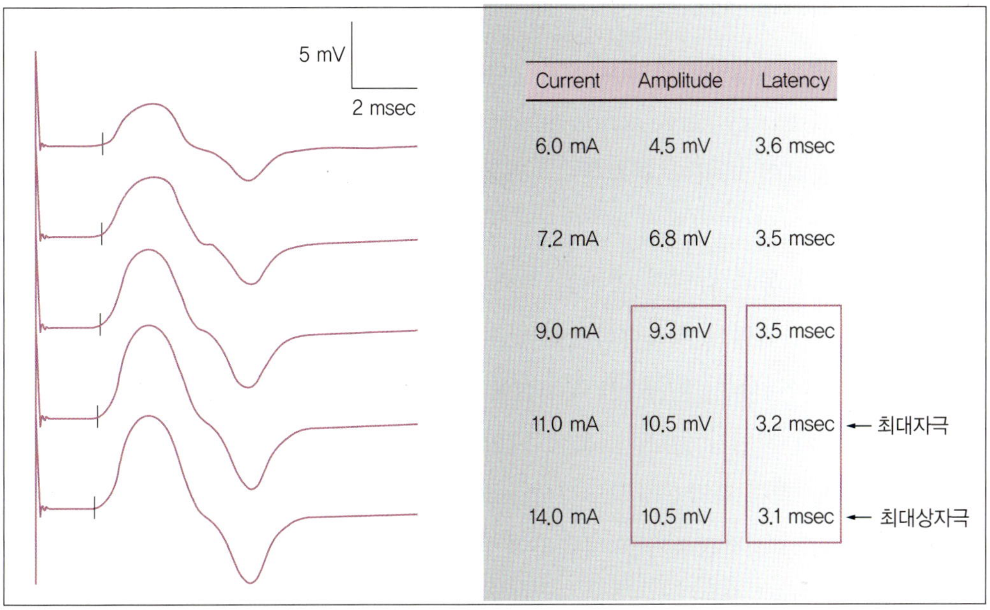

그림 11-4. 최대상자극(supramaximal stimulation)

9.0 mA 전기자극에서 진폭이 9.3 mV, 잠복기 3.5 msec이었으며, 자극을 11.0 mA로 전기자극을 증가시켰을 때 진폭 10.5 mA로 증가하였고, 잠복기는 3.2 msec로 단축되었다. 전기자극의 세기를 11.0 mA의 20~30% 올려서 14.0 mA로 자극하였을 때, 진폭은 10.5 mV로 변화가 없었고 잠복기는 3.1 mA로 단축되었다. 결론적으로 11.0 mA는 최대자극이고 14.0 mA는 최대상자극이 된다.

(2) 감각신경전도검사(Sensory nerve conduction study, SNCS)

감각신경전도검사는 말초신경을 자극했을 때 먼쪽 또는 가까운쪽에서 발생하는 감각신경활동전위(Sensory nerve action potential, SNAP)를 기록하는데, 감각신경의 주행을 따라 신경자극의 전도를 측정하여 최초잠복기(onset latency), 정점잠복기(peak latency), 말단잠복기(terminal latency), 진폭(amplitude), 전도속도(conduction velocity), 지속시간(duration) 및 파형의 모양(wave form) 등을 관찰한다. 말초신경의 감각신경전도검사에는 감각신경활동전위의 기록 방법 중 정방향 방법(orthodromic method)은 순수감각신경(pure sensory nerve)에서 자극하여 혼합신경을 기록하는데, 이는 먼쪽 신경을 자극하여 몸쪽 신경에서 감각신경활동전위를 기록하는 방법이다. 이와 반대로 역방향 방법(antidromic method)은 혼합신경에서 자극하여 순수감각신경에서 기록하는데, 이는 몸쪽신경에서 자극하여 먼쪽 신경에서 감각신경활동전위를 기록하는 방법이다(그림 11-5, 11-13, 11-15, 11-23, 11-25).

① 감각신경전도검사 이해(그림 11-5, 11-6)

㉮ 자극의 강도 및 기간의 설정 방법은 운동신경전도검사의 방법과 동일하다. 자극기의 음극은 주변에 음전위를, 양극은 양전위의 영역을 생성하고, 그 결과로 음극 아래에 위치한 신경에서는 탈분극이, 양극 아래에 위치한 신경에서는 과분극이 된다. 그러므로 자극에 반응하여 자극기의 음극 바로 아래에 있는 신경에서 최초의 활동전위가 발생하고 축삭을 따라서 전파하게 된다.

㉯ 자극: 자극기는 양극과 음극으로 구성되는데, 음극으로 표시된 부위를 기록전극이 놓인 방향으로 자극을 주어 감각신경활동전위(sensory nerve action potential, SNAP)를 분석한다.

㉰ 감각신경활동전위(sensory nerve action potential, SNAP): 활동전위의 형태를 보면 양성파+음성파(정점부위)+양성파의 파형이 관찰된다. 잠복기는 운동신경에서 관찰되는 복합근육활동전위와 달리 감각신경활동전위의 진폭은 약 1/100 정도에 불과하고 고증폭이 요구된다(단위: μV). 그러므로 전기적 잡파 등과 감별이 어려워 최초잠복기를 상당히 구하기 어려운 경우가 있다. 이상성의 감각신경활동전위에서 최초잠복기를 구하는 법은 복합근육활동전위에서의 방법과 같다. 그러나, 삼상성파가 나타나는 경우에는 최초잠복기를 초기 양극파의 정점(peak)에서 설정하는 것이 복합근육활동전위와 차이가 있다. 최초잠복기를 측정하는 어려움이 때문에 일반적으로 정점잠복기를 구하고, 비록 최대 감각신경전도검사(sensory nerve conduction velocity, SNCV)를 반영하는 것이 아니더라도, 정점잠복기를 이용하여 감각신경전도검사를 구하는 경우가 많다(그림 11-6).

㉱ 자극강도: 최대자극(maximal stimulation)보다 20~30% 증가된 최대상자극(supramaximal stimulation)으로 감각신경활동전위를 얻는다.

㉲ 기록전극 부착법: 올바르게 신경이 지나가는 위치에 부착하고 기록전극과 기준전극 사이의 거리가 3~4 cm가 되게 한다(그림 11-5). 기록전극과 자극부위와의 거리는 10~14 cm가 되게 한다.

㉳ 진폭(amplitude): 정점-말단잠복기까지 진폭(peak to terminal amplitude, P-T amplitude)인 음위상의 정상에서 양위상의 정상까지(peak to peak)의 방법으로 측정할 수 있다(단위: μV). 감각신경활동전위의 진폭이 낮거나 반응이 없을 때 신호평균화(signal averaging)을 이용한다(그림 11-6).

㉴ 잠복기(latency): 자극 후 감각신경활동전위의 반응이 일어날 때까지의 시간 또는 두 자극점 사이의 시간(단위: msec) 시간이다. 검사실에 따라 자극 시작에서 초기 양성쏠림(하향)까지의 잠복기를 최초잠복기(onset latency), 자극 시작에서 초기 음성 최대치까지의 잠복기를 정점잠복기(peak layency), 자극 시작에서 말기 음성 쏠림 잠복기를 말단잠복기(terminal latency)또는 고랑(through)를 이용한다(그림 11-6). 최초잠복기 측정하는 기술적 어려움 때문에 일반적으로 정점잠복기를 구한다. 말단잠복기 또는 고랑은 거의 이용되지 않는다. 운동신경전도검사와 다르게 감각신경전도검사에서는 잠복기는 전도시간을 의미한다(그림 11-5, 11-6).

㉵ 지속시간(duration): 다양하게 굵은 감각섬유의 신경전도속도의 범위이다. 감각신경활동전위의 진폭의 시작에서 끝까지의 시간을 측정하는 것이다(그림 11-5, 11-6).

㉶ 거리: 신경의 길이는 기록자극전극의 중심에서 기록전극의 중심까지의 표면길이를 측정한다.

㉷ 감각신경전도속도(sensory nerve conduction velocity, SNCV): 감각신경전도속도검사에서 측정한 잠복시간은 순수하게 신경전도시간만 포함하고 있으며, 거리를 잠복기로 나누어 SNCV를 계산한다.

$$\text{SNCV(m/sec)} = \frac{\text{활동자극전극과 활동기록 전극 사이의 거리(mm)}}{\text{잠복기(msec)}}$$

㉫ 감각신경전도검사에는 들신경경로에 자극되는 전류의 방향에 따라 정방향 방법(orthodromic method)과 역방향 방법(antidromic method)의 두 가지로 나뉜다.

㉬ 정방향 방법: 신경의 먼쪽(distal part: 손가락)에서 자극해서 몸쪽(proximal part:손목이나 팔꿈치) 위에서 SNAP을 기록한다. 역방향 방법에 비해 말초신경병증의 조기 진단에 예민한 반응을 보이는 반면 자극 시 환자가 통증을 더 느낀다(그림 11-13, 11-14, 11-25, 11-26).

㉭ 역방향 방법: 신경의 몸쪽(proximal part: 손목이나 팔꿈치)에서 자극해서 신경의 먼쪽(distal part: 손가락) 위에서 SNAP을 기록하며, 감각신경활동전위가 보다 선명하고 진폭이 정방향 방법보다 더 크게 나타난다. 정방향방법에 비해 통증은 적으나, 주변근육의 수축으로 인하여 복합신경활동이 소실 될 수 있기 때문에 정방향 보다 진단율이 낮다(그림 11-15, 11-16, 11-27, 11-28).

※ 감각신경전도검사 측정 및 유의사항

1. 해부학적 지침에 따라 정확한 부위에 기록 전극을 부착한다.
2. 정방향 감각신경전도검사에서는 먼쪽의 신경섬유를 자극하고, 역방향 감각 신경전도검사에서는 몸쪽의 신경섬유를 최대상자극으로 검사한다.
3. 감각신경활동전위를 기록한다. 정확한 활동전위를 얻기 위해 신호평균화(signal averaging) 기능을 이용한다.
4. 자극점으로부터 잠복기를 각 검사실의 기준에 따라 기록한다.
5. 진폭의 지속시간을 측정하고 파형을 본다.
6. 자극기의 (-)에서 기록전극의 중심까지 거리를 mm로 측정한다.
7. 전도속도를 계산한다.
8. 필요시 표준온도에 대한 교정을 한다.
9. 측정된 결과를 정상치와 비교한 후 진폭, 지속시간 및 모양을 정상치와 비교한다.

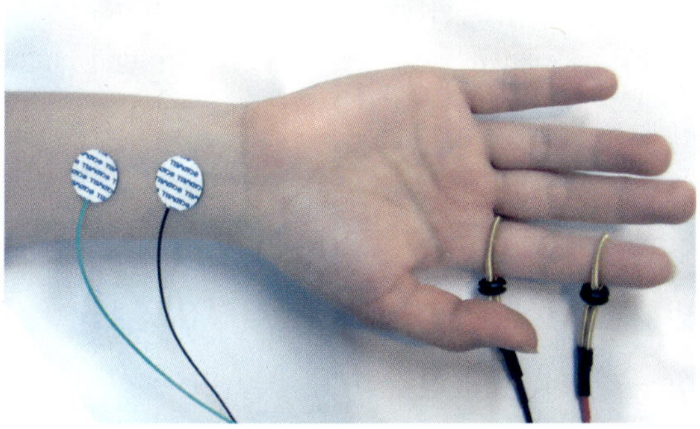

그림 11-5. 감각신경전도 검사

손목에 부착된 표면전극이 기록전극이 되고 링전극이 자극기가 되면 정방향 방법이며, 반대로 링전극이 기록전극이 되고 표면전극이 자극기가 되면 역방향 방법이 된다.

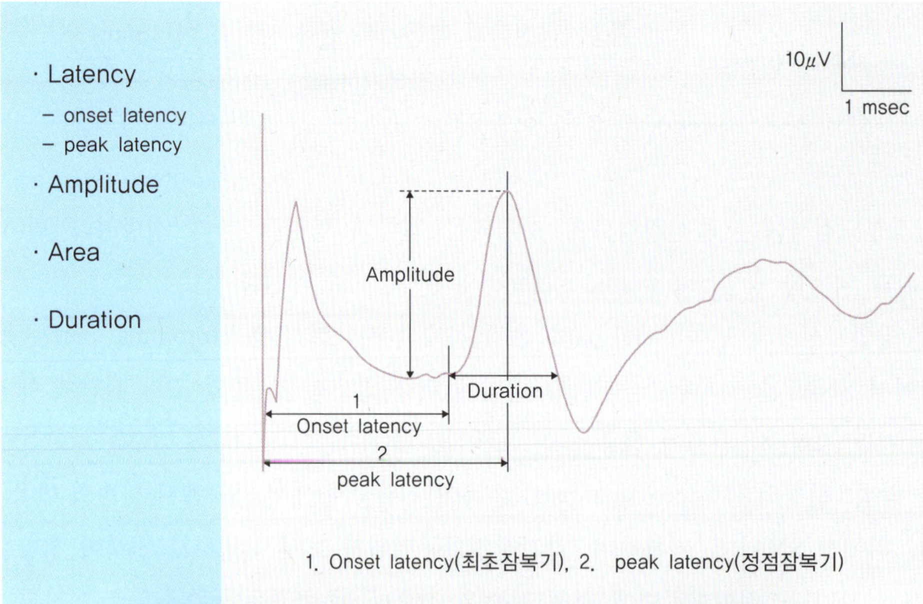

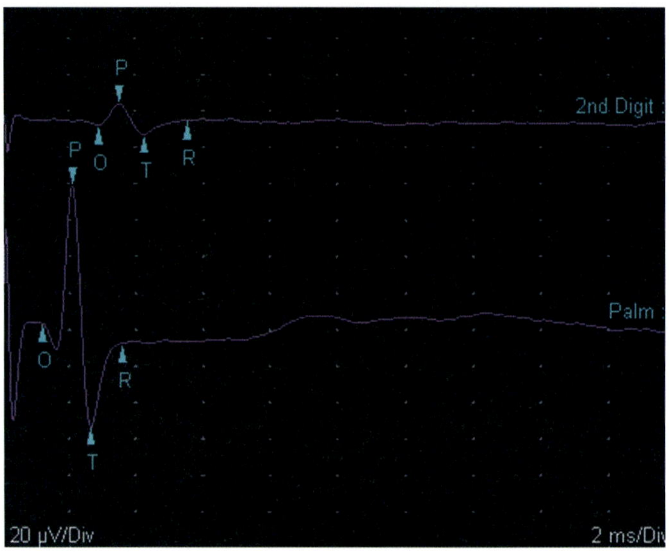

그림 11-6. 감각신경전도검사 정방향 파형(감각신경활동전위, SNAP)

* 위: 2번째 손가락(2nd Digit, 자극부위)-손목(Wrist, 기록전극), 아래: 손바닥(Palm, 자극부위)-손목(wrist, 기록전극)

* O (onset latency, 최초잠복기), P (peak latency, 정점잠복기), T:terminal latency(말단잠복기) or trough(고랑), 0~R(recovery, 회복) 간격: 지속시간

(3) 혼합신경전도검사(Mixed nerve conduction study, MNCS)

감각신경전도검사에서 일반적인 원칙이 그대로 혼합신경전도검사에 적용되며 국소적 포착신경병증에서 임상적 효율성이 있고 운동 및 감각신경의 주행을 따라 신경자극 전도를 측정하는 것이다.

① 혼합신경전도검사는 혼합신경의 먼쪽(distal part)에서 자극해서 몸쪽(proximal part)에서 감각신경활동전위를 기록한다(정방향성 검사).

② 검사방법, 진폭 측정 및 속도 계산은 정방향 감각신경전도검사와 동일하다. 단지 차이점은 자극되는 신경이 혼합신경이라는 것이다. 혼합신경전도검사의 임상적 중요성 또한 감각신경전도검사와 동일하다(그림 11-7).

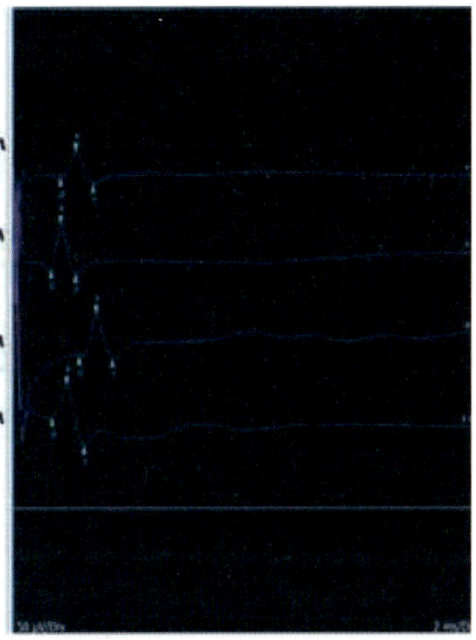

NCV Tables

NCV Tables | Left/Right Comparison Tables

Nerve: **Right Median Ortho Sensory**

Rec Site: Rec

Comment:

Stim Site	NR	Onset (ms)	Peak (ms)	O-P Amp (μV)	P-T Amp (μV)	Norm P-T Amp
F-W	_	2.0	2.7	29.6	37.3	>10
P-W	_	1.6	2.0	51.8	56.7	>10
W-E	_	2.8	3.6	48.5	51.1	>10
E-Ax	_	1.7	2.3	37.1	71.1	>10
_	_					_

Site1	Site2	Dist (cm)	Vel (m/s)	Norm Vel (m/s)
F-W	Rec	15.0	56	>34
P-W	Rec	11.0	55	>39
W-E	Rec	22.0	61	>50
E-Ax	Rec	14.0	61	>50
_	_	0.0		_

그림 11-7. 정중신경 순수감각신경 및 혼합신경전도검사 파형 및 결과지(정방향)

* 'A': 순수감각신경, 2번째 손가락(2nd Digit, 자극부위) – 손목(Wrist, 기록전극)
* 'B': 혼합신경, 손바닥(Palm, 자극부위) – 손목(Wrist, 기록전극)
* 'C': 혼합신경, 손목(Wrist, 자극부위) – 팔꿈치(Elbow, 기록전극)
* 'D': 혼합신경, 팔꿈치(Elbow, 자극부위) – 겨드랑이(Axilla, 기록전극)

임상노트

혼합신경전도검사를 신경주행 경로별로 검사하여 신경의 압박 또는 차단된 지점을 감별할 수 있다. 대표적으로 정중신경의 주행 경로인 손목굴 차단을 알 수 있는 손목굴증후군과 팔꿉치굴 부위 차단을 알 수 있는 팔꿉치굴증후군 등의 정확한 진단을 위해 시행한다. 또한 몸쪽 감각신경의 이상 유무를 확인할 수 있다.

(4) 후기반응검사(Late responses test)

후기반응검사(몸쪽신경전도검사)는 운동신경전도검사에서 복합신경활동전위 또는 M 반응이 나타나고 잠시 후 후기반응이 나타나게 되는 것을 말하며 F–파 반응(F–response)과 H–파 반사(H–reflex) 두 종류가 있으며 말초신경의 척수 몸쪽 병변의 평가에 이용되고 있다(그림 11-7A, B). 일반적으로 F파는 복합근육활동전위를 얻을 수 있는 모든 위팔 · 다리 신경에서 검사를 시행하고, H–파는 다리의 뒤정강신경에서만 시행한다.

① F파(F–wave)

1950년 Magladary와 McDougal이 운동신경 검사에서 복합근육활동전위인 M파가 나타난 이후 약 20~30 msec 잠복시간 이후에 나타나는 작은 반응을 처음 기록하였으며, 이 반응을 F–wave라 명명하였다. F–wave는 말초부위에서 역행하여 전달된 날운동신경섬유(efferent motor nerve fiber)의 자극이 회색질(회백질, H자 모양)내 척수 앞뿔세포(anterior horn cell)를 흥분시키고 척수 앞뿌리(anterior root)의 날운동신경섬유(efferent motor nerve fiber) 경로를 따라 말초부위로 하행하여 근육에 도달하여 생기는 파형이다. 이 반응은 정중신경, 자신경, 온종아리신경 및 뒤정강신경의 먼쪽에서 최대상자극을 통해 유발하여 다발성 말초신경병증이나 신경다발병증의 평가에 이용된다(그림 11-8A, B).

㉮ 검사하는 신경에 의해 지배되는 먼쪽근 중앙에 힘살-힘줄(belly-tendon) 방법을 적용하여 기록 전극을 부착 후 최대상자극을 통해 M파를 구한다.

㉯ 자극의 위치를 몸쪽으로 바꾼 후 신경을 자극한다. 즉, 정중신경, 자신경은 손목에서 온종아리 신경, 뒤정강신경은 발목에서 자극기 음쪽 부분이 몸쪽으로 향하게 한다.

㉰ 차단반응을 피하기 위해 2초 이상의 간격마다 한 번의 비율로 자극한다.

㉱ 최대상자극강도로 신경을 자극하면서 M파 다음에 나타나는 F-wave를 관찰한다.

㉲ F-wave는 적어도 10회 이상 시행하고 자극 시점부터 F-wave의 초기 쏠림 시작까지의 가장 짧은 잠복기를 측정한다. F-wave를 잘 기록하기 위해서는 소인(sweep) 속도를 10 msec로 하고, 감도(sensitivity)는 200 μV로 하면 쉽게 기록할 수 있다.

㉳ 신장(body height)을 측정한다. F-wave의 잠복기는 들 및 날 운동신경섬유의 주행 경로에 의해 좌우되므로 신장은 잠복기의 정상 또는 비정상을 판단할 때 중요한 요소가 된다.

㉴ 정상범위는 위팔에서 정중신경 및 자신경에서 먼쪽 자극을 하였을 때 F-wave 잠복기는25～35 msec이고 온종아리신경, 뒤정강신경에서는 50～60 msec이다.

㉵ F-wave 잠복기의 좌 · 우 차이가 2 msec 이상이면 잠복기가 긴 쪽에 몸쪽신경병증을 의심한다.

② H-반사(H-reflex)

1918년 Hoffmann이 처음으로 기록하였으며 Hoffmann의 이름을 따서 H-반사(H-reflex)로 명명되었다. H-반사 검사는 자극강도가 낮고 지속시간이 긴 전기파로 선택적으로 말초부위 감각신경을 자극하여 척수 뒤뿌리(posterior root)의 들감각신경섬유(afferent sensory nerve fiber)에 전달된 자극이 Ia-감각신경섬유를 거쳐 회색질(회백질, H자 모양)내 척수의 뒤뿔(posterior horn)를 흥분시키고 척수 내 단일시냅스 반사궁(monosynapse reflex arc)을 거쳐 척수 앞뿌리(anterior root)에 존재하는 날운동신경섬유(efferent motor nerve fiber)를 통해 말초 부위로 반사된 잠복기를 장딴지근(gastrocnemius muscle)에서 기록하여 발반사(ankle reflex)라고도 한다.

신생아나 영유아의 경우 대부분 모든 근육에서 유도해 낼 수 있지만, 성인이 되면 대부분 근육에서는 볼 수 없고 다리오금(popliteal fossa)에서 뒤정강신경(posterior tibial nerve)을 문턱값 이하로 자극해서 장딴지근에서 기록되며 자극 후 약 28～30msec 전 · 후 관찰된다(그림 11-8A, B).

㉮ 장딴지 위에 기록전극을 놓고 다리오금에서 뒤정강신경을 자극한다. 전기자극은 몸쪽(척추 방향)으로 향하게 한다.

㉯ 차단 반응을 피하기 위해 2초 이상의 간격마다 한 번의 비율로 자극한다.

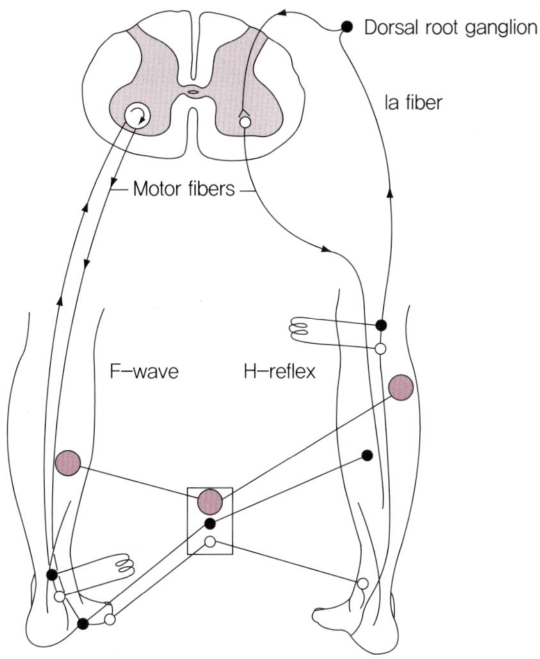

그림 11-8A. F-파 반응(F-response)과 H-파 반사(H-reflex)의 해부학적 경로

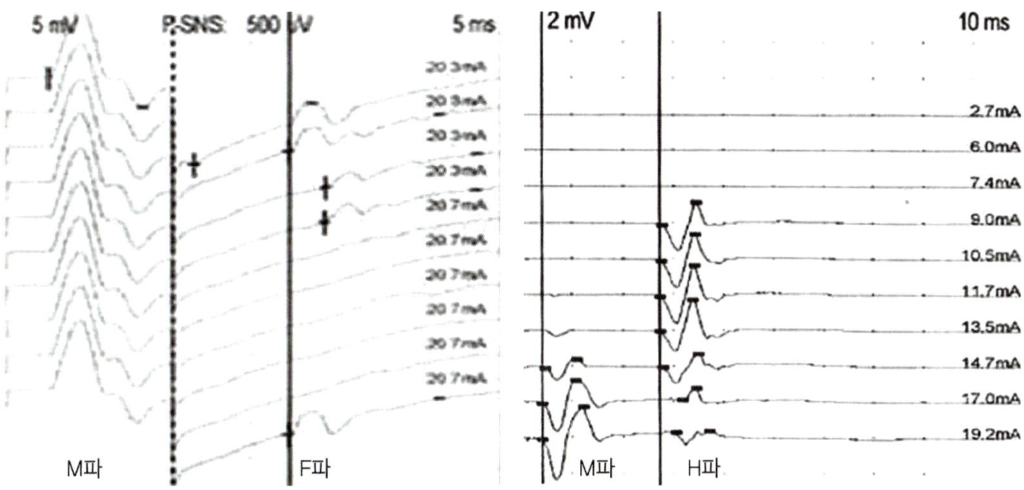

그림 11-8B. F파와 H파의 비교

F파와 H파는 모두 M파 이후에 나타나므로 후기반응파라고 표현한다. F파는 M파에 비해 진폭이 낮고, 몸쪽부위의 최대자극 시에 말초근육에서 기록되며, 10회 이상 기록 후 가장 짧은 잠복기를 측정한다. H파는 낮은 자극에서 잘 유발되므로 최소자극으로 시작하여 강도를 서서히 높이면서 기록한다. 자극의 강도가 높아지면서 M파가 서서히 출현함과 동시에 H파는 작아지는 특징이 있다.

㉰ 전류의 강도를 서서히 증가시키면서 M파(장딴지근 복합근육활동전위)는 커지고 H–reflex는 점점 작아져서 없어지기 때문에 H–reflex는 M파를 생성시키는 자극의 크기보다 낮은 자극강도에서 최대 진폭을 얻을 수 있다. 그 후 자극강도를 서서히 증가시키면 H–reflex의 진폭은 오히려 감소하는 반면, M파의 진폭은 증가하는 것을 확인할 수 있다.

㉣ H-reflex는 환자가 엎드린 자세에서 침대 끝으로 발이 나오게 하거나 베개를 발목 아래에 놓는 자세에서 가장 잘 얻어지며 소인(sweep)속도를 10msec/division으로 하고, 감도는 500 μV로 조절하면서 기록한다.

㉤ 장딴지근에서 기록되는 H-reflex는 삼상성(triphasic) 파형으로 나타나며, H-reflex의 잠복기는 다리에서 유발되는 F-wave보다 짧고, 반응마다 잠복기의 변동이 큰 F-wave에 비해 잠복기가 비교적 일정하다.

㉥ 잠복기 측정은 임상적으로 가장 중요하게 이용되며 들감각신경섬유와 날운동신경섬유로 구성되는 전체 경로를 반영하며 또한 나이 및 신장은 잠복기의 정상 또는 비정상을 판단할 때 고려해야 한다.

㉦ 잠복기 측정은 자극 시작에서 H-reflex의 초기쏠림 시작까지의 잠복기를 측정하며 정상 범위는 약 25~35 msec이다.

㉧ 양쪽의 잠복기를 측정하여 정상치와 비교하였을 때 좌우의 잠복기의 차이가 1.5 msec 이상의 차이가 나는 경우 첫째 엉치뼈 신경근병증을 의심할 수 있고 알코올성, 요독성(uremic) 및 당뇨병성 신경병증과 같이 다양한 여러 신경병증(neuropathy)에서는 H-reflex의 잠복기는 길어진다.

㉨ 척수반사상태의 지표 및 전달회복곡선에 이용된다.

※ M, F, H파 비교정리

1. M파
   1) α-운동신경섬유의 직접 자극에 의해 근육에서 기록되는 파
   2) 말초신경의 경로를 따라 단일 최대상자극으로 신경을 자극하고 그 신경이 지배하는 근육에서 표면전극으로 복합근육활동전위(compound muscle action potential, CMAP)에 의해 얻어진 파
   3) 운동신경전도검사, 반복신경자극검사 등에서 얻어지는 파

2. F-wave
   1) 운동신경섬유를 역행하여 전달되는 자극이 척수앞뿔세포를 흥분시키고 다시 운동신경섬유를 하행하여 근육에 도달하여 생기는 파
   2) 먼쪽방향에서 최대상자극강도로 신경을 자극하면서 M파를 구한다.
   3) 몸쪽방향으로 최대상자극강도로 신경의 전기자극 방향을 바꾼 후 M파 다음에 나타나는 F파 관찰
   4) 정중신경, 자신경은 손목에서 온종아리신경, 뒤정강신경은 발목에서 전기자극한다.

3. H-reflex
   1) 들 감각신경섬유인 Ia-신경섬유를 거쳐 척수의 뒤뿔로 들어가 척수 내에서 단일시냅스 반사궁 거쳐 운동신경인 날신경섬유를 타고 내려와 근육에서 기록되는 파
   2) 다리오금에서 뒤정강신경을 문턱값 이하로 자극해서 장딴지근에서 기록되는 파
   3) 자극의 강도가 높아지면서 M파가 서서히 출현함과 동시에 H파는 작아지는 특징이 있다.

---

2) 신경전도 검사에 영향을 미치는 인자

말초신경계의 신경전도검사는 여러 가지 인자에 의해 변할 수 있어 다음의 인자들을 고려함으로써 보다 정확한 기록을 할 수 있다(그림 11-8).

(1) 생리적 인자(Physiologic factors)

① 성별

여성이 남성보다 손가락신경(digital nerve)에서 감각신경활동전위의 크기가 크고, 팔다리의 신경전도속도는 빠르지만, 일반적으로 정상범위에 속한다. 이는 성별 자체에 의한 것이라기보다는 신장 및 손가락 둘레의 차이에 의한 것으로 이를 보정하면 차이가 없다.

② 온도

온도는 신경전도검사에 가장 중요한 영향을 끼친다. 신경전도검사 시 활성전위가 형성되고 전도되기 위해서는 이온채널이 필요하다. 온도가 내려감에 따라 이런 이온채널이 열리고 닫히는 시간이 지연되어 탈분극과 재분극될 때까지 시간이 지연된다. 따라서 온도가 감소하면 신경전도속도는 감소하며, 잠복기와 탈분극 지속시간이 연장되며, 진폭은 증가한다. 이런 변화에 의해 신경전도검사 결과가 왜곡되는 것을 피하기 위해 신경전도검사 시 피부온도를 측정하고 이를 32~34℃로 유지하는 것이 중요하다. 만약 피부온도를 유지하지 못하는 경우 표준온도에 대한 신경전도속도로 교정한다.

피부온도가 생리적 범위(25~35℃) 내에 있는 경우 1℃ 피부온도가 감소할 때마다 신경전도 속도는 1.5~2.5 m/sec로 감소하고, 말단잠복기는 0.2 msec씩 증가한다. 1℃ 상승함에 따라 운동신경속도는 약 1.1~2.4 m/sec씩 증가하고 감각신경속도는 약 0.76~2.3 m/sec 증가하며, 온도가 낮을수록 복합근육활동전위의 진폭은 커진다.

③ 연령

아주 어린 나이나 고령에서는 신경전도속도에 변화가 있다. 특히 신생아는 말이집 형성이 잘 이루어지지 않아 신경전도속도는 정상 성인의 50% 정도이다. 말이집 형성이 진행되면서 신경전도속도는 빠르게 증가하여, 생후 1년에는 성인의 75%에 도달하며, 생후 3~5년에 말이집의 형태와 기능이 완성되어 성인과 같은 전도속도를 갖는다.

연령이 증가함에 따라 신경전도속도는 다시 감소하기 시작하는데, 20세 이후에 감소가 시작되며 40세 이후에 이런 변화가 뚜렷해져 대략 10년에 0.5~4.0 m/sec 정도의 속도가 감소한다. 이런 속도 감소는 운동신경보다 감각신경에서 더 뚜렷하게 관찰된다. 대부분의 신경생리 검사실에서 사용하는 정상 신경전도속도는 10~60세 사이의 성인을 대상으로 한 것이다. 60세 이상에서 운동신경전도속도는 연령이 10세 증가할 때마다 1 m/sec 감소하고 감각신경전도속도는 2 m/sec 감소한다.

연령은 진폭에도 영향을 끼친다. 감각신경의 경우 연령이 증가함에 따라 감각신경활동전위가감소하며 70세에는 정상 성인의 50% 이하로 감소할 수 있다.

④ 신장

일반적으로 키가 클수록 신경전도 속도는 감소한다. 키가 크면 작은 경우에 비해 신경이 길고 먼쪽으로 갈수록 직경이 작아지며, 먼쪽 부위가 몸쪽 부위보다 피부온도가 더 낮기 때문에 신경전도속도는 감소하는 것으로 생각된다. F-파와 H-반사에서는 중요한 인자이며 이 검사는 척수와 들 및 날 신경섬유로 구성되는 통로를 거쳐야 한다.

⑤ 신경해부학적 변이

위팔에서는 정중신경에서 자신경으로 합쳐지는 운동 신경가지인 Martin–Gruber anastomosis, 정중신경과 자신경의 운동신경이 손목 부위에서 서로 합쳐지는 Riche–Cannieu anomaly, 다리에서는 부깊은종아리신경(accessory deep peroneal nerve)이 상당수 존재할 수 있으므로 신경전도검사의 결과 해석에 혼선을 가져올 수 있다.

⑥ 신경의 위치

몸쪽 신경전도 속도가 먼쪽에서 보다 더 빠르며 다리의 운동 및 감각섬유의 최대전도속도는 위팔에서 보다 느리다. 신경섬유 직경이 클수록 신경전도속도가 증가한다.

(2) 기술적 인자(Technical factors)

① 전극위치

운동신경전도검사에서 기록전극은 근육의 중심부에 부착하고 기준전극은 근육의 힘줄에 부착해야 가장 진폭이 크고 잠복기가 정확한 복합근육활동전위를 얻을 수 있다(힘살–힘줄법, belly–tendon method).

감각신경과 혼합신경전도검사에서는 활동전위를 신경에서 기록한다. 따라서 기록하는 전극이 신경에 가까울수록 진폭이 크고 정확한 잠복기를 가지는 파형을 얻을 수 있으며, 신경의 주행에서 멀어질수록 왜곡된 파형을 얻게 된다. 또한, 기록전극과 기준전극 간의 거리가 너무 가까운 경우 전도되는 활동전위가 두 전극에서 상쇄되어 진폭이 감소하므로, 기록전극과 기준 전극은 적어도 3∼4 cm 이상의 간격을 두고 부착한다.

② 자극방법

H–반사를 제외한 대부분의 신경전도검사는 최대상자극을 주어야 한다. 최대상자극은 점차로 자극 강도를 높였을 때 더 이상 진폭이 증가하지 않는 자극 강도에서 20∼30%의 강도를 더 높인 자극이다.

최대상자극을 주지 않을 경우 진폭이 작아지고, 잠복기가 지연될 수 있다. 자극을 주는 방향은 기록전극 쪽으로 음극이 향하도록 하여야 한다. 이와 반대로 자극하는 경우 실질적인 거리보다 측정하는 거리가 더 짧아져서 정상적인 신경전도속도가 감소된 것으로 오인할 수 있다.

③ 거리측정

신경전도속도를 정확하게 계산하기 위해서 정확한 거리측정은 반드시 필요하고 팔다리를 표준화된 자세에서 정확하게 측정해야 한다. 대개의 경우 피부에서 측정하는 거리가 실제 신경의 거리와 일치하지만, 자신경은 팔을 편 상태에서 여분이 많아져 꼬불거리는 주행 경로를 가지게 되기 때문에, 팔을 편 상태로 측정하는 거리가 실질적인 자신경 길이보다 짧게 측정된다. 따라서 자신경의 거리를 측정하기 위해서는 팔꿈치를 60~90°(평균 70°)로 구부린 상태에서 자신경의 주행 경로를 따라 측정하여야 한다. 그러므로 검사실마다 표준화된 관절 각도를 설정해야 한다. 이외에 위팔뼈에서 노신경(radial nerve), 발바닥신경(plantar nerve), 팔신경얼기(brachial plexus)에서와 같이 신경의 주행이 회선형 경로(spiral pathway)인 경우 줄자(tape measure)로 측정할 수 없으며, 이때는 산과 구경(collin pelvimeter)를 사용해서 그 거리를 측정하는 경우도 있다.

④ 검사기기 조절

일반적으로 필터는 운동신경의 경우 저주파수 필터는 2~5 Hz, 고주파수 필터는 10,000 Hz로, 감각신경의 저주파수 필터는 5~20 Hz, 고주파수 필터는 2,000~3,000 Hz로 하여 측정한다. 전극이나 전선의 움직임 등에 의한 기저선의 변화를 줄이려면 저주파수 필터를 올려주면 된다. 감각신경의 고주파수 성분을 많이 내포하고 있어 측정 시 고주파수 잡음을 줄이기 위해서 고주파 수 세팅을 낮춰준다.

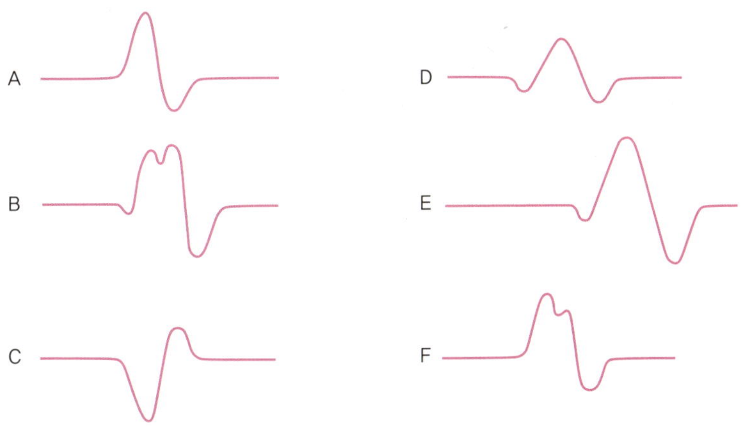

그림 11-9. 복합근육활동전위(CMAP)의 다양한 형태

A. 정상 CMAP
B. 기록전극이 힘살(belly)과 근접한 근육에 위치한 경우
C. 기록전극과 기준전극이 바뀐 경우
D. 자극위치가 잘못되었거나 과도한 자극으로 인접한 다른 신경이 자극된 경우
E. 이상신경분포(Anomalous Innervation)에 의해서 신경전도가 다른 신경을 경유하는 경우
F. 기록전극이 같은 신경에 의해서 지배받는 두 근육의 힘살 사이에 위치한 경우

감도는 잠복기 측정에서 정확한 기준점을 찾아내기 위해서 조절하게 되는데 감도를 높이면 잠복기가 더 짧게 측정되기 때문에 정확한 기준점을 잡을 수 있다. 동일한 신경에서의 각 구간의 잠복기의 측정은 동일한 민감도로 고정시켜 측정하여야 정확한 전도속도를 측정할 수 있다. 감각신경에서 더 높은 감도로 측정하며, 일반적으로 감각신경은 10~20 μV, 운동신경은 2~5 mV, H-반사는 500 μV, F-wave는 200 μV 정도로 설정하나 필요시 변경하여 측정할 수 있다

2. 신경전도 검사의 측정 및 결과해석

1) 위팔의 신경전도검사(Upper extremities, NCS)

(1) 정중신경(Median nerve)

① 운동신경전도검사(motor NCS) (그림 11-10, 11-11, 11-12, 표 11-1)

- 자세: 손바닥을 위로하고 팔을 편다.
- 기록전극: 짧은엄지손가락벌림근(abductor pollicis brevis muscle, ABPB) 중앙 힘살 부위
- 기준전극: 짧은엄지손가락벌림근의 먼쪽 힘줄
- 접지전극: 손바닥(palm), 손등(dorsum manus) 또는 아래팔(forearm)
- 첫 번째 자극 위치: 기록전극에서 노쪽손목굽힘근(flexor carpi radialis muscle)과 긴손바닥근(palmaris longus muscle) 끝 힘줄 부분 사이로 6~8 cm 부위의 손목(wrist) 부분에서 최대상자극
- 두 번째 자극 위치: 팔꿈치를 굽혀서 노쪽손목굽힘근과 손바닥근의 두 힘줄 사이 부분이고, 위팔동맥에 의해 맥박이 촉진되는 지점의 팔꿈치(elbow) 부분에서 최대상자극
- 세 번째 자극 위치: 팔꿈치를 펴고 위팔두갈래근(biceps brachii muscle)과 위팔세갈래근(triceps brachii muscle) 사이로 두 번째 자극과 세 번째 자극간 거리는 약 10cm에서 최대상자극

표 11-1. 정중신경의 운동신경전도검사 결과

Site 자극부위	Onset latency (ms) 최초잠복기	Peak latency (ms) 정점잠복기	P-T Amplitude (mV) 정점-말단 진폭	Site 1-Site 2 자극점 1-2	Distance (cm) 거리	Velocity (m/s) 전도속도
Right Median Motor (Abd Poll Brev.)						
Wrist	3.1	3.5	21.5			
Elbow	6.6	7.0	20.4	Wrist-Elbow	23.0	65.7
Axilla	8.1	8.5	20.1	Elbow-Axilla	10.0	66.6

* 최초잠복기로 신경전도속도를 측정함

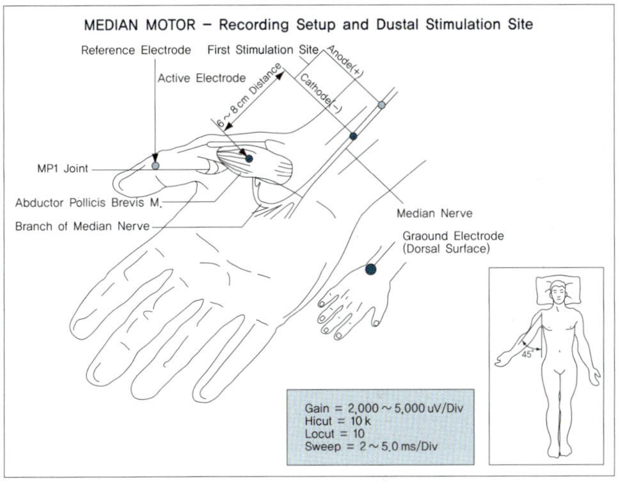

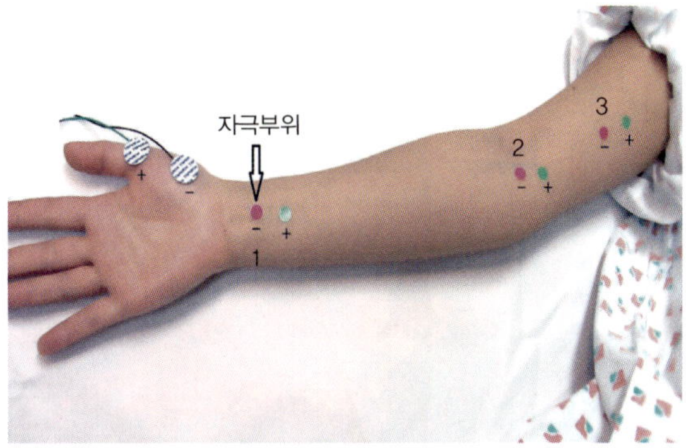

그림 11-10. 정중신경의 운동신경전도검사의 기록 및 자극

* 손목(1), 팔꿈치(2), 겨드랑(3) 순으로 자극한다. 신경자극 시 너무 강한 전기자극은 손목, 팔꿈치, 겨드랑 부위의 자신경이 함께 자극될 수 있으므로 주의해야 한다.

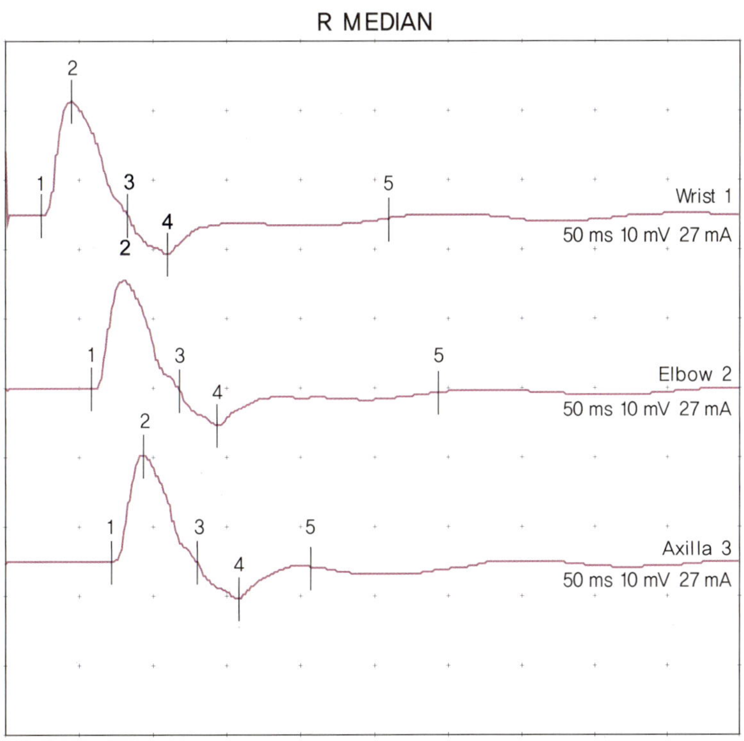

그림 11-11. 정중신경 운동신경전도검사 파형

* 1: 최초잠복기, 2: 정점잠복기, 4: 말단잠복기 또는 고랑, 2~4 차이:진폭, 5. 1~5 간격: 지속시간

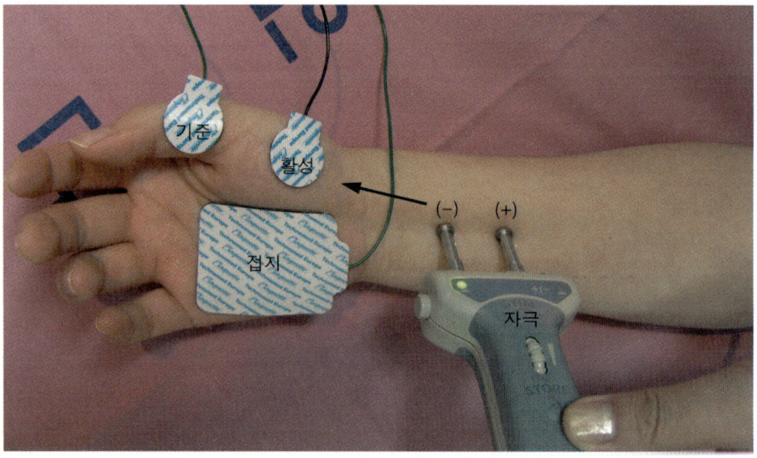

그림 11-12. 위치 및 기능에 따른 전극의 분류와 자극

* 기록전극 또는 활성전극: 음극(cathode;-): 전위의 위쪽 쏠림(upward deflection)을 기록
* 기준전극: 양극(anode;+): 전위의 아래쪽 쏠림(downward deflection)을 기록
* 접지전극(ground electrode): 손바닥 또는 손등 부위에 부착한다.
* 전기자극: 전기적으로 흥분성 조직인 신경이나 근육을 흥분시키기 위해서는 자극기를 기록 전극에서 6~8 cm 위치하게 한 후 양극(+)에서 음극(-) 방향으로 전기 자극한다.

※ 검사 시 유의사항

1) 기록전극과 기준전극을 바꾸어 부착 시 M파가 이상성 파형으로 기록된다(그림 11-9).
2) 전기자극기를 반대로 자극 시 M파의 잠복기가 연장될 수 있다.

※ 정중신경 운동신경전도검사

1. 기록전극 부착방법
   짧은엄지손가락벌림근 정중앙 부위에 부착하기 위해 엄지손가락을 몸쪽으로 최대한 올릴 때 엄지손가락을 검사자는 환자가 엄지손가락을 올리지 못할 만큼 누르면서 위치를 파악한다.

2. 전기자극방법
   1) 손목자극: 바로 눕고 위팔은 검사자 방향으로 벌리게 한 다음, 자극의 위치는 기록전극에서 노쪽손목굽힘근(flexor carpi radialis)과 손바닥근(palmaris longus) 끝 힘줄 부분 사이로 6~8 cm 되는 지점에서 자극한다.
   2) 팔꿈치 부위자극: 팔꿈치를 굽혀서 노쪽손목굽힘근과 손바닥근의 두 힘줄 사이 자극한다. 위팔동맥이 촉진되는 지점이다.
   3) 겨드랑자극: 팔꿈치를 펴고 위팔두갈래근(biceps brachii muscle)과 위팔세갈래근(triceps brachii muscle) 사이공간을 자극(팔꿈치와 겨드랑 중간 부위)한다.
   4) 자극위치를 펜으로 표시해 둔다.

② 감각신경전도검사(sensory NCS)

㉮ 정방향성 검사(orthodromic method)(그림 11-13, 11-14, 표 11-2)

- 기록전극: 손목 중앙부의 노쪽손목굽힘근(flexor carpi radialis muscle, FCR)과 긴손바닥근(palmaris longus muscle, PL)의 두 힘줄 사이로 지나가는 감각신경의 이동 경로상에 부착

- 기준 전극: 기록 전극에서 3~4 cm 몸쪽 부위
- 접지 전극: 기록 전극과 자극 부위 사이
- 자극: 집게(두번째)손가락(index finger)의 손허리손가락관절(metacarpophalangeal joint) 부위에 위치한 감각신경의 이동경로상에서 기록전극으로부터 10~14 cm 부위 최대상자극

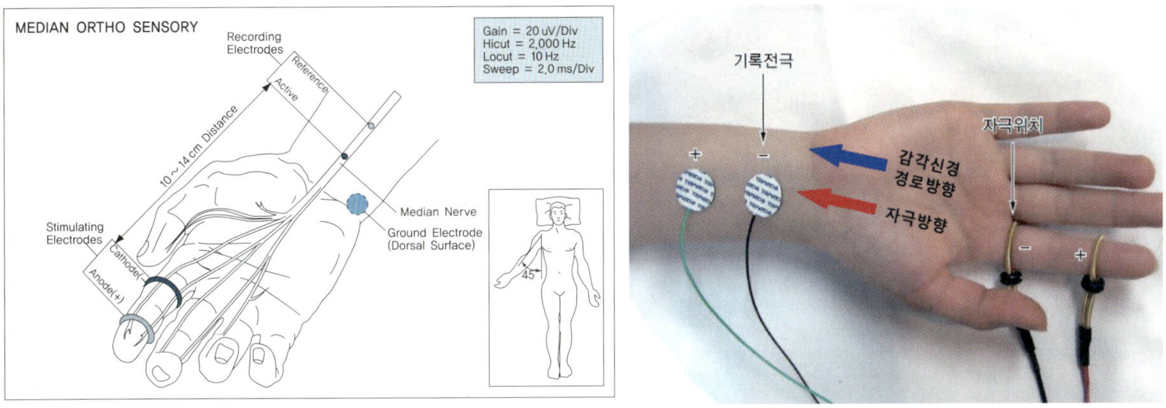

그림 11-13. 정중신경의 감각신경전도검사 기록 및 자극(정방향)

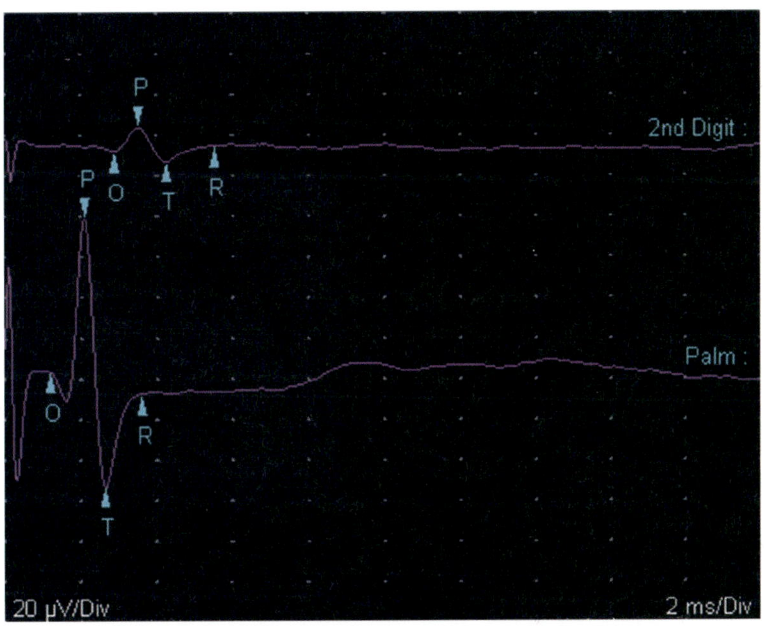

그림 11-14. 정중신경의 감각신경전도검사 파형(정방향)

* 위: 두번째손가락(2nd finger)-손목(Wrist, 기록전극)
* 아래: 손바닥(Palm, 자극부위)-손목(wrist, 기록전극)
* 진폭: Peak(정점, 음정상)-Terminal(말단, 양정상)
* O (onset latency, 최초잠복기), P (peak latency, 정점잠복기), T:terminal latency(말단잠복기) or trough(고랑), 0~R(recovery, 회복) 간격: 지속시간

표 11-2. 정중신경의 감각신경전도검사 결과(정방향)

Site 자극부위	Onset latency (ms) 최초잠복기	Peak latency (ms) 정점잠복기	P-T Amplitude (μV) 정점-말단진폭	Site 1-Site 2 자극점 1- 기록점 2	Distance (cm) 거리	Velocity (m/s) 전도속도
Right Median Ortho sensory (Record)						
2nd Digiti	2.0	2.8	61.8	2nd digiti-wrist	14.0	50.0

* 정점잠복기로 신경전도속도 측정함

㉯ 역방향성 검사(Antidromic method) (그림 11-15, 11-16, 표 11-3)

- 기록전극: 집게(두번째)의 손허리손가락관절 부위 감각신경의 이동경로상에 부착
- 기준전극: 기록 전극에서 3~4 cm 먼쪽 부위
- 접지전극: 기록 전극과 자극 부위 사이
- 자극: 손목 중앙부의 노쪽손목굽힘근(flexor carpi radialis muscle, FCR)과 긴손바닥근(palmaris longus muscle, PL)의 두 힘줄 사이로 지나가는 감각신경의 이동경로상에서 기록전극으로부터 10~14 cm 부위 최대상자극

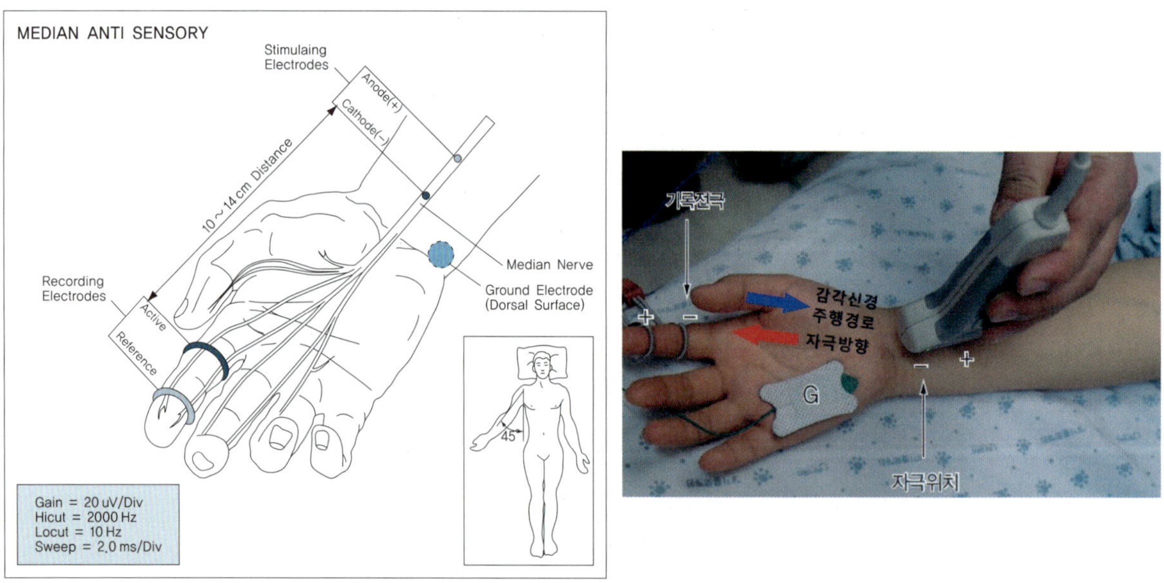

그림 11-15. 정중신경의 감각신경전도검사 기록 및 자극(역방향)

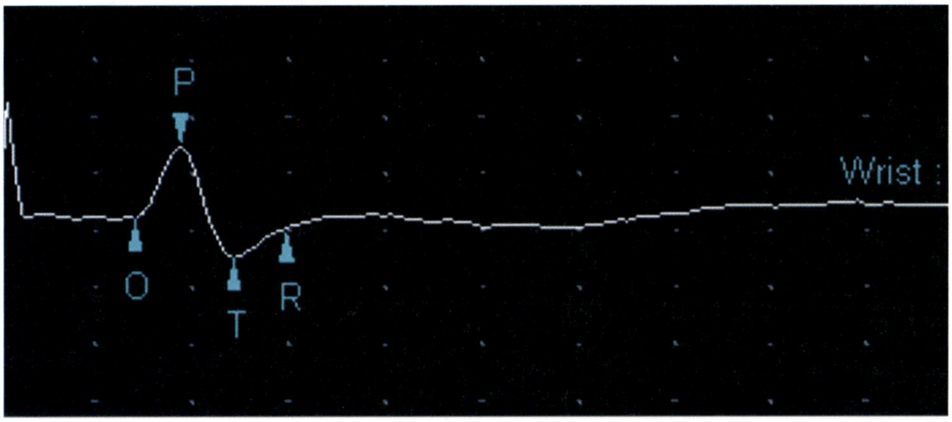

그림 11-16. 정중신경의 감각신경전도검사 파형(역방향)

* 집게(두번째)손가락(기록전극)-손목(자극부위)
* 진폭: Peak(정점, 음정상)-Terminal(말단, 양정상)
* O (onset latency, 최초잠복기), P (peak latency, 정점잠복기), T:terminal latency(말단잠복기) or trough(고랑), 0~R(recovery, 회복) 간격: 지속시간

표 11-3. 정중신경의 감각신경전도검사 결과(역방향)

Site 자극부위	Onset latency (ms) 최초잠복기	Peak latency (ms) 정점잠복기	P-T Amplitude (μV) 정점-말단진폭	Site 1-Site 2 자극점 1- 기록점 2	Distance (cm) 거리	Velocity (m/s) 전도속도
Right Median Anti Sensory (Record)						
Wrist	2.0	2.8	61.8	wrist - 2nd digiti	14.0	50.0

* 정점잠복기로 신경전도속도 측정함

※ 정중신경 감각신경전도검사 측정 및 유의사항

1. 바로 눕고 위팔을 벌린 후 손가락은 벌려준다.
2. 피부와 전극의 저항을 줄이기 위해 링전극에 전해질 크림을 바른다.
3. 두 번째 손가락 두 번째와 세 번째 손가락마디에 링전극 부착 시 손가락 전체에 전해질 크림을 바르고 링을 꽉 쪼인다.
4. 3의 위치는 역방향과 정방향에 따라서 자극위치 또는 기록전극이 될 수 있다.

③ 혼합신경전도검사(mixed NCS) (그림 11-17, 11-18, 11-19, 11-20, 표 11-4)

㉮ 정중신경 손목–팔꿈치(Wrist–Elbow)(그림 11-18, 11-20)

• 기록: 팔꿈치 안쪽부위(antecubital space)부위에서 위팔동맥(brachial artery)의 가쪽 부위 감각신경의 이동경로상에 부착

• 자극: 손목 중앙부의 노쪽손목굽힘근(flexor carpi radialis muscle)과 긴손바닥근(palmaris longus muscle)의 두 힘줄로 지나가는 감각신경의 이동경로상에서 자극

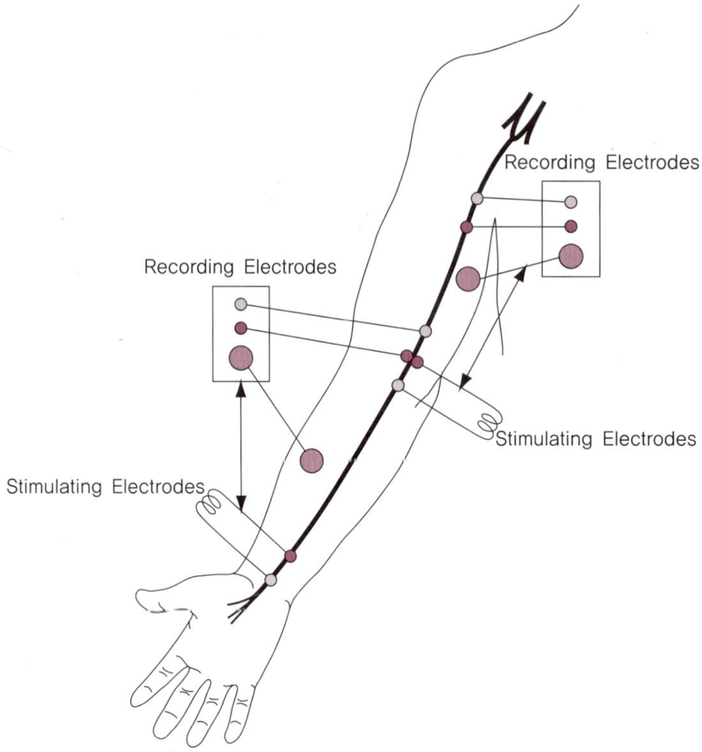

그림 11-17. 정중신경의 혼합신경전도검사 기록 및 자극 부위

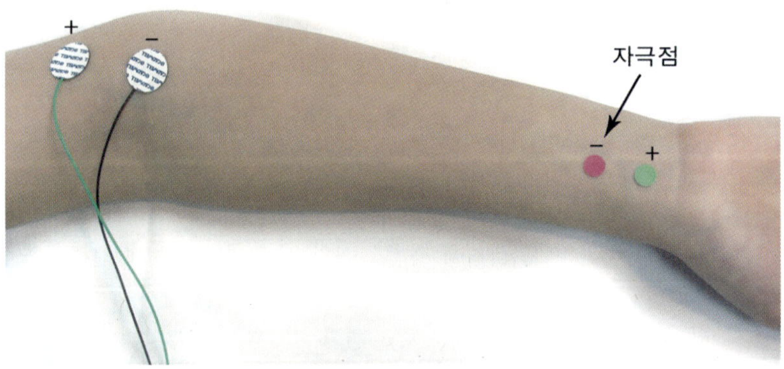

그림 11-18. 정중신경 손목-팔꿈치(Wrist-Elbow) 혼합신경전도검사 기록 및 자극

㈏ 정중신경 팔꿈치-겨드랑(Elbow-Axilla)(그림 11-19, 11-20)

- 기록: 위팔두갈래근(biceps brachii muscle)과 위팔세갈래근(triceps brachii muscle)의 사이로 팔오금(cubital fossa)에서의 간격은 10 cm 이상
- 자극: 팔오금에서 위팔동맥의 가쪽 부위로 지나가는 감각신경의 이동경로상에서 자극

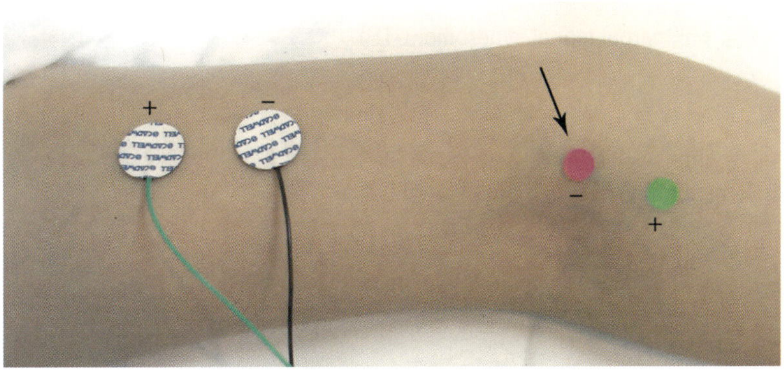

그림 11-19. 정중신경 팔꿈치-겨드랑(Elbow-Axilla) 혼합신경전도검사 기록 및 자극

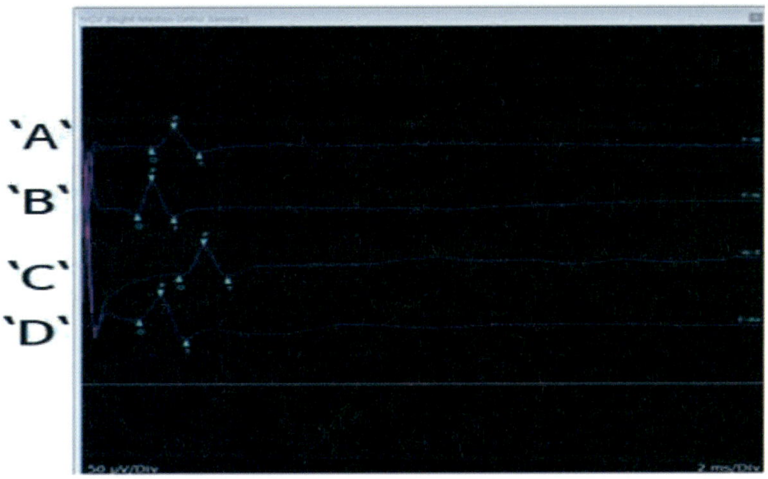

그림 11-20. 정중신경 순수감각신경 및 혼합신경전도검사 파형 및 결과지(정방향)

*`A`: 순수감각신경, 2번째 손가락(2nd Digit, 자극부위)-손목(Wrist, 기록전극)
*`B`: 혼합신경, 손바닥(Palm, 자극부위)-손목(Wrist, 기록전극)
*`C`: 혼합신경, 손목(Wrist, 자극부위)-팔꿈치(Elbow, 기록전극)
*`D`: 혼합신경, 팔꿈치(Elbow, 자극부위)-겨드랑이(Axilla, 기록전극)
*수근관증후군 의심 시 `B` 부분을 추가할 수 있다.

표 11-4. 정중신경의 순수감각신경과 혼합신경전도검사 결과

Site 자극부위	Onset latency (ms) 최초잠복기	Peak latency (ms) 정점잠복기	P-T Amplitude (μV) 정점-말단진폭	Site 1-Site 2 자극점 1- 기록점 2	Distance (cm) 거리	Velocity (m/s) 전도속도
Right Median Sensory Run (Record)						
2nd Digit	2.0	2.7	37.3	2nd Digit-Wrist	14.0	51.8
Palm	1.6	1.4	56.7	Palm-Wrist	7.0	50.0
Wrist	2.8	3.6	51.1	Wrist-Elbow	22.0	61.1
Elbow	1.7	2.3	71.1	Elbow-Axilla	14.0	60.8

* 정점잠복기로 신경전도속도 측정함

임상노트

손목굴증후군(수근관증후군, carpal tunnel syndrome, CTS)

손목굴이란 손목 앞쪽의 피부조직 밑에 손목을 이루는 뼈와 인대들에 의해 형성되어 있는 작은 통로인데, 이곳으로 9개의 힘줄과 하나의 신경이 손 쪽으로 지나간다. 손목굴증후군은 이 통로가 여러 원인으로 좁아지거나 내부 압력이 증가하면, 여기를 지나가는 정중신경(median nerve)이 손상되어 이 신경의 지배 영역인 손바닥과 손가락에 이상 증상이 나타나는 말초신경질환이며 가장 흔한 압박신경병증(entrapment neuropathy) 중의 하나이다(그림 11-21).

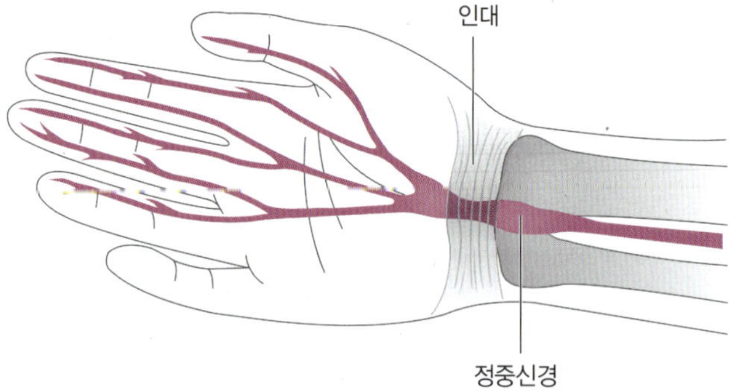

그림 11-21. 손목굴증후군(carpal tunnel syndrome)

* 정중신경이 손목 인대 아래를 지나가면서 인대에 의해 눌림
* 새끼손가락을 제외한 첫 번째부터 네 번째 내측 손가락까지 손저림을 호소하고 증상이 심해지면 원숭이 손처럼 되고 엄지 쪽에 감각이 떨어져 엄지 근육의 위약(쇠약) 및 위축이 나타나기도 하며, 손의 힘이 약해지고 손목을 잘 못쓰는 것과 같은 운동마비 증세가 발생하기도 한다.
* 손가락 및 손바닥이 부은 것 같은 부종감을 호소하나 일반적으로 실제적으로 부어 있지는 않다. 찬물에 손을 넣거나 날씨가 추우면 손끝이 유난히 시리고 저린 증상도 흔히 관찰된다.

표 11-5. 손목굴증후군 신경전도검사 결과지

Department of Neurology

Test Date :

I D :	Patient :	Sex :	Age :	Technician :

Nerve Conduction Studies

Motor Summary Table

Site	NR	Onset (ms)	P-T Amp (mV)	Site1	Site2	Dist (cm)	Vel (m/s)
Left Median Motor (Abd Poll Brev)							
Wrist		*4.5	*6.4	Wrist	Elbow	20.0	57.1
Elbow		8.0	*6.2	Elbow	Axilla	10.0	58.8
Axilla		9.7	*6.2				
Right Median Motor (Abd Poll Brev)							
Wrist		*4.3	*7.7	Wrist	Elbow	20.0	57.1
Elbow		7.8	*7.5	Elbow	Axilla	10.0	58.8
Axilla		9.5	*6.9				
Left Ulnar Motor (Abd Dig Min)							
Wrist		3.1	10.4	Elbow	Wrist	20.0	51.3
Elbow		7.0	10.2	Axilla	Elbow	10.0	52.6
Axilla		8.9	10.0				
Right Ulnar Motor (Abd Dig Min)							
Wrist		2.8	10.3	Elbow	Wrist	20.0	51.3
Elbow		6.7	10.2	Axilla	Elbow	10.0	52.6
Axilla		8.6	10.2				

Ortho Sensory Summary Table

Site	NR	Peak (ms)	P-T Amp (μV)	Site1	Site2	Dist (cm)	Vel (m/s)
Left Median Ortho Sensory (Rec)							
2nd Digit-Wrist		*4.3	16.0	2nd Digit-Wrist	Rec	14.0	*32.6
Wrist-Elbow		3.7	31.0	Wrist-Elbow	Rec	20.0	54.1
Elbow-Axilly		1.8	91.8	Elbow-Axilly	Rec	10.0	55.6
Palm-Wist		2.5	24.5	Palm-Wist	Rec	7.0	*28.0

Right Median Ortho Sensory (Rec)						
2nd Digit-Wrist	*4.2	*9.3	2nd Digit-Wrist	Rec	14.0	*33.3
Wrist-Elbow	3.7	43.2	Wrist-Elbow	Rec	20.0	54.1
Elbow-Axilly	1.7	75.0	Elbow-Axilly	Rec	10.0	58.8
Palm-Wist	2.4	35.2	Palm-Wist	Rec	7.0	*29.2
Left Ulnar Ortho Sensory (Rec)						
5th Digit-Wrist	3.2	16.8	5th Digit-Wrist	Rec	14.0	43.8
Wrist-Elbow	3.8	47.7	Wrist-Elbow	Rec	20.0	52.6
Elbow-Axillary	1.7	108.1	Elbow-Axillary	Rec	10.0	58.8
Right Ulnar Ortho Sensory (Rec)						
5th Digit-Wrist	2.9	15.8	5th Digit-Wrist	Rec	14.0	48.3
Wrist-Elbow	3.9	42.9	Wrist-Elbow	Rec	20.0	51.3
Elbow-Axillary	1.5	59.8	Elbow-Axillary	Rec	10.0	66.7

※ 비정상 부분

- 표 11-5는 손목굴증후군 환자 결과 보고서이다. 운동신경전도검사 결과 정중신경의 최초잠복기가 연장되었을 뿐만 아니라 짧은엄지손가락벌림근의 위축으로 인해 전체적으로 진폭이 감소한 것을 볼 수 있다.
- 감각신경전도검사 결과 손바닥(palm)과 손목(wrist) 사이의 신경전도속도가 감소하였고 손목 자극 시 최초잠복기와 정점잠복기가 연장된 것을 볼 수 있다.

(2) 자신경(Ulnar nerve)

① 운동신경전도검사(그림 11-22, 11-23, 11-24, 표 11-6)

- 자세: 손바닥을 위로 하고 팔을 60~90°로 굽힌다.
- 기록전극: 새끼벌림근(abductor digiti minimi muscle, ADM) 중앙 힘살 부위
- 기준전극: 새끼벌림근의 먼쪽 힘줄
- 접지전극: 손바닥, 손등 또는 아래팔
- 첫 번째 자극 위치: 기록전극에서 6~8 cm 몸쪽으로 떨어진 손목 중앙부의 자쪽손목굽힘근(flexor carpi ulnaris muscle, FCU) 주변 손목 부분에서 최대상자극
- 두 번째 자극 위치: 안쪽, 가쪽 위관절융기(epicondyle) 사이를 기준으로 팔을 60~90°(평균 70°) 구부리게 한 후 자쪽고랑(ulnar groove) 부위의 팔꿉굴(주관부, cubital tunnel) 아래쪽(below elbow) 2~3 cm 부분에서 최대상자극
- 세 번째 자극 위치: 안쪽, 가쪽 위관절융기(epicondyle) 사이를 기준으로 팔을 60~90°(평균 70°) 구부리게 한 후 자쪽고랑(ulnar groove) 부위의 팔꿉굴 위쪽(above elbow) 5~6 cm 부분에서 최대상자극

• 네 번째 자극 위치: 팔꿈치를 구부린 상태에서 정중신경 겨드랑 자극 부위의 아래 부분의 위팔두갈래근(biceps brachii muscle)과 위팔세갈래근(triceps brachii muscle) 사이 공간(팔꿉굴과 겨드랑 중간 부위)로 정중신경 자극부위의 아래쪽 겨드랑(axilla) 부분에서 최대상자극

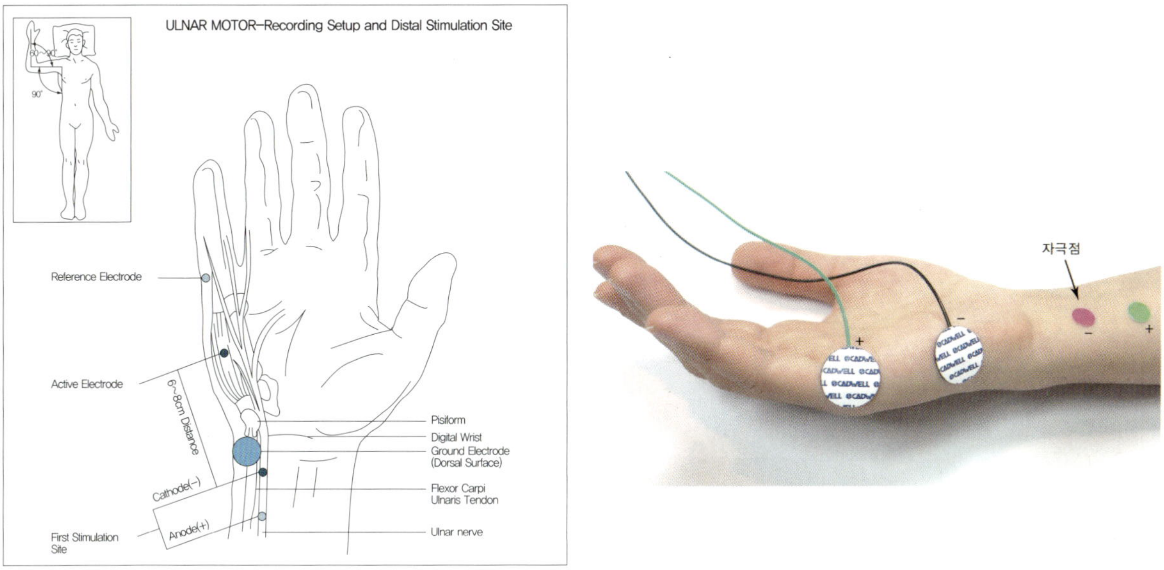

그림 11-22. 자신경의 운동신경전도검사 기록 및 자극 1

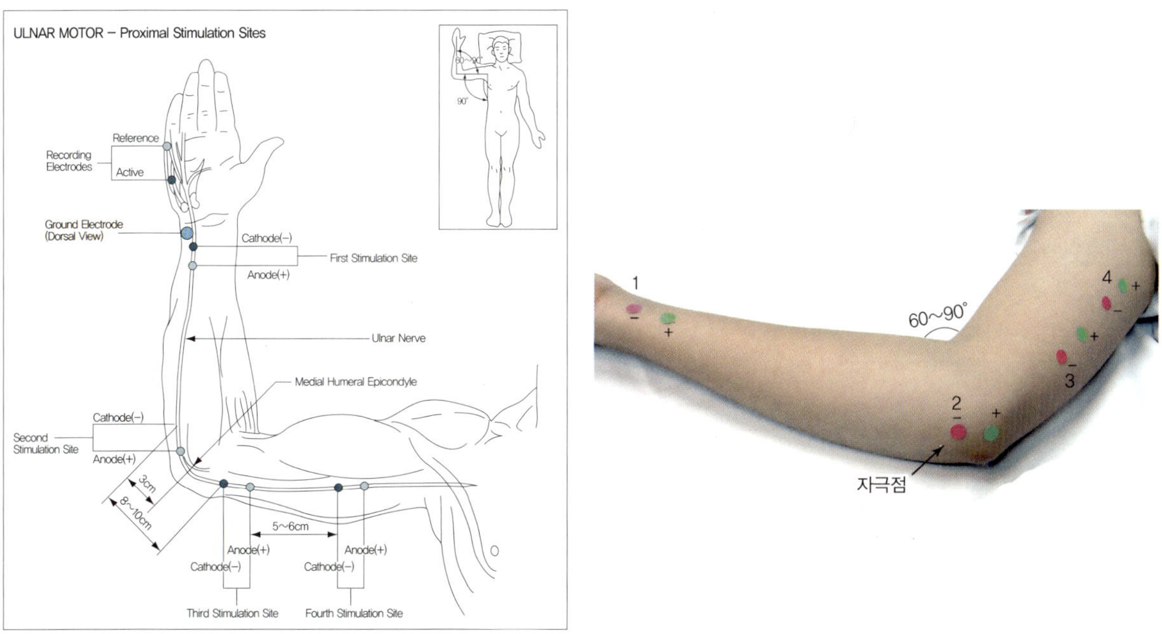

그림 11-23. 자신경 운동신경전도검사의 기록 및 자극 2

* 손목(1), 팔꿉굴아래(2), 팔꿉굴위(3), 겨드랑(4) 순으로 자극한다.

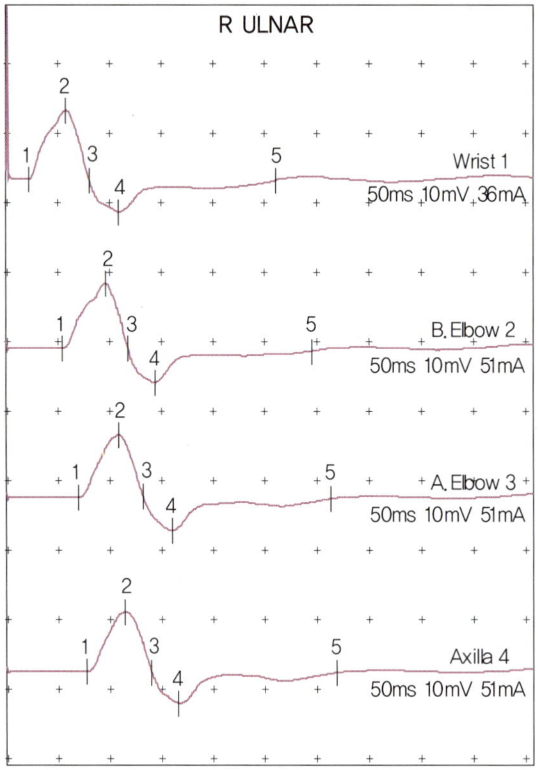

그림 11-24. 자신경의 운동신경전도검사 파형

* 1: 최초잠복기, 2: 정점잠복기, 4: 말단잠복기 또는 고랑, 2~4 차이: 진폭, 1~5 간격: 지속시간

※ 자신경 운동신경전도검사 측정 및 유의사항

1. 기록전극 부착방법

새끼벌림근 정중앙 부위에 부착하기 위해 새끼손가락을 검사자가 환자의 새끼손가락을 벌리지 못할 만큼 누르면서 위치를 파악한다.

2. 전기자극방법

1) 손목자극: 바로 눕고 위팔은 검사자 방향으로 벌리게 한 후, 자극의 위치는 기록전극에서 손목까지 6~8 cm 부위를 자극한다.
2) 팔꿈굴 먼쪽자극: 팔꿉굴이 보이도록 위팔을 60~90°(평균 70°) 구부리게 한 후 자쪽고랑 부위의 팔꿉굴이 아래쪽 2~3cm 부분
3) 팔꿈굴 몸쪽자극: 팔꿉굴이 보이도록 위팔을 60~90°(평균 70°) 구부리게 한 후 자쪽고랑 부위의 팔꿉굴이 아래쪽 5~6cm 부분
4) 자극위치 펜으로 표시를 꼭 해둔다.
5) 팔을 편 상태에서 자신경은 여분이 많아져 꼬불거리는 주행경로를 가지게 되어, 팔을 편 상태로 측정하는 거리가 실질적인 자신경 길이보다 짧게 측정된다. 따라서 자신경의 거리를 측정하기 위해서는 팔꿈치를 구부린 상태에서 자신경의 주행경로를 따라 측정하여야 한다.
6) 팔꿉굴증후군의 차단지점을 판단하기 위해 팔꿈굴 부위의 신경전도속도 검사 시 팔꿉굴 먼쪽과 팔꿉굴 몸쪽 자극점 간의 거리를 정확히 측정해야 한다.

표 11-6. 자신경의 운동신경전도검사 결과

Site 자극부위	Onset latency (ms) 최초잠복기	Peak latency (ms) 정점잠복기	P-T Amplitude (mV) 정점-말단 진폭	Site 1-Site 2 자극점 1-2	Distance (cm) 거리	Velocity (m/s) 전도속도
Right Ulnar Motor (Abd Dig Minimi)						
Wrist	2.5	3.0	14.8			
*B Elbow	6.1	6.6	14.0	Wrist-B Elbow	22.0	61.1
**A Elbow	7.4	7.9	13.2	B Elbow-A Elbow	8.0	61.5
Axilla	8.0	8.5	12.9	A Elbow-Axilla	4.0	66.6

* B elbow: below elbow, **A elbow: above elbow
* 최초잠복기로 신경전도속도 측정함

② 감각신경전도검사

㉮ 정방향(그림 11-25, 11-26, 표 11-7)

- 기록전극: 손목의 자쪽손목굽힘근(flexor carpi ulnaris muscle, FCU) 주변 감각신경의 이동경로상에 부착
- 기준전극: 기록 전극에서 3~4 cm 몸쪽
- 접지 전극: 기록 전극과 자극 부위 사이
- 자극: 새끼(다섯번째)손가락(little finger)의 손허리손가락관절metacarpophalangeal joint) 부위 감각신경의 이동경로상에서 기록전극으로부터 10~14 cm 자극

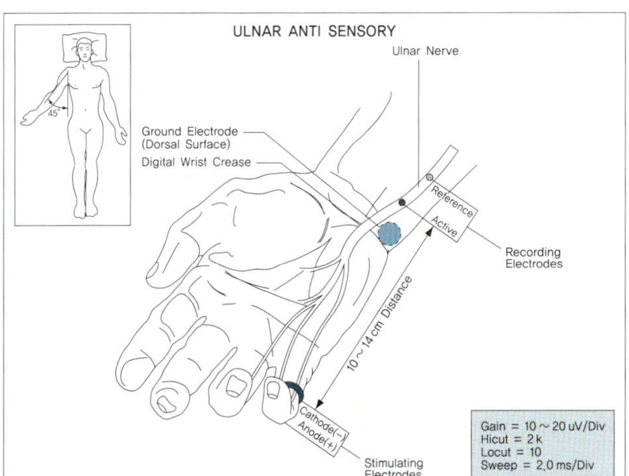

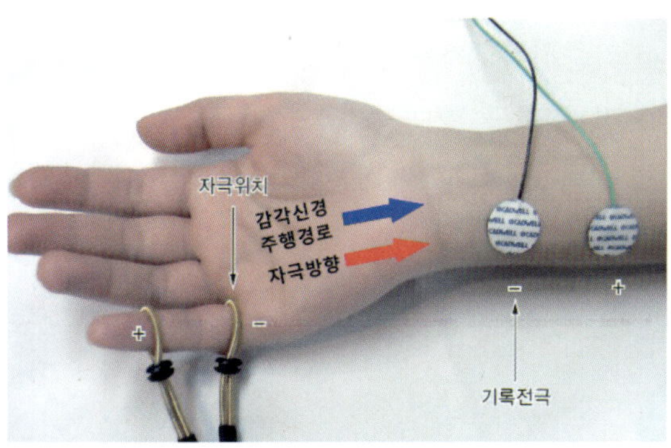

그림 11-25. 자신경 감각신경전도검사 기록 및 자극(정방향)

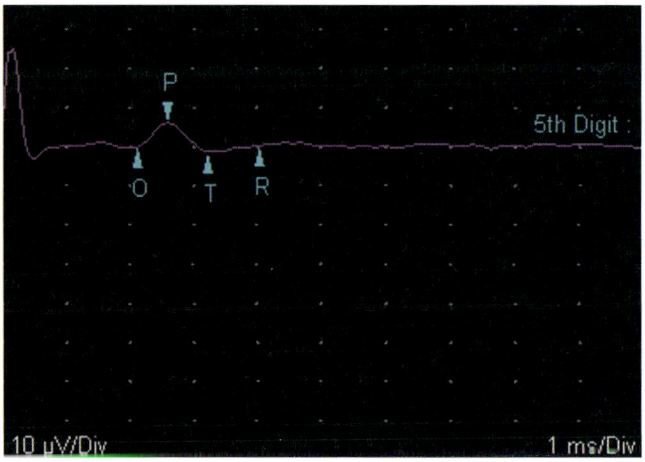

그림 11-26. 자신경의 감각신경전도검사(정방향) 파형

* 위: 5번째 손가락(5th Digit, 자극부위)-손목(Wrist, 기록전극)

* 진폭: Peak(정점, 음정상)-Terminal(말단, 양정상)

* O (onset latency, 최초잠복기), P (peak latency, 정점잠복기), T:terminal latency(말난잠복기) or trough(고랑), 0~R(recovery, 회복) 간격: 지속시간

표 11-7. 자신경의 감각신경전도검사 결과(정방향)

Site 자극부위	Onset latency (ms) 최초잠복기	Peak latency (ms) 정점잠복기	P-T Amplitude (μV) 정점-말단진폭	Site 1-Site 2 자극점 1- 기록점 2	Distance (cm) 거리	Velocity (m/s) 전도속도
Right Ulnar Ortho-sensory (Record)						
5th Finger	2.3	2.8	61.8	5th Finger-wrist	14.0	50.0

* 정점잠복기로 신경전도속도 측정함

㉯ 역방향(그림 11-27, 28, 표 11-8)

- 기록전극: 다섯 번째 손가락의 손허리손가락관절 부위 감각신경의 이동경로상에 부착
- 기준전극: 기록 전극에서 3~4 cm 먼쪽
- 접지 전극: 기록 전극과 자극 부위 사이
- 자극: 손목의 자쪽손목굽힘근주변 감각신경의 이동경로상에서 기록전극으로부터 10~14 cm 부위 자극

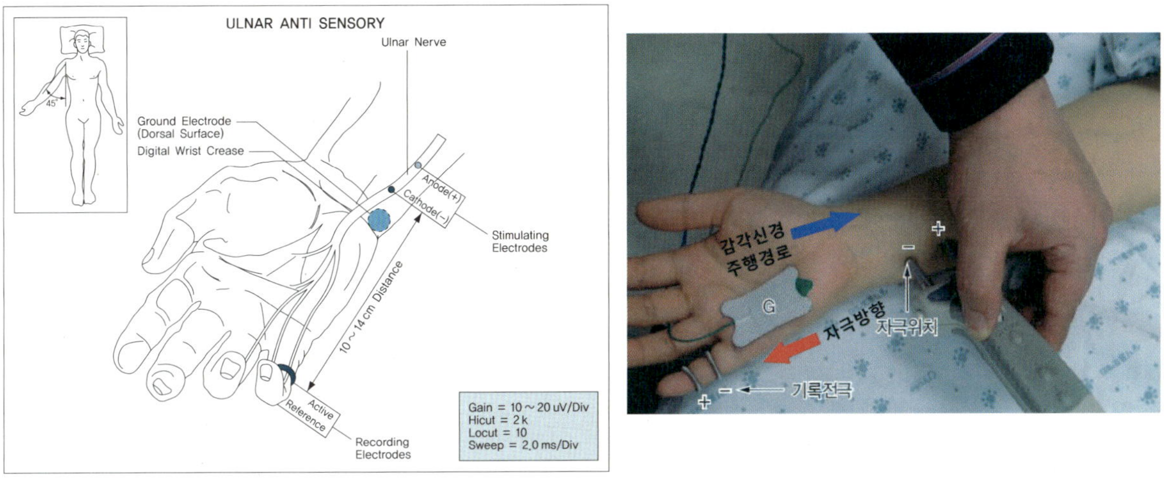

그림 11-27. 자신경 감각신경전도검사 기록 및 자극(역방향)

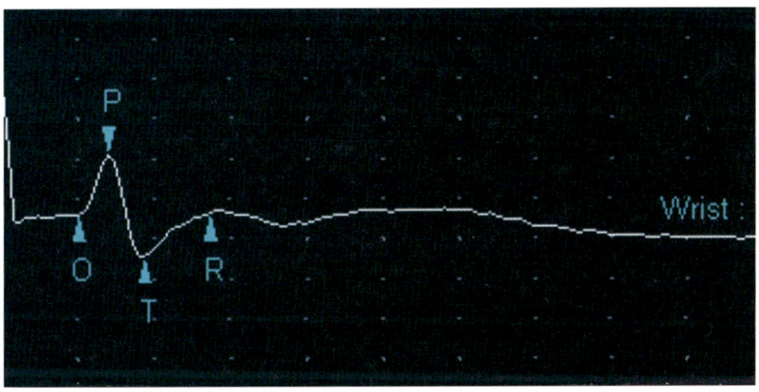

그림 11-28. 자신경 감각신경전도검사 파형(역방향)

* 손목(Wrist, 자극부위)-5번째 손가락(5th Finger, 기록전극)
* 진폭: Peak(정점, 음정상)-Terminal(말단, 양정상)
* O (onset latency, 최초잠복기), P (peak latency, 정점잠복기), T:terminal latency(말단잠복기) or trough(고랑), 0~R(recovery, 회복) 간격: 지속시간

표 11-8. 자신경의 감각신경전도검사 결과(역방향)

Site 자극부위	Onset latency (ms) 최초잠복기	Peak latency (ms) 정점잠복기	P-T Amplitude (μV) 정점-말단진폭	Site 1-Site 2 자극점 1- 기록점 2	Distance (cm) 거리	Velocity (m/s) 전도속도
Right Ulnar Anti-Sensory (Record)						
Wrist	2.3	2.7	61.8	wrist- 5th Finger	14.0	51.8

* 정점잠복기로 신경전도속도 측정함

※ 자신경 운동신경전도검사 측정 및 유의사항

1. 바로 눕고 위팔을 60~90°(약 70°) 벌린 후 손가락은 벌려준다.
2. 피부와 전극의 저항을 줄이기 위해 링전극에만 전해질 크림을 바른다.
3. 새끼손가락 첫 번째와 두 번째 마디에 링전극 부착 시 손가락 전체에 전해질 크림을 바르고 링전극을 꽉 쪼인다.
4. 3은 역방향과 정방향에 따라서 자극위치 또는 기록전극이 될 수 있다.
5. 자신경의 감각신경전도검사 시 바닥선이 좋지 않은 경우 자극기의 음극은 고정하고 양극만 회전하듯이 움직여 자극하는 양극회전방법을 이용하면 안정된 파형을 얻을 수 있다.

③ 혼합신경전도검사(mixed nerve conduction velocity)

㉮ 손목-팔꿈치(wrist-elbow) (그림 11-29, 11-31, 표 11-9)

- 기록: 안쪽, 가쪽 위관절융기(epicondyle) 사이 자쪽고랑(ulnar groove) 부위 감각신경의 이동경로상의 부착
- 자극: 손목 중앙부의 자쪽손목굽힘근 주변 감각신경의 이동경로상에서 자극

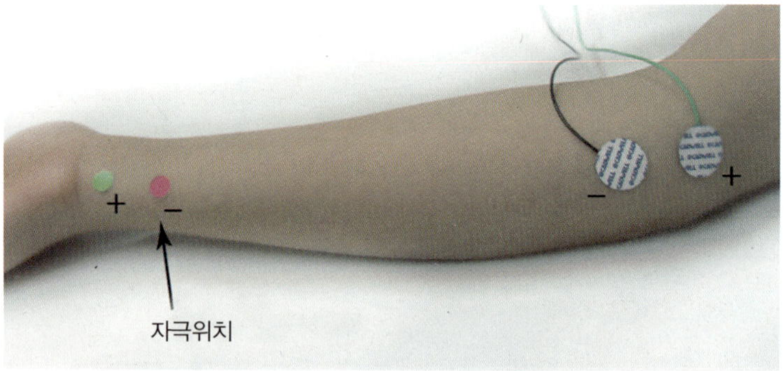

그림 11-29. 자신경 손목-팔꿈치(Wrist-Elbow) 혼합신경전도검사 기록 및 자극

㉯ 자신경 팔꿈치-겨드랑(elbow-axilla) (그림 11-30, 11-31, 표 11-9)

- 기록: 자쪽고랑에서 10 cm 몸쪽 감각신경의 이동경로상에 부착
- 자극: 자쪽고랑 감각신경이 지나가는 경로상에서 자극

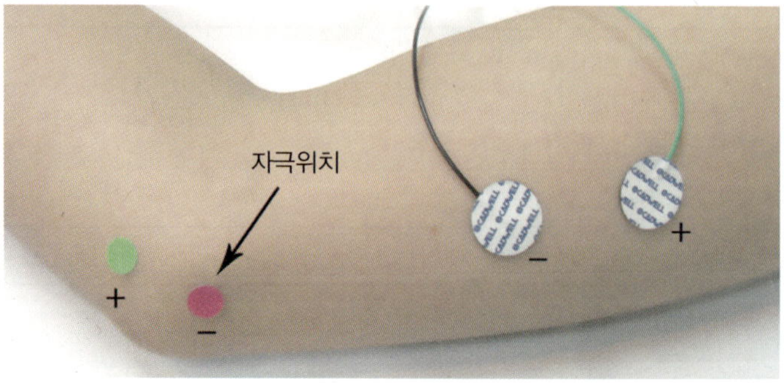

그림 11-30. 자신경 팔꿈치-겨드랑(elbow-axilla) 혼합신경전도검사 기록 및 자극

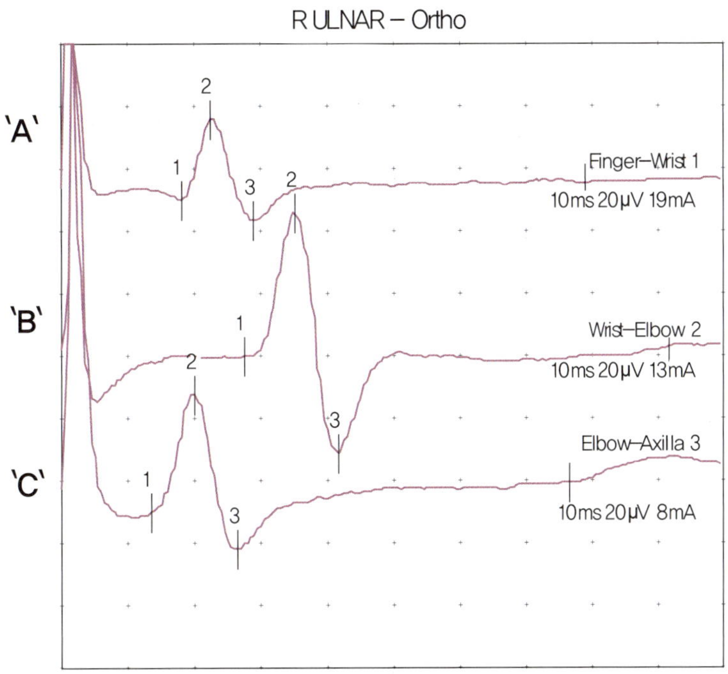

그림 11-31. 자신경의 순수감각신경과 혼합신경전도검사 파형

* `A`: 순수감각신경, 5번째 손가락(5th Finger, 자극부위)-손목(Wrist, 기록전극)
* `B`: 혼합신경, 손목(Wrist, 자극부위)-팔꿈치(Elbow, 기록전극)
* `C`: 혼합신경, 팔꿈치(Elbow, 자극부위)-겨드랑이(Axilla, 기록전극)

표 11-4. 자신경의 순수감각신경과 혼합신경전도검사 결과

Site 자극부위	Onset latency (ms) 최초잠복기	Peak latency (ms) 정점잠복기	P-T Amplitude (μV) 정점-말단진폭	Site 1-Site 2 자극점 1- 기록점 2	Distance (cm) 거리	Velocity (m/s) 전도속도
Right Ulnar Sensory (Record)						
5th Digit	2.3	2.8	37.3	5th Digit-Wrist	14.0	50.0
Wrist	3.6	4.0	56.7	Wrist-Elbow	21.0	52.5
Elbow	1.7	2.0	51.1	Elbow-Axilla	11.0	55.0

* 정점잠복기로 신경전도속도 측정함

임상노트

팔꿉굴증후군(주관증후군, cubital tunnel syndrome)

팔꿈치의 팔꿉굴로 지나가는 신경의 압박으로 팔꿈치 통증과 함께 제4, 5번째 손가락의 손저림과 이상감각, 통증을 동반하게 되면서 4, 5번째 손가락이 굽혀져 잘 펴지지 않고, 엄지손가락과 다른 손가락으로 물건을 들 때 힘이 들어가지 않는다. 또한 손가락을 편 상태에서 손가락이 중간으로 잘 모아지지 않는 증상들이 생긴다. 그리고 자신경이 지배하는 근육의 기능저하와 새끼벌림근과 손고유근(hand intrinsic)의 위축을 초래하여 첫 번째와 두 번째 손가락 사이가 푹 꺼지게 되고 특히 네 번째, 다섯 번째 손가락이 구부러져 갈퀴모양으로 변하기도 한다.

위팔에서 자신경의 병적 압박은 팔꿈치에서 가장 흔히 발생하며 손목굴증후군에 이어 두 번째로 흔한 말초신경압박증후군이다 (그림 11-32).

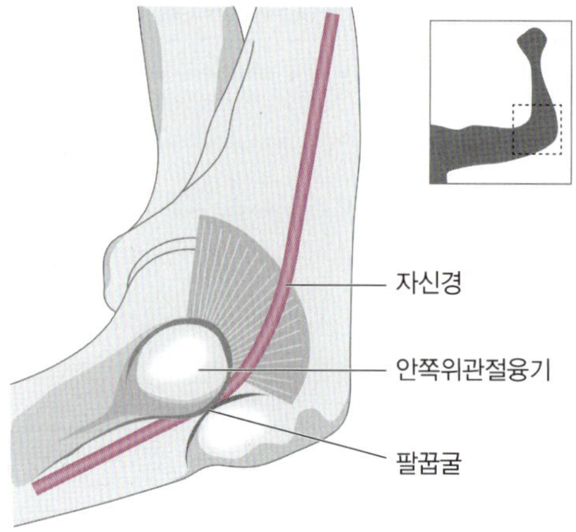

그림 11-32. 팔꿈치굴증후군(cubital tunnel syndrome)

2) 다리의 신경전도검사(Lower extremities NCS)

(1) 온종아리신경(Common Peroneal nerve) 운동신경전도검사 (그림 11-33, 11-34, 11-35, 표 11-11)

① 자세: 바로 눕거나 옆으로 눕는다.

② 기록전극: 짧은발가락폄근(extensor digitorum brevis muscle, EDB) 중앙 힘살 부위

③ 기준전극: 짧은 발가락의 발허리발가락관절(metatarsophalangeal joint)의 힘줄

④ 접지전극: 발등(dorsum manus) 또는 앞정강근(tibialis anterior)

⑤ 첫 번째 자극 위치: 발목부분 기록 전극에서 8~10 cm 가쪽부위에서 최대상자극

⑥ 두 번째 자극 위치: 종아리머리뼈(fibular head) 2~3 cm 바로 아래 가쪽 부위에서 최대상자극 <Below fibular head>

⑦ 세 번째 자극 위치: 종아리머리뼈 6~8 cm 위 다리오금(popliteal fossa)과 넓적다리근뒤 인대(hamstring tendon) 사이에 최대상자극 <Above fibular head>

⑧ 두 번째 자극위치와 세 번째 자극 위치는 적어도 10 cm 간격을 두어야 한다.

표 11-10. 팔꿉굴증후군의 신경전도검사 결과지

Department of Neurology

Test Date :

I D : **Patient :** **Sex :** **Age :** **Technician :**

Nerve Conduction Studies

Motor Summary Table

Site	NR	Onset (ms)	P-T Amp (mV)	Site1	Site2	Dist (cm)	Vel (m/s)
Left Median Motor (Abd Poll Brev)							
Wrist		3.1	11.6	Wrist	Elbow	20.0	58.8
Elbow		6.5	11.0	Elbow	Axilla	10.0	66.6
Axilla		8.0	10.8				
Right Median Motor (Abd Poll Brev)							
Wrist		3.2	10.3	Wrist	Elbow	20.0	62.5
Elbow		6.4	9.6	Elbow	Axilla	10.0	62.5
Axilla		8.0	9.6				
Left Ulnar_inching1 Motor (Abd Dig Minimi)							
Wrist		3.2	13.1	B Elbow	Wrist	18.0	56.2
B Elbow		6.4	12.7	Elbow	B Elbow	4.0	57.1
Elbow		7.1	12.5	A Elbow	Elbow	4.0	57.1
A Elbow		7.8	12.1	Axilla	A Elbow	6.0	60.0
Axilla		8.8	11.9				
Right Ulnar_inching1 Motor (Abd Dig Minimi)							
Wrist		3.0	13.0	B Elbow	Wrist	18.0	56.3
B Elbow		6.2	12.7	Elbow	B Elbow	4.0	*33.3
Elbow		7.4	*8.6	A Elbow	Elbow	4.0	57.1
A Elbow		8.1	*6.9	Axilla	A Elbow	6.0	60.0
Axilla		9.1	*6.2				

Anti Sensory Summary Table

Site	NR	Onset (ms)	Peak (ms)	O-P Amp (μV)	Site1	Site2	Dist (cm)	Vel (m/s)
Left Median Anti Sensory (2nd Digit)								
Wrist		2.6	3.1	11.2	Wrist	Palm	14.0	53.8
Right Median Anti Sensory (2nd Digit)								
Wrist		2.7	3.3	12.1	Wrist	Palm	7.0	51.9
Left Ulnar Anti Sensory (5th Digit)								
Wrist		2.1	3.2	12.5	Wrist	5th Digit	14.0	66.7
Right Ulnar Anti Sensory (5th Digit)								
Wrist		*3.6	*5.1	*5.3	Wrist	5th Digit	14.0	*38.9

※ 비정상 부분

- 표 11-10은 팔꿉굴증후군 환자 신경전도검사의 결과지이다. 운동신경전도검사 결과 오른쪽 자신경 결과에서 팔꿈치 아래와 팔꿈치 부분에서 신경전도속도가 감소하였고 진폭도 감소하였다.
- 감각신경전도검사 결과 오른쪽 자신경 결과에서 최초, 정점잠복기가 연장되었고 신경전도속도가 감소하였으며 진폭도 감소하였다.

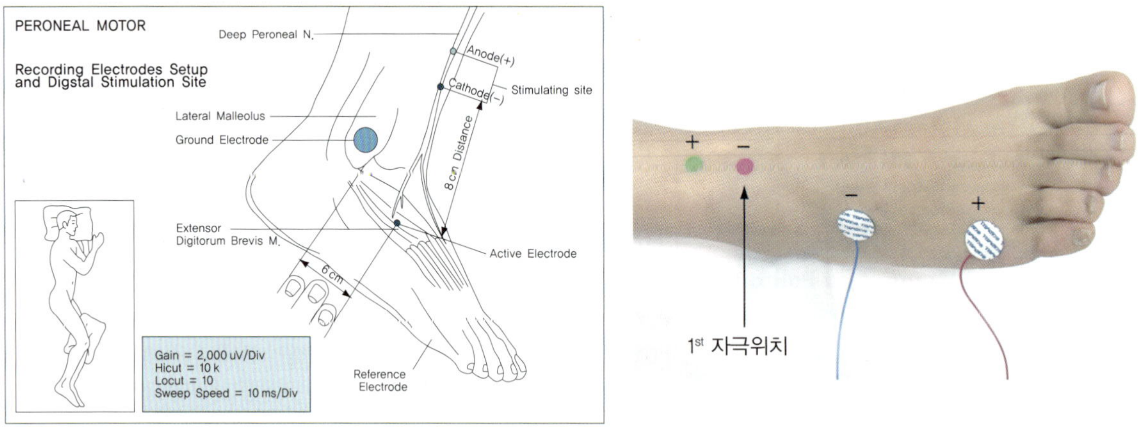

그림 11-33. 온종아리신경의 운동신경전도검사의 전극위치 기록 및 자극 1
* 발목부분 가쪽 부위 자극.

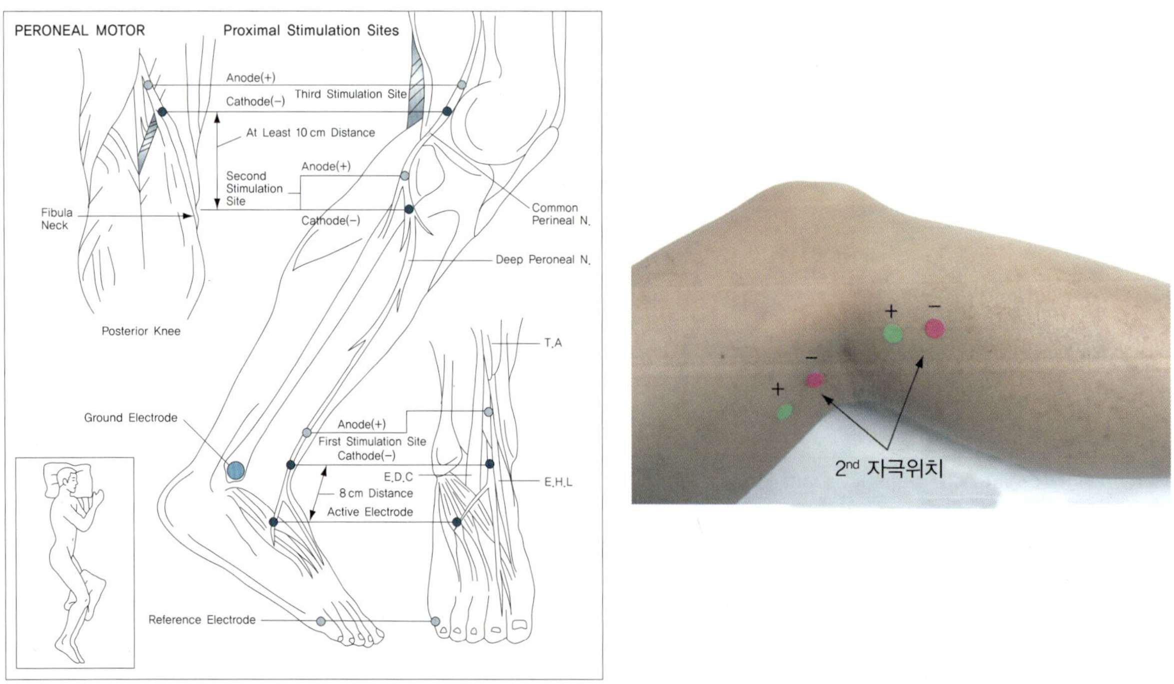

그림 11-34. 온종아리신경의 운동신경전도검사 기록 및 자극 2
* 종아리머리뼈 아래(1), 종아리머리뼈 위(2) 순으로 자극한다.

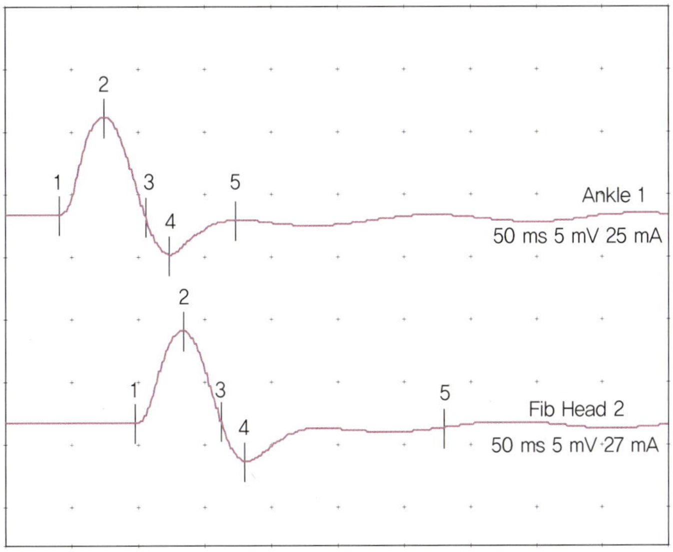

그림 11-35. 온종아리신경의 운동신경전도검사 파형

* 1: 최초잠복기, 2: 정점잠복기, 4: 말단잠복기 또는 고랑, 2~4 차이: 진폭, 1~5 간격: 지속시간

표 11-11. 온종아리신경의 운동신경전도검사 결과

Site 자극부위	Onset latency (ms) 최초잠복기	Peak latency (ms) 정점잠복기	P-T Amplitude (mV) 정점-말단 진폭	Site 1-Site 2 자극점 1-2	Distance (cm) 거리	Velocity (m/s) 전도속도
Right Peroneal Motor (Ext Dig Brev)						
Ankle	4.9		4.0			
*B Fib	11.4		3.4	Ankle-B Fib	30.0	46.2
**A Fib	13.4		3.0	B Fib-A Fib	10.0	50.0

* B Fib:Below Fibular Head, **A Fib:Above Fibular Head

* 최초잠복기로 신경전도속도 측정함.

※ 온종아리신경 운동신경전도 측정 및 유의사항

1. 기록전극 부착방법

   짧은발가락폄근 정중앙 부위에 부착하기 위해 엄지발가락을 검사자가 환자의 엄지발가락을 몸쪽으로 최대한 올릴 수 있도록 누르면서 위치를 파악한다.

2. 전기자극방법

   1) 발목자극: 바로눕고 다리를 약간 벌리고 자극의 위치는 기록전극에서 발목까지 6~8 cm의 중앙 부위를 자극한다.
   2) 종아리머리뼈 아래 부위 자극: 무릎을 구부리고 종아리머리뼈 바로 아래를 자극한다.
   3) 종아리머리뼈 위 부위 자극: 무릎을 구부린 상태에서 다리 오름 가쪽부위인 종아리 머리뼈 위 부분을 자극한다.
   4) 자극위치 펜으로 표시를 꼭 해둔다.

임상노트

온종아리신경마비(common peroneal nerve palsy)

앞정강근(tibialis anterior), 긴발가락폄근(extensor digitorum longus), 짧은발가락폄근 등의 마비에 의해 발목이나 발가락의 발등굽힘(dorsiflexion)이 불가능하게 된다.

(2) 뒤정강신경(Posterior tibial nerve) 운동신경전도검사(그림 11-36, 11-37, 11-38, 표 11-12)

① 자세: 반듯이 눕거나 엎드려 눕고 다리를 편다.

② 기록전극: 엄지발가락벌림근(abductor hallucis muscle, Ah) 중앙 힘살 부위<발배뼈(navicular) 뒤쪽 1cm, 아래쪽 1cm 힘살에 부착한다.>

③ 기준전극: 엄지발가락모음근의 힘줄

④ 접지전극: 발등 또는 장딴지근(gastrocnemius muscle)

⑤ 첫 번째 자극 위치: 기록 전극에서 8~10 cm 몸쪽으로 떨어진 안쪽복사(medial malleolus)와 아킬레스힘줄 사이의 발목부위에서 최대상자극

⑥ 두 번째 자극 위치: 다리오금(popliteal fossa, PF) 중앙에서 약간 가쪽 중앙 부위의 안쪽 부분 무릎 뒤쪽 부위에서 최대상자극

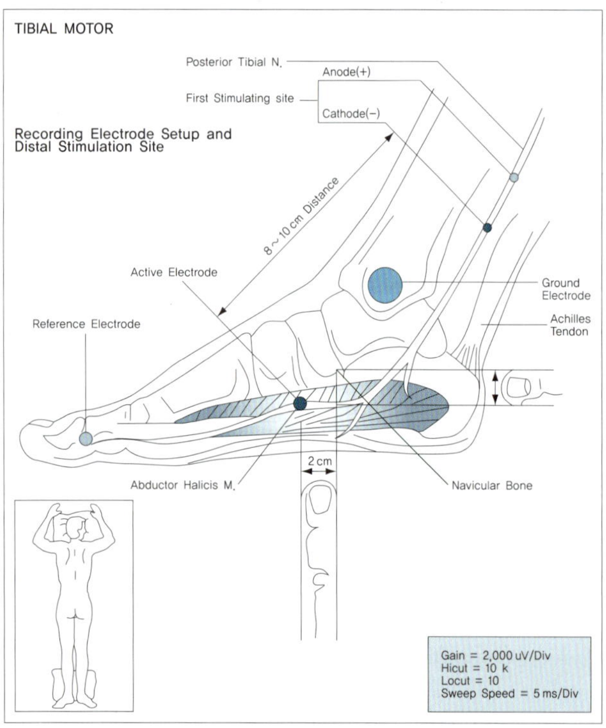

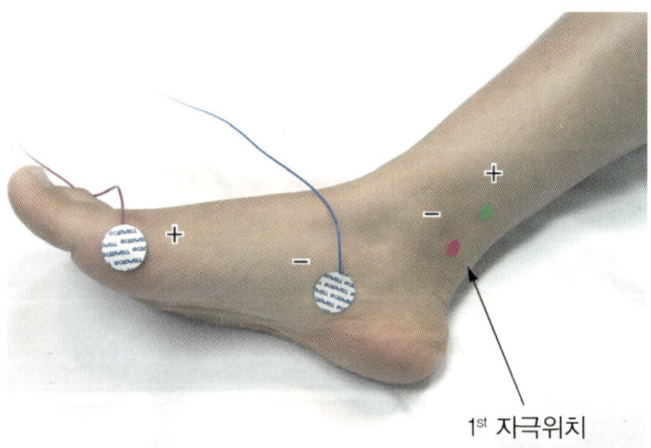

그림 11-36. 뒤정강신경의 운동신경전도검사 기록 및 자극 1

* 안쪽복사뼈와 아킬레스힘줄 사이의 발목부위

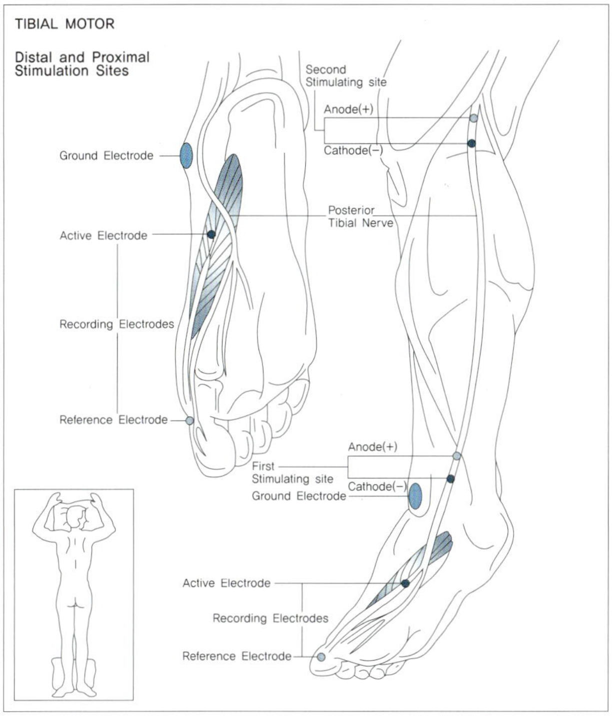

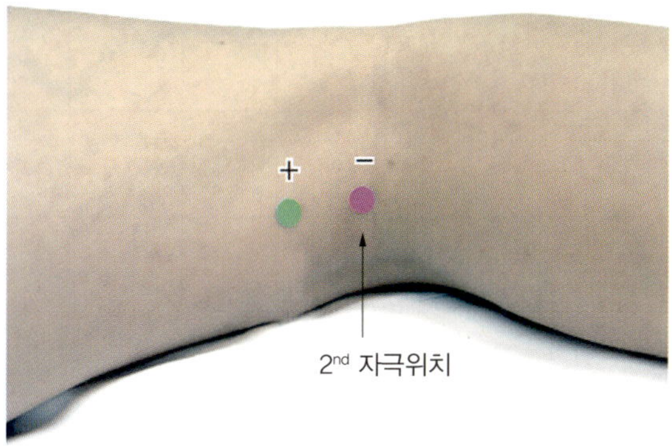

그림 11-37. 뒤정강신경의 운동신경전도검사 기록 및 자극 2

* 다리오금 중앙에서 약간 가쪽 중앙 부위의 안쪽 부분 무릎 뒤쪽 부위

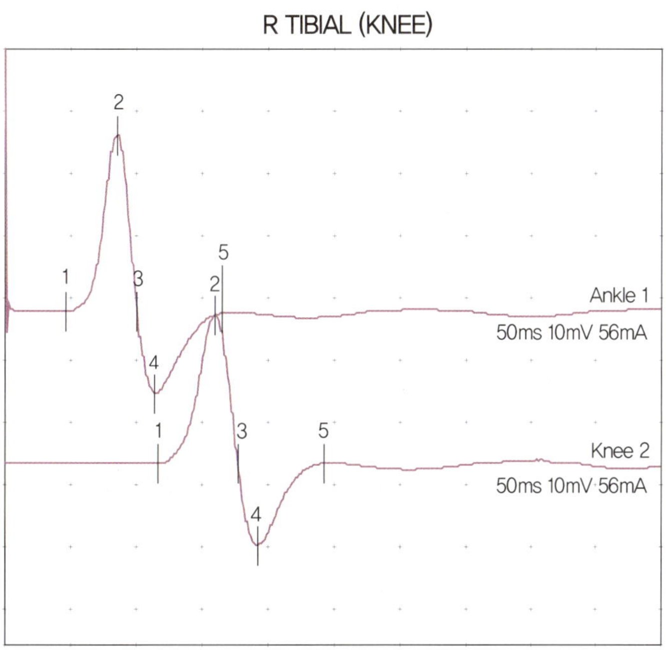

그림 11-38. 뒤정강신경의 운동신경전도검사 파형

* 1: 최초잠복기, 2: 정점잠복기, 4: 말단잠복기 또는 고랑, 2~4 차이: 진폭, 1~5 간격: 지속시간

표 11-12. 뒤정강신경의 운동신경전도검사 결과

Site 자극부위	Onset latency (ms) 최초잠복기	Peak latency (ms) 정점잠복기	P-T Amplitude (mV) 정점-말단진폭	Site 1-Site 2 자극점 1-2	Distance (cm) 거리	Velocity (m/s) 전도속도
Right Pos. tibial Motor (abductor hallucis)						
medial malleolus	3.5	3.9	20.9			
*PF	10.2	10.8	17.9	medial malleolus-PF	30.0	44.8

* PF: popliteal fossa
* 최초잠복기로 신경전도속도 측정함

※ 뒤정강신경 운동신경전도검사 측정 및 유의사항

1. 기록전극 부착방법
   엄지발가락모음근 정중앙 부위에 부착하기 위해 엄지발가락을 검사자가 환자의 엄지발가락을 벌리지 못할 만큼 누르면서 위치를 파악한다.
2. 전기자극방법
   1) 발목자극: 검사자의 자세를 검사자 반대쪽을 바라보게 하고 다리를 구부리게 한 다음, 자극의 위치는 기록전극에서 안쪽복사 아래 부위를 6~8 cm 부위 자극한다.
   2) 무릎부분자극: 무릎을 구부리고 다리오금 가쪽을 자극한다.
   3) 자극위치 펜으로 표시를 꼭 해둔다.

임상노트

1) 온종아리신경에 이상이 있을 때 궁둥신경이상인지 종아리신경이상인지 구별할 필요가 있다.
2) 발목굴증후군(족근관증후군, tarsal tunnel syndrome)
   안쪽복사뼈의 뒤쪽 부위에 위치한 발목굴쪽 신경에 이상이 있어서 생기는 증상으로 발바닥 전체가 화끈거리고 저리는 증상을 보인다.
   뒤정강신경 운동신경전도검사에서 말단잠복기가 연장되고 진폭이 감소되며 더 자세한 결과를 얻기 위해 안쪽 발바닥신경(medial plantar nerve), 가쪽 발바닥신경(lateral plantar nerve)을 검사한다.

(3) 얕은종아리신경(Superficial peroneal nerve)의 감각신경전도검사(역방향성)

(그림 11-39, 11-40, 표 11-13)

① 자세: 반듯하게 눕거나, 옆으로 누워 다리를 편다.

② 기록전극: 안쪽복사(medial malleolus), 가쪽복사(lateral malleolus) 사이에서 가쪽복사뼈 방향으로 2/3 지점 감각신경의 이동 경로상에 부착

③ 기준전극: 기록전극에서 3~4 cm 아래쪽

④ 접지전극: 기록전극과 자극 부위 사이

⑤ 자극: 기록전극에서 종아리뼈(fibular bone) 방향으로 10~14 cm 위쪽 감각신경의 이동경로상에서 자극(그림 11-37)

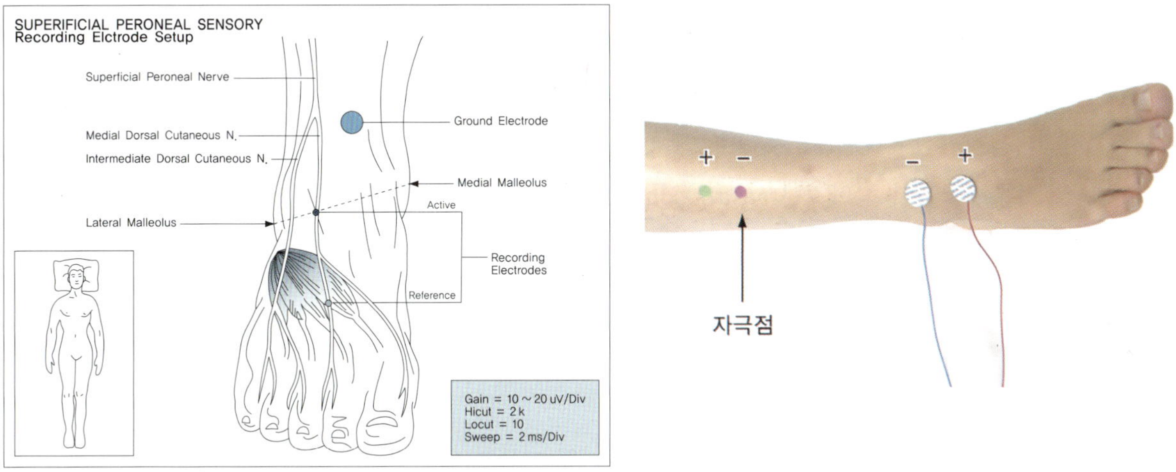

그림 11-39. 얕은종아리신경의 감각신경전도검사 기록 및 자극(역방향)

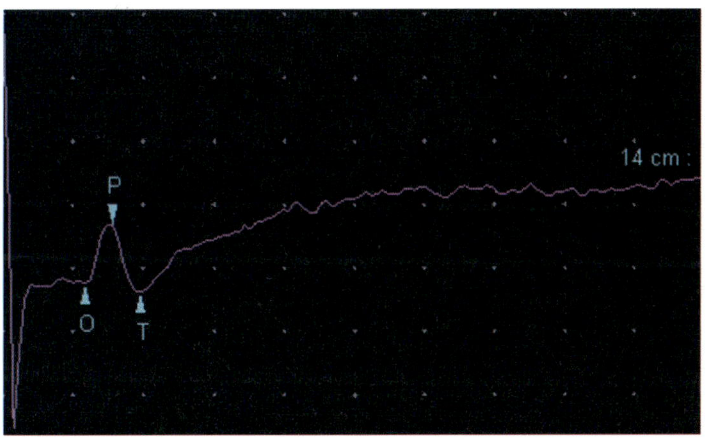

그림 11-40. 얕은종아리신경의 감각신경전도검사 파형(역방향)

* 종아리뼈(Fibula, 자극부위)-발목(Ankle, 기록전극)
* 진폭: Peak(정점, 음정상)-Terminal(말단, 양정상)
* O (onset latency, 최초잠복기), P (peak latency, 정점잠복기), T:terminal latency(말단잠복기) or trough(고랑)

표 11-13. 얕은종아리신경의 감각신경전도검사 결과(역방향)

Site 자극부위	Onset latency (ms) 최초잠복기	Peak latency (ms) 정점잠복기	P-T Amplitude (μV) 정점-말단진폭	Site 1- Site 2 자극점 1- 기록점 2	Distance (cm) 거리	Velocity (m/s) 전도속도
Right Sup. Peroneal Anti-Sensory (Record)						
fibular	2.8	3.2	21.8	Fibula-Ankle	14.0	51.8

* 정점잠복기로 신경전도속도 측정함

(4) 장딴지신경(Sural nerve)의 감각신경전도검사(그림 11-41, 42, 표 11-14)

① 자세: 옆으로 눕거나 엎드려서 발목부위에 베개를 넣어준다.

② 기록전극: 가쪽복사(lateral malleolus)와 아킬레스힘줄(Achilles tendon) 사이의 감각신경이 주행하는 경로상에 부착

③ 기준전극: 기록전극에서 3~4 cm 먼쪽

④ 접지전극: 기록전극과 자극 부위 사이

⑤ 자극: 기록전극에서 장딴지근(gastrocnemius muscle) 방향으로 위가쪽 약 14 cm 부분의 몸쪽 감각신경이 주행하는 경로상에서 자극

※ 장딴지신경 감각신경전도검사 측정 및 유의사항

1. 옆으로 눕거나 바로 엎드리게 하고 발목 부위에 베개를 넣어준다.
2. 가쪽 복사 아래 부분에 부착한다(가쪽 복사 윗부분 기록전극, 아랫부분 기준전극).
3. 기록전극에서 몸쪽으로 약 10~14 cm 장딴지 위가쪽 부위 자극한다.

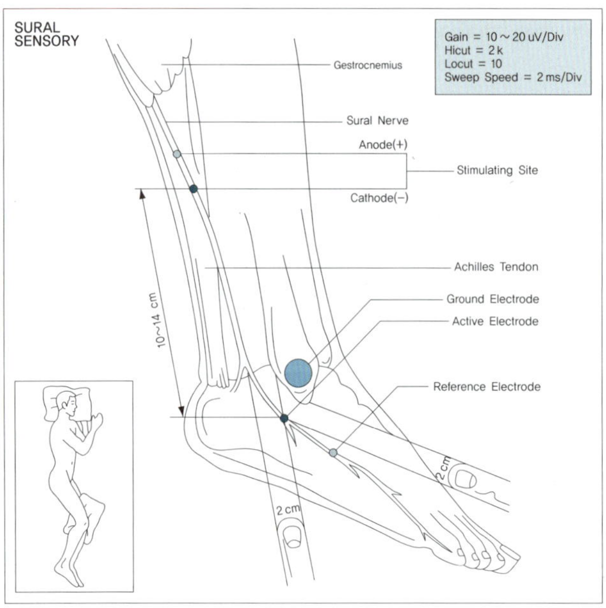

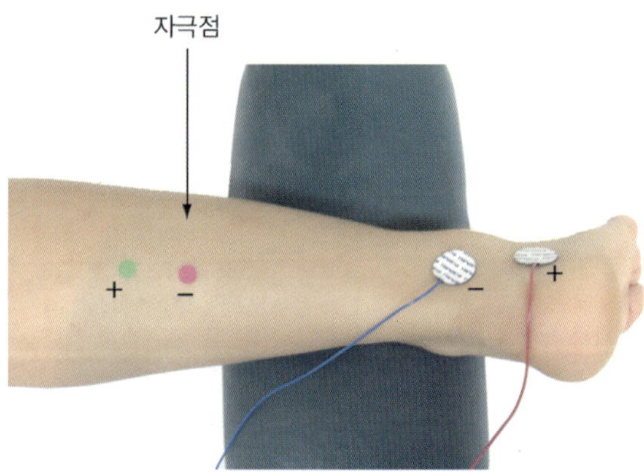

그림 11-41. 장딴지신경의 기록 및 자극(역방향)

* 옆으로 눕거나 엎드려서 발목부위에 베개를 넣어준 후 검사를 시행한다.

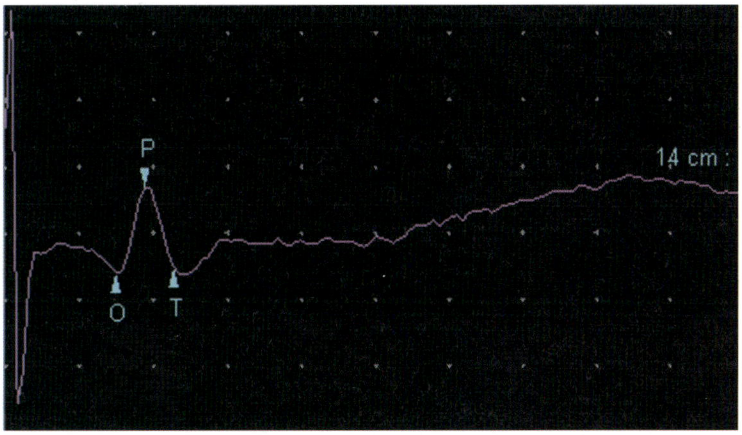

그림 11-42. 장딴지신경의 감각신경전도검사 파형(역방향)

* 장딴지근(gastrocnemius muscle, 자극부위)-가쪽복사뼈발등(lateral malleolus, 기록전극)
* 진폭: Peak(정점, 음정상)-Terminal(말단, 양정상)
* O (onset latency, 최초잠복기), P (peak latency, 정점잠복기), T:terminal latency(말단잠복기) or trough(고랑)

표 11-14. 장딴지신경의 감각신경전도검사 결과(역방향)

Site 자극부위	Onset latency (ms) 최초잠복기	Peak latency (ms) 정점잠복기	P-T Amplitude (μV) 진폭	Site 1-Site 2 자극점 1- 기록점 2	Distance (cm) 거리	Velocity (m/s) 전도속도
Right Sural Anti-Sensory (Record)						
gastroc- nemius	2.7	3.4	21.8	gastrocnemius -lateral malleolus	14.0	41.2

* 정점잠복기로 신경전도속도 측정함

임상노트

1) 주로 다리의 다발성 감각신경병증(Sensory polyneuropathy) 판단 지표가 된다.
2) 궁둥신경손상 판단 지표로 이용된다.

3) 후기반응(late response)검사

(1) F-wave

정중신경, 자신경, 온종아리신경, 뒤정강신경에서 측정할 수 있다.

① 정중신경(median nerve)에서의 F-wave 검사(그림 11-43, 11-44, 표 11-15)

• 자세: 손바닥을 위로 하고 팔을 편다.
• 기록전극: 짧은엄지손가락벌림근 중앙 힘살 부위
• 기준전극: 짧은엄지손가락벌림근 먼쪽 힘줄

• 접지전극: 손바닥, 손등 또는 아래팔

• 자극: 기록전극에서 6~8 cm 몸쪽으로 떨어진 손목 부위에서 자극기의 음(−)극이 몸쪽으로 향하게 하여 최대상자극

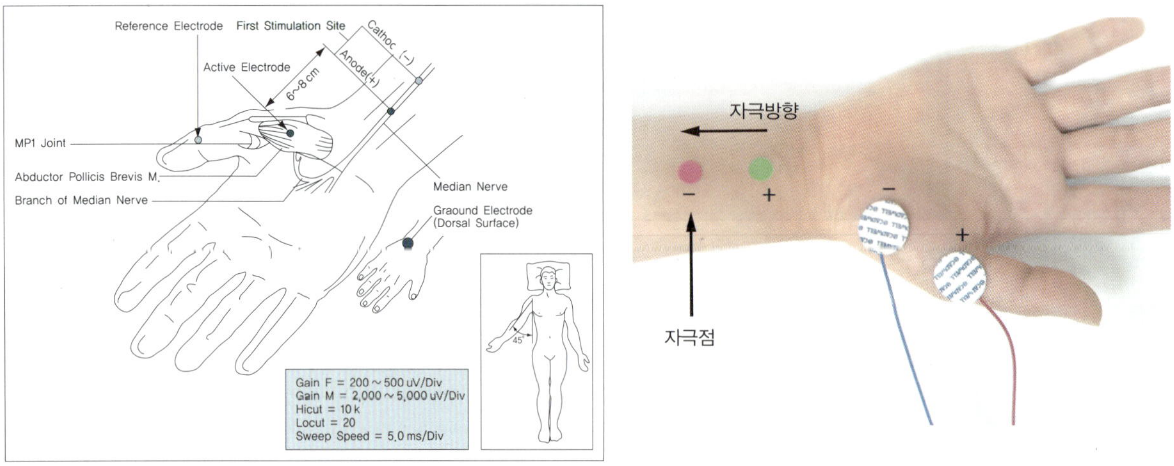

그림 11-43. 정중신경의 F-파 기록 및 자극

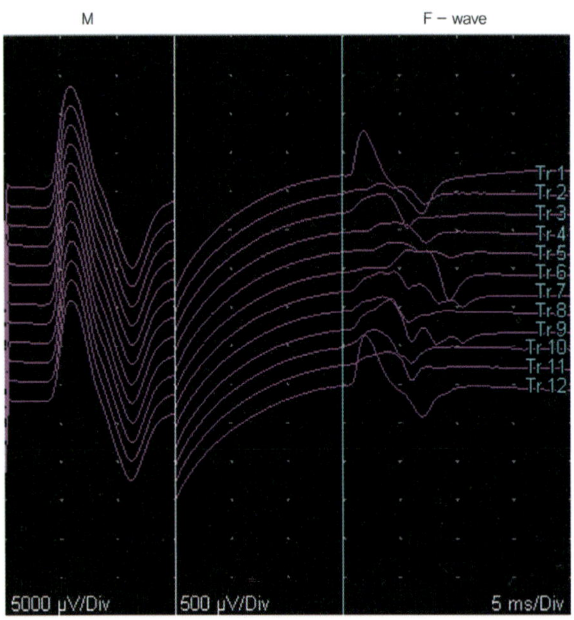

그림 11-44. 정중신경의 F파 검사 파형

표 11-15. 정중신경의 F파 검사 결과치

	F-Lat (ms) F-wave 잠복기
Right Median	27.38

② 자신경(ulnar nerve)의 F-wave (그림 11-45, 11-46, 표 11-16)

- 기록전극: 새끼벌림근 중앙 힘살 부위
- 기준전극: 새끼벌림근 먼쪽 힘줄
- 접지 전극: 손등, 손바닥 또는 아래팔
- 자극: 기록전극에서 6~8 cm 위치한 손목 중앙부의 자쪽손목굽힘근 주변에서 자극기의 음(-)극이 몸쪽 방향으로 향하게 하여 최대상자극

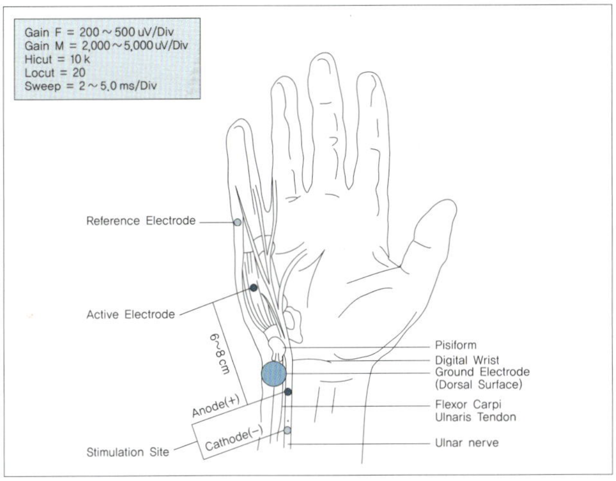

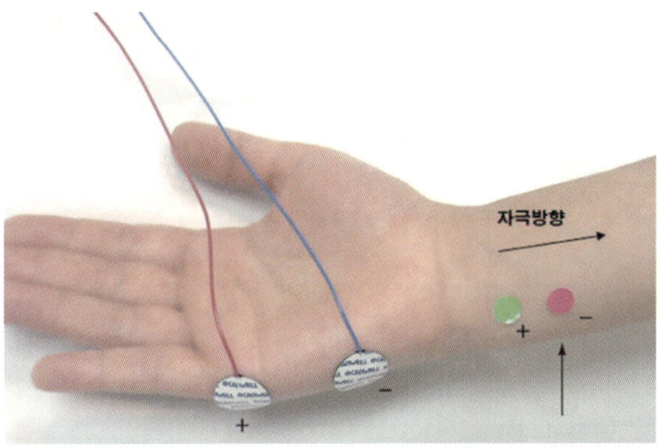

그림 11-45. 자신경의 F파 기록 및 자극

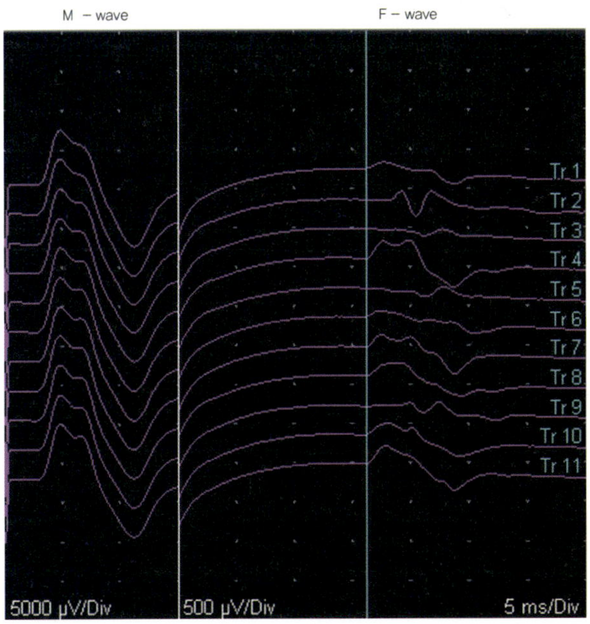

그림 11-46. 자신경의 F파 파형

표 11-16. 자신경의 F파 검사 결과

	F-Lat (ms) F-wave 잠복기
Right Ulnar	27.18

③ 온종아리신경(Common Peroneal nerve)의 F-wave (그림 11-47, 11-48, 표 11-17)

- 기록전극: 짧은발가락폄근 중앙 힘살 부위
- 기준전극: 짧은 발가락의 발허리발가락관절의 힘줄
- 접지 전극: 발등 또는 앞정강근
- 자극: 기록전극에서 8~10 cm 위치한 앞정강근의 가쪽 부위에서 자극기의 음(-)극이 몸쪽방향으로 향하게 하여 최대상자극

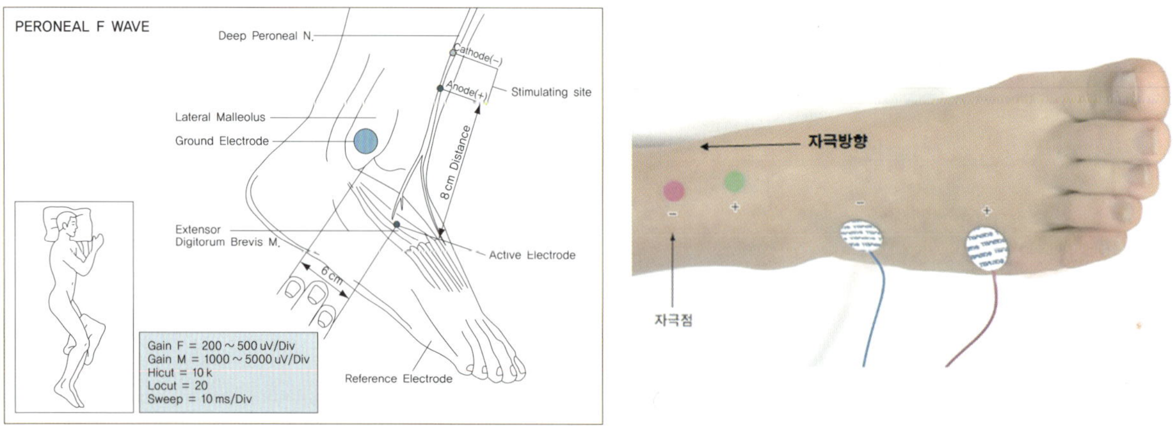

그림 11-47. 온종아리신경의 F파 기록 및 자극

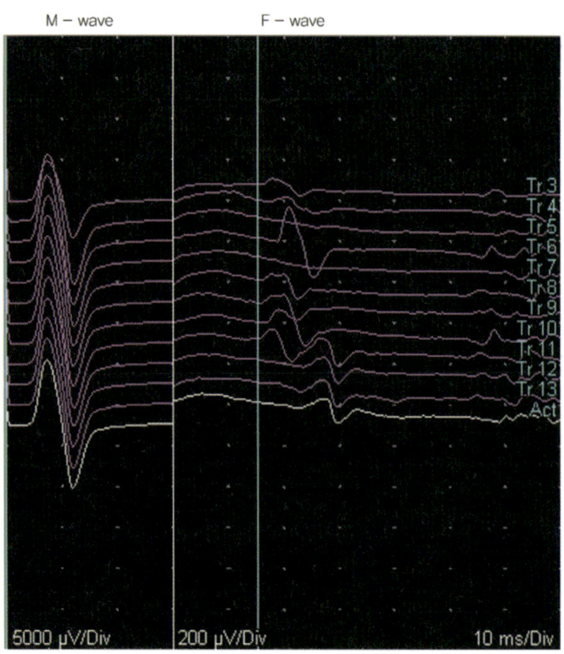

그림 11-48. 온종아리신경의 F파 파형

표 11-17. 온종아리신경 F파 검사 결과

	F-Lat (ms) F-wave 잠복기
Right Peroneal	45.73

④ 뒤정강신경(Posterior tibial nerve)의 F-wave (그림 11-49, 11-50, 표 11-18)

- 기록전극: 엄지발가락벌림근 중앙 힘살 부위(발배뼈 뒤쪽 1cm, 아래쪽 1cm 힘살에 부착한다).
- 기준전극: 엄지발가락벌림근 먼쪽 힘줄
- 접지전극: 발등 또는 장딴지근
- 자극: 기록전극에서 8~10 cm 위쪽의 안쪽복사(medial malleolus)와 아킬레스건 사이에서 자극기의 음(-)극이 몸쪽 방향으로 향하게 하여 최대상자극

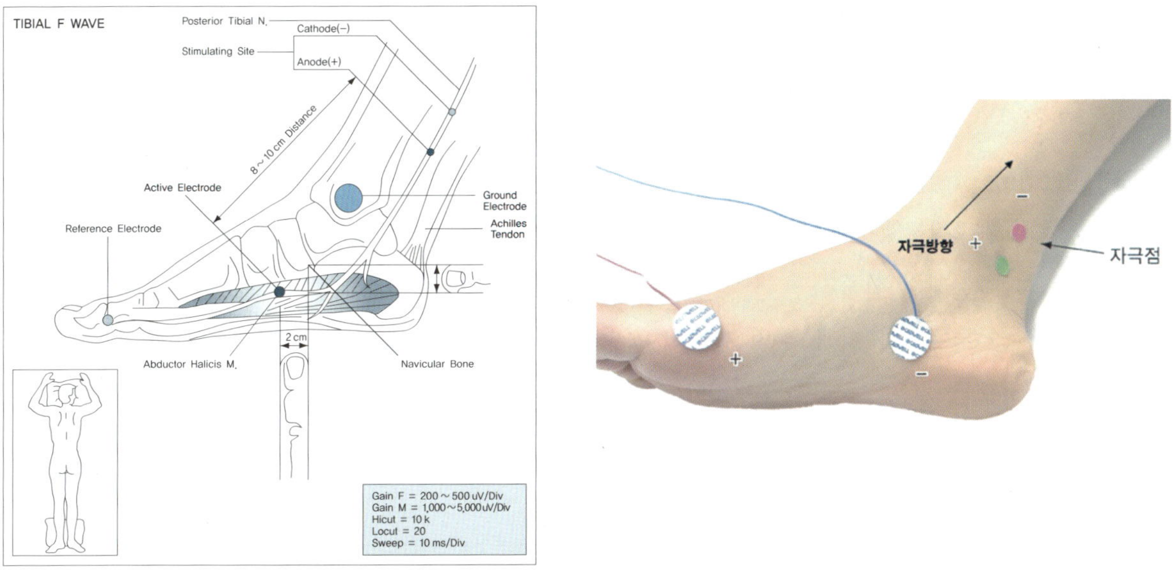

그림 11-49. 뒤정강신경의 F파 기록 및 자극

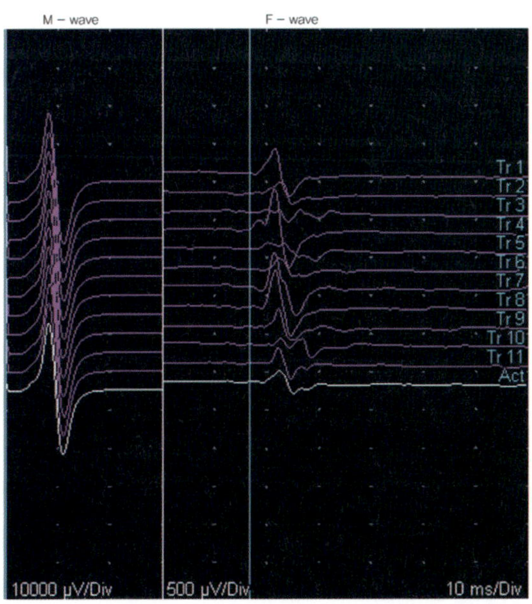

그림 11-50. 뒤정강신경의 F파 검사 파형

표 11-18. 뒤정강신경 F파 검사 결과

	F-Lat (ms) F-wave 잠복기
Right Posterior tibial	45.75

※ F-wave 측정 및 유의사항

1. 검사하고자 하는 신경이 지배하는 먼쪽 근육에 힘살-힘줄 방법으로 기록전극을 부착한다.
2. 자극의 방향은 자극기의 음부분이 몸쪽방향으로 향하게 자극한다.
3. 차단반응을 피하기 위하여 2초 이상의 간격을 두고 한 번씩 최대상자극을 한다.
4. 적어도 10회 이상의 F파를 기록한 후 제일 짧은 잠복기를 측정한다. 정상인에서 정중신경과 자신경의 먼쪽자극 시는 대개 25~35 msec의 잠복기를 보이고 온종아리신경과 뒤정강신경의 자극 시는 50~60 msec의 잠복기를 보인다.
5. 신장과 팔다리의 길이를 고려하여 서로 비교한다.
6. 환자의 F파 잠복기를 정상치와 비교한다. 만약 양쪽 F파 잠복기의 차이가 2 msec 이상이면 잠복기가 연장된 쪽에 몸쪽 신경병증이 있는 것으로 의심할 수 있다.
7. 측정시 파형이 잘 안나올 경우 주먹을 수회 쥐었다 편다.

(2) H-reflex (그림 11-51, 11-52, 11-53, 표 11-19)

- 기록전극: 가쪽발목과 다리오금 주름사이의 안쪽 장딴지근(medial gastrocnemius muscle)
- 기준전극: 아킬레스 힘줄
- 접지전극: 기록전극과 자극 부위 사이의 장딴지근
- 자극: 다리오금에서 뒤정강신경을 0 mA로 시작하여 서서히 자극을 증가시켜서 검사한다. 자극기의 음(-)극이 몸쪽을 향하게 한다.

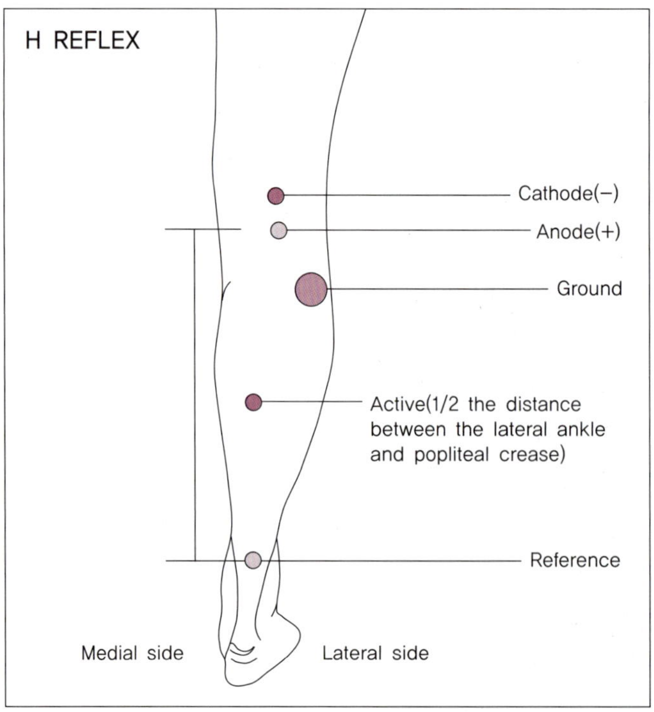

그림 11-51. H-반사(H-reflex) 기록 및 자극

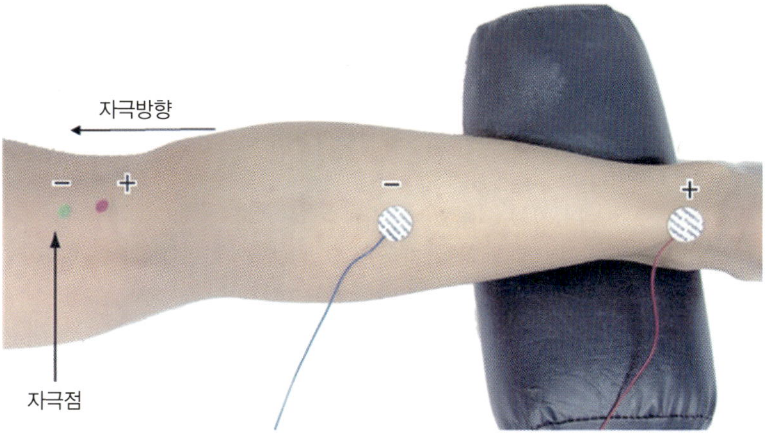

그림 11-52. H-반사(H-reflex) 기록 및 자극 실제

표 11-19. H-반사검사 결과

	H -lat (ms) H -반사 잠복기
Tibial (Gastroc)	31.75

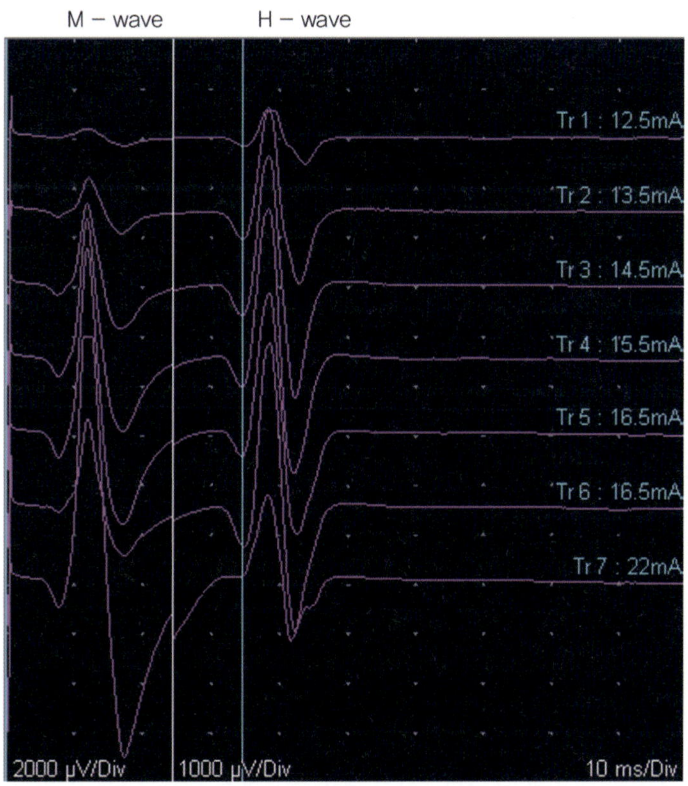

그림 11-53. H-반사 검사 파형

※ H-reflex 측정 및 유의사항

1. 해부학적 지침에 따라 가쪽발목과 다리오금 주름 사이 안쪽 장딴지근에 기록전극을 부착한다.
2. 환자를 엎드리게 하고 발목을 베개 등에 올리게 한 다음 다리오금 부위에서 뒤정강 신경을 자극한다. 자극 지속시간을 0.5 또는 1.0 msec 하면 들 Ia-신경섬유를 더 선택적으로 자극할 수 있다. 자극방향은 운동전도검사에서와 반대로 몸쪽방향으로 자극한다.
3. 차단반응을 피하기 위해 2초 이상의 간격을 두고 한 번씩 자극한다.
4. 자극강도를 0 mA 부터 시작해서 문턱값 이하로 자극을 점점 증가시키면 H-반사 파형이 기록된다. 자극강도가 더 커지면 M-파가 나타나기 시작하면서 진폭이 더 증가되고, M파 다음에 보이는 H-반사의 진폭은 감소된다. 최대상자극을 주면 H-반사는 더 이상 나타나지 않고 F-파로 대치되기도 한다. H-반사와 M-파는 항상 감별되는 것은 아니다. 후기반응 중 문턱값 이하의 자극에서 반응이 나타나거나, 나타난 반응이 M-파보다 진폭이 크거나 또는 최대 M-파 진폭의 50% 이하의 진폭을 나타내는 반응이면 H-반사로 생각하면 된다.
5. 장딴지근에서 기록되는 H-반사는 삼상성 파형으로 나타나고, H-반사의 잠복기는 다리 F파 보다 짧으며, 반응마다 잠복기의 변동이 큰 F파에 비해 잠복기가 비교적 일정하다.
6. 자극점에서부터 H-반사가 시작되는 부분까지 잠복기를 측정한다. 정상인에서 H-반사의 잠복기는 대개 25~35 msec이다.
7. 신장과 다리 길이를 고려하여 서로 비교한다.
8. 환자의 H-반사 잠복기를 정상치와 비교하며, 만약 양쪽 H-반사 잠복기의 차이가 1.5 msec 이상이면 긴 잠복기가 나타난 부위의 첫번째 엉치뼈 신경병증 등을 의심할 수 있다.

4) 얼굴신경전도검사(Facial nerve conduction test)

(1) 얼굴신경

얼굴신경(facial nerve)은 일곱째 뇌신경으로 운동과 감각뿌리를 갖는 혼합신경이다(그림 11-54).

(2) 얼굴신경전도검사

검사실마다 차이가 있으나 양측의 눈둘레근(orbicularis oculi muscle)과 코근(nasalis muscle), 입둘레근(orbicularis oris muscle)에서 얼굴운동신경전도검사를 시행하여 그 결과를 비교 분석한다(표 11-20).

① 눈둘레근(orbicularis oculi muscle) 얼굴 운동신경전도검사(그림 11-55)

㉮ 전극부착

- 기록전극: 눈둘레근 아래쪽 중앙 힘살 부위
- 기준전극: 자극 반대쪽 눈둘레근, 눈둘레근 위쪽 중앙 또는 콧등
- 접지전극: 이마(forehead) 또는 턱(chin)

㉯ 자극

그림 11-56은 눈둘레근에서 5~6 cm 지점인 귓불의 앞, 아래에 위치한 얼굴신경의 광대가지에서 최대상자극 왼쪽 얼굴신경전도검사 모습이다. 만약 오른쪽 측정 시는 기록전극과 기준전극을 바꾸어 주어야 한다. 눈둘레근에서 5~6 cm 지점인 귓불의 앞, 아래에 위치한 얼굴신경의 광대가지(zygomatic branch)에서 눈둘레근, 코근, 입둘레근 얼굴신경전도검사에서 동일하게 최대상자극을 실시한다.

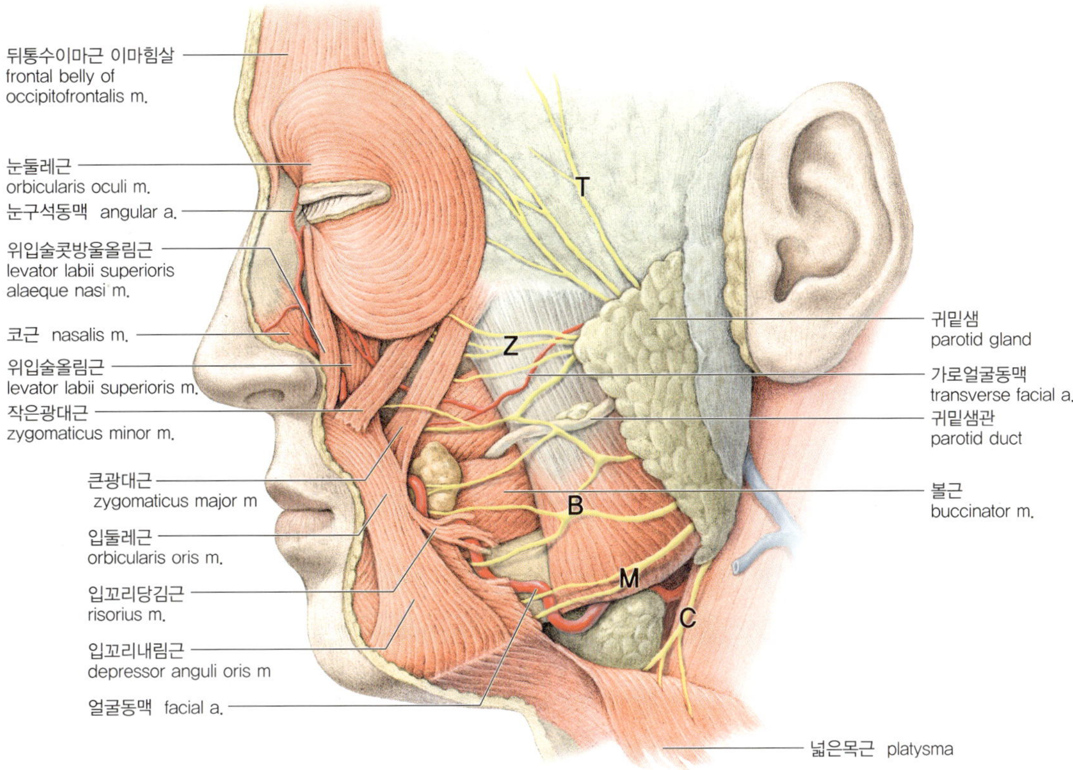

그림 11-54. 얼굴신경의 분포

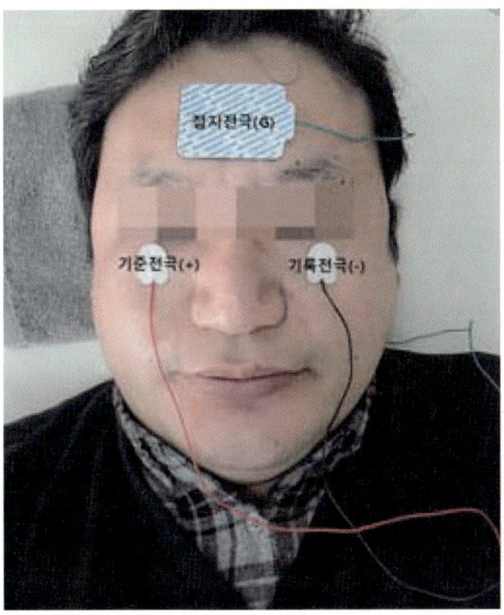

그림 11-55. 눈둘레근 얼굴 운동신경전도검사

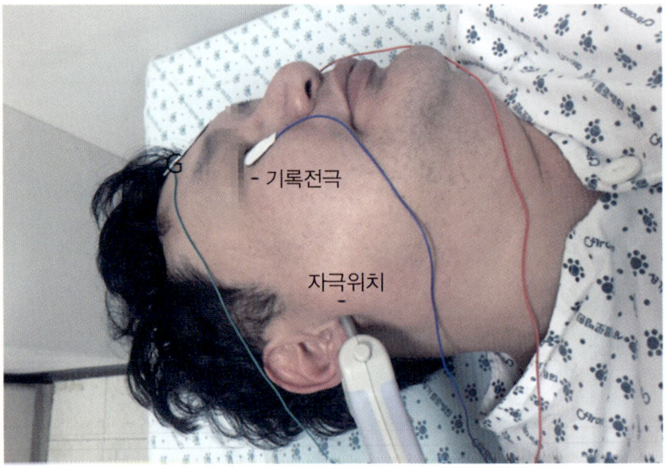

그림 11-56. 얼굴신경전도검사 자극 부위(오른쪽)
눈둘레근, 코근, 입둘레근 방향 5~6cm 지점인 광대가지에서 자극한다.

② 코근(nasalis muscle) 얼굴신경전도검사 (그림 11-57)

㉮ 전극부착

- 기록전극: 코근 중앙 힘살 부위
- 기준전극: 코뿌리점(nasion) 또는 반대편 코근
- 접지전극: 이마 또는 턱

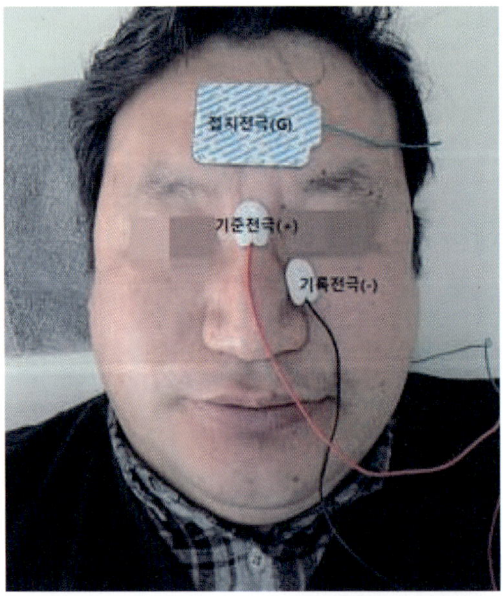

그림 11-57. 코근 얼굴 운동신경전도검사

㉯ 자극

그림 11-57은 코근에서 5~6 cm 지점인 귓불의 앞, 아래에 위치한 얼굴신경의 광대가지에서 최대상자극 왼쪽 얼굴신경전도 검사 모습이다. 만약 오른쪽 측정 시는 기록전극과 기준전극을 바꾸어 주어야 한다. 그림 11-56처럼 코근에서 5~6 cm 지점인 귓불의 앞, 아래에 위치한 얼굴신경의 광대가지에서 최대상자극을 한다.

③ 입둘레근(orbicularis oris muscle) 얼굴신경전도검사 (그림 11-58)

㉮ 전극부착

- 기록전극: 입둘레근 중앙 힘살 부위
- 기준전극: 입둘레근에서 아래턱 방향으로 3~4 cm 지점
- 접지전극: 이마 또는 턱

㉯ 자극

그림 11-57은 입둘레근에서 5~6 cm 지점인 귓불의 앞, 아래에 위치한 얼굴신경의 광대가지에서 최대상자극 왼쪽 얼굴신경전도검사 모습이다. 만약, 오른쪽 측정 시는 기록전극과 기준전극을 바꾸어 주어야 한다. 그림 11-56처럼 입둘레근에서 5~6 cm 지점인 귓불의 앞, 아래에 위치한 얼굴신경의 광대가지에서 최대상자극을 한다.

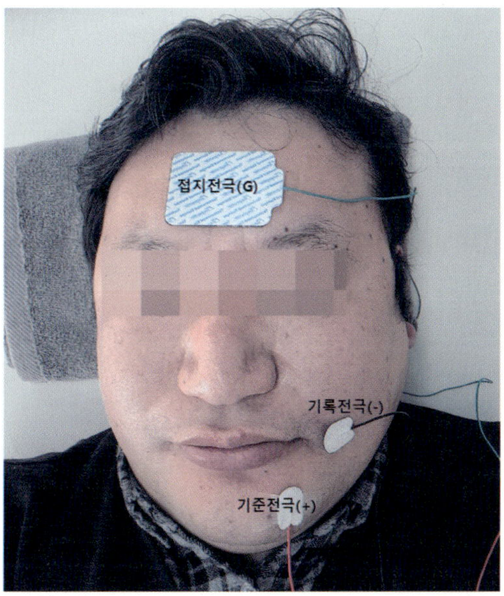

그림 11-58. 입둘레근(orbicularis oris muscle)에서의 얼굴신경전도검사

임상노트

Facial nerve palsy (Bell's palsy, 얼굴신경마비)

• 정의

얼굴신경이란 운동, 감각 및 부교감신경섬유로 구성되어 있는 혼합신경을 말하는 것으로 얼굴근육을 지배하여 얼굴의 감정표현을 나타내고, 눈을 감는 근육을 지배합니다. 또한 눈물샘을 지배하여 눈물을 분비하고, 타액의 분비에 관여하게 됩니다. 얼굴신경마비란, 얼굴신경의 명령이 그 경로에서 차단되거나, 뇌줄기 혹은 그 이상의 얼굴신경의 상부 신경회로가 손상되어 명령이 전달되지 않는 상태를 말합니다.

• 원인

뇌출혈 · 뇌경색 · 뇌종양 등 얼굴신경의 위쪽 부위가 마비되는 중추성으로 오는 경우와 얼굴 신경핵 아래쪽에 위치한 얼굴신경이 마비되는 말초의 장애에 의하여 오는 경우가 있습니다. 중추성의 경우는 여러 가지 뇌병변의 증세와 함께 나타나며, 얼굴 아래쪽 부위만 마비가 온다. 말초성의 경우는 얼굴신경마비가 단독으로 나타나며, 가장 흔히 볼 수 있는 말초 신경마비입니다. 말초성의 경우, 원인은 아직 확실히 모르지만 한랭 또는 류머티즘성인 것이 가장 많고, 열차 등의 창쪽에 접한 얼굴의 냉각이나 감기, 편도염에 의한 림프관염(면역학적 염증), 신경 친화성 바이러스 등의 감염에 의한 경우도 있습니다. 그 밖에 정신적 충격이나 감정적 불안, 외상, 중이염, 내이염 등에서도 일어난다.

• 증상

수시간 내 또는 수일 내 나타나며, 완전마비(70%) 또는 부분마비(30%)로 나타납니다. 대다수가 편측성이고, 대개는 얼굴의 이상감각이나, 얼굴의 비뚤어짐으로 알게 됩니다. 이마에 주름이 없어지고, 눈을 크게 뜨거나 완전히 감지 못하고 마비된 쪽의 입이 늘어지고 휘파람을 불 수 없게 됩니다. 또한 음식물을 입에 넣어도 마비된 쪽의 입가에서 흘리거나 입안에 남게 됩니다. 볼을 부풀게 하거나 입 안에 물을 넣어 양치질하면 마비된 쪽의 입안에서 공기나 물이 새어 잘 되지 않습니다. 침을 흘리게 되며, 발음이 똑똑하지 않게 됩니다. 때로는 마비 초기에 신경통과 같은 동통이 있을 때도 있습니다.

• 경과

약 60~70%에서 자연적으로 회복됩니다. 자연회복은 두 가지 경과를 취하는데, 첫째는 빨리 좋아지는 경과로서 약 10일 안에 증상의 호전을 보이고, 평균 1.5개월 만에 완전히 회복됩니다. 둘째는 회복이 늦어지는 경과로서 2개월 정도 지나야 회복의 기미를 보이며, 얼굴근육의 쇠약 등 후유증이 남을 수 있습니다.

• 치료

눈가리개를 사용하여 눈을 보호하고, 물리요법으로 마비된 근육을 마사지를 하거나, 스테로이드제를 사용하여 얼굴신경 손상부위의 염증반응과 부종을 감소시키며, 가능하면 발병 후 즉시 또는 늦어도 4일 안에 치료를 시작해야 한다. 외과적으로 발병 후 2~4일 내에 얼굴신경 감압술을 시행합니다. 얼굴의 외상이나 종양수술 후유증으로 얼굴신경이 단순히 절단된 경우에는 얼굴신경 근육 쇠약이 심해지기 전에 신경을 이어주면 대개 결과는 좋습니다. 이때 신경과 신경의 두 끝의 거리가 먼 경우에는 신경이식술을 이용합니다. 신경의 마비로 근육도 차차 쇠퇴하여, 2년 이상이 지나서 근육이 소실되면 수술도 복잡해지고 효과도 불완전하게 됩니다.

• 예방/생활습관

말초성 얼굴신경마비가 생긴 경우에는 눈이 감기지 않아 이로 인해 각막에 손상이 오는 경우가 많으므로, 눈가리개를 착용하거나 잠을 잘 때는 테이프로 눈꺼풀을 붙여놓는 것이 좋습니다.

(3) 얼굴신경전도검사의 임상적 응용 (표 11-20)

얼굴신경전도검사의 임상적 응용은 정상쪽과 비정상쪽의 진폭의 차이가 약 20~30% 이상 차이가 생기면 비정상쪽의 말초성 얼굴신경마비(Facial nerve palsy, Bell's palsy)를 판단하는데 유용하다. 흔히 눈둘레근, 코근, 입둘레근의 진폭의 차이가 최초잠복기의 차이 보다 임상적으로 판단하는 기준으로 많이 이용된다. 그러나, 중추성 얼굴신경마비를 간과할 수 없기 때문에 뇌자기공명영상(MRI)이나 뇌컴퓨터단층촬영(CT)하여 뇌병변과의 감별이 필요하다. 얼굴신경의 감각이 무뎌지는 원인이 얼굴신경마비 인지 삼차신경손상 인지 여부를 감별하기 위해 대부분 검사실에서는 눈깜박반사검사와 병행하는 경우가 있다. 눈깜박반사검사에서 반응이 좋을 경우 얼굴신경마비의 완치율이 높다.(말초성 안면신경마비에서 신경생리검사와 예후에 관한 상관성 연구. 홍은희 등. 2007)

표 11-20. 눈둘레근, 코근에서의 얼굴 운동신경전도검사 결과

Site-자극점	Onset latency (ms) 최초잠복기	P-T Amplitude (mV) 정점-말단 진폭
Right Facial - ALL Motor (Mastoid)		
orbicularis oculi(눈둘레근)	3.0 이하	1.0 이상
nasalis(코근)	3.0 이하	1.0 이상
orbicularis oris(입둘레근)	3.0 이하	1.0 이상

검사시 유의사항

** 이상 진단기준은 잠복기보다는 건강한 측과 병변쪽의 진폭 차이 비율이 매우 중요하다.

** 반드시 양쪽을 측정해야 하며, 양쪽의 정상범위에서 벗어나더라도 임상증상과 비교해서 정상으로 간주할 수 있음. 그러나 양쪽의 진폭이 정상범위에 들더라도 진폭이 약 20~30% 이상 낮게 나타난다면 진폭이 감소한 쪽을 병변부위로 판단한다.

** 진폭의 차이 기준은 임상증상과 다른 진단검사와 비교해서 판단하고, 병원마다 기준치는 다를 수 있다. (벨마비 환자의 예후와 신경생리 검사 소견의 관련성, 백봉수 등. 1999, 안면신경 마비후의 협동운동. 유여진 등. 2001. 성별 및 연령에 따른 안면신경마비 출현 양상에 따른 연구. 김영활 등. 2008)

5) 눈깜박반사검사(Blinking reflex test)

눈깜박반사(blinking reflex)는 눈확위신경(안와상신경, supraorbital nerve)을 자극하여 유발되는 초기에 기록되는 자극하는 쪽(ipsilateral) R1 반응과 후기에 기록되는 자극하는 쪽(ipsilateral) R2 및 반대 쪽(contralateral)의 R2 반응(지연 순목반사, late blink reflex)으로 구성되는 반사이다.

눈깜박반사는 Overend에 의해 처음으로 기술된 이후 Kugelberg와 Tokunaga 등에 의해 발생 기전이 알려진 이후 Kimura에 의해 검사법이 개발되면서 임상적으로 많이 응용되어 왔다. 임상에서는 삼차신경, 얼굴신경 및 뇌줄기병변 등을 평가하는 데 주로 이용된다.

(1) 검사 결과치의 임상적 의의(그림 11-59)

① 조기반응(R1): 눈확위구멍(안와상공, supraorbital foramen)에서 삼차신경의 위쪽 가지의 자극은 뇌줄기를 향해 전달되고, 감각핵(sensory nucleus)에서 반사를 일으키게 한다. 이 자극은 제 7번째 뇌신경인 얼굴신경의 들경로(afferent pathway)를 통해서 얼굴신경으로 진행된다. 잠복기은 10 msec 정도이며, 2 또는 3상성의 파형이 생성된다.

② 후기반응(R2): 뇌줄기를 향한 자극에 의해 흥분된 들섬유는 같은 쪽 삼차신경 척수신경로(spinal trigeminal tract)로 전달된다(삼차감각신경은 내부적으로 뇌줄기의 얼굴운동신경과 연결되어 있다). 사이신경세포(interneuron)을 통한 신경로(neural tract)에 도달하고, 다연접반사(polysynaptic reflex)에 의해 양쪽 눈의 눈둘레근에서 수축이 이루어지게 하는 진행 경로이다. 잠복기는 30 msec정도이고, 여러 성상의 파형이 기록된다. 양쪽의 R2는 V, VII번 뇌신경의 기능과 다리뇌, 가쪽 숨뇌, 중간뇌 병변이 있는 경우에도 이상이 나타나는 경우가 많다.

(2) 전극 부착(그림 11-60)

① 기록전극: 눈둘레근 아래 중앙 부위
② 기준전극: 눈둘레근의 가쪽눈구석(lateral canthus), 관자놀이(temple) 또는 코(nose) 근처
③ 접지전극: 아래턱, 볼 또는 이마

눈확위신경을 자극했을 때 삼차신경의 흥분성이 얼굴신경으로 전해지고, 얼굴신경의 지배를 받는 눈둘레근이 수축하게 된다. 이때 뇌줄기반사(brainstem reflex)에 의해 먼저 나타나는 반응이 R1, 이후에 나타나는 반응이 R2이다. 왼쪽 눈둘레근의 기록전극으로부터 R1 파형은 자극한 쪽에서만 출현하는 다리뇌를 통한 초기반응이다. R2 파형은 다리뇌와 숨뇌를 통한 후기반응으로 자극한 쪽과 반대쪽 모두에서 기록된다. 따라서 눈깜박반사검사는 삼차신경, 얼굴신경 및 뇌줄기의 기능을 평가할 수 있다.

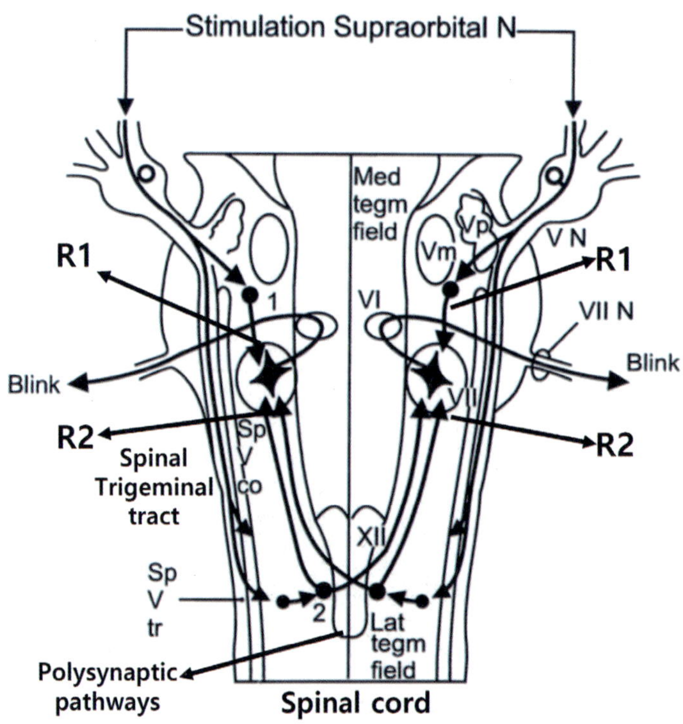

그림 11-59. 눈깜박반사검사의 파형 생성 원리

R1 반응은 다리뇌에서 희소시냅스(oligosynaptic) 반사활을 통해 형성되는 반면, R2 반응의 들신경섬유는 같은 쪽 삼차신경척수로(spinal tract of trigeminal nerve)를 따라 하행한 후, 꼬리쪽의 삼차신경척수핵(spinal nucleus of trigeminal nerve)을 거쳐 같은 쪽의 가쪽그물체(lateral reticular formation)에서 연접이 발생하고 양쪽 얼굴신경핵을 자극하는 다연접반사(polysynaptic reflex) 경로를 따라 발생한다.

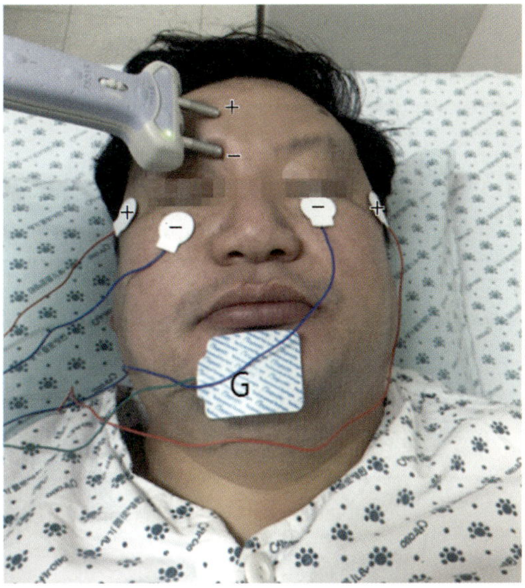

그림 11-60. Blink reflex 전극부착과 자극 부위

* 자극위치: 안와위신경(supraorbital nerve)
* 기록전극: 1,2(눈둘레근 아래 중앙 부위)
* 기준전극: 눈둘레근의 가쪽눈구석(lateral canthus), 관자놀이(temple) 또는 코(nose) 근처
* 접지전극: 아래턱, 볼 또는 이마

(3) 자극: 그림과 같이 위눈확틈새(상완와열, superior orbital fissure) 안쪽 눈확위신경을 자극한다.

① 자극의 세기: 15~20 mA
② 자극의 간격: 1~3초 이상
③ 반응을 4개 이상 기록하여 그중 가장 빠른 잠복기를 선택한다.
④ 자극을 1초 이내로 빠르게 자극하는 경우 습관화로 반응이 감쇠될 수 있다.

임상노트

눈확위신경(안와상신경, supraorbital nerve)
이마와 머리덮개에 분포하는 감각 신경. 삼차신경인 눈신경의 가지이며, 눈구멍 위 패임을 통하여 눈구멍을 빠져나와 이마 쪽으로 분지한다.

(4) 눈깜박반사검사의 임상적 응용(그림 11-61, 62, 63, 표 11-21)

눈깜박검사의 임상적 응용은 자극쪽의 R1 반응과 R2 반응과 자극쪽 R2(ipsilateral R2, R2i)와 자극 반대쪽 R2(contralateral R2, R2c)의 잠복기 이상이 나타나는 유형에 따라 삼차신경, 뇌신경핵, 숨뇌, 얼굴신경 등 반사경로의 어느 부분에 손상이 있는지 알 수 있고 신경핵이 연결되는 뇌줄기에도 이상 유무를 판명하는 데 응용된다.

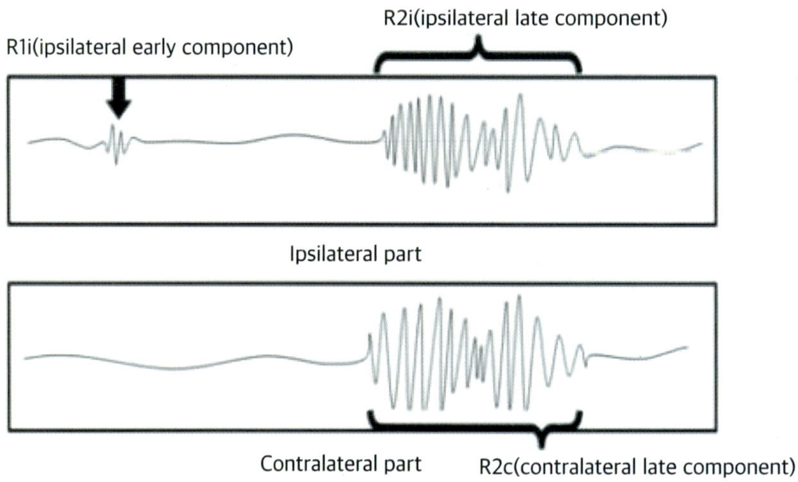

그림 11-61. 눈깜박반사검사의 반응 파형

* R1 잠복기: 자극된 방향(자극쪽- ipsilateral side)자극과 R1 시작 사이의 시간. 자극쪽 조기반응
* R2i 잠복기: 자극된 방향(자극쪽- ipsilateral side)자극과 R2 시작 사이의 시간. 자극쪽 후기반응
* R2c 잠복기: 자극된 방향(자극 반대쪽-contralateral side)자극과 R2 시작 사이의 시간. 자극 반대쪽 후기반응
(조준형외, 이신경 눈깜박임반사를 이용한 하치조신경 손상 평가, Journal of Dental Implant Research, Vol.33, No. 1, 2014)

※ 눈깜박반사검사 측정 및 유의사항

1) 신경전도검사의 지침과 함께 환자를 침대 위에서 5~10분 정도 눈을 감고 일정시간 안정시킨 후 검사를 실시하면 좋은 파형을 얻을 수 있다.
2) 환자가 긴장을 풀 수 있도록 입을 살짝 벌리고 있게 한다.
3) 기록전극은 양측 눈 아래 가장자리의 눈둘레근 중앙과 코쪽 혹은 눈가쪽에 기준전극을 부착한다.
4) 접지전극은 아래턱, 볼 또는 이마에 부착한다.
5) 양쪽 눈확위신경을 각각 4번 자극을 준다.
6) 자극강도는 3~8 mA(최대 16~20 mA), duration(자극지속시간)은 0.1~1 msec
7) 자극 간 간격은 최소 1~2초를 두어야 한다(습관화로 인한 반응의 감쇠를 막아 좋은 파형을 얻을 수 있다).

Department of Neurology

Test Date: 2022-12-23

I D : 0000	**Patient:** Test	**Sex :** Male	**Age :** 22 year	**Technician :**

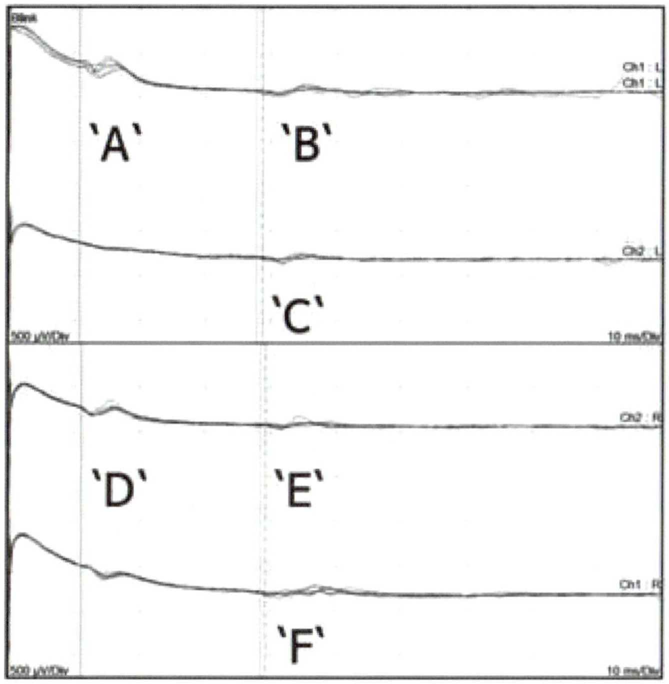

Blink

Side	R1	R2i	R2c	R2i-R2c
L	10.80	37.69	38.69	1.00
R	11.15	38.38	39.27	0.89
Diff(L-R)	0.34	0.69	0.57	0.11

그림 11-62. 눈깜박반사검사 파형과 결과지

A: 왼쪽 자극 시 왼쪽 기록전극에서 기록된 R1 반응
B: 왼쪽 자극 시 왼쪽 기록전극에서 기록된 R2 반응(R2i)
C: 왼쪽자극 시 오른쪽 기록전극에서 기록된 R2 반응(R2c)
D: 오른쪽자극 시 오른쪽 기록전극에서 기록된 R1 반응
E: 오른쪽자극 시 오른쪽 기록전극에서 기록된 R2 반응(R2i)
F: 오른쪽자극 시 왼쪽 기록전극에서 기록된 R2 반응(R2c)
*R2i: ipsilateral R2, **R2c:contralateral R2

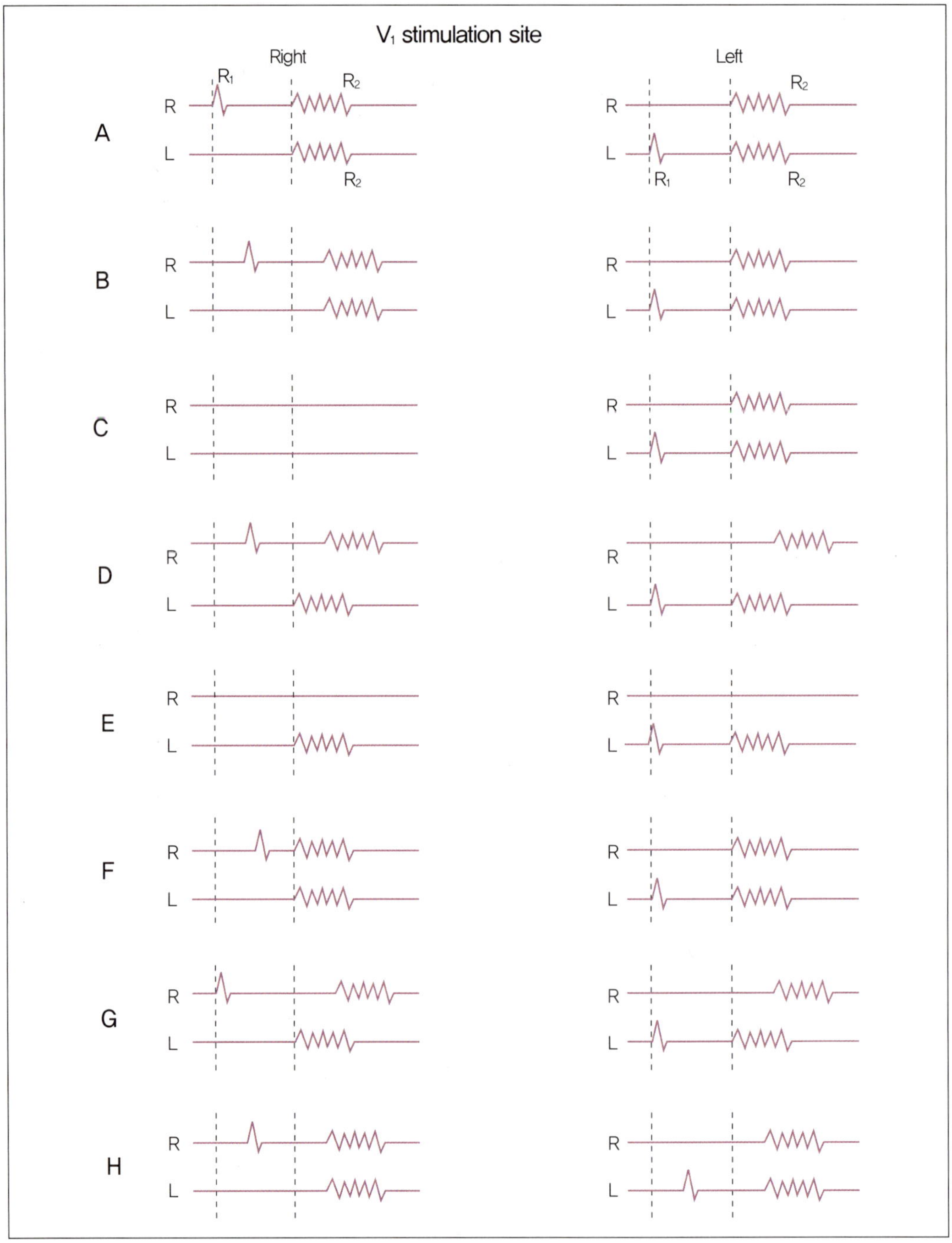

그림 11-63. 눈깜박반사검사의 정상 및 비정상 결과 판독

A: 정상, B: 불완전 오른쪽 삼차신경 병변, C: 완전 오른쪽 삼차신경 병변, D: 불완전 오른쪽 안면신경 병변, E: 완전 오른쪽 안면신경 병변, F: 오른쪽 중뇌-다리뇌(mid pontine) 병변, G: 오른쪽 숨뇌(medullary) 병변, H: 탈수 초성 다발성 말초신경병증

6) 반복신경자극검사(Repetitive nerve stimulation test, RNST, Jolly test)

(1) 개요

반복신경자극검사는 1895년 Jolly가 중증근무력증(myasthenia gravis, MG) 환자에게 유도전류자극(faradism stimulation)으로 운동신경을 측정하여 근무력성 반응이 나타남을 관찰한 이후 1941년 Harvey와 Masland가 처음 시행하였고, 이후 중증근무력증이나 근무력증후군(myasthenic syndrome)의 진단을 위해 널리 사용되어 왔다.

반복신경자극검사는 초기 진단이 어려운 신경 · 근육 접합부 질환의 진단과 신경 · 근육 연접 전 질환과 연접 후 질환 감별 시 도움을 준다. 또한 전신형 중증근무력증 환자처럼 진단이 어렵지 않은 경우라도 근무력성 신경 · 근육 접합부의 장애를 객관적으로 정량화할 수 있기 때문에 치료 경과를 추적 관찰하는데에도 유용하게 사용될 수 있다.

해부학적인 구조로 나누어 보자면, 1) 연접 전 운동 신경종말(presynaptic motor end terminal), 2) 연접틈새(synaptic cleft), 3) 연접 후 종말판(postsynaptic end-plate) 등으로 나눌 수 있다(그림 11-64).

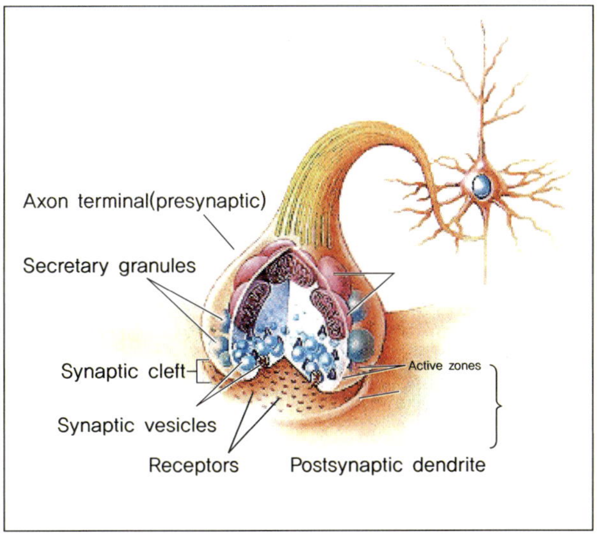

그림 11-64. 신경·근육 접합부의 해부학적 구조

(2) 반복신경자극검사의 원리

반복신경자극검사는 일반 운동신경전도검사와 유사하나 연속적으로 운동신경을 자극한 후 복합근육활동전위를 측정한 후 일정한 형태의 운동 후 복합근육활동전위를 측정이 필요하며, 검사 시 움직임을 방지하기 위해 고정(immobilization)이 필요하다는 차이가 있다. 특히 자신경 자극 시 자극에 의해 손의 움직임에 의해 검사에 영향을 줄 수 있으므로 그림 11-65, 66에서 보듯이 고정이 꼭 필요하다.

반복신경자극검사는 운동신경을 연속적으로 자극한 후 이 운동신경에 지배를 받는 근육에서 복합근육활동전위(CMAP)를 기록한다. 정상적으로 2~3 Hz의 속도로 5~10회 연속 자극을 통해 4번째, 5번째, 6번째 자극까지 신경말단에서 분비되는 아세틸콜린(acetylcholine, ACh)의 양이 점진적으로 감소하고 이때부터 아세틸콜린의 분비를 일정하게 유지하기 위해 아세틸콜린이 저장되어 있는 연접소포(synaptic vesicles)가 신경 · 근 접합부로 이동하기 시작한다. 중증근무력증과 같이 신경 · 근육 접합부로 아세틸콜린 전달의 안전인자(safety factor)가 저하됨으로서 아세틸콜린의 분비 저하가 초래되고 종판전위(end-plate potential, EPP)를 문턱값 이하로 떨어지게 하고 궁극적으로 복합근육활동전위의 전위와 면적이 감소(감쇠 반응, decremental response)하게 된다. 중증근무력증 환자에서 이러한 감쇠 반응은 3~5 Hz의 저빈도 자극 시 가장 잘 나타난다. 감쇠의 정도는 첫 번째 전위에 비해 4번째, 5번째, 6번째의 진폭 혹은 음 최고점 면적의 퍼센트 변화로 정의한다. 공식은 다음과 같다.

$$\%\ \text{decremental response} = 1 - \left(\frac{\text{potential of } 5^{th}\ \text{CMAP}}{\text{potential of } 1^{st}\ \text{CMAP}} \right) \times 100$$

* 5th CMAP 대신 검사실에 따라 4th, 6th로 바꿀 수 있다.

만일 5Hz 이상의 자극이 주어지면 신경말단에 Ca^{2+}이 축적되고 이로 인해 아세틸콜린의 분비가 증가한다. 이와 마찬가지로 일정 기간 동안 최대한의 운동을 하게 되면 동일한 효과가 나타난다. 근무력증후군(Lambert-Eaton myasthenic syndrome, LEMS)에서는 이러한 자극이나 운동 후 복합근육활동전위 진폭이 비정상적으로 증가하게 되는데, 이를 각각 증강반응(incremental response)과 기록화후 증강(post-activation facilitation, PAF) 또는 운동 후 증강(post-exercise facilitation, PEF)이라고 한다. 이를 공식화하면 다음과 같다.

$$\%\ \text{facilitation}_n = < \left(\frac{\text{potential}_n}{\text{potential}_1} \right) - 1 > \times 100$$

최대 운동을 하고 나면 종판의 흥분도가 감소하게 되는데 중증근무력증의 경우, 운동 전에 비해 더욱 심한 감쇠반응이 나타나는데 이를 기록화 후 소진(post-activation exhaustion, PAE)이라 한다. 이 같은 현상은 운동 종료 후 2~4분에 최대한으로 나타난다.

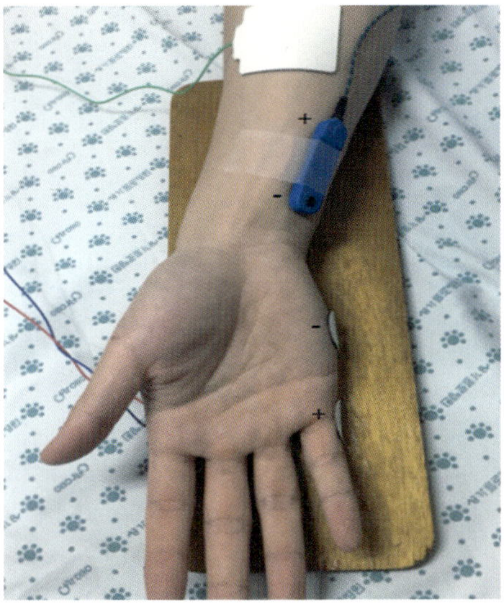

그림 11-65. 새끼벌림근에서의 기록과 자극

- 기록전극: 새끼벌림근 근육 중앙 힘살부위
- 기준전극: 새끼벌림근의 먼쪽 힘줄
- 접지전극: 손바닥, 손등 또는 아래팔
- 자극부위: 기록전극에서 6~8 cm 몸쪽으로 떨어진 손목 중앙부의 자쪽손목굽힘근 주변 손목 부분

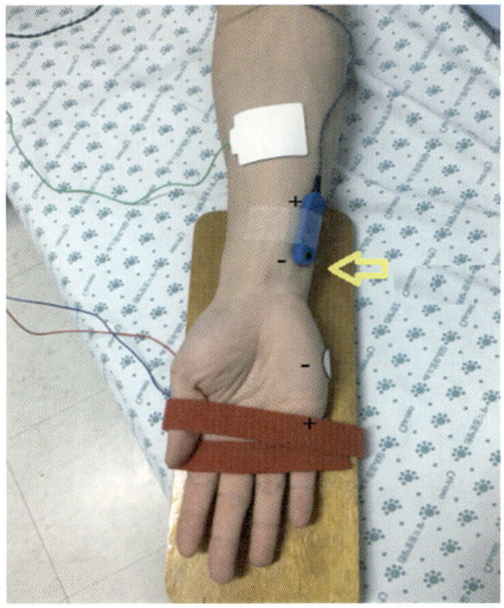

그림 11-66. 고정 후 새끼벌림근에서의 기록과 자극

(3) 검사 방법

① 검사근육(근육별로 진행)

- 새끼벌림근(그림 11-65, 66)
- 자쪽손목굽힘근(그림 11-67)
- 등세모근(승모근, trapezius)(그림 11-68)
- 눈둘레근(그림 11-69)
- 코근(그림 11-70)

② 자극: 최대상자극(supramaximal stimulation)

㉮ 저빈도자극(low rate stimulation, LRS)

자극 빈도가 초당 10회를 기준으로 이보다 낮은 빈도로 초당 2, 3, 5회의 자극 빈도를 사용하여 감소 반응의 여부를 관찰한다.

㉯ 고빈도자극(high rate stimulation, HRS)

자극 빈도가 초당 10회를 기준으로 이보다 높은 빈도로 초당 50회의 자극 빈도를 사용하여 증감 반응을 관찰한 후 강축자극 후 촉진현상(post-tetanic facilitation, PTF)과 강축자극 후 피로현상(post-tetanic exhaustion, PTE)을 확인한다.

③ 검사 과정(근육별로 각각 검사, 최대상자극, 표 11-22)

㉮ 저빈도 자극 순서

- 해당근육에서 안정기에 최대상자극으로 복합근육활동전위 측정(자극 1회)
- 30초간의 자발적 근수축 직후 복합근육활동전위 측정(자극 1회)
- 1분간 휴식
- 초당 2회의 저빈도 자극으로 5~10회 자극(2 Hz 자극)
- 1분간 휴식
- 초당 3회의 저빈도 자극으로 5~10회 자극(3 Hz 자극)
- 1분간 휴식
- 초당 5회의 저빈도 자극으로 5~10회 자극(5 Hz-5, 1초 자극)

㉯ 자발적 근수축 방법

- 새끼벌림근: 손가락 전체를 좌우로 힘껏 편다.
- 등세모근: 어깨를 최대한 위로 올린다.
- 코근: 코를 힘껏 찡그린다.

㉰ 고빈도 자극 순서

- 저빈도 자극 후 초당 50회의 고빈도 자극을 5~10회 자극(50 Hz)
- 직후 초당 5회의 빈도로 5회 자극(5 Hz): 자발적 근수축 촉진현상을 관찰
- 4분간 휴식
- 초당 5회의 빈도로 5회 자극(5 Hz): 자발적 근수축 직후 피로현상을 관찰

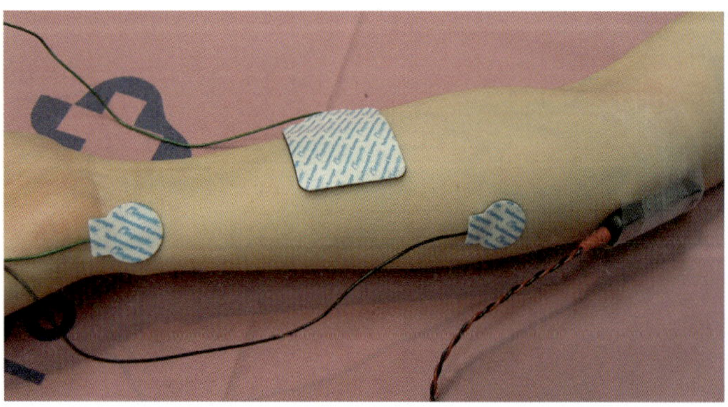

그림 11-67. 자쪽손목굽힘근(flexor carpi ulnaris)에서의 기록과 자극 위치

- 기록전극: 자쪽손목굽힘근의 중앙의 힘살 부위
- 기준전극: 자쪽손목굽힘근의 먼쪽 힘줄
- 접지전극: 손등, 손바닥 또는 아래팔
- 자극부위: 안쪽, 가쪽 위관절융기(epicondyle) 사이로 자신경이 주행하는 팔꿈치에 자극

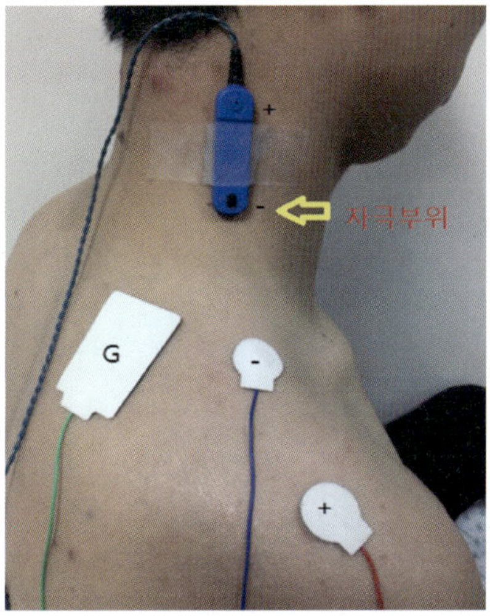

그림 11-68. 등세모근(trapezius)에서의 기록과 자극

- 기록전극: 등세모근 중앙의 힘살 부위
- 기준전극: 등세모근의 먼쪽 힘줄
- 접지전극: 등
- 자극부위: 더부신경(accessory nerve)이 주행하는 목빗근(sternocleidomastoid muscle) 중앙 부위
- 주의점: 등세모근에서의 검사 시 근육의 수축으로 인한 허상이 발생할 수 있으므로 바(bar) 전극을 강하게 고정해야 한다. 만약 인공산물의 간섭이 지속적으로 발생하는 경우 바전극 대신 자극기로 직접 자극하면 정확한 파형을 얻을 수 있다.

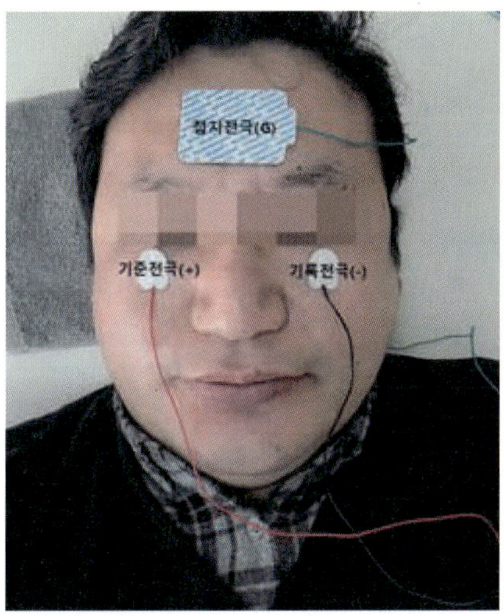

그림 11-69. 눈둘레근(orbicularis oculi)에서의 기록

- 기록전극: 눈둘레근 아래 부위 중앙의 힘살 부위
- 기준전극: 자극 반대쪽 눈둘레근, 눈둘레근 위쪽 부위 중앙 또는 콧등
- 접지전극: 이마, 볼 또는 아래턱

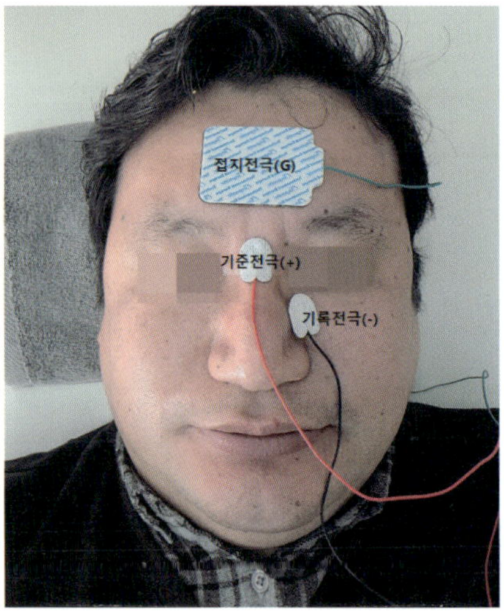

그림 11-70. 코근(nasalis)에서의 기록
• 기록전극: 코근 부위 중앙의 힘살 부위
• 기준전극: 콧등 또는 반대쪽 코근
• 접지전극: 이마, 볼 또는 아래턱

표 11-22. 반복신경자극검사 매뉴얼

	Train (휴식)	Hz (초당 자극빈도)	Train length (자극횟수)	비고
	baseline	1	1	바닥선 동요주의
1	0 : 00	1	1	최대상자극
2	30초	1	1	자발적 근수축 후
3	1분	2	5~10	
4	1분	3	5~10	
5	1분	5	5~10	
6	1분	50	50	
7	0 : 00	5	5~10	
8	4분	5	5~10	

④ 측정

㉮ 복합근육활동전위의 전위폭은 정점과 정점 사이(peak to peak) 또는 최초잠복기와 정점(onset to peak)으로 진폭을 측정

㉯ 자발적 근수축 직후 복합근육활동전위 변화는 안정기 복합근육활동전위에 대한 변화 비율을 퍼센트로 환산

㉰ 저빈도자극 후 복합근육활동전위 변화는 첫 번째 자극 시 복합근육활동전위에 대한 4번째 혹은 5번째 복합근육활동전위의 변화 비율을 각각 퍼센트로 환산

㉣ 고빈도 자극한 다음 강축자극 후 촉진현상, 강축자극 후 피로현상을 관찰

⑤ 비정상 소견

㉮ 정상인도 저빈도 자극 시 8% 감쇠반응이 나타날 수 있다(그림 11-71A).

: 2Hz에서 1.2% 진폭감소, 3Hz에서 1.6% 진폭 감소, 5Hz에서 4.0% 진폭 감소

㉯ 연접 후 이상(postsynaptic defect): 중증근무력증(MG)(그림 11-71B)

: 2Hz에서 13.8% 진폭감소, 3Hz에서 19.5% 진폭감소, 5Hz에서 22.7% 진폭감소

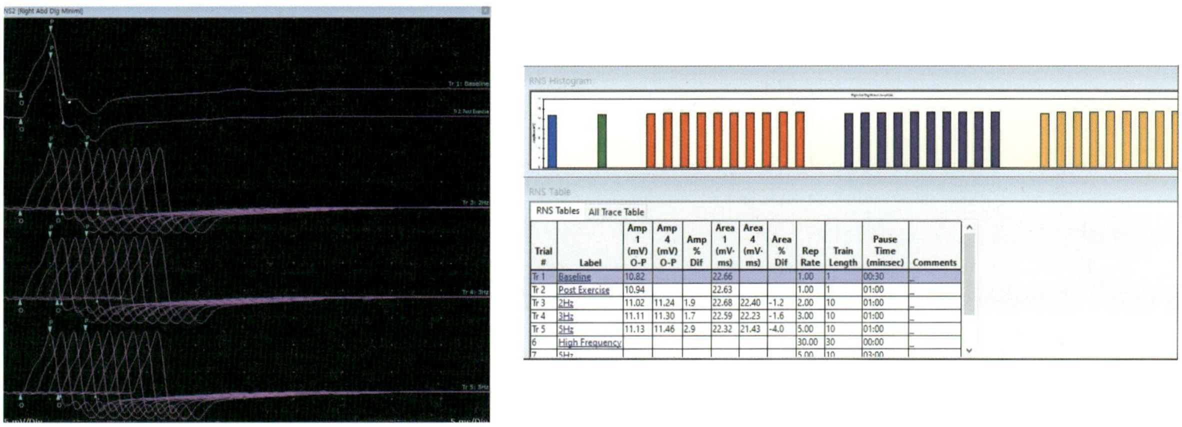

Trial #	Label	Amp 1 (mV) O-P	Amp 4 (mV) O-P	Amp % Dif	Area 1 (mV·ms)	Area 4 (mV·ms)	Area % Dif	Rep Rate	Train Length	Pause Time (min:sec)	Comments
Tr 1	Baseline	10.82			22.66			1.00	1	00:30	_
Tr 2	Post Exercise	10.94			22.63			1.00	1	01:00	_
Tr 3	2Hz	11.02	11.24	1.9	22.68	22.40	-1.2	2.00	10	01:00	_
Tr 4	3Hz	11.11	11.30	1.7	22.59	22.23	-1.6	3.00	10	01:00	_
Tr 5	5Hz	11.13	11.46	2.9	22.32	21.43	-4.0	5.00	10	01:00	_
6	High Frequency							30.00	30	00:00	_

(A)

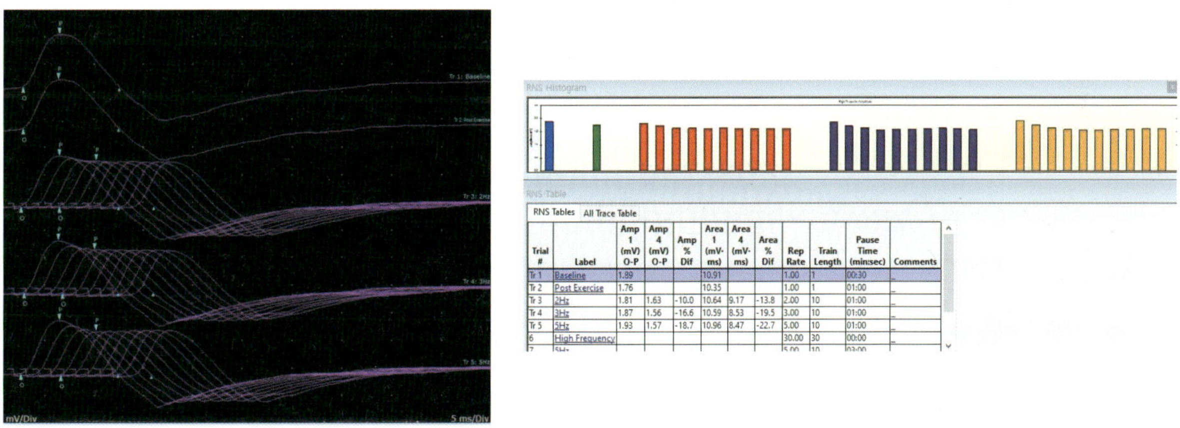

Trial #	Label	Amp 1 (mV) O-P	Amp 4 (mV) O-P	Amp % Dif	Area 1 (mV·ms)	Area 4 (mV·ms)	Area % Dif	Rep Rate	Train Length	Pause Time (min:sec)	Comments
Tr 1	Baseline	1.89			10.91			1.00	1	00:30	_
Tr 2	Post Exercise	1.76			10.35			1.00	1	01:00	_
Tr 3	2Hz	1.81	1.63	-10.0	10.64	9.17	-13.8	2.00	10	01:00	_
Tr 4	3Hz	1.87	1.56	-16.6	10.59	8.53	-19.5	3.00	10	01:00	_
Tr 5	5Hz	1.93	1.57	-18.7	10.96	8.47	-22.7	5.00	10	01:00	_
6	High Frequency							30.00	30	00:00	_

(B)

그림 11-71. 반복신경자극검사의 정상 및 비정상 파형 및 결과지(1번째 4번째 파형 복합근육활동전위 감소 여부 확인)

* A: 정상(2Hz에서 1.2% 진폭감소, 3Hz에서 1.6% 진폭 감소, 5Hz에서 4.0% 진폭 감소)

* B: 중증근무력증 의심(2Hz에서 13.8% 진폭감소, 3Hz에서 19.5% 진폭감소, 5Hz에서 22.7% 진폭감소)

㉰ 연접 전 이상(presynaptic defect): 근무력증후군(LEMS)

- 단일자극에 낮은 복합근육활동전위 진폭(그림 11-72)
- 3 Hz 저빈도 자극에 감쇠반응
- 짧은 자발운동 후 즉각적으로 자극 시 비정상 증강 100% 이상(그림 11-73)
- 50 Hz 고빈도 자극에 심한 비정상 증강(그림 11-66)

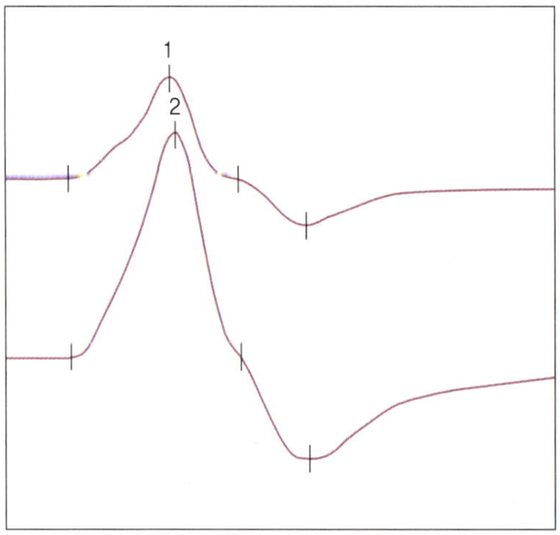

그림 11-72. 복합근육활동전위
A: 자발 운동 전 단일자극에 낮은 복합근육활동전위 진폭
B: 짧은 자발 운동 후 즉각적으로 자극 시 비정상 증강 100% 이상

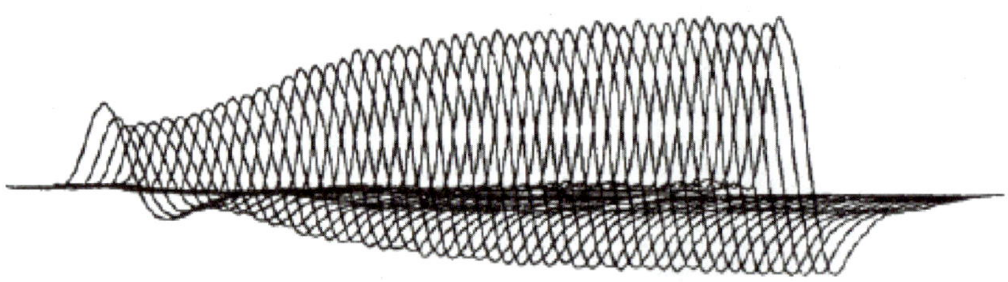

그림 11-73. 50 Hz 고빈도 자극에 심한 비정상 증강

(4) 반복신경자극 검사에 영향을 미치는 인자

① 온도

검사실 온도는 일반적으로 26℃ 정도로 유지하고 사지의 온도는 적어도 34℃ 이상되어야 한다.

㉮ 중증근무력증(MG)에서의 온도 영향

- 저온에서 복합근육활동전위 진폭이 증가한다.
- 저빈도자극: 감쇠반응이 저온일수록 향상
- 고빈도자극: 감쇠반응이 저온일수록 향상
- 강축자극 후 촉진현상과 강축자극 후 피로현상: 저온으로 갈수록 감쇠반응 향상

㉯ 근무력증후군(LEMS)에서의 온도 영향

- 저온에서 복합근육활동전위 진폭이 증가한다.
- 운동 후의 복합근육활동전위 진폭의 증가는 저온에서 감소
- 고빈도자극: 감쇠반응이 저온일수록 향상, 증강반응 약화

② 자극

자극은 최대상자극으로 해야 하는데 흔히 최대자극으로 인한 것이 가장 흔하다. 이때에는 복합근육활동전위 진폭이 낮게 기록되어 반복신경자극 시 감쇠반응이 발생할 수 있다. 반대로 너무 과한 자극으로 인하여 주변 신경도 간헐적으로 자극되어 용적전도가 유발되며 운동허상이 증가하여 오류가 발생할 수 있다.

③ 약물

중증근무력증 환자의 경우 약물을 복용하고 있으면 검사결과에 영향을 미칠 수 있으므로 검사 전 최소 6~12시간 이상 약제 복용을 금해야 한다.

④ 나이

신생아에서는 복합근육활동전위 진폭이 위팔에서는 성인의 1/3, 다리에서는 1/2이다. 저빈도자극검사는 성인과 차이가 없지만 고빈도검사에서는 차이를 보인다.

⑤ 기록 오류

검사 도중 전극의 부착성이 떨어지는 것이다. 이로 인한 운동허상이 증가하게 되고 마치 신경·근접합부 전달에 이상이 있는 것으로 판단할 수 있다.

※ 반복신경자극검사 측정 및 유의사항

자신경 10회 이상 최대상자극 시 손의 움직임에 의해 점증 및 점감현상이 나타날 수 있으므로 손목을 고정할 수 있는 장치가 필요하다. 얼굴신경은 코근 또는 눈둘레근 중 한 곳을 선택해서 검사할 수 있다(통증이 심하기 때문).

■ 부록

신경전도검사 정상치

Upper Extremity(상지)			
	latency (ms)	NCV range (m/sec)	Amplitude
Motor NCV			
Median			
onset latency(최초잠복기)	3.8 이내		10 mV 이상
Wrist-elbow		50 이상	
elbow-axilla		50 이상	
ulnar			
onset latency(최초잠복기)	3.5 이내		10 mV 이상
Wrist-Below elbow		50 이상	
Below elbow-above elbow		50 이상	
above elbow-axilla		50 이상	
Sensory NCV			
Median			
Onset latency(최초잠복기)	3.5 이내		10 uV 이상
Peak latency(정점잠복기)	3.8 이내		
finger-wrist		40 이상	
wrist-elbow		50 이상	
elbow-axilla		50 이상	
palm-wrist		40 이상	
Ulnar			
Onset latency(최초잠복기)	3.2 이내		10 uV 이상
Peak latency(정점잠복기)	3.5 이내		
finger-wrist		40 이상	
wrist-elbow		50 이상	
elbow-axilla		50 이상	

Lower extremity(하지)			
	latency (ms)	NCV range (m/sec)	Amplitude
Motor NCV			
Peroneal			
Onset latency(최초잠복기)	4.0 ± 0.8		3 mV

ankle-knee		40 이상	3 mV
Posterior tibial		40 이상	
Onset latency(최초잠복기)	4.0 ± 0.8		10 mV
ankle-knee		40 이상	
Sensory NCV			
Sural			
Onset latency(최초잠복기)	3.5 이내		10 uV
Peak latency(정점잠복기)	4.0 이내		
ankle-low leg		38 이상	

F-wave

Nerve	latency (m/s)
Median	28
Ulnar	28
Peroneal	53
Posterior tibial	54

** 양쪽 잠복기 차이가 2 msec 이내이어야 한다.

H-reflex

Nerve	latency (m/s)
Posterior tibial	32

** 양쪽 잠복기 차이가 1.5 msec 이내이어야 한다.

Blink reflex

	Mean*SD	Normal limit
R1	10.68 ± 0.8	12.2
lpsilateral R1(자극쪽 R1i)	31.3 ± 3.3	37.9
lpsilateral R2(자극쪽 R2i)	31.6 ± 3.8	39.2
contralateral R2(반대쪽 R2c)	31.6 ± 3.8	39.2

눈둘레근, 코근에서의 얼굴 운동신경전도검사 결과

Site	Onset latency (ms) 잠복기	Amplitude (mV) 진폭
Right Facial - ALL Motor (Mastoid)		
orbicularis oculi(눈둘레근)	3.0 이하	1.0 이상
nasalis(코근)	3.0 이하	1.0 이상
orbicularis oris(입둘레근)	3.0 이하	1.0 이상

**신경전도 검사의 정상치는 각 병원 검사실의 검사법 및 장비마다 다소 차이가 날 수 있다. 병변이 있는 부위와 건강한 부위의 비교 검사가 중요하다. 특히, 후기반응검사, 얼굴신경전도검사, 눈깜박반사검사는 건강한 부위와 병변부위의 검사를 통해 잠복기와 진폭의 차이를 꼭 확인해야 한다.

신경기능검사학 실습보고서

학교명: 학번: 이름:

신경기능검사학 실습보고서

학교명: 학번: 이름:

신경기능검사학 실습보고서

학교명:　　　　　　　　　　　　　학번:　　　　　　　　　　　　　이름:

신경기능검사학

CHAPTER

III

유발전위 검사

Section

12 유발전위(Evoked potential, EP) 검사

1. 유발전위검사의 기본 개념

학습목표

1. 유발전위검사의 기본 개념
2. 유발전위검사의 원리와 주의사항을 설명할 수 있다(A).
3. 유발전위검사의 종류를 설명할 수 있다(A).
4. 유발전위검사의 구분을 설명할 수 있다(A).

1) 유발전위검사의 기본 개념

(1) 유발전위검사란?

1947년 Dawson은 말초신경에 전기적 자극을 가할 때 반대쪽 대뇌에 매우 작은 유발전위(evoked potential)가 기록된다는 사실을 처음 보고하였다.

유발전위에서는 한 개 또는 몇 개의 파형들이 관찰되는데, 이들 파형은 해당 감각기관계의 해부생리학적인 구조 또는 상태에 의해 형성된다고 생각된다.

따라서 이들 유발전위를 응용하는 방법은 유발전위 파형이 제대로 유발되는지의 여부와 또한 유발된다 하더라도 자극 후 특정 파형이 나타나는 데 걸리는 시간이 지연되었는지 판단함으로써 해당 감각기관계의 신경학적 이상을 평가하게 된다.

(2) 원리

유발전위는 신경계 각각의 감각 부위를 자극한 후 일정 시간대에 비교적 일정한 형태의 신호가 나타나는 특성이 있다(time-locked signals).

이 신호의 전위는 신체 내에 존재하는 잡음전위(noise)에 비해 너무 낮아 있는 그대로는 파악이 불가능하다. 그러나 여러 신호를 거듭 반복하여 평균화 과정(averaging)을 거치게 하면 일정한 형태를 갖는 전기신호인 유발전위를 얻을 수 있게 된다. 여러 번 유발전위를 평균화시킴으로써 대뇌, 근육, 심장 등에서 유래되는 전기신호는 점차 소멸되는 반면, 일정한 시간대에 나타나는 유발전위는 점차 선명해지는 원리이다.

(3) 임상적인 응용

유발전위검사법은 감각 신경계의 기능을 객관적으로 평가할 수 있다는 점에서 특별한 의의가 있다. 특히 예전에는 척수 또는 뇌줄기 등의 기능을 적절히 평가할 수 있는 뚜렷한 방법이 없었을 뿐만 아니라, 간접적인 평가방법에서도 침습적 방법이므로 실시에 어려움이 많았다. 유발전위검사법의 임상적 응용성은 신경계의 질환을 진단하고, 예후를 추정하고, 추적감시를 할 수 있으며, 다양한 들신경 및 날신경 통로의 기능을 객관적으로 평가할 수 있으므로 신경계의 진단, 질환의 경과, 예후 판정이나 병리학적 병변의 범위 등을 알아보는 데 도움이 된다. 또한 병은 있으나 현재로는 무증상인 상태나 혹은 다발성경화증(multiple sclerosis, MS)과 같은 병변을 찾는데도 유용하게 쓰이고 있다.

유발전위의 가장 큰 특징은 약물에 의한 영향이 적기 때문에 뇌파검사가 도움이 되지 않는 상황에서 대뇌경로의 상태를 검사하는 데 주로 유발전위가 이용되고, 진폭은 임상적으로 큰 의미를 갖지 않기 때문에 잠복기가 지연되었는지의 여부를 판단하여 평가한다.

2) 유발전위검사 시 주의 사항

(1) 검사 전

① 유발전위검사는 반복 자극 후 평균화 작업을 하는 검사이므로 검사시간이 비교적 많이 소요되므로 검사 과정에 대하여 충분히 설명한다.
② 특히 몸감각유발전위검사(SEP)의 경우 최대상자극을 통해 약 1,000회 정도의 평균화 과정을 통해 결과를 얻을 수 있으므로 통증이 유발될 수 있어 이에 대한 사전 설명이 필요하다.
③ 전극을 부착할 피부나 머리덮개를 깨끗이 한다.
④ 협조가 되지 않는 환자는 진정제를 투여하거나 검사를 미루는 것이 필요하다.

(2) 검사 중

마음을 편안히 하고 긴장을 풀도록 해야 하며, 검사자의 요구로 각성이 필요한 경우를 제외하고는 눈을 감고 편안히 있도록 해야 한다.

(3) 검사 후

전극 풀(electrode paste)의 제거를 위해 피부나 머리덮개를 씻을 수 있도록 준비한다.

(4) 검사실의 환경

① 검사실은 비교적 정숙할 수 있는 곳에 위치하도록 한다.
② 차폐(shield)를 할 수 있도록 한다.
③ 검사기기에 별도의 전원을 마련하여 안정적인 전압이 유입될 수 있도록 한다.

④ 시각유발전위(VEP)의 경우 빛을 차단하기 위해 커튼 등을 설치한다.

⑤ 침대나 의자 등은 가능하면 절연이 될 수 있는 목재를 쓰거나 바닥에 고무를 대어 인공 산물이 유입되지 않도록 한다.

3) 유발전위검사의 종류 및 전극과 인공산물

(1) 유발전위검사의 종류

① 시각유발전위검사(visual evoked potential, VEP)

여러 가지의 방법(pattern, flash, goggle)으로 시신경에 자극을 주어서 뒤통수부(시각중추인 Brodmann 영역 17과 시각연합 영역인 Brodmann 영역 18, 19)에서 발생되는 전기적 변화를 기록한다.

② 뇌줄기청각유발전위검사(brainstem auditory evoked potential, BAEP)

청각자극을 주어서 청신경(cochlear nerve), 청신경핵(cochlear nucleus), 상부 올리브핵(superior olivary nucleus), 가쪽섬유띠(lateral lemniscus) 및 아래둔덕(colliculi)에서 발생되는 전기적인 변화를 기록한다.

③ 몸감각유발전위검사(somatosensory evoked potential, SEP)

팔과 다리의 말초신경에 전기적 자극을 가하여, 척수, 뇌줄기, 대뇌피질의 말초신경과 중추신경계의 기능을 객관적으로 평가하기 위하여 전기적 변화를 기록한다.

④ 자극유발 전위 검사(event-related potential, ERP)

감각(sensory), 인지(cognitie) 또는 운동(motor)자극을 통하여 뇌에서 이런 자극에 대하여 반응하는 것을 기록한다.

(2) 전극과 인공산물

현재 많은 기기들이 선보여지고 있는데 기존의 뇌파기나 근전도기기와 근본적으로 다른 점은 컴퓨터에 의한 artifact rejection(인공산물 제거장치)이라는 중요한 장치라는 점이다.

유발전위가 실제로 매우 낮은 전위이므로 어느 정도 훌륭한 파형을 형성한 후에라도 커다란 전위를 갖는 인공산물이 첨가될 경우, 이때 얻어지는 파형이 상당히 왜곡될 것은 확실하다. 이들 인공산물을 일으키는 데 가장 중요한 요소는 피검자의 신체 부위와 접촉하는 전극사이다.

일반적으로 흔히 이용하는 전극은 임상응용에 따라 콜로디온이나 전극 풀을 사용하는 일반 뇌파전극과 바늘전극 그리고 특별한 목적에만 사용되는 기타 특수 전극들이 있는데, 이들 전극을 정확한 위치에 부착시키는 것이 좋은 유발전위를 얻어내는 데 가장 중요한 여건이라고 하겠다.

2. 유발전위검사의 측정 및 결과해석

학습목표
1. 시각유발전위의 원리, 자극종류, 파형분석 및 임상적용에 관하여 이해할 수 있다(A).
2. 뇌줄기청각유발전위의 원리, 자극종류, 파형분석 및 임상적용에 관하여 이해할 수 있다(A).
3. 몸감각유발전위의 원리, 자극종류, 파형분석 및 임상적용에 관하여 이해할 수 있다(A).

1) 시각유발전위(Visual evoked potentials, VEP)

(1) 시각유발전위의 이해

시각유발전위는 시각적 자극에 의해 유발되는 일종의 전기 생리학적 유발전위를 의미한다.

시각자극에 대해 망막(retina)에서 시신경(optic nerve), 시각교차(optic chiasm), 시각로(optic tract), 가쪽무릎핵(lateral geniculate nucleus), 시각로부챗살(optic radiation)을 거쳐 일차시각 겉질(primary visual cortex; Brodmann's area 17)에 도달하기까지의 경로를 검사할 수 있다.

이 경로 중 시신경은 시각교차에서 일부는 반대로 교차되며 따라서 우측시야의 정보는 좌측시각로로 좌측시야의 정보는 우측 시각로로 전달된다(그림 12-1).

(2) 자극의 종류

시각유발전위검사는 몇 가지 형태로 임상에서 사용되고 있는데 시각 자극의 종류나 방식 등에 따라 구분된다. 자극의 종류에 따라 패턴화된 자극을 사용하는 경우를 pattern VEP (PVEP), 패턴화되

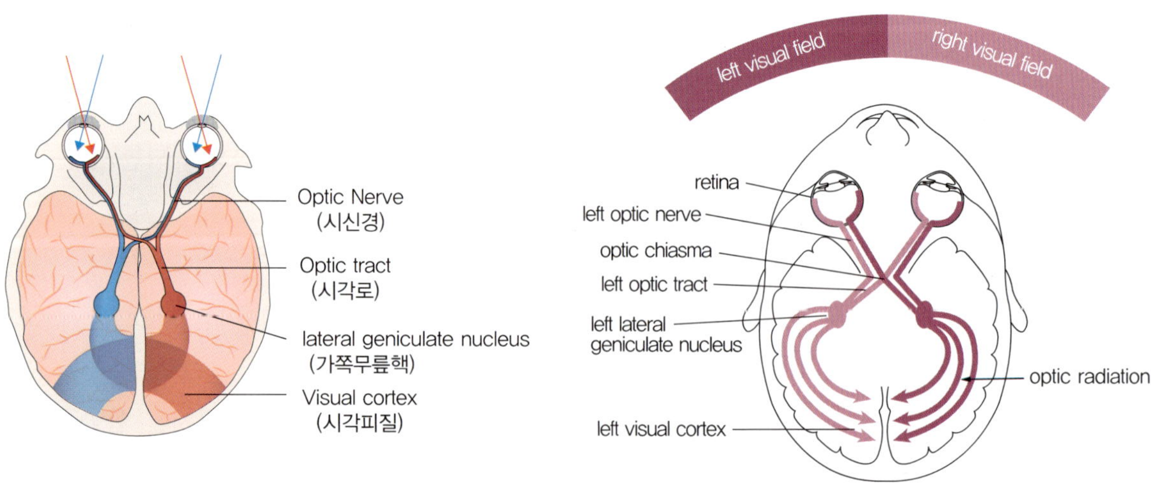

그림 12-1. 시신경과 시신경로

시신경은 시각교차에서 일부는 반대로 교차된다. 우측시야 정보는 좌측시각로로 전달되고, 좌측시야 정보는 우측시각로로 전달된다. (retina: 망막, optic nerve: 시신경, optic chiasma: 시신경 교차, lateral geniculate nucleus: 가쪽무릎핵, optic radiation: 시각로부챗살, visual cortex: 시각피질)

지 않는 자극인 섬광(flash)을 사용하는 경우를 flash VEP (FVEP)로 구분할 수 있다.

PVEP는 밝은 모양과 어두운 모양의 배열에서 명암이 서로 바뀌는 형태로, 임상적으로 가장 많이 사용하는 것은 비교적 간단하고 신뢰도가 높은 서양장기판 패턴(checkerboard pattern)이다.

FVEP는 협조가 잘되지 않는 유아나 의식이 없는 환자 또는 화면을 주시하지 못하는 경우 등에 섬광(flash)자극을 이용하는데 특별한 경우 광자극의 변형인 수중안경 모양의 안경(goggle)자극이 이용된다.

(3) 피검자의 상태

검사하는 동안 피검자가 자극에 집중하여 주시를 고정하는 것이 반드시 필요하다. 따라서 시력이 안 좋은 경우는 시력을 교정하고 검사를 시행하여야 한다. 피검자의 각성 상태와 주의 집중 상태는 매우 중요한 요소로 검사자는 검사 중에 관찰하여 기록한다.

검사는 지속적으로 한 점을 주시하도록 하기 때문에 이로 인한 피로가 발생하여 검사 결과에 영향을 미칠 수 있으므로, 자극기와 피검자 사이의 거리는 최소 70~100 cm 정도로 유지되어야 한다. 또한 눈동자의 크기도 검사결과에 영향을 미칠 수 있으므로, 검사 전 눈동자 크기를 조절하는 안약의 사용은 금한다.

피검자는 보통상태의 밝기에서 검사를 받게 되며, 근 수축으로 인한 잡음의 혼입을 막기 위하여 환자의 턱이나 목을 편안한 상태로 검사한다.

(4) 검사방법

① 피검자는 모니터 앞 의자에 편안한 상태로 앉는다.

② 검사자는 검사종류에 따라 전극을 부착한다(그림 12-3, 4).

③ 자극모니터와 피검자의 사이의 거리는 최소 70~100 cm를 유지하여야 한다(그림 12-2, 12-5).

④ 보통밝기에서 눈을 한쪽 씩 검사하는데 전시야의 경우 100회, 반시야의 경우 200회 자극을 주어 검사한다(그림 12-2, 12-5).

⑤ 재현성을 위하여 두 번 이상 시행하여 두 번 P100의 잠복기의 차이가 2.5 msec 이내이고, 정점 간 진폭 차이가 15% 이내일 때 기록한다.

(5) 전극부착

일반적으로 기본 EEG 전극을 사용하여 부착하게 된다. 기록전극은 Qeen Square System(후두엽 부분의 전극을 LO, MO, RO라 명명)과 International 10–20 system(전극을 O_1, Oz, O_2라 명명)을 사용하나 Queen Square System이 10–20 system보다 가쪽 후두부 전극이 조금 더 가쪽에 위치하여, 반시야 검사나 전시야 검사 시에도 병변을 더 민감하게 반영할 수 있는 장점이 있어 많이 사용된다. 각 전극의 임피던스는 5~10 kΩ 이하로 유지해야 한다.

Queen Square System에서 전극의 위치는 다음과 같다.

MO	후두부 중앙의 전극, 뒤통수점(inion)으로부터 5 cm 위쪽
LO	MO로부터 왼쪽 5 cm
RO	MO로부터 오른쪽 5 cm
MF	전두부 중앙, 코뿌리점(nasion)으로부터 12 cm 위쪽
I	뒤통수점(inion)

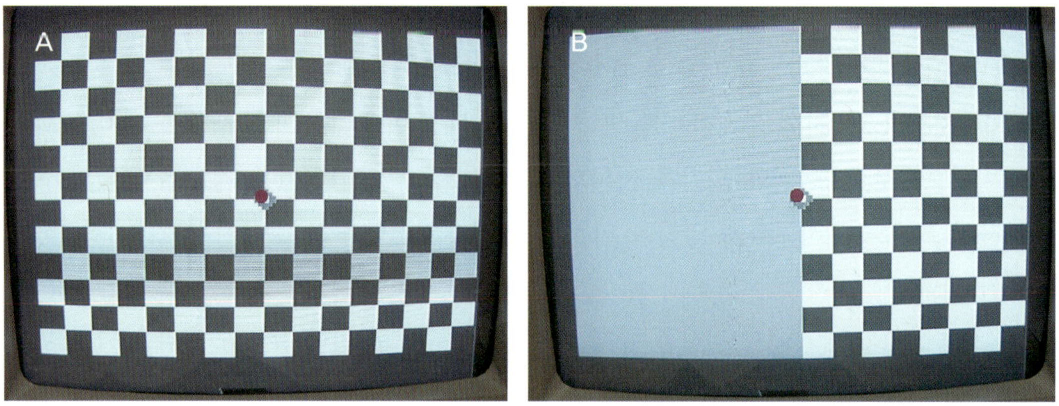

그림 12-2. 시각유발전위의 패턴화된 자극
A. 전시야자극(full-field), B. 반시야자극(half-field)

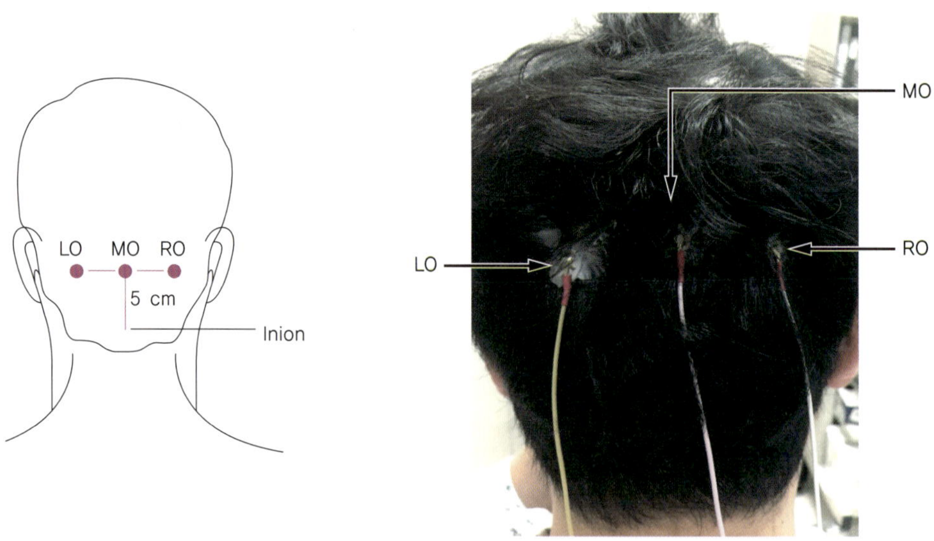

그림 12-3. 시각유발전위검사 뒤통수 부위(RO, MO, LO) 전극 부착 모식도 및 부착

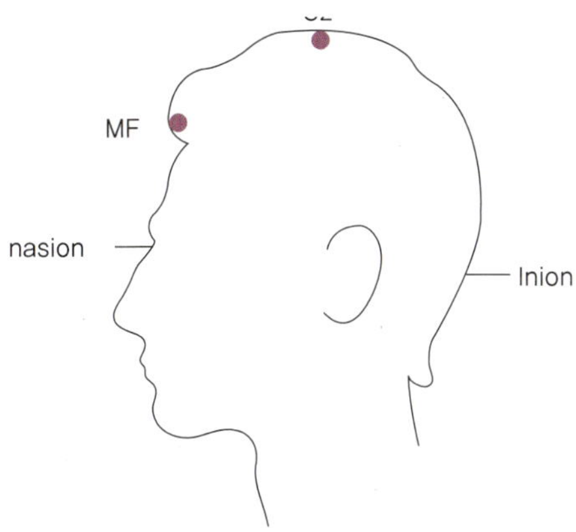

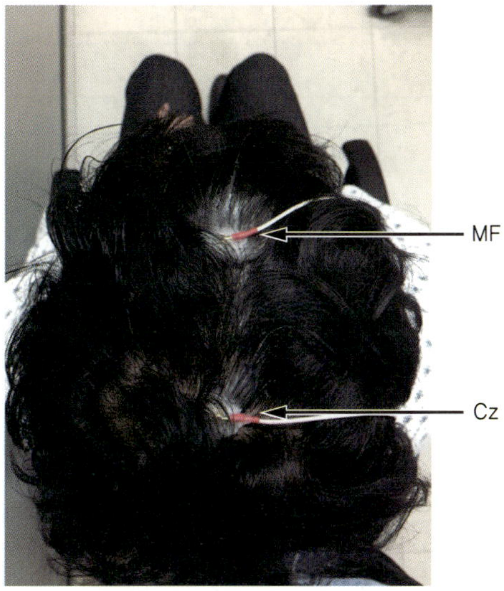

그림 12-4. 시각유발전위검사 Cz, MF 전극 부착 모식도 및 부착

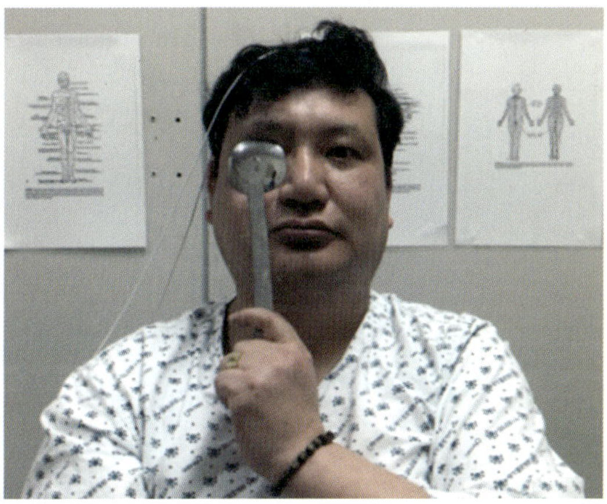

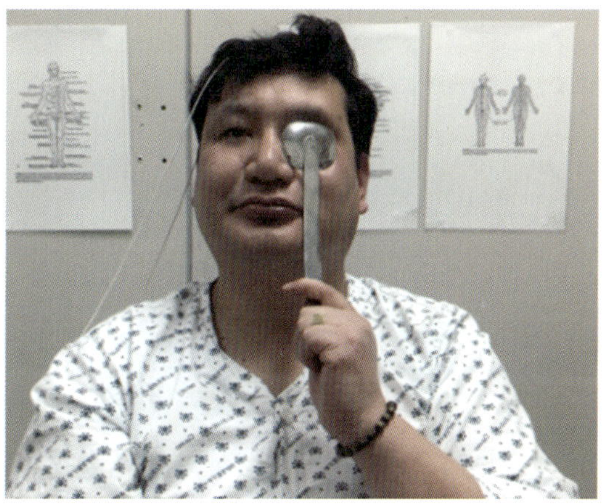

그림 12-5. 좌, 우 눈 교대로 시각유발전위 검사 모습

① 전시야 VEP

전시야 VEP는 시신경 교차전(preoptic chiasm)의 병변에 민감한 검사방법이다.

P100의 대부분은 중심시야의 8~10도 안의 신경계에 의해 형성되므로 비교적 중심 시력이 보존되는 반시야 장애나 부분시야 장애에서는 정상으로 나타날 수 있다. 그러므로 부분시야 장애나 반시야 장애는 반시야 VEP나 부분시야 VEP로 검사하는 것이 좋다(그림 12-6, 표 12-1).

- 기록전극: LO, MO, RO
- 기준전극: MF
- 접지전극: Cz

표 12-1. 전시야 시각유발전위 전극 부착 부위

채널 몽타주	기록전극	기준전극
채널 1	LO	MF
채널 2	MO	MF
채널 3	RO	MF
접지전극	Cz	

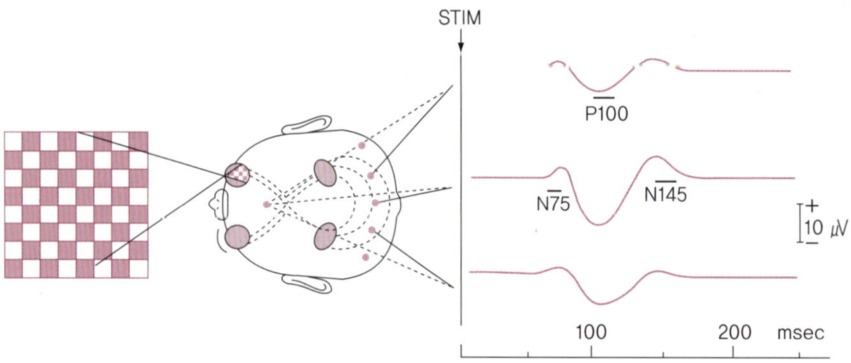

그림 12-6. 전시야 자극에서 나타나는 시각유발전위반응

② 반시야 VEP

반시야 VEP는 전시야 VEP보다 시신경교차나 시신경교차 후 병변에 민감한 검사방법으로 전시야 VEP에서 정상 소견이더라도 반시야 VEP에서는 이상소견을 보일 수 있다. 전시야 VEP에 비해 진폭이 낮게 기록되므로 200번 이상의 자극을 반복해야 좋은 파형을 얻을 수 있다(표 12-2).

- 기록전극: LO, MO, RO, LT, RT
- 기준전극: MF
- 접지전극: Cz

표 12-2A. 좌측 반시야 검사 전극 부착 부위

채널 몽타주	기록전극	기준전극
채널 1	LO	MF
채널 2	MO	MF
채널 3	RO	MF
채널 4	RT	MF
접지전극	Cz	

표 12-2B. 우측 반시야 검사 전극 부착 부위

채널 몽타주	기록전극	기준전극
채널 1	LO	MF
채널 2	MO	MF
채널 3	RO	MF
채널 4	LT	MF
접지전극	Cz	

(6) 파형분석

패턴 자극 후 100 msec 근처에 양성 정점(peak)이 후두엽 부분에서 관찰된다. 이때 관찰되는 전위들은 다른 유발전위와 마찬가지로 나타나는 순서와 극성에 따라 N_1, P_1, N_2로 명명하거나 정상적으로 관찰되는 잠복기와 극성을 조합하여 N_{75}, P_{100}, N_{145}로 명명한다(그림 12-7, 표 12-3).

표 12-3. 연령과 남·여 구별에 따른 정상 VEP값

		Decades					
	Sex	2nd	3rd	4th	5th	6th	7th
Mean age (y)	M	17.8	25.8	36.3	42.4	54.3	63.3
	F	18.2	24.0	35.7	43.6	53.9	62.9
Latency of P1 (msec)	M	95.4 ± 3.6	93.6 ± 4.2	9.9 ± 4.9	93.6 ± 5.5	93.6 ± 5.5	95.7 ± 4.5
	F	95.2 ± 4.4	90.7 ± 4.0	91.1 ± 3.4	90.5 ± 5.3	90.5 ± 5.3	93.7 ± 4.7
Latency difference between two eyes (msec)	M	1.8 ± 1.3	1.7 ± 1.2	1.7 ± 0.9	1.4 ± 1.2	1.4 ± 1.2	1.8 ± 1.1
	F	1.4 ± 0.9	1.1 ± 1.2	1.2 ± 0.5	2.1 ± 1.1	2.1 ± 1.1	1.5 ± 1.4
Amplitude of P_1 (μV)	M	26.0 ± 11.0	20.7 ± 7.8	18.0 ± 9.5	12.2 ± 4.5	12.2 ± 4.5	15.1 ± 9.4
	F	26.8 ± 6.9	19.4 ± 6.9	19.1 ± 6.3	18.3 ± 5.3	18.3 ± 5.3	22.9 ± 7.4
Amplitude difference between two eyes (μV)	M	3.6 ± 3.2	2.3 ± 3.2	4.4 ± 5.5	2.3 ± 1.9	2.3 ± 1.9	1.9 ± 1.1
	F	2.6 ± 2.0	3.3 ± 2.5	3.3 ± 2.5	3.0 ± 2.3	3.0 ± 2.3	3.9 ± 3.0

(7) 결과분석

잠복기, 진폭, 파형을 관찰하여 비정상을 평가한다.

P100 잠복기의 지연이 임상적으로 가장 의미 있는 소견이며, 검사하는 방법이나 환자의 상태에 영향을 가장 적게 받는다(그림 12-8).

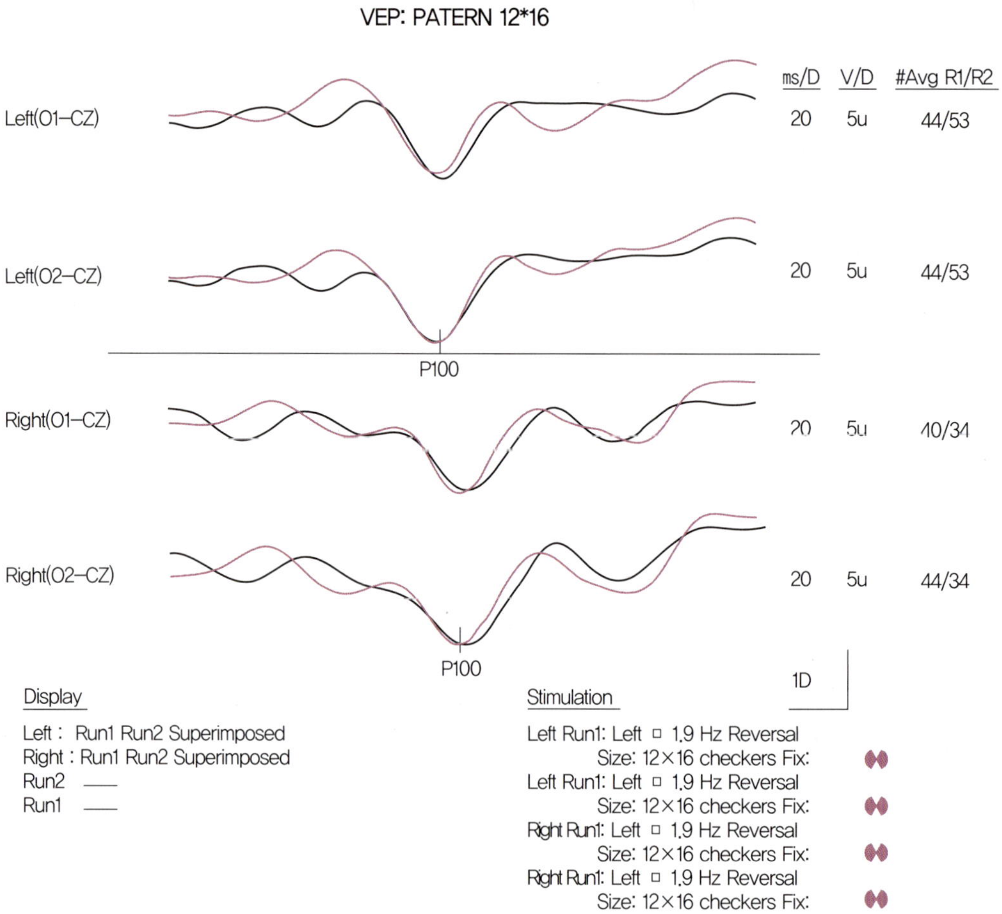

LATENCY(ms)

Channel	Montage	Marker	Left	Right	Diff
2	O2–CZ	P100	93.2	99.9	6.75

−6SD 0 +6SD −3x 0 +3x

그림 12-7. 시각유발전위의 결과지

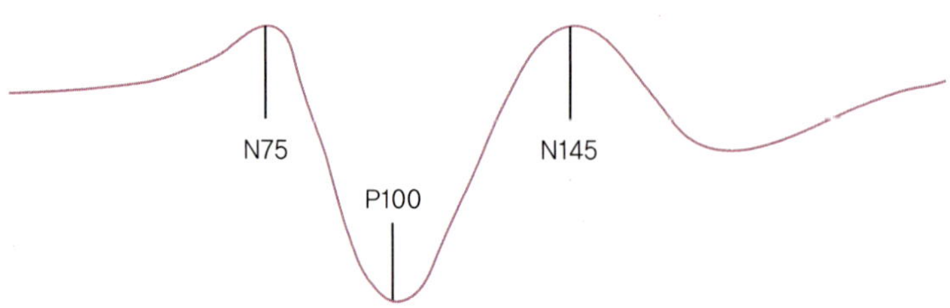

그림 12-8. 시각유발전위검사에서 나타나는 파형

① 잠복기 기준

a. 비정상적으로 연장된 P100 잠복기

b. 안구 간 잠복기 차이가 정상치의 평균으로부터 표준편차의 2.5배 또는 3배 연장된 경우

② 진폭기준

a. 모든 채널에서 유발전위반응이 없을 때

b. 비정상적으로 P100의 진폭이 낮을 때

c. 안구 간 진폭의 차이가 2배 이상 있을 때

③ 정상치

자극 패턴 크기	잠복기	진폭	안구 간 잠복기 차이
small check	8.57~108.3	2.5 이상	8
Large check	86.3~113.3	2 이상	8

(8) 시각유발전위검사에 영향을 미치는 요인

시각유발전위검사에 영향을 미칠 수 있는 요인으로는 개체적 요인과 기술적 요인으로 나눌 수 있다.

① 개체적 요인

각 피검자의 연령, 성별, 체온, 눈우월(eye dominant), 시력, 동공의 크기 등이 있다.

② 기술적 요인

자극패턴의 크기, 거리, 위치 및 자극의 종류와 횟수, 그리고 조도, 대비 및 색상 등이 있다.

(9) 시각유발전위검사의 임상적 적용

시각유발전위검사는 주로 시신경질환의 진단이나 황반부 기능검사에 이용되고 있으나, 그 외약시 및 협조가 이루어지지 않아 정확한 시력의 측정이 어려운 유아나 소아의 시신경 기능을 객관적으로 검사할 수 있다. 또한 뇌하수체 종양의 안장 부위 종양, 시신경염, 다발성경화증 및 수두증 등의 진단과 예후를 판정을 위한 생리기능검사로 이용되며 다발성경화증이나 두부손상과 같은 환자의 병소가 여러 곳일 가능성이 있으면 뇌줄기청각, 몸감각유발전위검사를 함께 검사할 필요가 있다.

※ 시각유발전위검사 측정 및 유의사항

(1) 피검자는 모니터 앞 의자에 편안한 상태로 앉는다.
(2) 검사자는 검사 종류에 따라 전극을 부착한다.
(3) 자극 모니터와 피검자 사이의 거리는 70~100 cm를 유지하여야 한다(만약 환자의 협조가 되지 않은 경우 고글로 검사할 수 있다).
(4) 보통 밝기에서 한쪽 눈씩 검사를 시행하는데 전시야의 경우 100회, 반시야의 경우 200회 자극을 주어 검사한다.
(5) 재현성을 위하여 두 번 이상 시행하여 P100의 잠복기 차이가 2.5 msec 이내이고, 정점 간 진폭 차이가 15% 이내일 때 기록한다.
(6) N75, N100, N145 파형 중 P100의 위치가 임상적 의의로 가장 중요하다.
(7) 환자가 모니터를 보는데 협조가 되지 않으면 고글을 착용해서 검사해야 한다.
(8) 보통 양쪽 P100 잠복기의 차이가 9 msec 이상, 절대잠복기가 108.3 msec 이상일 때 비정상으로 판독한다.
(9) 대부분 표면전극을 사용하지만, 일부 병원에서는 침전극을 사용하는 경우가 있다. 침전극을 사용하는 경우 환자에게 미리 통증이 있을 것이라는 것을 설명하고 침전극의 소독여부를 꼭 확인해야 한다.
(10) 시각신경차단 여부를 파악하기 위해서 수술 중 신경감시모니터링 검사를 시행한다.

임상노트

다발성경화증(Multiple sclerosis)

1. 정의

뇌, 척수, 시신경으로 구성된 중추신경계에 발생하는 만성 질환으로 환자 자신의 면역 체계가 건강한 세포와 조직을 공격하는 자가면역 질환입니다. Attack(발병)이라고 불리는 신경학적 증상이 나타나며 20~30대에 호발하고 여자에게서 더 흔히 발병된다.

2. 원인

다발성경화증의 명확한 원인은 아직 밝혀지지 않았지만, 여러 연구 결과에 따르면 유전적 요인 및 환경적 요인들이 복합적으로 작용하는 것으로 알려져 있다.

1) 환경적 요인: 다발성경화증은 적도에서 떨어진 지역에서 더 흔하게 발생하며, 유럽 및 북미 지역에서 가장 빈번하게 발생한다.
2) 유전적 요인: 유전자에 따라 환경적 요인에 더 민감하게 영향을 받을 수 있는 사람도 있다. 다발성경화증 환자 중 그 자녀에서도 이 질환이 발생할 확률은 2~3%에 불과하다.

3. 증상

한쪽 시신경염이 다발성경화증의 초기 증상으로 흔히 발생하고 재발도 잘되며 질환이 경과되면서 동반되는 증상이 다양합니다. 어떤 중추신경계가 영향을 받았느냐에 따라 다양한 증상이 나타나고 일반적 증상은 아래와 같다.

1) 시신경: 한쪽 또는 양쪽 시각장애/상실
2) 뇌줄기: 안구진탕증, 겹쳐 보임
3) 척수: 감각 및 운동 장애, 배뇨 장애, 배변 장애, 성기능 장애
4) 대뇌: 마비, 피로, 인지기능 장애, 우울
5) 소뇌: 보행 및 균형능력 장애, 떨림, 어지러움 또한 다발성경화증 환자의 다수가 피로를 호소한다.

4. 진단

다발성경화증에 특이한 검사소견은 없으며, 임상 진단에 의해서만 가능합니다.

1) 신경학적 검사
2) 자기공명영상(MRI)
3) 유발전위검사(VEP, BAEP, SEP)
4) 척수액 검사
5) MS(다발성경화증)와 유사한 질환을 배제하기 위한 검사 감별진단으로 혈액검사인 SLE, lyme disease, neurosyphilis, HIV, myelopathy가 요구된다.

2) 자극 뇌 유발전위(Event-related potential, ERP)

(1) 자극 뇌 유발전위

자극 뇌 유발전위는 감각, 인지 또는 운동자극을 통하여 뇌에서 이런 자극에 대하여 제대로 반응을 하는지 알 수 있는 검사방법이다. 뇌에서 어떠한 자극에 대해 반응의 결과로 나타나는 전위차를 의미한다. 이것은 뇌전도를 통해 측정될 수 있다. 특히 P300은 뒤통수부의 시각 영역에 대한 중요한 자료로 사용되고 있다.

예를 들어, N_{100}은 자극 후 100 msec 정도 후에 음전위로 나타나는 ERP, P_{300}은 자극 후 300 msec 정도 후에 양전위로 나타나는 ERP를 가리킨다.

(2) ERP의 검사방법

① VEP와 동일하게 검사한다.

② VEP에서 P_{100}을 측정해서 이상 여부를 측정한다.

③ 측정된 결과에서 N_1은 P_{100}에 해당되고, P_3가 P_{300}에 해당된다(그림 12-9, 12-10).

(3) 검사의의

① 시각을 자극하여 시각피질 부위의 활성여부를 알 수 있다.

② VEP와 비교하여 시각경로 중 이상 부위를 알 수 있다.

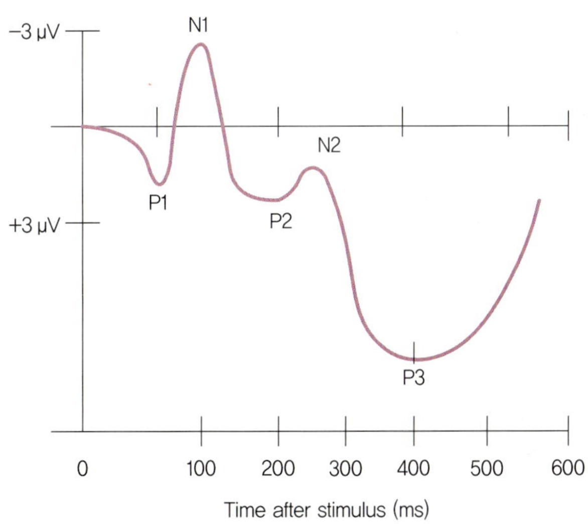

그림 12-9. 자극유발전위검사의 결과지 1

뇌에서 발생하는 전위 변화. 100 msec에서 $N_{100}(N_1)$, 400 msec에서 P300(P3)이 나타나고 있다.

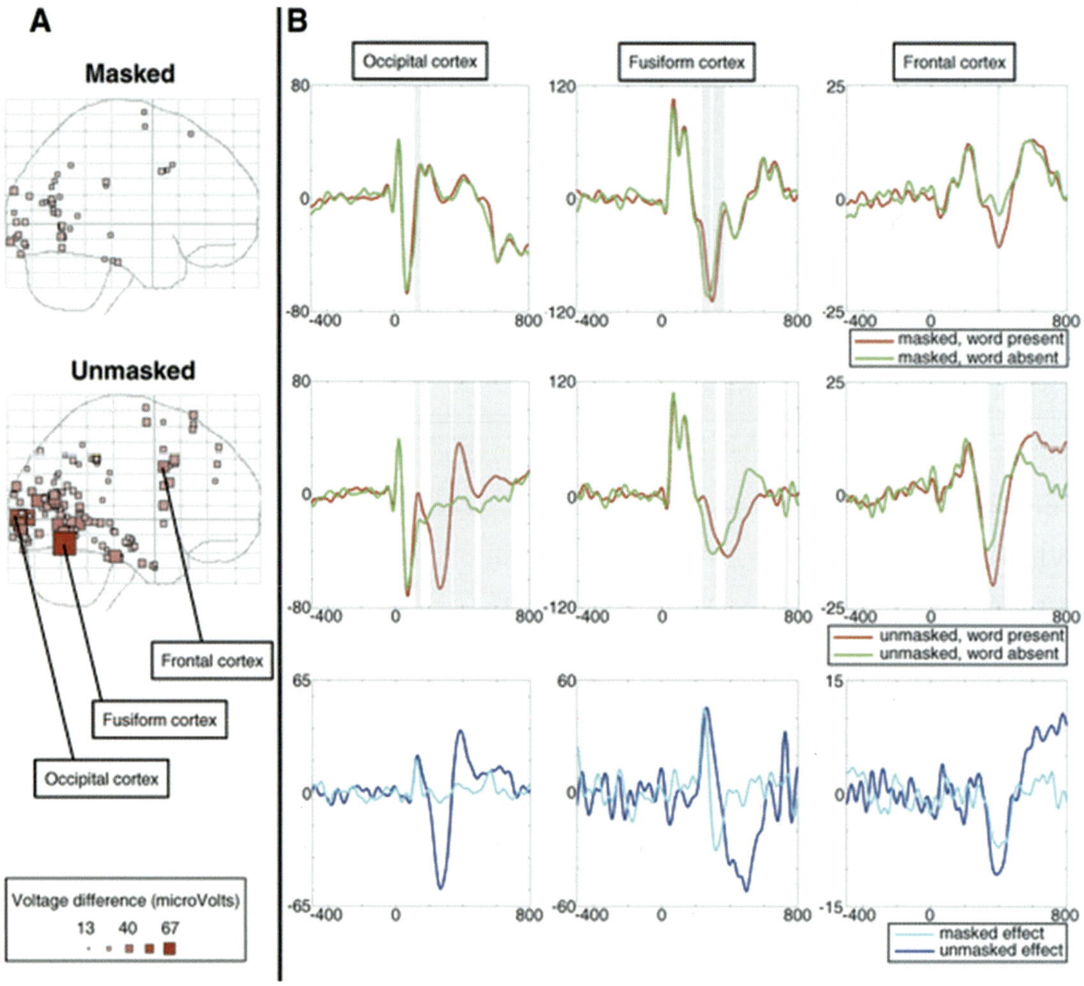

그림 12-10. 자극유발전위검사의 결과지 2

A. 눈을 가린 것과 가리지 않았을 때 뇌의 활성도를 적색으로 나타냈다. 특히 후두부쪽에 활성도가 높은 것을 볼 수 있다.
B. 결과지상 시각이 활성화된 부분과 활성화 되지 않은 부분은 별로 차이가 없었고, 눈을 가린 것과 눈을 가리지 않는 것은 심한 차이를 볼 수 있다. 전두부보다 후두부에서 파형의 차이가 있는 것을 볼 수 있다.

3) 뇌줄기청각유발전위(Brainstem auditory evoked potentials, BAEP)

(1) 뇌줄기청각유발전위의 이해

청각을 자극하게 되면 음파가 고막에 전달되고 음파의 압력에 의해 고막이 진동하게 되면서 속귀신경과 뇌줄기에 있는 청각통로에서 전위가 발생되어 두정부에서 기록된다.

뇌줄기청각유발전위(brainstem auditory evoked potential, BAEP)는 자극 후 반응의 잠복시간에 따라 short-latency(10 msec 이내), middle-latency(10~50 msec 이내) 및 long-latency(50 msec 이상)의 전위들로 구분할 수 있는데, 이중 short-latency AEP의 파형들이 대부분 뇌줄기에서 생성된다(그림 12-11, 12, 13). BAEP는 임상에서 주로 청각신경계의 전도장애, 특히 탈수초 질환에 의한 전도장애를 전기생리학적으로 진단하는 데 이용되며 제한적으로 청력소실에 대한 보조검사로 활용되기도 한다.

BAEP의 발생기전을 살펴보면 아래와 같다. 음파가 고막에 전달되면 음파의 압력에 의해 고막이 진동하게 되고 고막의 진동은 이소골(귓속뼈, auditory ossicle)들에 의해 달팽이(cochlea)로 전달된다. 이때 안뜰창(타원창, fenestra vestibuli)의 진동은 달팽이관내의 외림프액과 덮개막(tectorial membrane)의 움직임을 유발한다. 림프액과 덮개막의 운동은 청각수용체세포인 털세포(hair cell)의 털을 변형시키고 청각수용체의 전도성을 변화를 주어 탈분극과 활동전위를 발생시킨다. 이 활동전위는 청신경을 통해 뇌줄기로 전파된다. 청신경섬유들은 달팽이핵에 이르고 여기에서 동측 또는 반대측 마름섬유체(trapezoid body)를 경유하거나 직접 반대측의 가쪽섬유띠(lateral lemniscus)로 투사된다. 일부분은 양측의 위올리브핵(superior olivary nucleus)이나 그물체로 투사되기도 한다. 가쪽섬유띠 이후의 경로는 아래둔덕(inferior colliculus)으로 투사되는데, 이곳에서 시작되는 신경원들은 청각부챗살(acoustic radiation)을 형성하며 측두엽의 일차청각영역에 도달하게 된다.

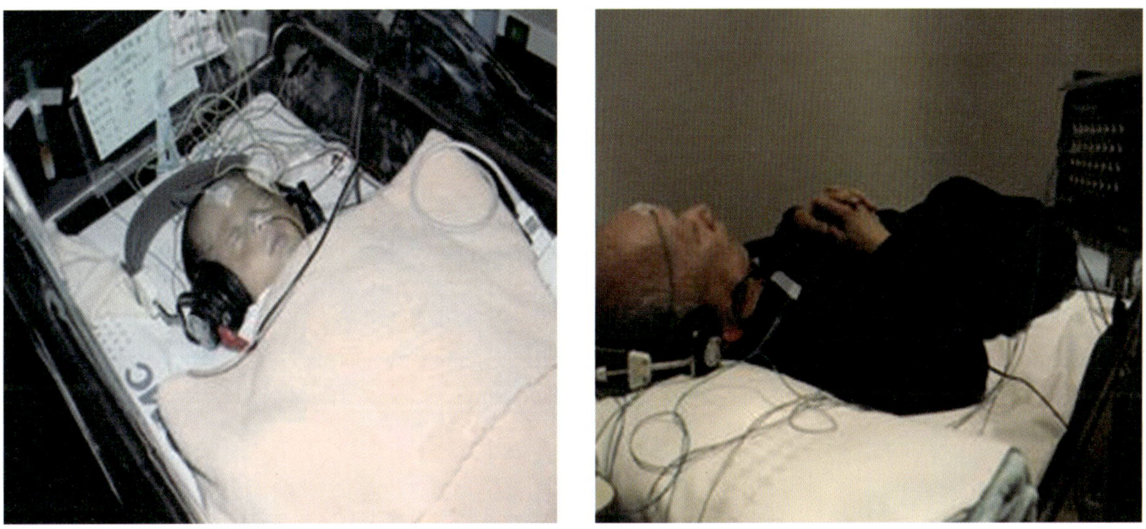

그림 12-11. 뇌줄기청각유발전위(BAEP)

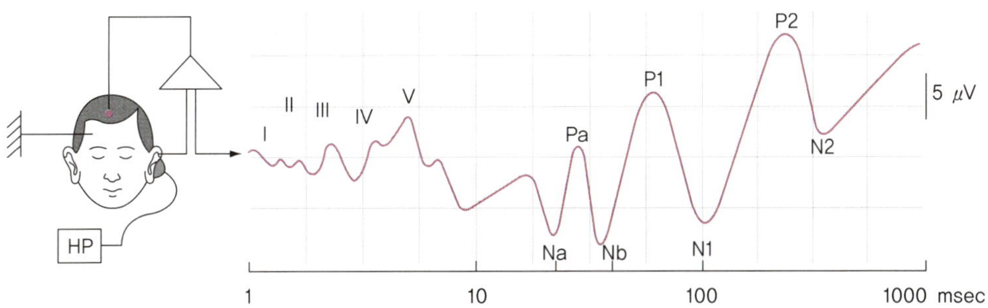

그림 12-12. 뇌줄기청각유발전위의 기록

10 msec 이내: short-latency, 10～50 msec 이내: middle-latency, 50 msec 이상: long-latency (BAEP)

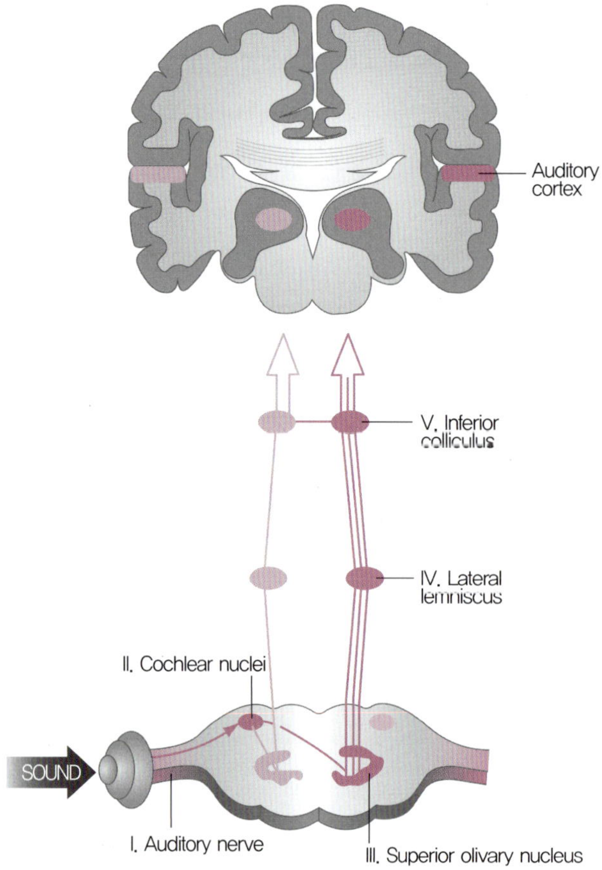

그림 12-13. BAEP의 발생기전 및 경로

청신경(auditory nerve) → 달팽이핵(cochlea nuclei) → 위올리브핵(superior olivary nucleus) → 가쪽섬유띠(lateral lemniscus) → 아래둔덕(inferior colliculus), 시상(thalamus) → 청각피질(auditory cortex)

(2) 자극

소리자극은 이어폰이나 헤드폰을 착용하도록 하여 전달하는데 소리자극의 종류에 따라 click, tone burst, tone pip 음을 주로 사용한다. tone pip(삐울리는 음) 자극은 자극이 정규분포와 같은 모양을 하는데 이비인후과적 검사에서 주로 이용되고, tone burst(파열음)는 long-latency AEP에서 사용된다. 클릭음(click)은 자극의 지속시간이 짧고 주로 2,000~4,000 Hz의 고음역 주파수대의 반응을 가지고 있어 유발전위 파형을 얻기에 유리하여 대부분의 신경과적 검사에서 이용된다.

① 자극강도 및 극성

자극강도는 여러 가지 방법으로 표현한다.

- dB SPL (sound pressure level): 기본적인 척도로 정상인이 소리가 들리는 가장 최저의 강도를 참조치로 정하고 이에 대한 상대적 크기로 측정하는 방법이다.
- pe SPL (peak equivalent sound pressure level): sound-level meter로 측정한다.

• dB NHL (normal hearing level): 정상인들을 대상으로 측정한 평균 청각문턱값을 이용한다. 이것이 20 dB pe SPL이라면 이것을 0 dB NHL로 정한다. 피검사자에게 검사 동안 60 dB pe SPL을 가했다면 자극강도는 40 dB NHL이 된다.
• dB SL (sensory level): 피검자에게 클릭음을 들려주었을 때 클릭음의 청각문턱값 30 dB pe SPL이라고 하면 이를 0 dB SL(검사하는 측에서만)이라 하고, 만약 BAEP 검사 시 90 dB pe SPL을 가했다고 하면, 이때는 자극강도가 60 dB SL이라고 한다.

자극의 극성은 전기파에 의해 이어폰에서 클릭음이 발생할 때 이어폰의 막(membrane)이 어느 쪽으로 향하는가를 의미하는 것으로 고막쪽으로 향한다면 귀 내부공간 내의 공기를 압축하는 것과 같으며 이를 condensation click(압축클릭)이라고 한다. 반대로 이어폰의 막이 고막의 반대방향(외부)쪽으로 향하면 귀 내부공간의 공기를 밖으로 밀어내는데 이를 rarefaction click(희박화된 클릭음)이라고 한다. 자극의 극성에 따라 서로 다른 모양의 유발전위를 형성하며, 일반적으로 rarefaction click을 사용하는 것이 더 파형이 잘 생성된다.

② 차폐음(Masking Noise)

한쪽 귀에 click 자극을 가하게 되면 골전도로 인해 반대쪽 귀까지 자극된다. 이러한 교차자극을 방치하기 위해 자극하는 반대쪽 귀에 자극강도보다 30~40 dB 낮은 청각자극을 반대쪽귀에 동시에 준다.

③ 클릭음에 대한 청각문턱값의 결정 및 검사에서의 자극

클릭음 청각문턱값은 피검자가 들을 수 있는 최소의 클릭음 강도이다. 문턱값을 결정할 때는자극강도를 5~10 dB 간격으로 줄여나가면서 더 이상 들리지 않을 때의 강도와 자극을 5~10 dB 간격으로 서서히 높였을 때 최소로 들릴 때의 강도의 중간점을 문턱값으로 정한다.

문턱값을 구하고 이후 BAEP 검사 시 자극강도는 문턱값에 65~70 dB(65~70 dB SL)를 더한 값을 자극강도로 결정한다.

※ 자극음 비교
• click: 재깍재깍하는 음이 들린다.
• tone pip: 병아리가 삐약거리는 소리와 같이 삐삐삐음이 들린다.
• tone burst: 폭탄을 터트리거나 풍선이 터지는 듯한 강한음이 들린다.

(3) 기록

일반적으로 기본 EEG 전극을 사용하여 부착하게 된다(그림 12-14, 12-15).

① 전극

– 기록전극: 양쪽 귓불(A_1, A_2) 또는 꼭지돌기(mastoid: M1, M2)

- 기준전극: 중심부(Cz)
- 접지전극: Fpz

* 각 전극의 임피던스는 10 kΩ 이하로 유지

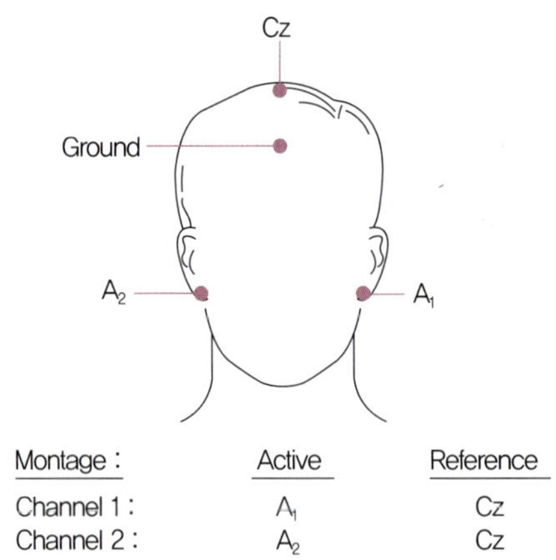

그림 12-14. 뇌줄기청각유발전위검사의 전극부착

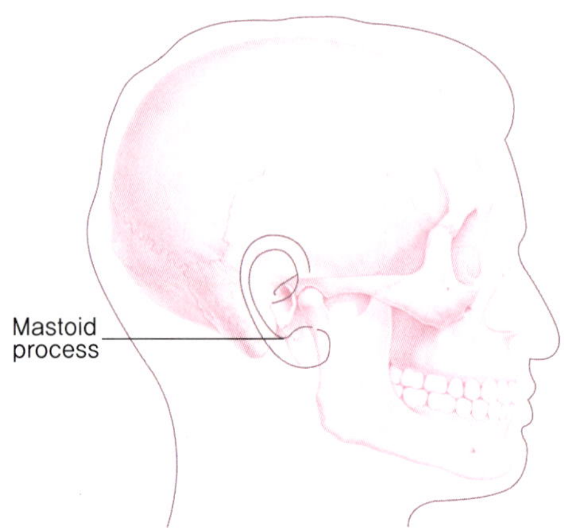

그림 12-15. 꼭지돌기
(왼쪽 M_1: mastoid 1, 오른쪽 M_2: mastoid 2)

표 12-4. 뇌줄기청각유발전위 전극부착 부위

채널 몽타주	기록전극	기준전극
채널 1	$A_1(M_1)$	Cz
채널 2	$A_2(M_2)$	Cz
접지전극	Fpz	

* 두 개의 채널을 통해 자극하는 같은쪽 및 반대쪽의 파형을 함께 기록한다.

② 클릭음(click) 자극

명확한 파형을 얻기 위해서는 약 1,000~4,000번의 자극이 필요하나 보통 500회 이상의 자극에서 파형이 뚜렷해지기 시작한다. 검사는 2회 반복 시행하여 파형의 재현성을 확인한다(그림 12-16).

※ 뇌줄기청각유발전위검사 측정 및 유의사항

1) 피검자를 침대 위에 편안한 자세로 눕힌다.
2) 검사자는 전극부착 방법에 따라 전극을 부착한다.
3) 검사자는 피검자에게 이어폰 또는 헤드폰을 씌운다.
4) 클릭음 청각문턱값을 측정한 후 65~70 dB 자극을 더하여 자극을 가한다.
5) 한쪽 귀에 click 자극을 가하게 되면 골전도로 인해 반대쪽 귀까지 자극되는 Masking Noise(차폐음)를 방지하기 위하여 반대쪽 귀에 자극 강도보다 30~40 dB 낮은 청각자극을 동시에 준다.
6) 클릭음 자극은 500~1,000회 이상 시행하고, 검사는 2회 반복하여 재현성을 확인한다.
7) 뇌줄기청각유발전위검사의 절대잠복기와 파간잠복기를 측정한다.
8) 환자가 움직이거나 말을 한 경우 검사가 불가능하기 때문에 협조가 되지 않은 경우는 진정제를 투여한다.
9) 대부분 표면전극을 사용하지만, 일부 병원에서는 침전극을 사용하는 경우가 있다. 침전극을 사용하는 경우 환자에게 미리 통증이 있을 것이라는 것을 설명하고 침전극의 소독 여부를 꼭 확인해야 한다.
10) 신경과 검사인 경우는 5), 6)번과 같이 검사를 시행한다.
11) 이비인후과의 경우는 청각기능평가를 위해 대부분 검사하기 때문에 V번 파형이 측정되지 않을 때까지 검사해야 한다(만약 75 dB이 자극문턱값인 경우 5~10 dB 간격으로 자극문턱값을 낮추어서 파형이 나타나지 않을 때까지 검사해야 한다).
12) 청각신경차단 여부를 파악하기 위해서 수술 중 신경감시모니터링 검사를 시행한다.

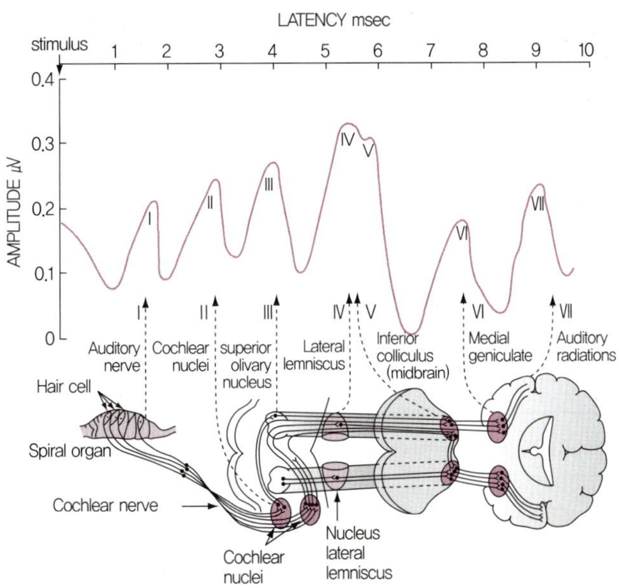

그림 12-16. 뇌줄기청각유발전위의 전달경로 및 파형

대부분 뇌줄기청각유발전위검사 시 I, II, III, IV, V 파형만 측정된다. VI, VII은 임상적 의의가 없는 파형이고 대부분 검사 시 측정되지 않는다. <Auditory nerve: 청신경, Hair cell: 털세포, Spiral organ: 나선기관, Cochlear nerve: 달팽이신경, Cochlear nucleus: 달팽이핵, Superior olivary nucleus: 위올리브핵, Lateral lemniscus: 가쪽섬유띠 Nucleus of lateral lemniscus: 가쪽섬유띠핵, Inferior colliculus: 아래둔덕(중간뇌), Medial geniculate: 안쪽무릎체, Auditory radiation: 청각부챗살>

(4) BAEP의 결과 분석

파형에 있어 I, III, V의 잠복기가 통상적으로 임상적 해석에 이용되는데 절대 잠복기(absolute latency)와 파간 잠복기(interpeak latency)로 나뉜다. 절대 잠복기는 I, III, V파형의 잠복기와 V/I 비를 직접 측정하고, I~III, III~V, I~V의 각 파간잠복기들을 각각 계산한다. 임상적 해석에서 가장 중요한 이상 소견은 파간잠복기의 이상이다. 일반적으로 I~III의 파간잠복기가 증가한 경우 청각신경이나 하부 다리뇌 이하의 하부 뇌줄기 병변을 의미하며 III~V의 파간잠복기가 증가한 경우는 위쪽 다리뇌와 중간뇌 사이의 병변을 의미한다(그림 12-17, 12-18).

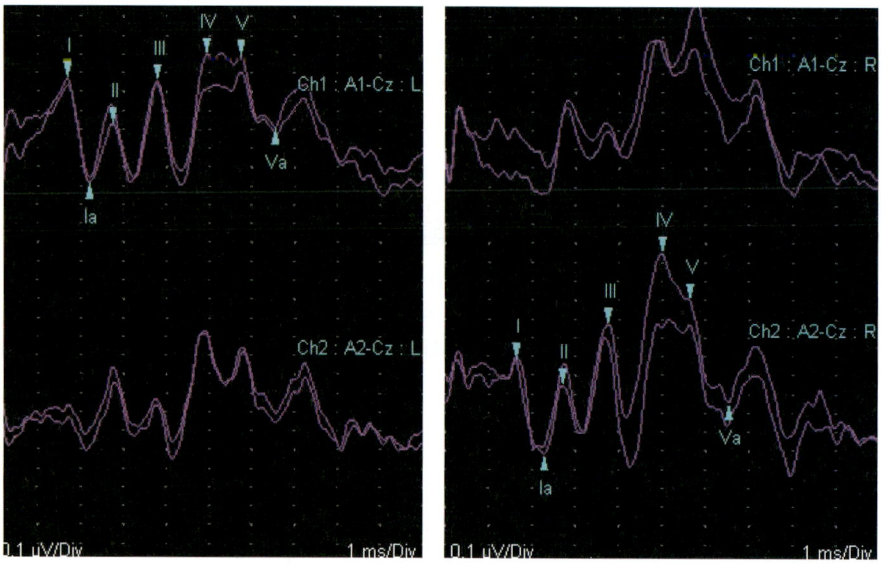

그림 12-17. 뇌줄기 청각유발전위검사의 파형

(5) 정상치

절대 잠복기	파간 잠복기
I : 1.41~1.89 msec III : 3.46~4.22 msec V : 5.35~6.15 msec	I~III : 1.89~2.49 msec III~V : 1.63~2.19 msec I~V : 3.90~4.30 msec

(6) BAEP에 영향을 미치는 인자

① 연령

영유아가 성인에서와 동일한 검사치에 이르려면 파형 I 또는 말초전도는 생후 6주, 파간잠복기 I~V 또는 중추전도는 생후 약 1.5년의 기간이 소요된다. 그러나 성인에서는 나이에 따른 변화가 뚜렷하지 않다.

A

Test Date:

ID :	Patient:	Sex :	Age :	Technician :

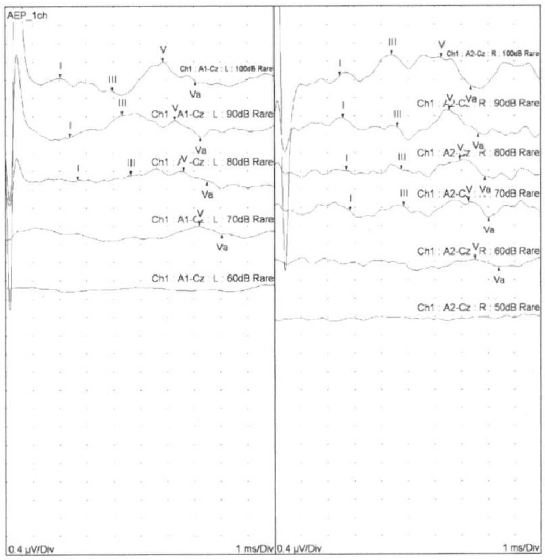

AEP_1ch

Trace	I (ms)	III (ms)	V (ms)	I-III (ms)	III-V (ms)	V-Va (µV)
Ch1 : A1-Cz : L : 100dB Rare	2.03	3.97	5.84	1.94	1.87	0.42
Ch1 : A1-Cz : L : 90dB Rare	2.39	4.33	6.28	1.94	1.95	0.35
Ch1 : A1-Cz : L : 80dB Rare	2.69	4.64	6.63	1.95	1.99	0.21
Ch1 : A1-Cz : L : 70dB Rare	0.00	0.00	7.22	0.00	0.00	0.17
Ch1 : A2-Cz : R : 100dB Rare	2.47	4.41	6.27	1.94	1.86	0.62
Ch1 : A2-Cz : R : 90dB Rare	2.58	4.59	6.55	2.01	1.96	0.49
Ch1 : A2-Cz : R : 80dB Rare	2.70	4.75	6.94	2.05	2.19	0.35
Ch1 : A2-Cz : R : 70dB Rare	2.84	4.83	7.27	1.99	2.44	0.32
Ch1 : A2-Cz : R : 60dB Rare	0.00	0.00	7.50	0.00	0.00	0.16
Ch1 : A2-Cz : R : 50dB Rare	0.00	0.00	0.00	0.00	0.00	0.00

B

Test Date:

ID :	Patient:	Sex :	Age :	Technician :

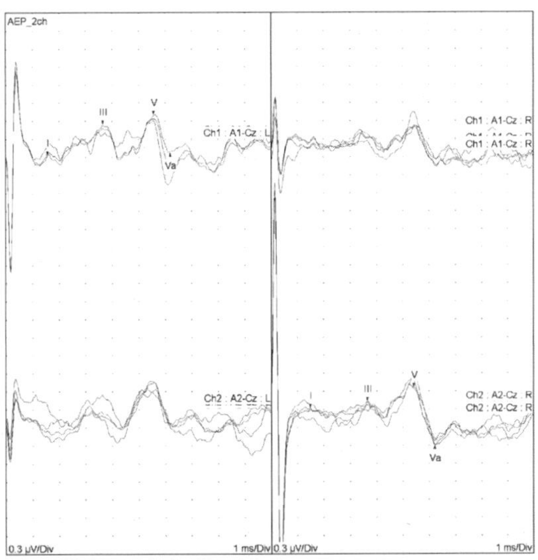

AEP_2ch

Trace	I (ms)	III (ms)	V (ms)	I-III (ms)	III-V (ms)	I-V (ms)	V-Va (µV)
Ch1 : A1-Cz : L	1.56	3.66	5.56	2.10	1.90	4.00	0.62
Ch2 : A2-Cz : R	1.50	3.64	5.42	2.14	1.78	3.92	0.95
L-R	0.06	0.02	0.14	0.04	0.12	0.08	0.33

그림 12-18. 뇌줄기청각유발전위의 결과지

A. 이비인후과검사 결과지, B. 신경과검사 결과지

② 성별

일반적으로 여성이 남성보다 진폭이 크고 잠복기가 짧은데, 이는 여성의 머리뼈(두개골)가 얇고 중심 체온이 높기 때문이다.

③ 체온

체온이 섭씨 1도 떨어지면 파형 V의 잠복기는 160~200 μsec씩 증가한다.

④ 자극

자극의 빈도를 증가시키면 잠복기는 증가하고 진폭은 감소하게 되고, 강도가 증가할수록 잠복기는 감소하고 진폭은 증가한다.

(7) 뇌줄기청각유발전위의 임상적 적용

뇌줄기청각유발전위는 안뜰신경(Vestibular nerve, 8th cranial)과 뇌줄기의 중추신경통로의 기능평가에 중요한 방법이다.

협조가 힘든 유아·소아나 성인의 청력검사에도 뇌줄기청각유발전위가 이용되며, 특히 파형 V는 다른 파가 나오지 않을 정도의 약한 자극에도 나타나며 만약 파형 V를 얻기 위해 40 dB 이상의 자극강도가 필요한 경우에는 청각장애를 시사하므로 청각기능의 평가에도 이용될 수 있다. 또한 뇌줄기청각유발전위는 청신경종(acoustic neuroma)이나 청신경을 침범하는 소뇌다리뇌각(cerebellopontine angle)의 병변을 진단하는 데도 유용하다.

혼수상태인 환자의 경우 뇌줄기청각유발전위가 정상이면 양측 반구성(hemisphere)병이거나 독성에 의한 경우를 뜻한다. 그러나, 혼수상태에서 비정상인 뇌줄기청각유발전위가 나타나면 뇌줄기병변이나 나쁜 예후를 의미한다. 특히 뇌줄기병변에 의한 혼수에선 뇌줄기청각유발전위가 병소 부위를 아는 데 도움이 된다. 파형 V의 이상은 중간뇌 기능장애를 의미하고, 파형 I과 파형 III의 이상은 뇌줄기 아래부분 병변을 뜻한다.

뇌사에서는 말초신경계에서 생성되는 파형 I이나 파형 II의 초기 부분을 제외하고는 반응이 없을 수 있으나 모든 뇌줄기청각유발전위가 소실되기도 한다.

4) 몸감각유발전위(Somatosensory evoked potentials, SEP)

(1) 몸감각유발전위검사(Somatosensory evoked potential, SEP)의 이해

SEP는 몸감각경로(somatosensory pathway)를 따라 활성화되는 신경계의 반응을 일련의 파형으로 표현되는데 대개 말초신경에 전기적 자극을 주어 반응을 기록한다. 임상적으로는 말초신경계뿐만 아니라 중추신경계의 기능을 객관적으로 평가하고 신경계 질환을 진단하는 데 보조적인 도구로 사용되는 검사이다.

SEP의 전달경로는 뒤기둥경로(posterior column pathway)를 경유하는 것으로 알려져 있으며 빠른 전도속도와 지름이 굵은 group IA 구심성 섬유와 척수의 뒤기둥을 통하는 group II 피부 들쪽섬유를 지나 척수의 등뿔에 도달한 후 뒤기둥과 안쪽섬유띠(medial lemniscus)를 거쳐 시상(thalamus)을 경유하여 대뇌피질 또는 피부밑의 몸감각인지 부위에 도달하는 것으로 알려져 있다.

일반적으로 손목 부위에서 정중신경을, 발목 부위에서 뒤정강신경을 전기적으로 자극하고 기록전극은 머리덮개와 척추 그리고 자극 부위 상부의 말초신경에 위치한다. 뒤기둥-섬유띠 경로(posterior column lemniscal pathway)가 해부학적으로 중추신경계 내의 주요 SEP 경로가 된다(그림 12-19).

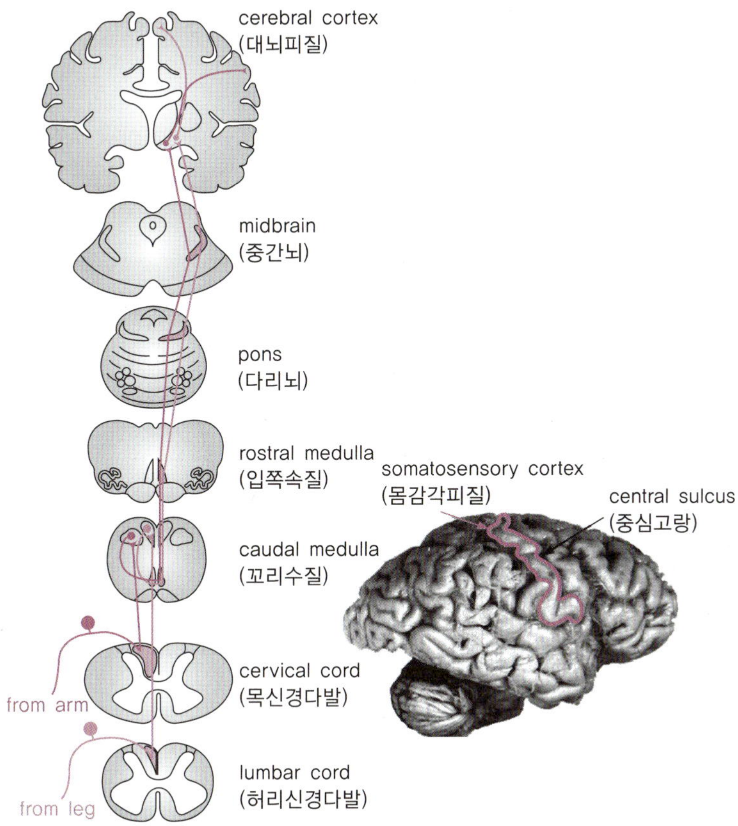

그림 12-19. 몸감각유발전위(SEP)의 해부학적 전도경로

(2) SEP의 종류

SEP는 자극하는 신경에 따라 아래와 같이 세분화할 수 있으며, 이 중 임상에서 주로 이용되는 것은 정중신경 및 뒤정강신경 SEP이다.

① 정중신경 SEP (median SEP, MNSEP)

② 자신경 SEP (ulnar SEP, UNSEP)

③ 종아리신경 SEP (peroneal SEP, PNSEP)

④ 뒤정강신경 SEP (posterior tibial SEP, PTSEP)

(3) 자극

검사할 신경이 정해지면 대개 환자가 느끼는 불편함이 최소이면서 일정한 근수축을 발생시킬 정도의 자극 세기이어야 한다. 자극의 속도는 너무 빠르면 진폭이 작아지므로 이를 피해야 하는데 임상적으로 대개 3~6 Hz가 사용된다. 그리고 일반 가정용품의 주파수인 60 Hz를 피해야 하는데 장비의 60 Hz 제어 필터를 설정하면 된다.

① 정중신경 SEP (median SEP, MNSEP)

정중신경 SEP에서는 정중신경이 지나가는 손목 부위(정중신경)를 자극하는데, 자극 강도는 육안으로 엄지손가락의 짧은엄지벌림근이 수축될 정도의 세기로 하면 된다(그림 12-20).

② 뒤정강신경 SEP (posterior tibial SEP, PTSEP)

뒤정강신경 SEP는 발목부에서 뒤정강신경이 지나가는 발목 부위(뒤정강신경)를 자극하는데, 자극 강도는 발 근육이 수축될 정도의 세기로 하면 된다(그림 12-21).

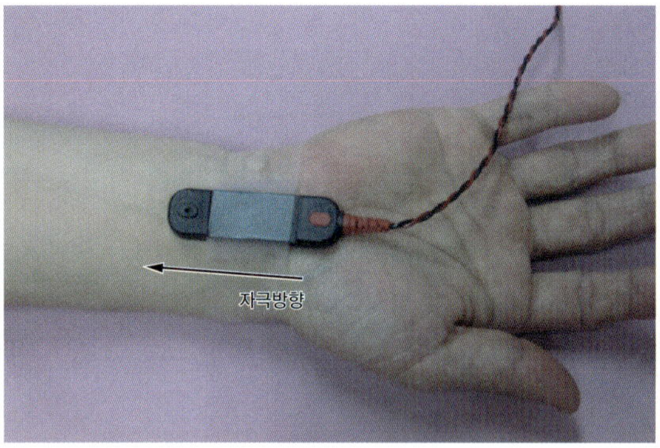

그림 12-20. 정중신경 SEP 자극위치 및 방향

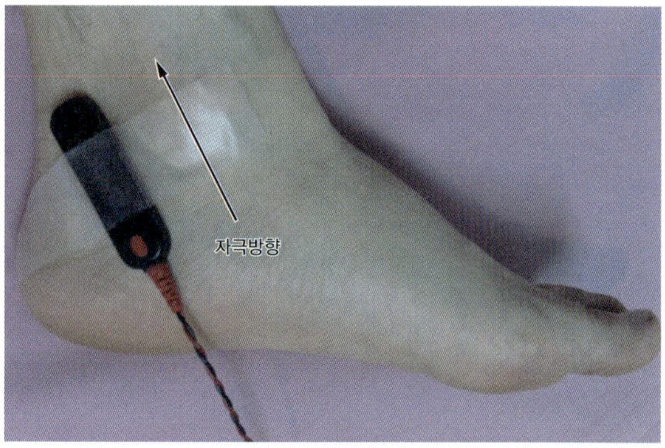

그림 12-21. 뒤정강신경 SEP 자극위치 및 방향

(4) 기록

SEP는 일반적으로 기본 뇌파 전극을 사용하여 부착하게 된다. 머리덮개 침전극은 저항이 높고, 감염의 위험성이 있으며 환자에게 통증 등의 불편함을 주기 때문에 잘 사용하지 않는다.

① 정중신경 SEP 전극의 위치 및 파형분석

– 정중신경 SEP 전극의 위치

채널 몽타주	기록전극	기준전극
채널 1	C3′/C4′	Fz
채널 2	C5	Fz
채널 3	Erb's point (에르브부위)	Fz
접지전극	Forearm (아래팔)	

– 정중신경 SEP 파형분석

- N_{20}, N_{13}은 자극 부위에 반대편 중심틈새(central fissure)의 뒤쪽피질에서 발생하는 근접 부위 전위이다.
- N_{13}은 주로 목 부위 척수(cervical cord)의 신경연접 후 활성도를 반영한다.
- N_{10}은 에르브 부위(Erb' point)는 근접부위 전위로 말초신경에서부터 팔 신경 얼기까지를 반영하는 것으로 자극 부위부터 기록전극까지의 거리가 약 60 cm 정도인 정상 성인을 기준으로 할 때 약 10 msec의 잠복기를 보인다(그림 12-22, 12-23, 표 12-5).

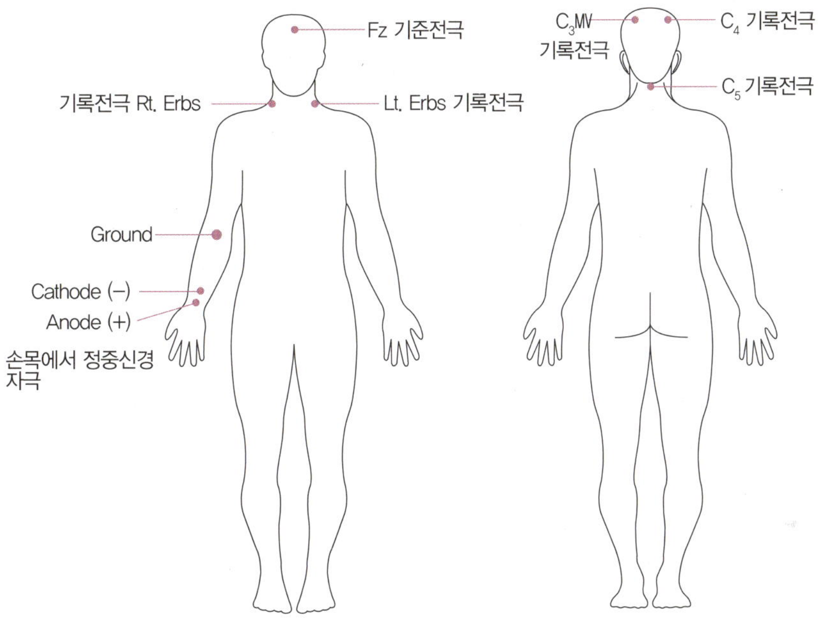

그림 12-22. 정중신경 SEP의 기록 및 자극

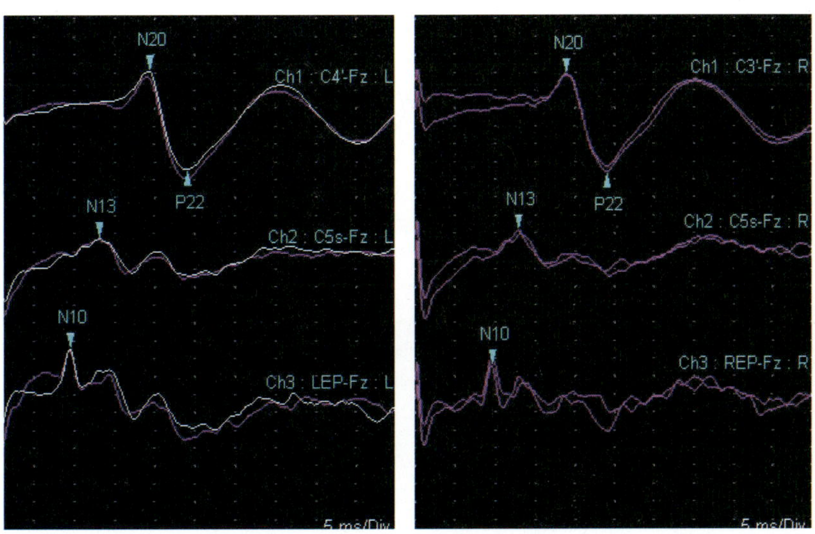

그림 12-23. 정중신경 SEP 파형

표 12-5. 정중신경 SEP 파형의 발생기

파형	발생기
N_{10}	proximal brachial plexus(몸쪽 팔신경얼기)
N_{13}	postsynaptic potential gray matter spinal cord(연접 후 회색질 척수 전위)
N_{20}	brain cortex(대뇌피질)
P_{22}	brain cortex(대뇌피질)

임상노트

에르브 부위(Erb' point)

에르브 부위(Erb' point): 위팔신경얼기(brachioplexus)은 C5, C6, C7, C8 그리고 T1의 5개의 목신경이 모여 이루어지는 신경다발을 지칭하는 용어이다. 위팔신경얼기은 보통 신경근, 신경줄기, 신경 분지, 신경 코드(cords), 신경말단 분지 등 5개의 해부학적 구역으로 나눌 수 있다. C5, C6, C8 신경근과 T1 신경근이 합쳐져서 각각 위줄기와 아래줄기를 형성하며, C7는 계속 내려와서 중간줄기를 형성한다. 이 중 C5 신경근과 C6 신경근이 만나는 지점을 Erb's point라고 하는데, 이곳에서 어깨위신경(suprascapular nerve)이 분지하며 위팔신경얼기 손상으로 인해 위팔신경 마비가 가장 흔하게 발생하는 지점이다.

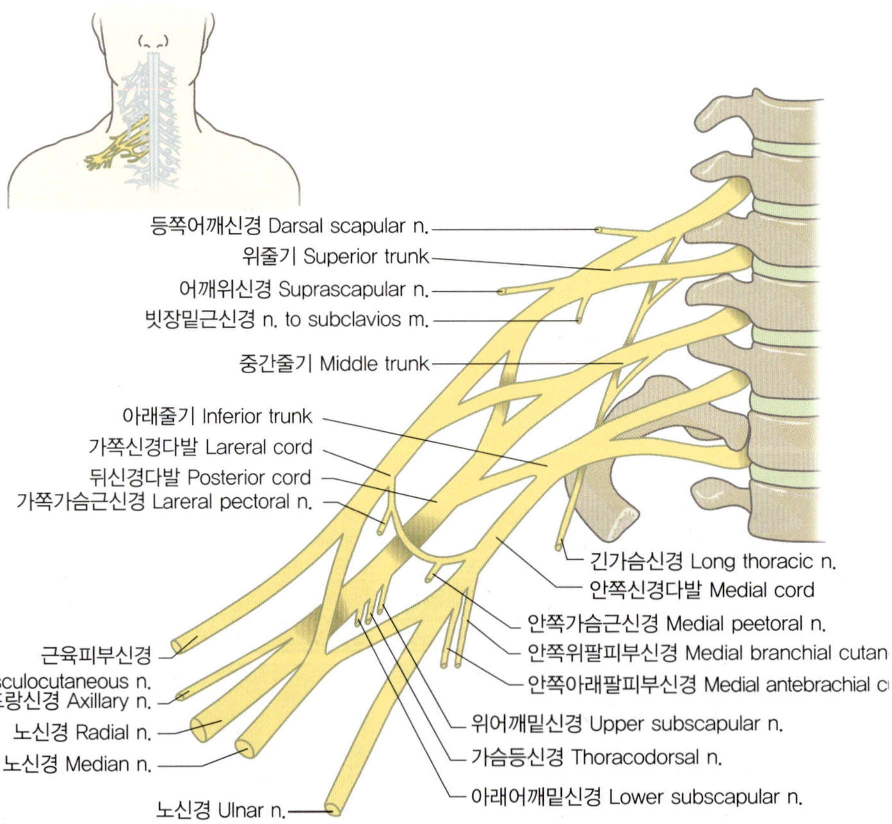

② 뒤정강신경 SEP

– 뒤정강신경 SEP 전극의 위치

채널 몽타주	기록전극	기준전극
채널 1	Cz	Fz
채널 2	T_{12} 또는 L_4	iliac crest (엉덩뼈능선)
채널 3	Rt/Lt Pop. fossa (다리오금)	Knee (무릎)
접지전극	다리 근육 중 gastrocnemius muscle(장딴지근)의 정중앙부위	

** 채널 2인 경우 검사실별로 T_{12}, L_4에 부착하는 경우가 있다. 기준전극은 엉덩뼈능선(iliac crest)에 부착할 수 있으나 검사실에 따라 L_4에 부착한 경우 L_2 부위에, T_{12}인 경우 T_{10} 부위에 부착할 수 있다.

– 뒤정강신경 SEP 파형분석

- P37: 일차성 몸감각 대뇌피질 부위의 활성도를 반영하는 파형이다. 가장 큰 진폭을 얻을 수 있는 곳은 보통 정중부와 자극을 준 동측의 두정중심부 사이이다. 그 이후 파형인 N_{45}는 생성 부위는 알려지지 않고 있다.
- LP: 허리 부위 척수의 신경연접 후 활성도를 반영하는 전위로 하부 등쪽 부위와 상부 허리 부위에서 얻을 수 있다.
- PF: 다리오금 부위의 활성도를 반영하는 파형이다. 다리오금의 정중앙 부위에서 얻을 수 있다(그림 12-24, 12-25, 표 12-6).

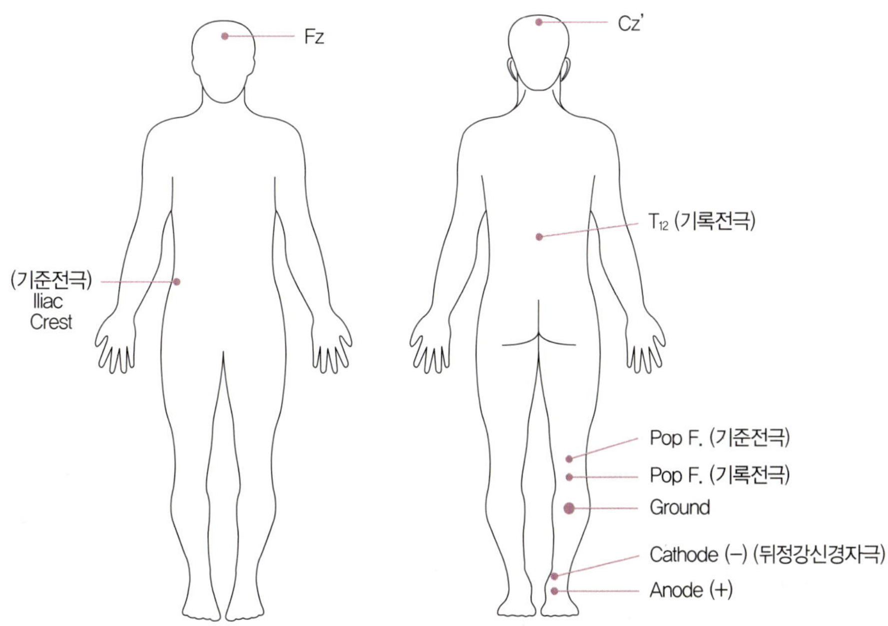

그림 12-24. 뒤정강신경 SEP의 기록 및 자극

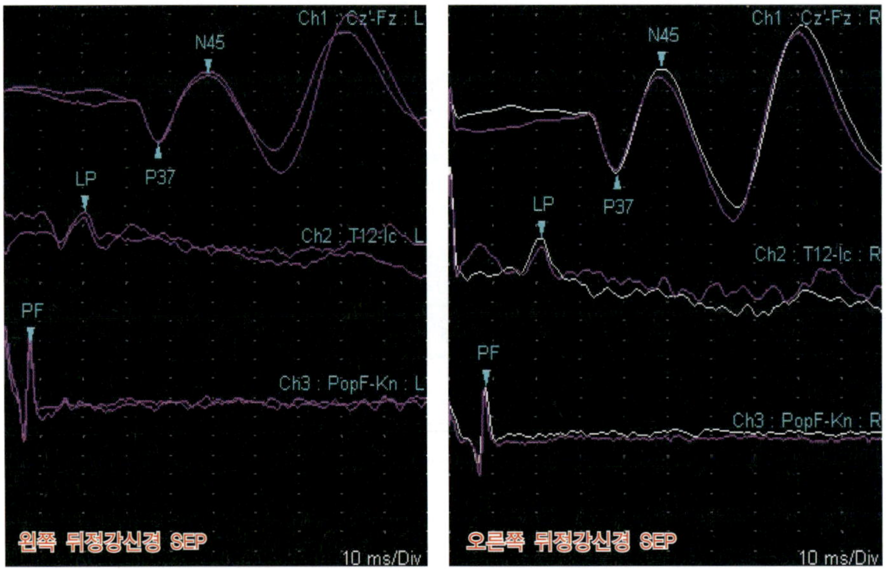

그림 12-25. 뒤정강신경 SEP 파형

표 12-6. 뒤정강신경 SEP 파형의 발생부위

파형	발생부위
PF	popliteal fossa(다리오금)
LP	lumbar potential(허리전위)
P37	brain cortex(대뇌피질)

(5) 비정상의 판단 및 정상치

유발되어야 할 반응이 소실된 경우는 감각신경계의 이상을 생각해 볼 수 있고, 각 파형의 절대잠복기와 파간 잠복기의 연장이 있는 경우 비정상으로 판단할 수 있다. 그러나 기술적인 문제를 반드시 감별하여야 한다.

기술적인 문제로는 자극이 효과적으로 되지 않은 경우, 기록전극의 위치, 평균화, 증폭기 세팅에 오류가 있는 경우나 체온, 그리고 근육에서 발생하는 허상 등이 있다.

① 정중신경 SEP

	진폭	잠복기
N20	1.2~4.4	16.9~20.9
N13	1.6~4.1	11.8~14.8
N10	-	9.32~11.1

② 뒤정강신경 SEP

	Amplitude	잠복기
PF	1.1~3.5	6.6~10.2
LP	0.22~1.82	18.35~24.28
P37	0.71~5.49	35.45~44.95
N45	0.71~5.49	42.5~54.86
T12-P37 IPL	15.22~22.38	
P37-N45 IPL	3.06~13.9	

(6) 임상적 적용

SEP는 말초 감각신경 질환 이외에 척수외상, 종양, 척수공동증(syringomyelia) 등의 척수질환들에서 이용되며 뇌줄기 및 대뇌병변에서 SEP는 고용량의 바비튜레이트를 포함한 여러 약물들에 비교적 영향을 적게 받으므로 혼수 환자에서 대뇌 기능 평가를 위하여 유용하게 사용될 수 있다. 최근 수술 중 신경계의 이상 여부를 추적 감시하는 방법으로 수술도중 몸감각 경로에 이상이 발생할 경우 진폭 및 잠복기의 이상이 발생하는 것을 이용하는데 많은 연구결과를 통해서 집중 감시를 시행하여 수술 후 신경계 장애의 발생률을 현저히 낮춘다고 알려져 있다.

※ 몸감각유발전위 검사 측정 및 유의사항(그림 12-26)

1) 피검자를 침대 위에 편안한 자세로 눕힌다.
2) 검사자는 전극부착 방법에 따라 전극을 부착한다.
3) 검사자는 적절한 자극의 세기로 자극하여 기록한다.
4) 전기자극은 250회 이상 시행하고 검사는 2회 반복하여 재현성을 확인한다.
5) SEP의 절대잠복기와 파간잠복기 및 진폭을 측정한다.
6) 대부분 표면전극을 사용하지만, 일부 병원에서는 침전극을 사용하는 경우가 있다. 침전극을 사용하는 경우 환자에게 미리 통증이 있을 것이라는 것을 설명하고, 침전극의 소독여부를 꼭 확인해야 한다.
7) 몸감각신경차단 여부를 파악하기 위해서 수술 중 신경감시모니터링 검사를 시행한다.

Test Date:

ID :	Patient:	Sex :	Age :	Technician :

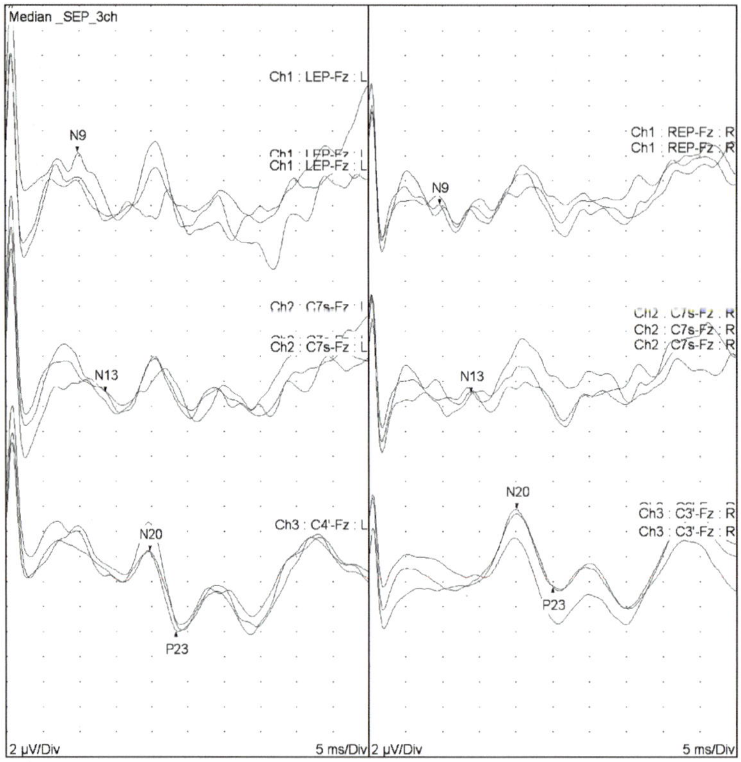

Median _SEP_3ch

Trial	N9 (ms)	N13 (ms)	N20 (ms)	P23 (ms)	N20-P23 (μV)
Trial1 - R	9.6	13.9	20.2	25.0	6.20
Trial6 - L	9.8	13.6	19.8	23.4	6.31
L-R	0.2	0.3	0.4	1.6	0.11

그림 12-26. 위팔 몸감각유발전위 결과지

신경기능검사학 실습보고서

학교명: 학번: 이름:

신경기능검사학 실습보고서

학교명: 학번: 이름:

Section

13 수술 중 신경 감시 모니터링(Intraoperative Neurophysiological Monitoring, INM) 검사

학습목표

1. 수술 중 신경 감시 모니터링 검사의 원리와 주의사항을 설명할 수 있다(B).
2. 수술 중 신경 감시 모니터링 검사의 종류를 설명할 수 있다(B).
3. 수술 중 신경 감시 모니터링 검사와 관련된 마취에 대하여 설명할 수 있다(B).
4. 수술 종류에 따른 검사의 적용에 대하여 설명할 수 있다(B).
5. 수술장의 특성에 대하여 설명할 수 있다(B).
6. 수술 중 신경 감시 모니터링 검사의 전망(B).

1. 수술 중 신경 감시 모니터링 검사의 기본 개념

1) 수술 중 신경 감시 모니터링 검사의 기본 개념

(1) 수술 중 신경 감시 모니터링 검사란

임상생리학 분야에서 신경계의 이해와 생리학 검사의 특성을 활용하여 수술 중에 중추신경계와 말초신경계의 신경 상태를 모니터링하여 수술 중에 발생할 수 있는 문제를 조기에 감지하고 해결하는 아주 중요한 검사 분야이다.

과거에는 수술 후 환자를 회복실에서 깨워서 수술로 인한 손상 여부를 파악하였었다. 즉, 환자의 수술 중 손상 여부를 미리 예방하는 방법이 없었다.

수술 중 신경 감시 모니터링 검사는 수술 중 신경계에 발생하는 손상을 검사하는 것으로 수술 중 실시간으로 수술의 시작부터 끝날 때까지 모든 과정에서 발생할 수 있는 신경계 손상을 감지하고 파악하는 것이다.

수술 중 신경계 손상 여부를 알기 위한 첫 시도는 척추외과 영역에서 척추측만증 수술 시 척수의 손상 여부를 확인하기 위하여 감각유발전위(SSEP)검사를 수술 중 검사로 도입한 Scoliosis Research Society (SRS)로 부터 시작되었다. 환자의 척수 손상 여부를 파악하기 위하여 수술 중에 환자를 깨워서 다리를 움직여 보도록 하는 방식으로 진행해왔으나, 전신마취 상태에서 환자를 깨우기 위한 과정이 복잡하고 환자의 안전에도 많은 문제가 있어서 환자를 깨우지 않고 수술을 진행하면서 환자의 상태를 파악하려는 연구가 많이 있었다.

척추측만증 수술에서 감각유발전위의 Sensitivity 92%, specificity 98.9% 그리고 Negative predictive value of 99.33%, Positive predictive value of 42%라는 연구 결과가 발표되기도 하였고, 척추측

만증 수술에서 감각유발전위 검사는 상당한 위음성이 존재한다는 연구 결과를 발표하기도 하였고, 척수 내 종양과 같은 복합적인 수술에서는 감각유발전위 검사와 운동유발전위(MEP)검사를 동시에 하는 것이 매우 중요하다는 연구 결과를 발표하기도 하였다.

수술은 환자의 건강을 회복시키는 과정인데, 수술로 인하여 오히려 환자의 상태가 더 악화되거나 예기치 않은 합병증이 발생할 수 있다. 따라서 수술 중 신경감시 검사는 환자의 안전을 보장하는 매우 중요한 역할을 한다.

(2) 원리

유발전위기 갖고 있는 신경계 각각의 감각 부위를 자극한 후 일정한 시간대에 비교적 일정한 형태의 신호가 나타나는 특성(time-locked signals)을 이용하거나, 뇌파검사를 이용하여 대뇌의 허혈상태를 파악하고, 근전도 검사를 이용하여 말초신경의 상태 및 근육의 상태를 파악한다. 즉, 수술 부위에 맞게 해당하는 신경계 모니터링 검사를 적용하여 검사한다.

(3) 임상적인 응용

수술 중 신경계 감시(Intraoperative neurophysiological monitoring, INM)는 신경계 관련 수술에 반드시 필요한 검사가 되었고, 수술 중 기능적 변화를 관찰하여 의사에게 수술이 안전하게 진행되고 있다는 확신과 수술 중 신경계 손상을 조기에 찾아서 수술 합병증을 줄이며, 고위험군 수술을 안전하게 할 수 있게 도움을 주고 있다. 또한 뇌 기능과 척수기능에서 운동신경, 감각신경과 관련된 종양뿐만 아니라 구조적인 수술에서 기능평가를 할 수 있는 유일한 검사이다.

신경외과 대부분의 수술에서 수술 중 신경계 감시를 시도하고 있으며, 정형외과, 흉부외과, 이비인후과, 혈관외과 등에도 많은 도움을 주고 있다.

2) 수술 중 신경 감시 모니터링 검사 시 주의 사항

(1) 검사 전

① 수술 날짜 이전에 해당 의사로부터 수술 중 신경 감시 모니터링에 대하여 설명을 듣고 환자가 직접 수술 동의서에 서명을 하는 과정이 있지만, 수술실에서 마취되기 전 환자에게 수술 중 신경계 감시 검사에 대하여 간략하게 설명한다.

② 마취되기 전에 수술 부위로 인하여 힘이 없거나 감각장애가 있는지 여부를 체크한다.

③ 마취 이후 알코올 솜으로 침전극 삽입할 부위를 소독한 후 전극을 삽입한다.

④ 전극부착 이후 신경 감시 검사가 잘되는지 해당 검사를 모두 해 보고 이상이 없으면 의사에게 수술을 시작해도 된다고 알린다.

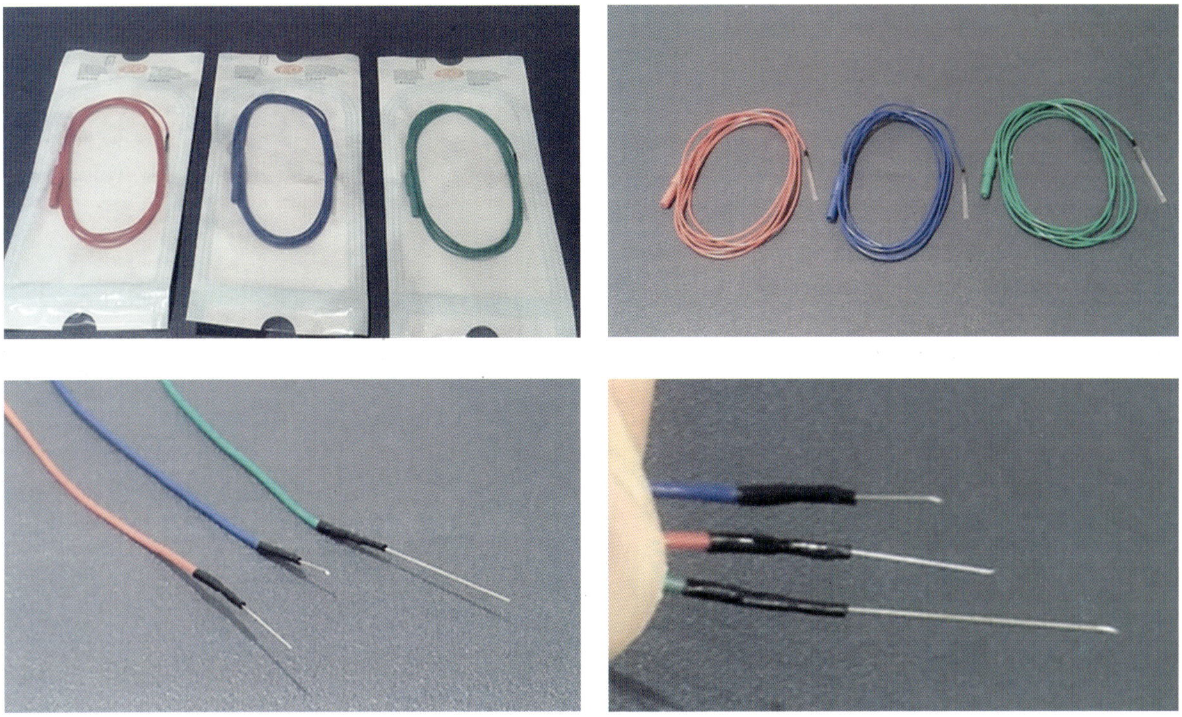

그림 13-1. 침전극의 길이에 따른 종류

(2) 검사 중

마취 이후 환자는 통증을 느끼지 못한다고 검사 자극의 세기를 너무 쎄게 하여 환자에게 손상을 입히지 않도록 주의한다.

(3) 검사 후

수술 종료 이후 검사 전극을 제거하는데, 침전극이므로 전극 제거 시 검사자가 찔리지 않도록 감염 등에 주의한다.

(4) 검사실(수술실)의 환경

① 수술실은 습도는 40% 이하로 유지하며, 온도는 23도 내외로 조금 서늘하게 유지하는 곳이고, 수술로 인한 감염관리에 철저해야 한다.

② 전기 안전사고 예방을 위하여 장비 접지가 확실한 전원을 사용한다.

③ 수술실은 수술에 필요한 여러 기구 및 장비들이 많다. 그러므로 이러한 외부적인 영향으로 교류 전류가 혼입되어 검사 파형에 영향을 받지 않도록 장비의 전원은 반드시 직접 벽콘센트에 단독으로 꽂아서 사용한다(그림 13-2).

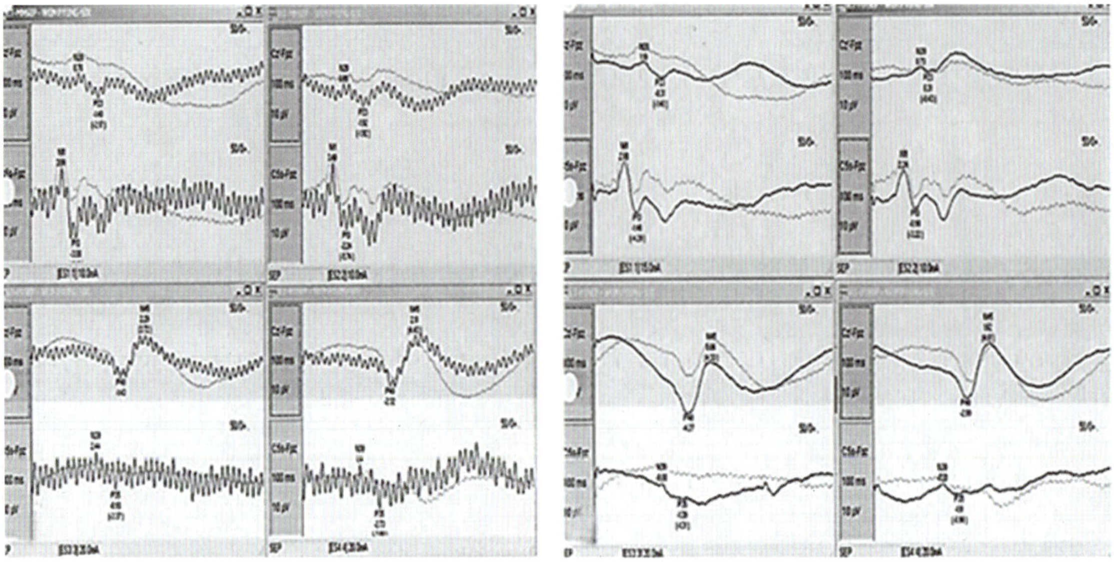

그림 13-2. 수술장비에 교류전류가 혼입되어 검사파형에 영향을 주는 경우(A)와 장비 전원을 단독으로 벽 콘센트에 꽂아서 혼입을 해결한 경우(B).

3) 수술 중 신경 감시 모니터링 검사의 종류 및 특징

(1) 수술 중 신경 감시 모니터링 검사의 종류

① 시각유발전위검사(visual evoked potential, VEP)

전신마취로 인하여 환자는 눈을 뜨고 검사를 받을 수 없으므로, flash 검사방법으로 goggle을 사용한다. 시각 자극은 망막에서 시신경, 시신경교차(optic chiasm), 시각부챗살(optic radiation)을 거쳐 후두엽(occipital lobe)으로 전달된다. 시각유발전위는 이러한 시각 전달경로의 이상 유무를 평가하는데 유용하다(그림 13-3, 4, 5).

② 뇌줄기청각유발전위검사(brainstem auditory evoked potential, BAEP)

수술 부위에 영향을 최소화하기 위해 헤드폰으로 검사를 하지 않고, 이어폰(tubal insert phone, TIP)을 사용한다. 소리 자극은 청신경과 뇌줄기를 거쳐 관자엽으로 전달되고, 이러한 청각경로에서 청각유발전위 파형이 측정된다. 청신경은 수술 중 물리적인 손상에 의해 매우 쉽게 손상 받으며 손상 받은 청신경은 바로 청각유발전위 파형의 변화로 감지된다(그림 13-6, 7, 8).

③ 몸감각유발전위검사(somatosensory evoked potential, SSEP)

감각신경로(Sensory pathways)는 말초신경(Peripheral nerve), 척수(Spinal cord), 뇌줄기(Brainstem), 시상(Thalamus), 섬유질(Brain fiber), 대뇌피질(cerebral cortex)로 이어지는 경로에서 각 구간에서의 이상발생 시 유발전위 파형에 이상이 발생한다(그림 13-9).

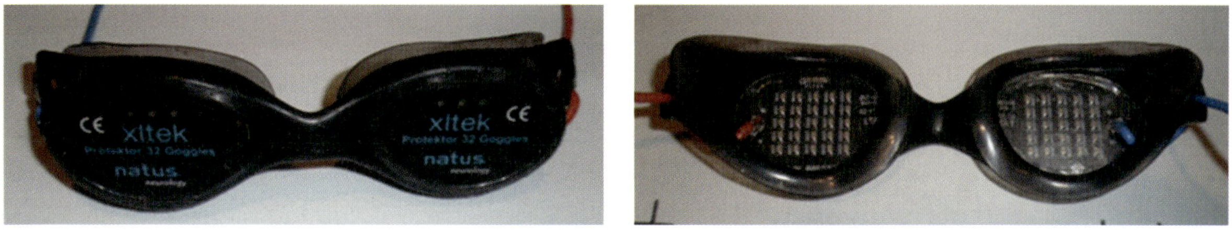

그림 13-3. Flash VEP용으로 사용하고 있는 goggle 형태의 시각 자극기

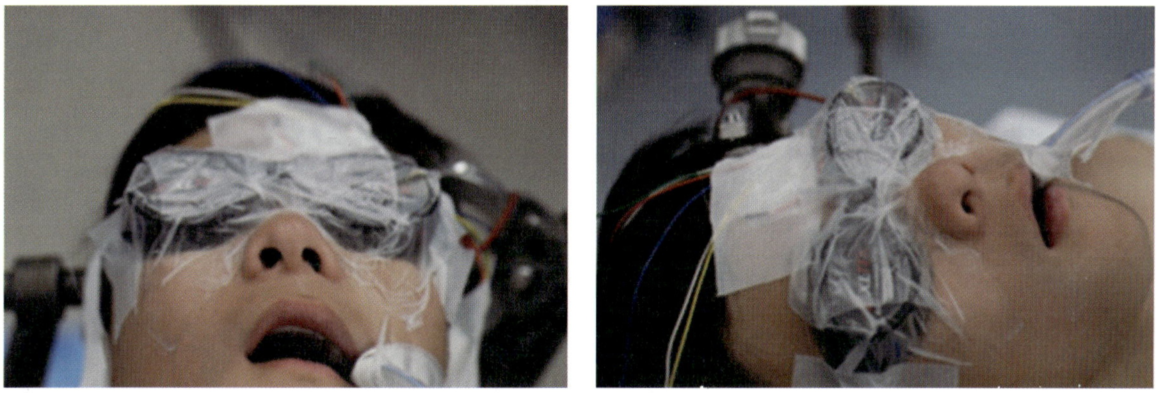

그림 13-4. 수술 중 goggle을 부착한 모습

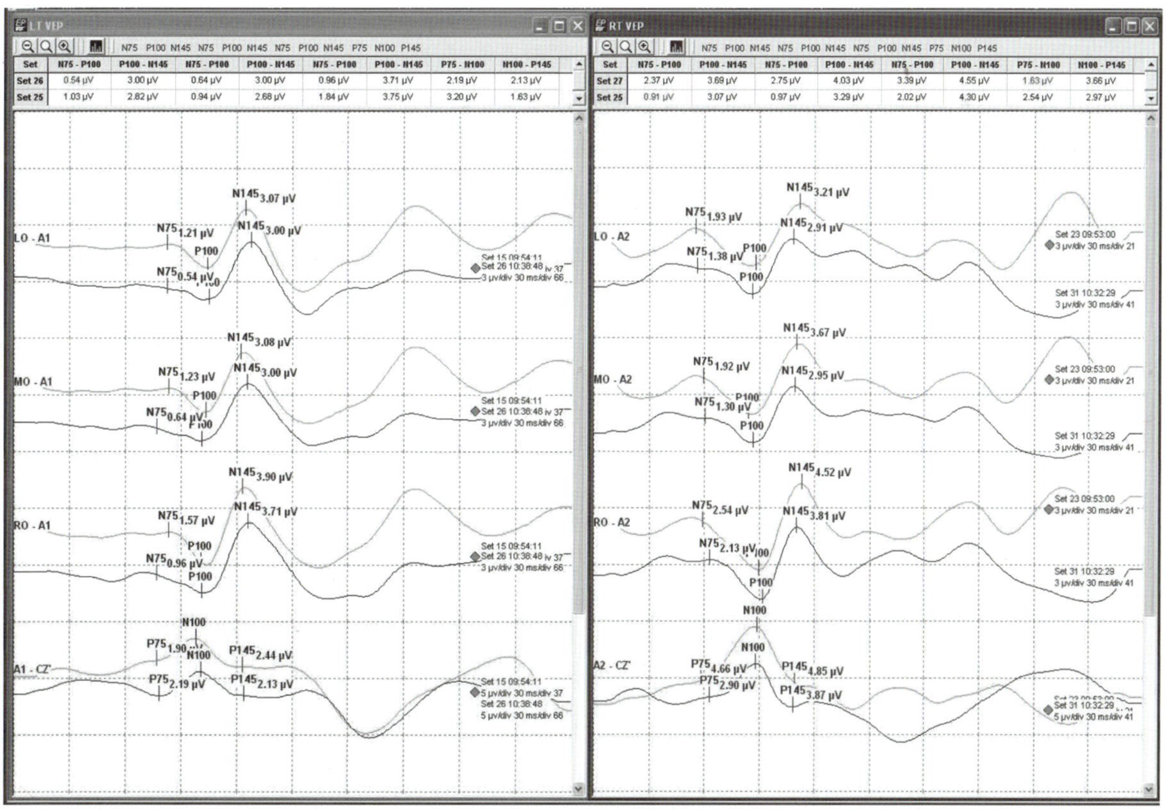

그림 13-5. 수술 중 왼후두부(LO), 중간후두부 (MO), 우후두부 (RO)에 전극을 부착하여 검사

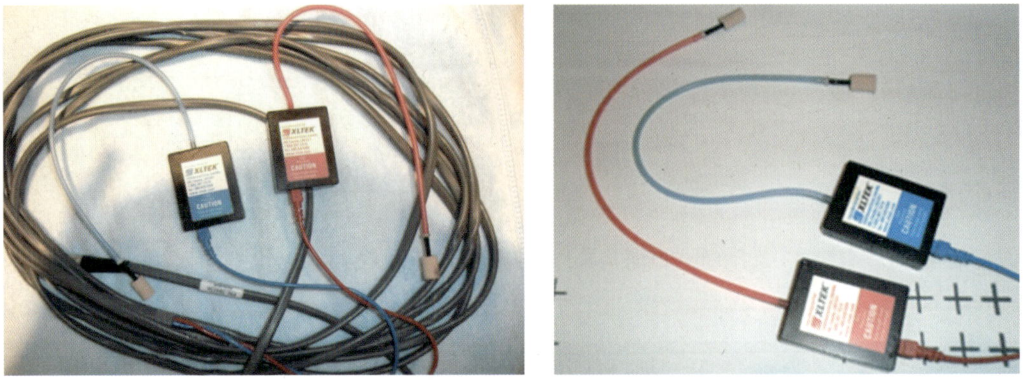

그림 13-6. 수술 중 사용하는 이어폰 모양의 소리자극용 Tubal Insert Phone (TIP)

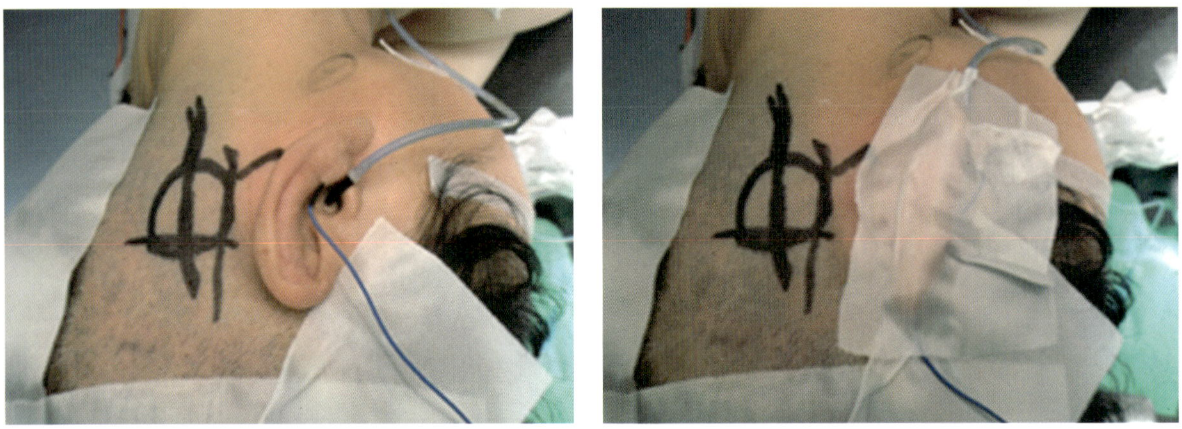

그림 13-7. 수술 중 TIP을 설치한 모습

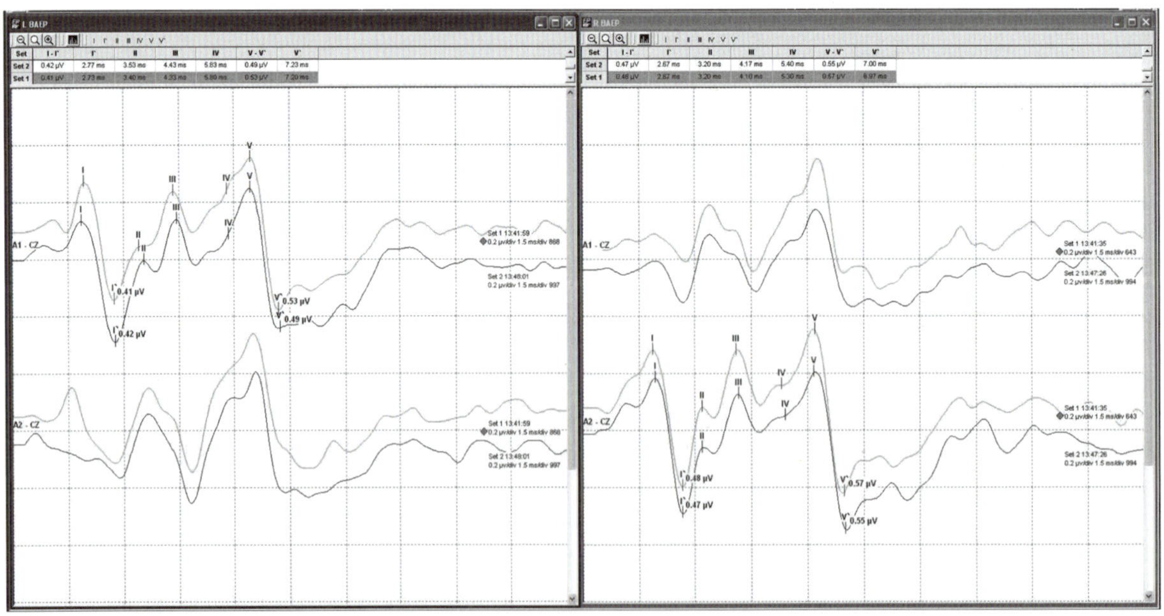

그림 13-8. 수술 중 A1, A2 와 Cz 에 전극을 부착하여 형성된 BAEP 파형

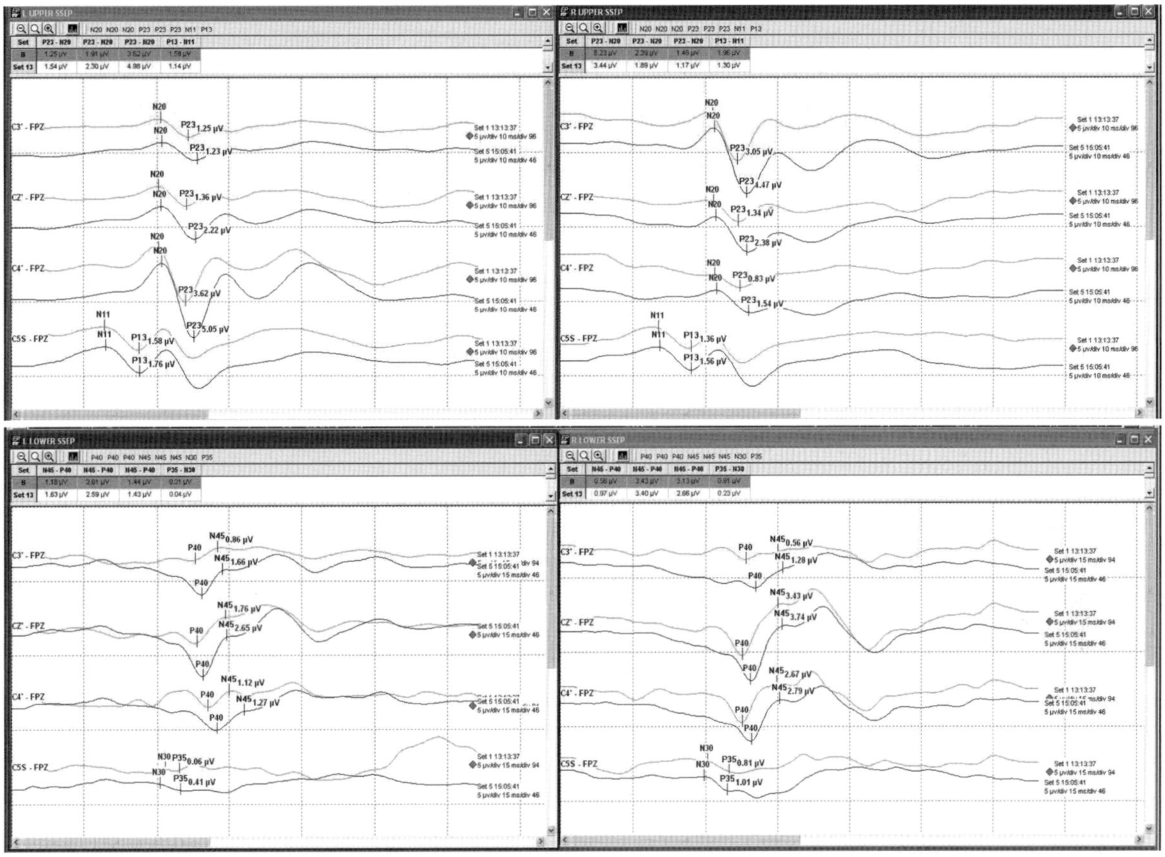

그림 13-9. 수술 중 C3', Cz', C4' 그리고 C5s 에 전극을 부착하여 형성된 SEP 파형

④ 운동유발 전위 검사(motor evoked potential, MEP)

운동피질(motor cortex)을 전기자극하면 피라미드 세포체(pyramid cell bodies)와 가지돌기(dendrite)의 직접적인 흥분에 의해 피질척수 축삭(corticospinal axon)의 즉각적인 시냅스가 없는 방전(discharge)으로 인하여 근육이 움직이는 것을 관찰하는 검사로 운동중추의 기능을 측정하는 검사이다(그림 13-10).

⑤ 자유진행 근전도 검사(Free-running EMG)

자유진행 근전도 파형 검사의 목적은 수술 중 신경의 위치 파악 및 보호이다. 즉 신경이 담당하고 있는 근육에 전극을 부착하여 수술 중 신경이 영향을 받거나 신경이 수술 조작에 의하여 신경이 건드려지면 해당하는 근육에 부착된 전극에서 근전도 파형이 형성되는 것으로 신경의 상태를 파악하는 검사이다(그림 13-11).

⑥ 신경 전기자극 근전도 검사(TrIggered EMG, Direct Nerve Stimulation, DNS)

자유진행 근전도(free-running EMG) 파형은 신경이 주변의 영향을 받아야만 형성되는 수동적인 검사라면, 신경 직접 자극 검사(Direct Nerve Stimulation)는 신경이 있는 주변을 특수 Probe를 사용하여 전기자극을 주어서 찾는 능동적인 검사방법이다(그림 13-12).

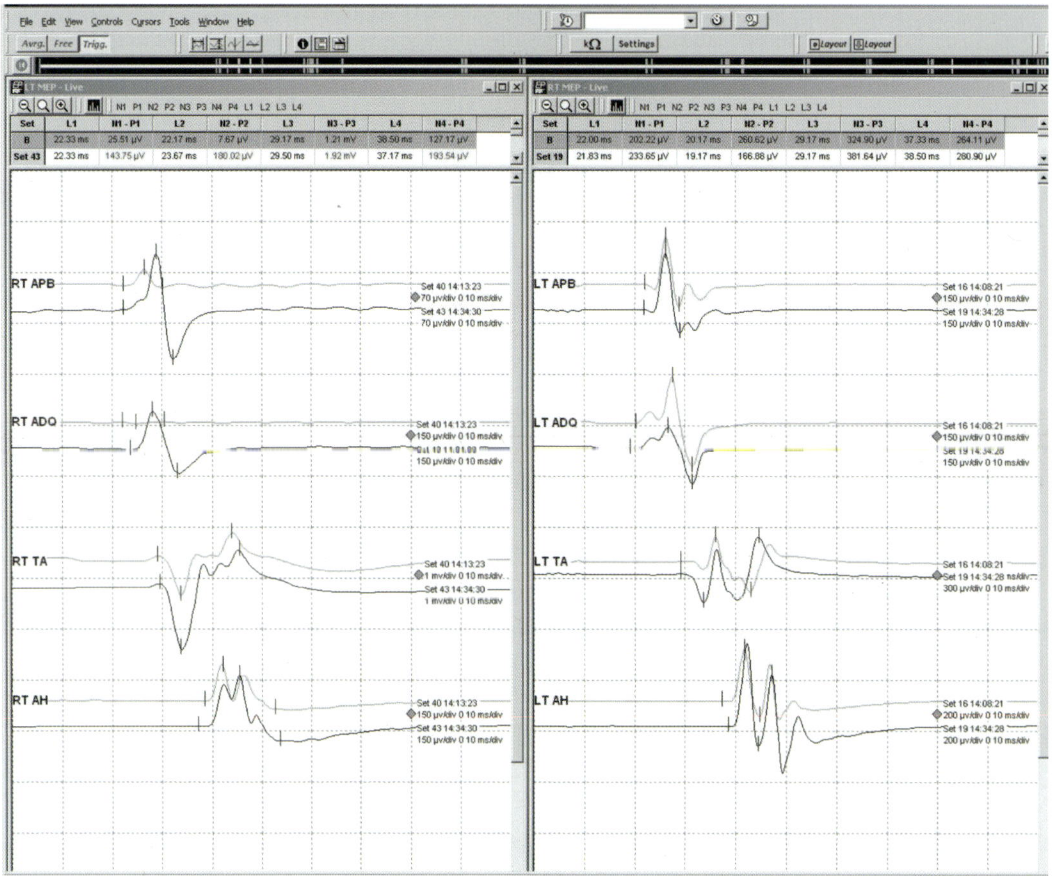

그림 13-10. 양쪽 위팔과 다리의 특정 근육에 전극을 부착하여 형성된 MEP 파형

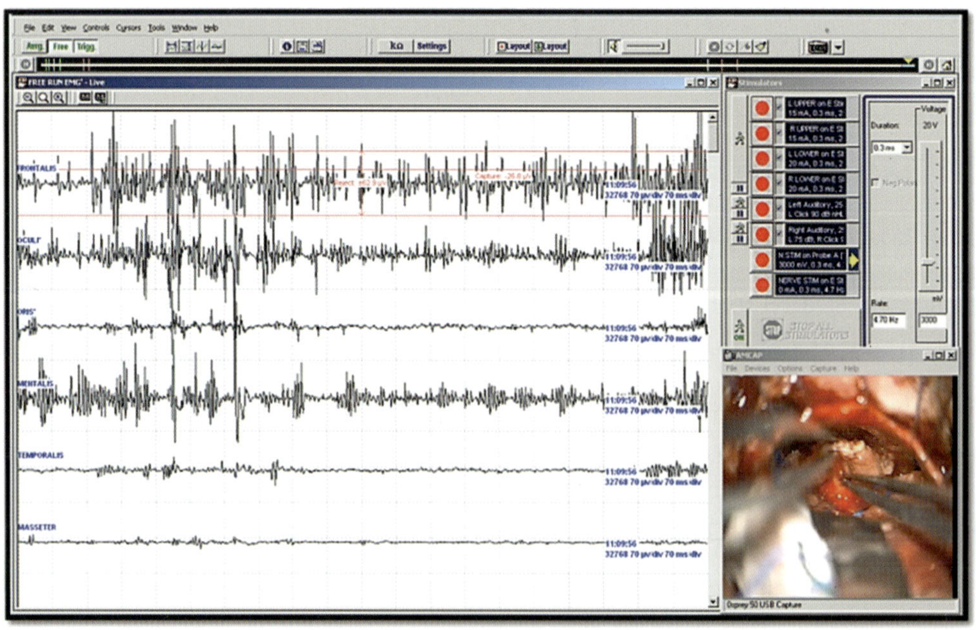

그림 13-11. 수술 중 안면신경을 건드려서 발생하는 안면신경 근전도 파형

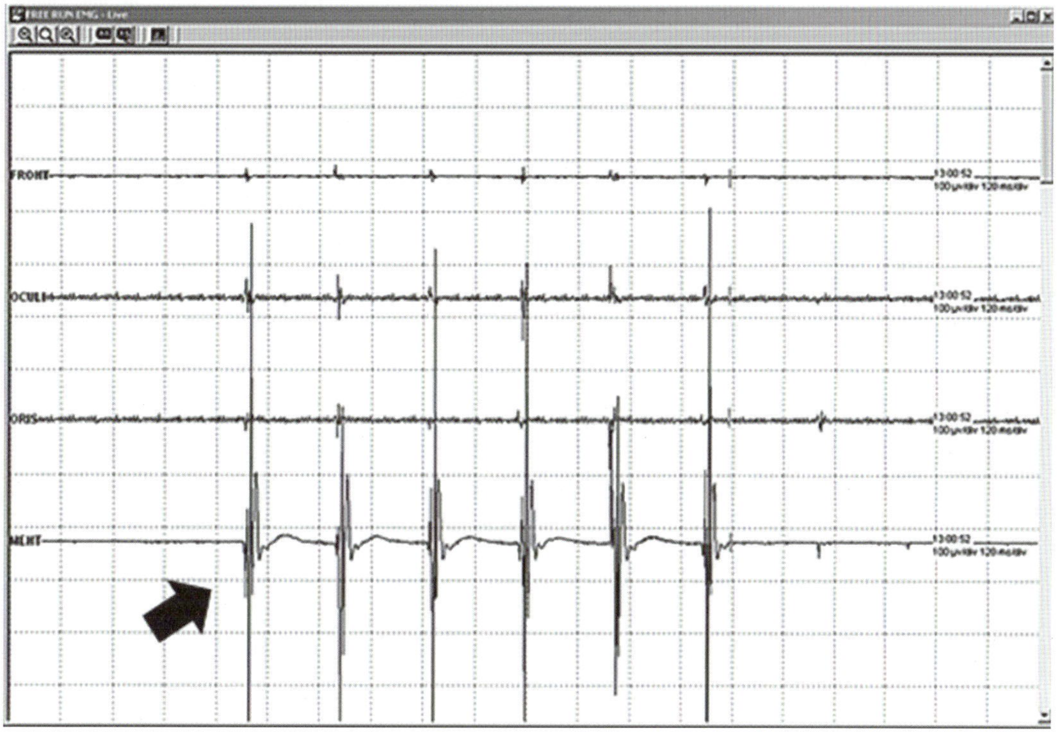

그림 13-12. 수술 중 종양과 안면신경을 구분하기 위하여 수술 부위 주변에 전기자극을 하였을 때 안면신경이 전기자극에 반응하는 파형

⑦ 뇌파검사(Electroencephalography, EEG) (그림 13-13, 14)

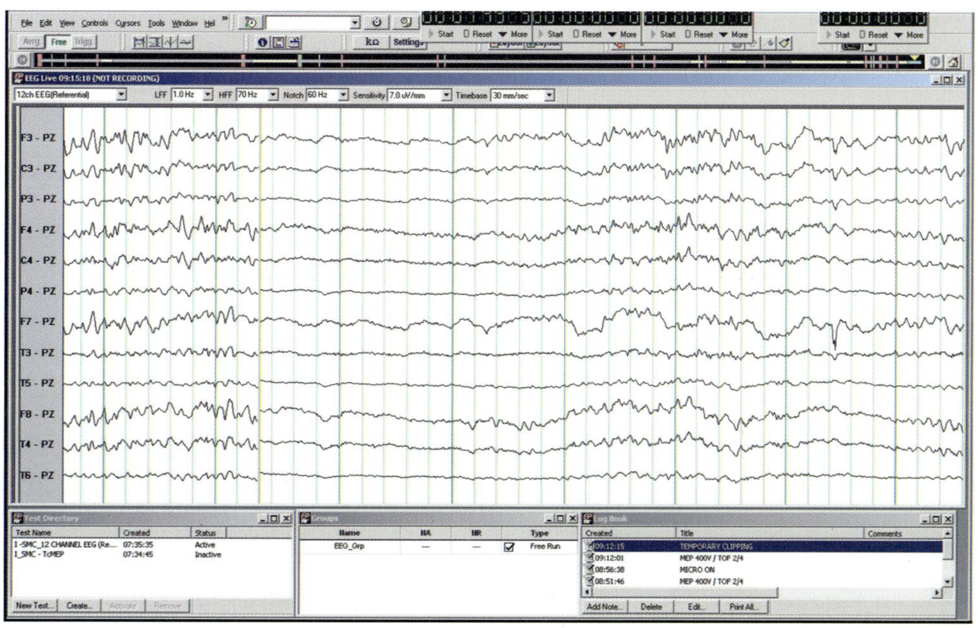

그림 13-13. Monopolar montage

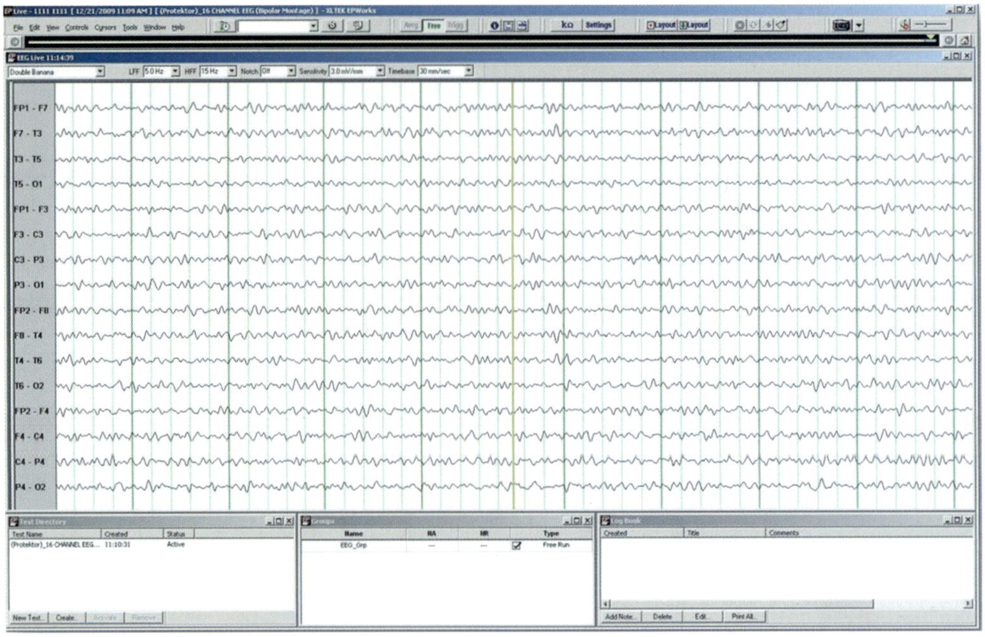

그림 13-14. bipolar montage

(2) 수술 중 신경감시 모니터링 검사의 특징

수술실에서 이루어지는 검사이므로 일반적인 검사실보다 주변 환경이 안정적이지 않다. 수술하기 위하여 마취과 기계들과 수술에 적용하기 위한 여러 장비가 항상 있어서 수술 중 검사하는 것에 영향을 줄 수 있다. 검사자는 이러한 주변 환경의 영향이 검사 파형에 어느 정도 영향을 미치는지 판별하여야 하고, 이러한 외부적인 영향을 최소화하기 위하여 노력하여야 한다. 또한 대부분 수술에서 별도의 검사를 하도록 수술을 멈춰주지 않기 때문에 수술 진행 과정을 잘 숙지해서 검사해야 하는 시간적인 부분을 잘 선택하여 검사해야 한다.

4) 수술 중 신경감시 모니터링 검사의 측정 및 결과해석

(1) 시각유발전위(Visual evoked potentials, VEP)

① 시각유발전위 검사방법

빛 자극은 고글안경을 통해 플래쉬 형태의 번쩍이는 자극을 반복해서 준다. 기록 방식은 1.1 Hz 빛 자극을 50회 주고 각각 기록된 파형들을 평균화(averaging)하여 5 μV, 50 msec 척도로 기록한다. 기록전극은 Queen square 전극부착법을 이용하여, 뒤통수점(inion)에서 5 cm 상방에 Middle occipital (MO), 좌측으로 5 cm, 우측으로 5 cm 지점에 Left occipital (LO), Right occipital (RO)을 위치한다. A1, A2는 기준전극으로 사용한다.

② 시각유발전위 파형분석

수술 중 P_{100} (IV) 파형은 250 ms 이내의 파형으로 선택하고, 파형의 분석은 재현성이 비교적 지속적으로 관찰되는 경우는 진폭의 변화와 P_{100} (IV) 절대 잠복기의 변화 두 가지를 모두관찰하고, 파형이 잘 형성되다가 어느 순간부터 재현성이 없어지면서 파형이 형성되다가 안 되다가 하는 경우도 시신경 손상을 의미하므로 외과의사에게 바로 알린다.

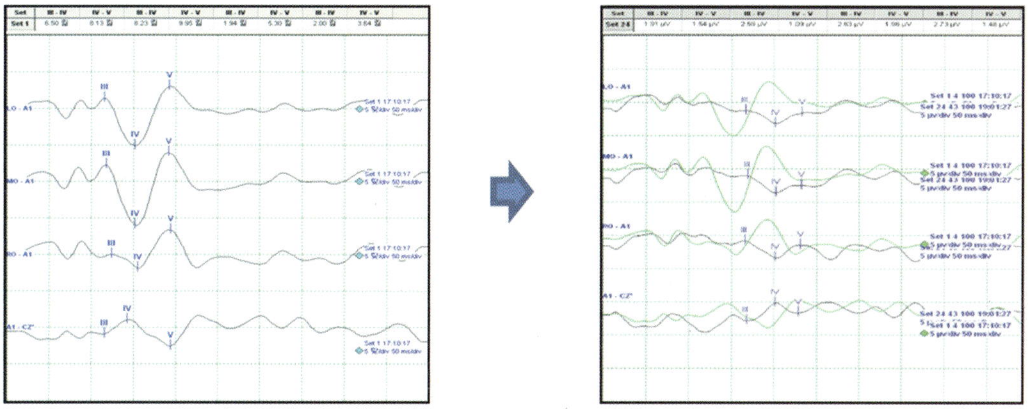

그림 13-15. 수술 중 시신경에 손상을 받아서 작게 측정되는 파형

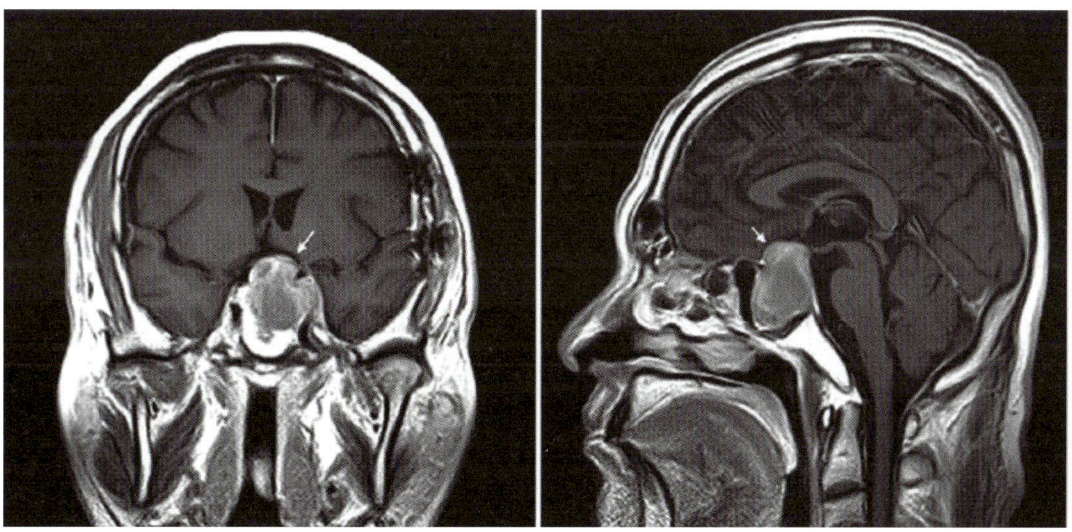

그림 13-16. 뇌하수체에 생긴 종양의 모양. 위치가 시신경 바로 옆이므로 종양의 크기가 커지면서 시야장애가 발생한다.

③ 임상적용

뇌하수체샘종(Pituitary adenoma), 머리인두종(Craniopharyngioma), 안장결 병변(Para sellar lesion)과 뇌동맥류(Cerebral aneurysm) 묶음(clipping) 수술에 적용할 수 있다.

(2) 뇌줄기청각유발전위(Brainstem Auditory Evoked Potentials, BAEP)

① 뇌줄기청각유발전위 검사방법

소리자극은 주로 클릭 음(Click Sound)으로 왼쪽, 오른쪽 각각 한 쪽씩 검사한다. 보통 1 kHz의 가청주파수를 이용하고 자극은 30 Hz 빈도로 300번 이상 기록한다. BAEP 파형이 형성되는 최소 자극수를 정의하기는 어려우나 시간적으로는 반드시 10초 정도에서 청신경의 손상 유무를 관찰할 수 있어야만 하고, 파형으로서 인정할 정도의 파형이 형성되는 최소 평균화 횟수는 300번 이상이 가장 적당하다고 판단된다. 자극의 극성은 교환전위(alternating polarity)로 하며, 120 dB SPL 또는 90 dB nHL의 세기로 주고, 반대쪽 귀는 방해음(masking sound)을 준다. 양쪽 귓불에 설치한 A1, A2 전극을 기준전극으로 하고, 머리마루선(vertex) 부위에 설치한 Cz 전극을 활동 전극으로 한다.

② 뇌줄기청각유발전위 파형분석

일반적으로 진폭(amplitude)이 처음에 비해 50% 이상 감소하거나, 절대 잠복기(latency)가 1 ms 이상 연장될 때 외과의사에게 바로 알린다(그림 13-17).

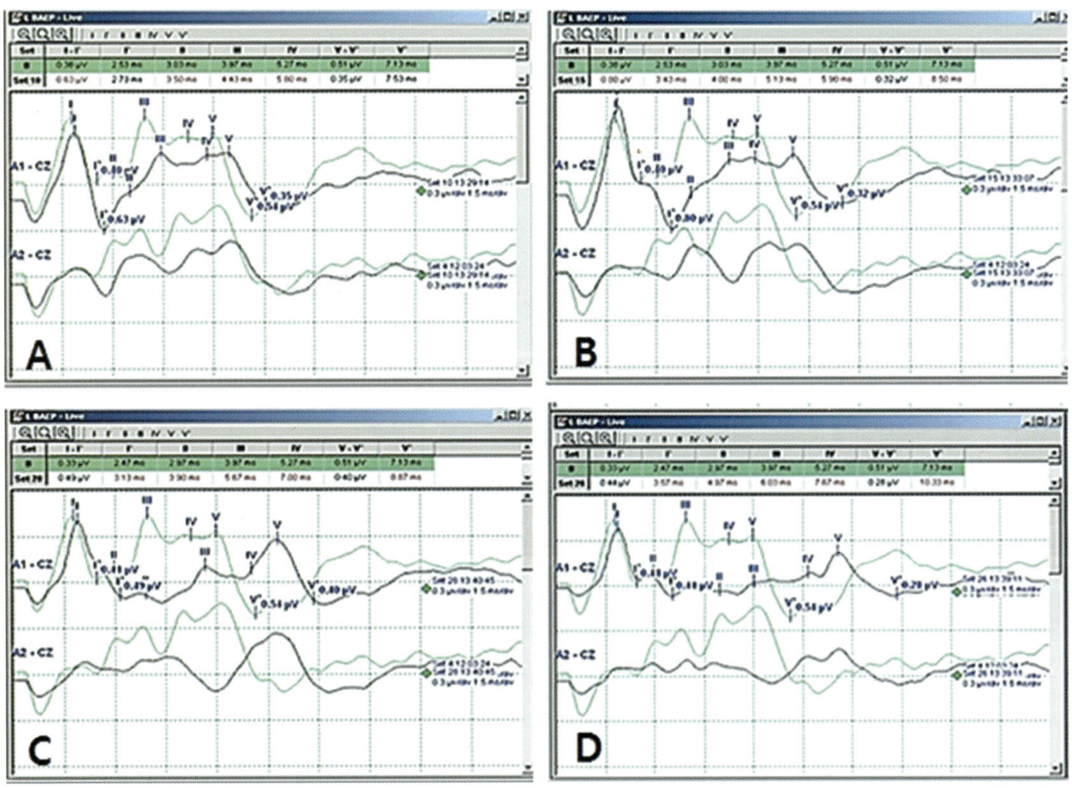

그림 13-17. 수술로 인하여 청신경이 영향을 받으면 파형이 연장되거나 감소한다(초록색은 수술 전 파형, 검은색은 수술중 변화가 발생한 파형).

③ 임상적용

안뜰신경집종(vestibular schwannoma), 뇌신경 미세혈관 감압술(microvascular decom pression), 제 4 뇌실 종양 수술, 아놀드키아리 기형수술 등에서 유용하게 사용될 수 있다.

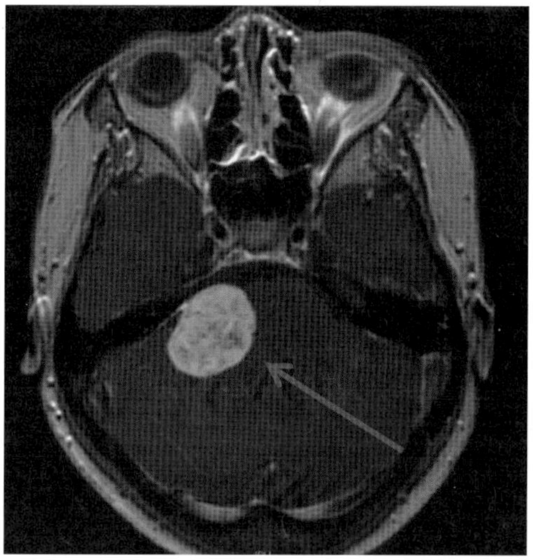

그림 13-18. 전정신경초종 사진(청신경 주변에 발생을 하여 청력장애 및 어지러움을 호소한다)

(3) 몸감각유발전위(Somato-sensory Evoked Potentials, SSEP)

① 몸감각유발전위 검사방법

감각유발전위는 위팔에서는 정중신경(Median nerve), 다리에서는 뒤정강신경(Posterior tibial nerve)의 먼쪽부위를 자극하는 것이 일반적이다. 기록전극은 10~20 system으로 C3', Cz', C4'와 Cervical 5 level (C5s)을 기준전극으로 하고 Fpz를 활동 전극으로 한다. 검사 진행은 Lt, Rt Upper와 Lt, Rt Lower의 네 곳을 자동으로 장비에서 돌아가면서 자극하는 방식으로 동시에 사지의 파형을 기록하며 분석한다.

자극은 정전류(Constant current) 방식으로 자극 폭은 200~300 μs로 하고, 자극 빈도는 2~5Hz로, 평균화는 50회로 한다. 수술 중에는 검사를 위하여 수술을 멈추기 힘들고, 일반유발전위 검사와 같이 200~400번의 평균화(Averaging time)로 검사를 한다면 87~174초, 즉 1분 27초에서 약 3분 정도의 시간이 필요하다. 수술 중에는 이렇게 긴 시간 동안 연속적으로 200번 이상 평균화 검사를 하는 것은 힘들 뿐만 아니라 그동안 수술적 요인에 의하여 감각신경에 영향을 주는 수술적 행위를 하여도 오래 평균화 검사를 하면 민감하게 검사 반응이 나타나지 않으므로 실시간 검사의 의미가 없게 된다. 자극 빈도를 2.3 Hz로 하고 50회 평균화로 검사를 한다면 약 22초의 검사 시간이 소요된다. SEP 파형이 형성되는 최소 자극 수를 정의하기는 어려우나 30초 정도에서 감각신경의 손상 여부를 관찰할 수 있어야 하고, 파형으로서 인정할 정도의 파형 형성이 되는 최소 평균화 횟수는 50번이 가장 적당하다.

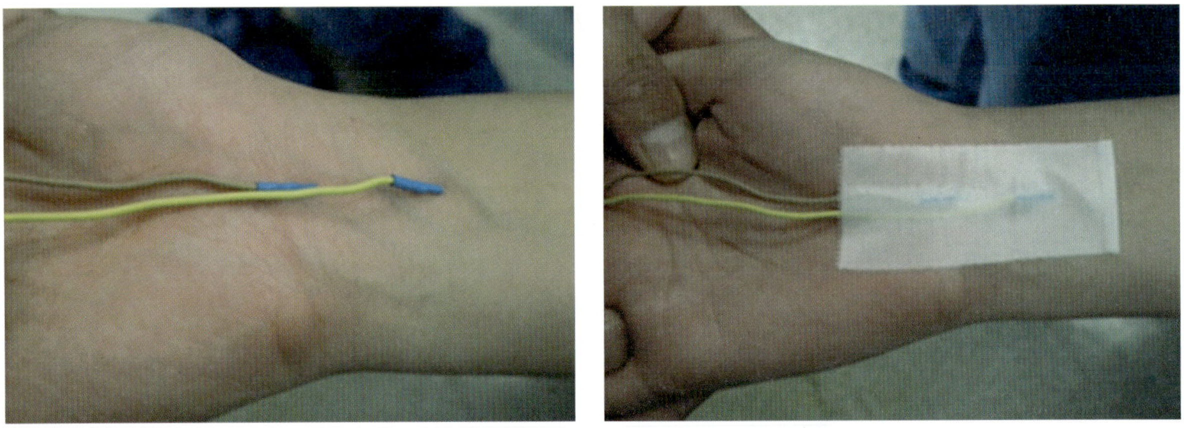

그림 13-19. 위팔 정중신경(Median nerve) 전극 삽입

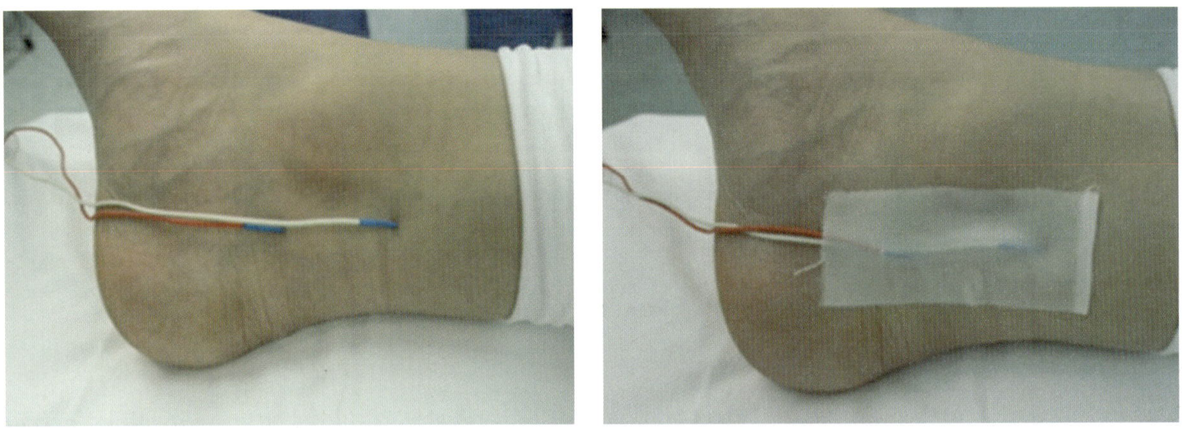

그림 13-20. 다리 뒤정강신경(Posterior tibial nerve) 전극 삽입

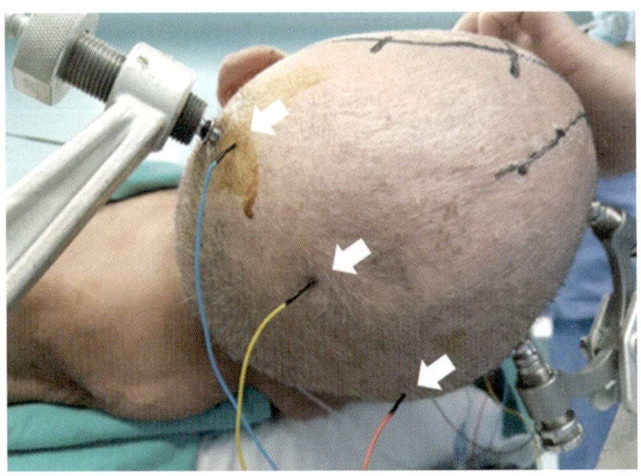

그림 13-21. 수술환자의 머리에 몸감각유발전위 측정전극을 부착한 모습

② 몸감각유발전위 파형분석

진폭이 50% 이상 감소하거나 절대 잠복기가 10% 이상 연장되면 경고를 하고, 진폭이 80% 이상 감소하고 절대 잠복기가 10% 이상 연장되면 수술을 중단하고 중재술을 고려해야 한다(그림 13-22).

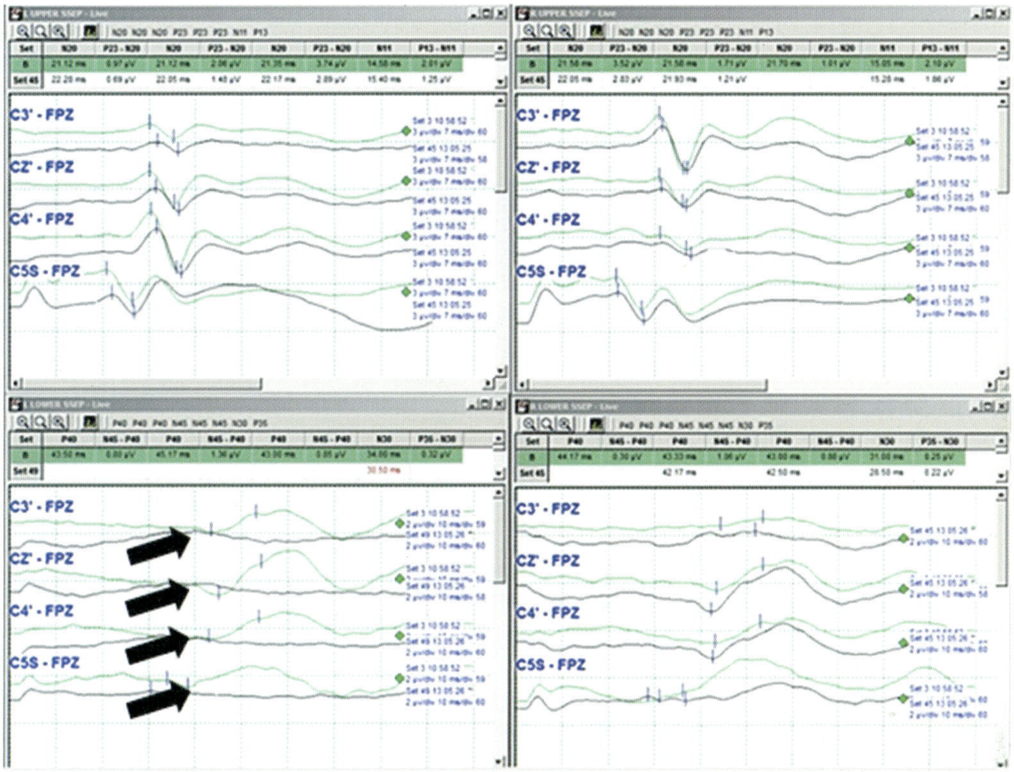

그림 13-22. 수술로 인하여 왼쪽다리 뒤정강신경 몸감각유발전위 파형이 소실된 파형(사지를 돌아가면서 순차적으로 자극이 들어가서 동시에 검사를 진행한다)

③ 임상적용

뇌 운동감각 피질척수로(cerebral sensorimotor cortex–corticospinal tract system, MSC–CST)와 관련된 이마–중심–마루부 종양(Fronto–centro–parietal tumor) 수술에 적용할 수 있고, 모든 척추와 관련된 수술과 뇌의 전반적인 허혈(ischemia) 상태 유무를 판별하는 수술에 모두 적용 가능하다.

(4) 운동유발전위(Motor Evoked Potentials, MEPs)

① 운동유발전위 검사방법

운동유발전위는 좌, 우측 반구의 운동영역 부위를 두피에서 자극하고 위팔과 다리의 먼쪽부위 근육, 즉 짧은엄지손가락벌림근(abductor pollicis brevis, ABPB), 새끼벌림근(abductor digitis quinti, ADQ), 앞정강근(tibialis anterior, TA), 엄지발가락모음근(adductor hallucis, AH)에서 4 cm 정도 떨어진 곳에 바늘을 삽입한 후 복합근육활동전위(Compound Muscle Action Potentials, CMAPs)를 기록하는 방법과 경두개근운동유발전위(Transcranial electrical myogenic MEP, TcemMEP)를 가장 많이 이용한다. 전기자극은 10~20 system의 C1/C2 또는 C3/C4 부위에 설치하여 검사한다. 자극은 정전압(Constant voltage) 방식으로 연속펄스(Train)를 3~7회 반복하여 주며, 펄스 간격(Interpulse interval)은 1~5ms로 하고, 펄스 지속시간(Pulse duration)은 50~200 μs로 한다. 자극강도(Intensity)는 파형이 형성되는 최저 자극으로 200~500 Voltage로 검사한다(그림 13-23).

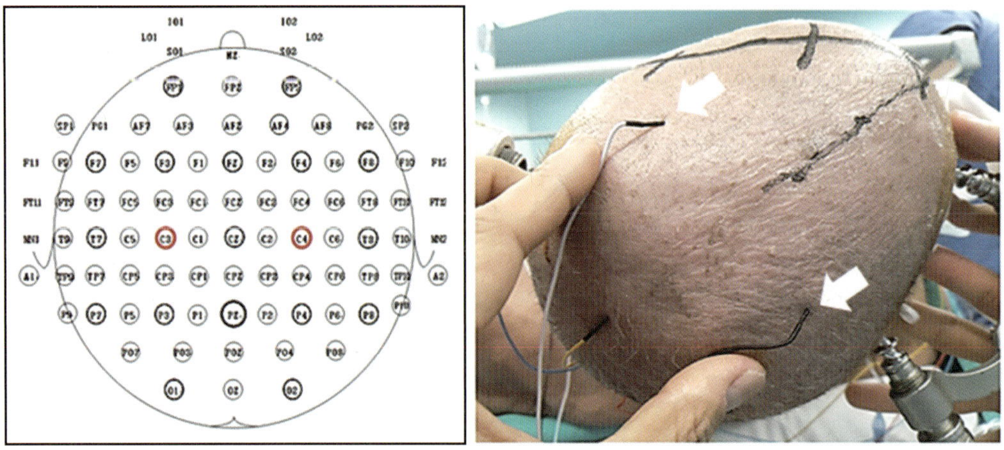

그림 13-23. 운동유발전위 검사자극은 C3-C4 부위에 각각 부착한다

② 운동유발전위 파형 분석

진폭 기준으로 MEP의 진폭 50% 또는 80% 이상 감소, 또는 잠복기의 10% 이상 증가를 유의한 변화로 본다(그림 13-24).

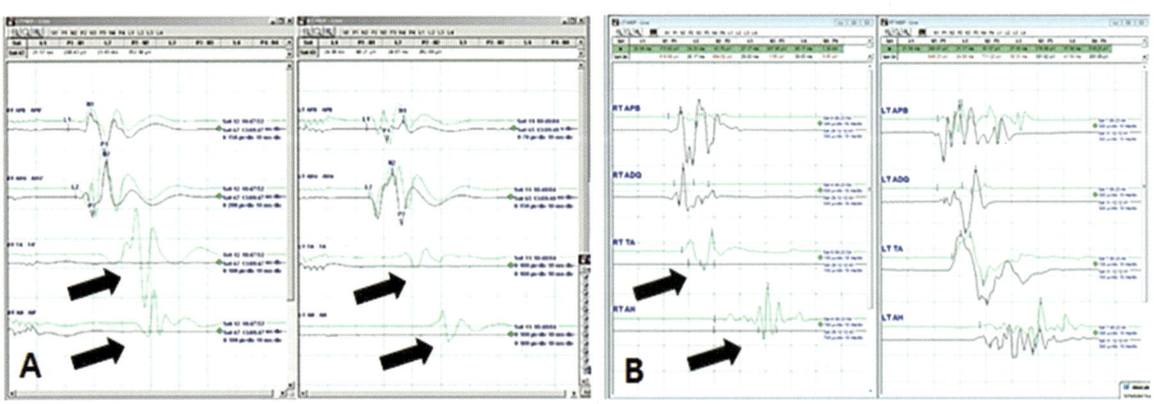

그림 13-24. 척추수술 중 척수에 손상을 받아서 양쪽 하반신으로 전달되는 운동신경이 소실된 파형(A)과 뇌혈관 수술

③ 임상적용

척추 수술과 관련된 척수종양(Spinal cord tumor), 척주측만증(Scoliosis), 척주후만증(Kyphosis) 등과 혈관순환(Vascular circulation)과 관련된 대동맥교체술(Aorta replacement), 뇌동맥류(Cerebral aneurysm) 수술, 관자엽 측두부종양(Temporal tumor) 수술 등이 있고, 운동중추와 관련된 뇌종양에서 모두 적용할 수 있다.

(5) 자유진행 근전도 검사(Free-running EMG)

① free-running EMG 검사방법

신경과 연관된 근육에서 발생하는 근전도의 파형은 대부분의 뇌신경(Cranial nerve)의 상태 파악에 활용된다.

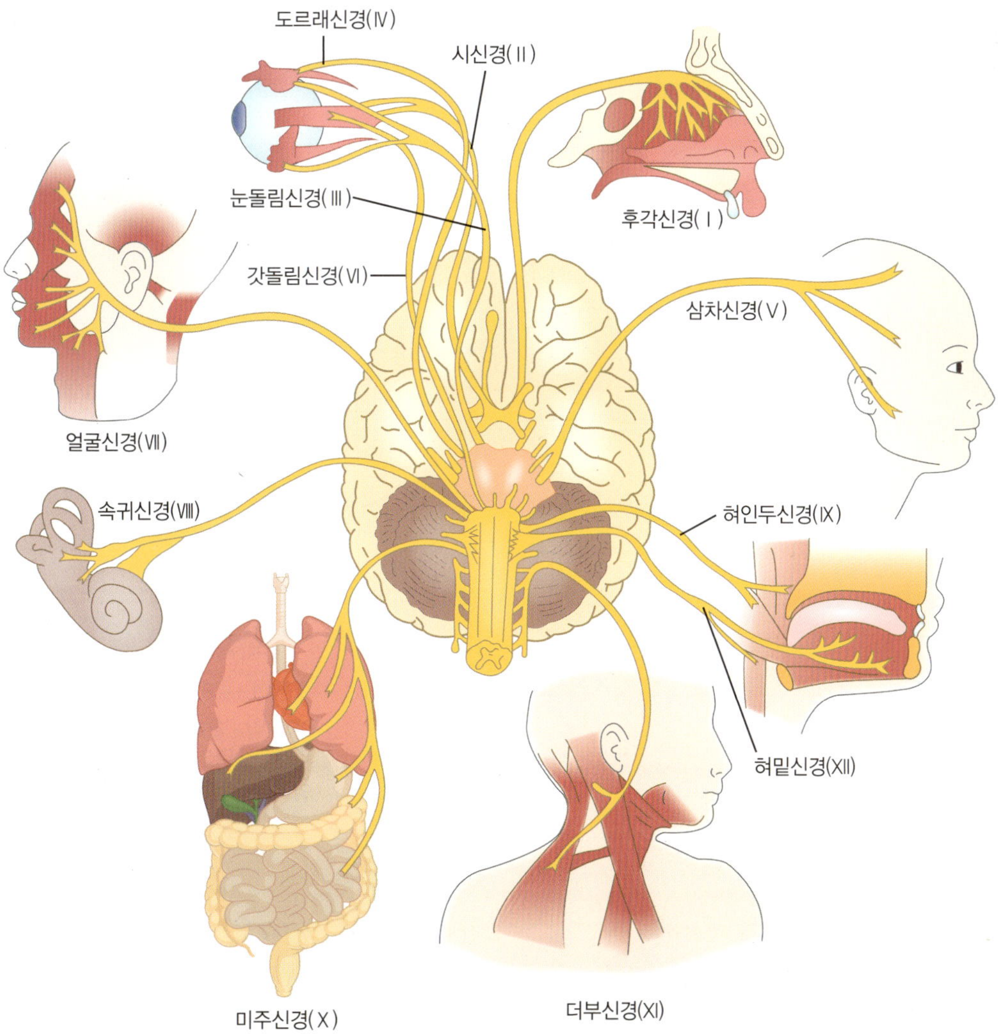

그림 13-25. 뇌신경 모식도

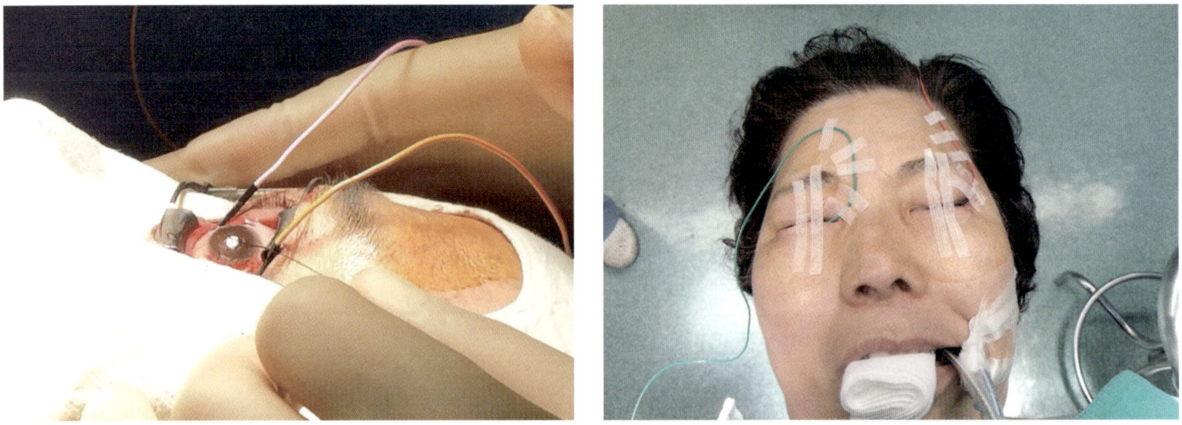

그림 13-26. ICN III Oculomotor nerve (눈돌림신경), ICN IV Trochlear nerve (도르래신경), ICN VI Abducens nerve (갓돌림신경)을 관찰하기 위해 직접 침전극을 삽입한 사진

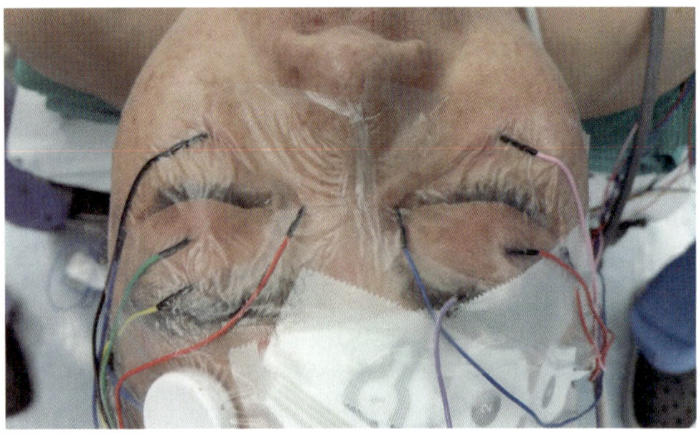

그림 13-27. ICN III, IV, VI 신경관찰을 위해 침전극을 눈 주위 밖에 부착한 사진

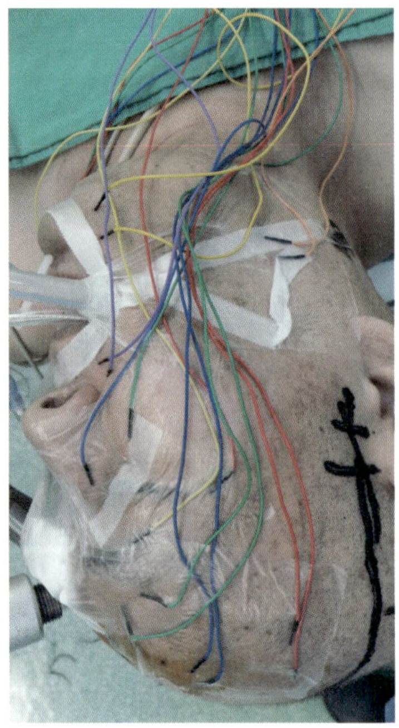

그림 13-28. 삼차신경(ICN V, Trigeminal nerve), 얼굴신경(ICN VII, Facial nerve)과 눈 주위의 신경을 동시에 모두 관찰하기 위하여 설치된 침전극 사진

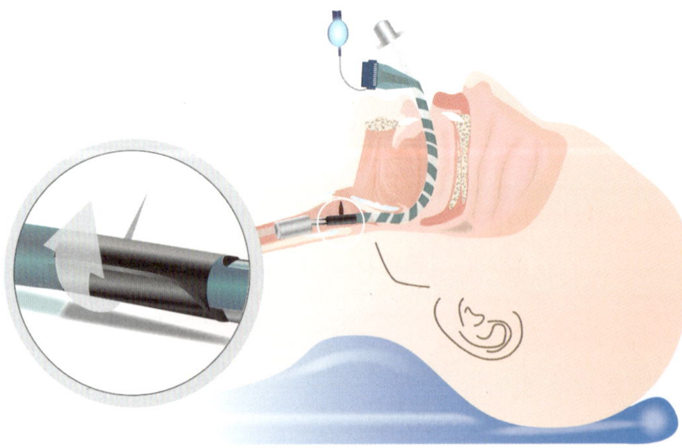

그림 13-29. 미주신경(ICN X, Vagus nerve)을 관찰하기 위해 기도삽관(E-tube)에 부착된 특수 전극 사진

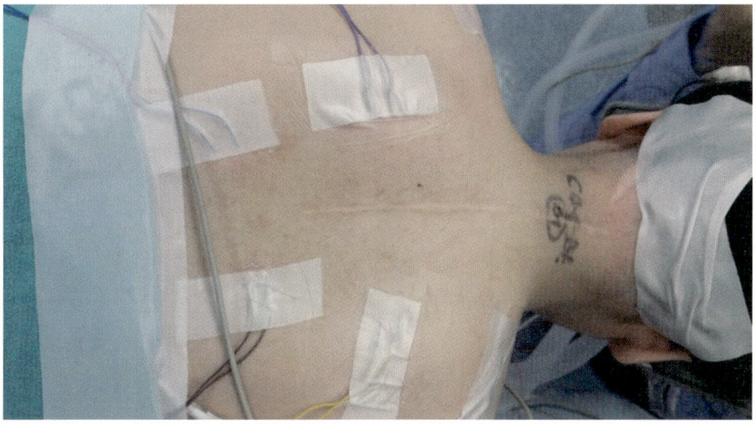

그림 13-30. 더부신경(ICN XI, Accessory nerve)을 관찰하기 위해 등 근육에 부착한 전극 사진

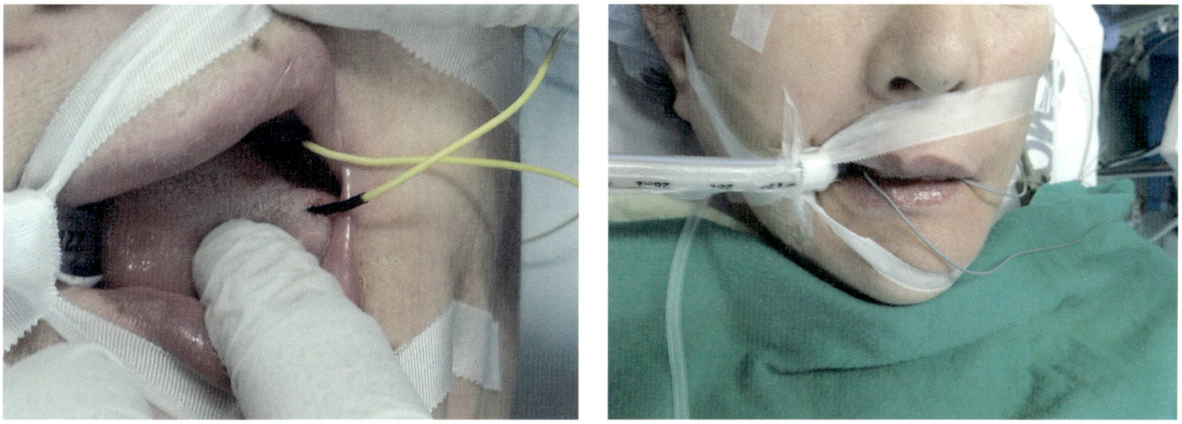

그림 13-31. 혀밑신경(ICN XII, Hypoglossal nerve)을 관찰하기 위하여 혀에 직접 침전극을 삽입한 사진(전극 제거 후 피가 많이 나는 단점이 있다)

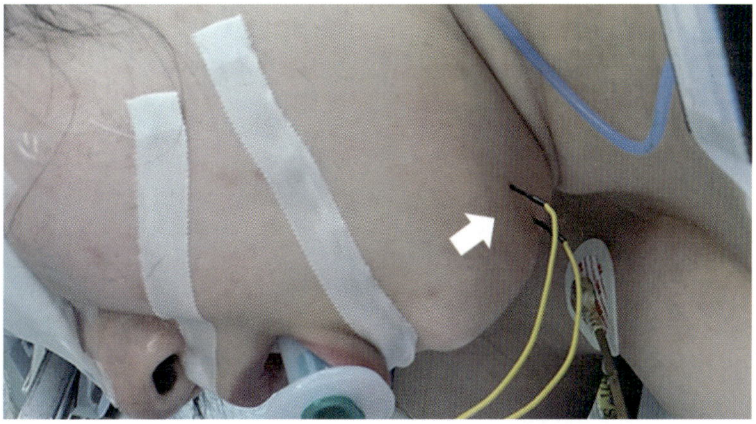

그림 13-32. 혀밑신경(ICN XII, Hypoglossal nerve)을 관찰하기 위하여 혀에 부착하지 않고 턱 아래 혀의 뿌리에 해당되는 곳에 침전극을 삽입한 사진(전극 제거가 용이하고, 제거 후 피도 거의 나지 않는다)

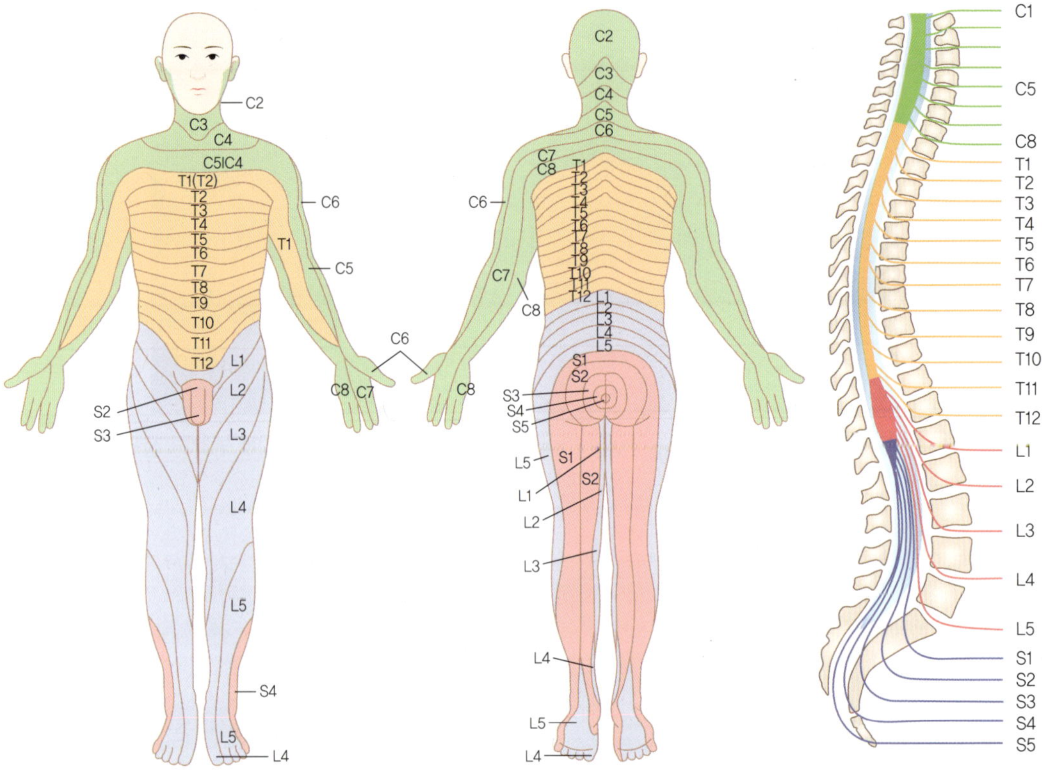

그림 13-33. 척추마디와 척수신경 모식도

Cervical 부위에서 각 level마다 해당되는 근육은

C2,3,4	Trapezius, SCM
C5,6	Biceps, Deltoid
C6,7	FCR
C6,7,8	APB, ADQ

Thoracic 부위에서 각 level마다 해당되는 근육은

T5,6	Upper rectus abdominis
T7,8	Middle rectus abdominis
T9,10,11	Lower rectus abdominis

Lumbar 부위에서 각 level마다 해당되는 근육은

L2,3,4	Vastus lateralis
L4,5,S	Tibiais anterior

Sacral 부위에서 각 level마다 해당되는 근육은

S1,2	Gastrocnemius
S2,3,4	External anal sphincter

위와 같이 분류되며 파형의 진폭은 적게는 5 μV에서 크게는 100 mV까지 다양하게 형성된다.

척추 마디마다 해당 근육은 더 자세하고 많이 구분되나, 일반적으로 수술장에서 사용되는 대표적인 근육만을 기술하였다.

② free-running EMG 파형 분석

파형의 관찰을 하는 것과 동시에 장비에 탑재되어 있는 스피커로 집도의가 근전도 파형의 출현을 들을 수 있도록 하여야 한다. 근전도 파형은 크게 네 가지로 분류한다.

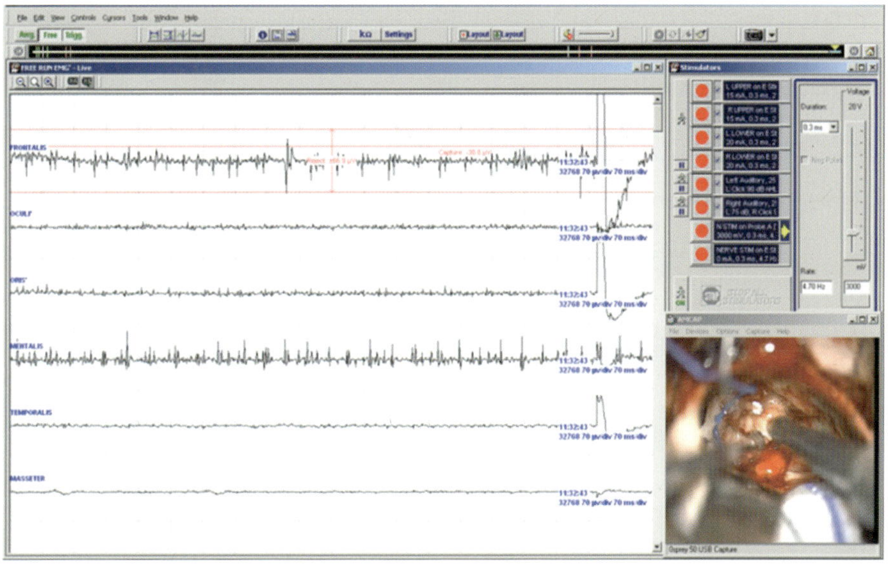

그림 13-34. Neuro-tonic discharge : 신경이 당겨지면 발생하는 현상

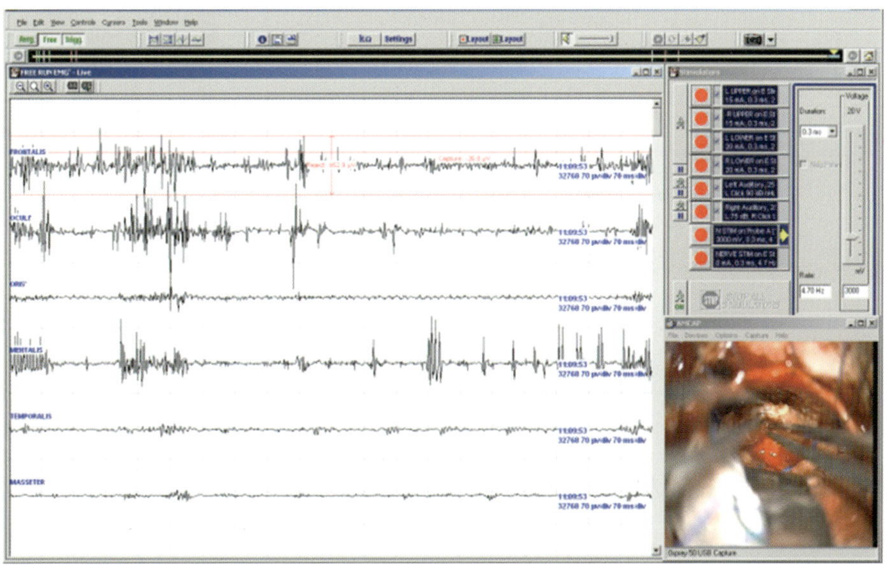

그림 13-35. Burst activity : axon (축삭)의 기계적수용체의 자극 때문에 발생하는 일시적 현상

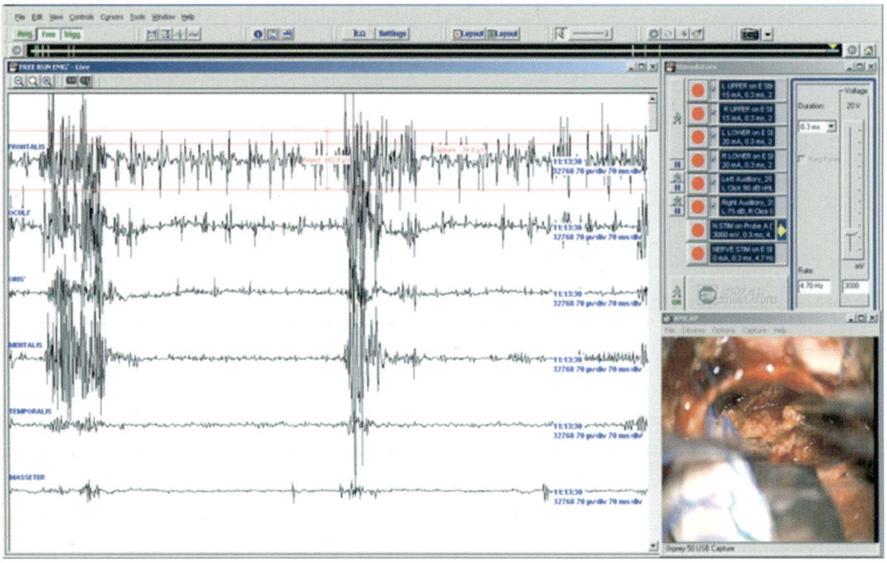

그림 13-36. Neuro-tonic discharge + Burst activity = 보다 심각한 신경 손상을 의미한다.

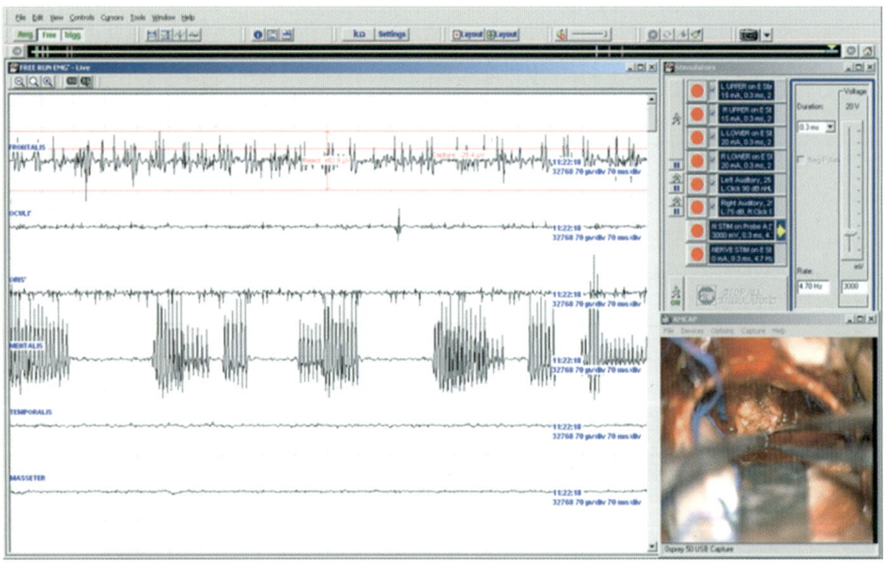

그림 13-37. Very severe nerve injury(신경이 끊어지면서 발생하는 파형)

③ 임상적용

뇌 신경과 관련된 뇌종양 수술들과 척수신경과 관련된 척수종양 수술 및 척추 관련 수술에서 매우 효과적으로 신경 손상을 예방하는 데 적용 가능하다.

(6) 신경 전기자극 근전도 검사(TrIggered EMG, Direct Nerve Stimulation, DNS)

① trIggered EMG 검사방법

전기자극의 세기가 너무 세면 신경 주변의 광범위한 구역에서 근전도 반응이 측정되므로 실제 신경의 주행 경로를 찾기 어렵게 된다. 그러므로 낮은 전기자극으로 검사를 해야 한다. 신경에 직접 전기자극을 줄 때는 1~3 Volt 또는 0.1~0.5 mA로 약하게 한다.

② trIggered EMG 파형분석

신경이 담당하고 있는 근육에서 전기자극을 줄 때마다 발생하는 근전도의 파형으로 해당 신경인 것을 확인하는 방식으로 분석한다. 파형의 모양과 파형에서 발생하는 특유의 소리로 해당 신경을 감별한다(그림 13-38).

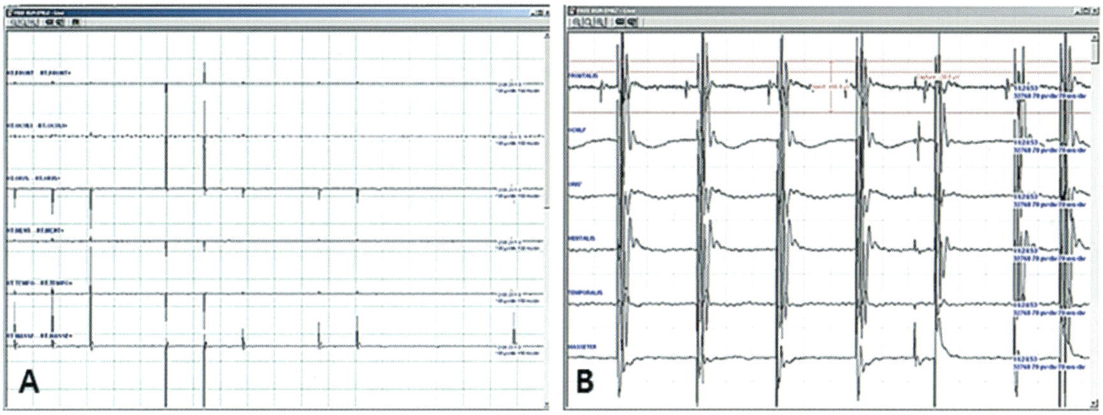

그림 13-38. 전기 자극을 주었을 때 종양인 경우의 파형(A)과 신경일 때의 파형(B)

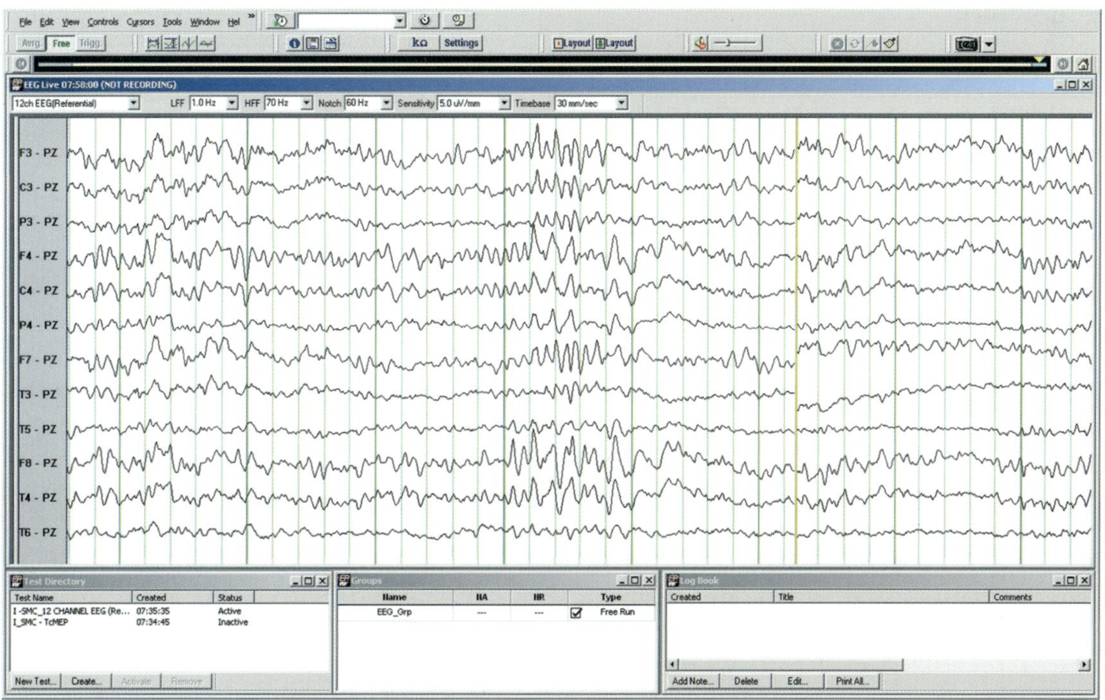

그림 13-39. 단극유도(Monopolar montage) 검사를 진행하여 뇌의 좌·우측 허혈 상태를 판단하는 것이 유리하다.

③ 임상적용

뇌종양이 뇌신경 주변에 발생한 경우로 안뜰신경집종(Vestibular schwannoma), 소뇌다리뇌각종양(Cerebellopontine angle tumor) 등의 수술에서 매우 중요한 검사로 사용되고 있으며, 이와 비슷하게 척수신경과 관련 있는 경막내(intradural), 골수외(extramedullary)의 척수종양(spinal tumor) 등에 적용 가능하다.

(7) 뇌파검사(Electroencephalography, EEG)

① EEG의 검사방법

일반뇌파검사 부착부위에 모두 부착하지는 않고, 침전극으로 전극 설치와 제거가 용이하게 하며, Fz, Cz, Pz, F_3, C_3, P_3, F_4, C_4, P_4를 부착하여 대뇌반구의 허혈 상태 판단을 용이하게 한다.

② EEG의 파형분석

일반뇌파검사와는 달리 수술 중 대뇌의 허혈상태를 파악하기 위한 검사이므로, 국소 부위 발작파의 출현을 빠르게 감지하기 위한 쌍극유도 몽타주(Bipolar montage)보다는 한쪽 대뇌의 허혈 상태를 파악하기 쉬운 단극유도 몽타주(Monopolar montage)를 사용하여 수술 중 검사를 한다.

③ 임상적용

대뇌동맥류묶음(cerebral aneurysm clipping), 흉복부대동맥치환(Thoracoabdominal aorta replacement), 목동맥내막절제(Carotid endarterectomy) 등 머리로 가는 혈관의 흐름에 영향을 주는 수술에 적용 가능하다.

5) 마취와 수술 중 신경감시 모니터링 검사

(1) 마취에 대한 기본 개념

① 마취란

사전적 의미는 약물을 사용하여 생물체의 전신 또는 국소(局所)의 감각을 일시적으로 마비시켜 수술할 때 통증을 인위적으로 없애는 것으로, 본래는 '감각을 없게 한다'는 뜻이었으나, 오늘날은 '수술에 관한 환자 관리'라는 의미를 지니고 있다. 희랍어의 an(negative)과 aisthesis (sensation)에 근거를 두어 영어로 마취(Anesthesia)라 한다. 마취의 구성 요소는 의식(consciousness)의 차단, 감각(sensory)의 차단, 운동(motor)의 차단, 반사(reflex)의 차단 등이다. 환자의 생명에 영향을 주지 않고 통증 없이 수술을 할 수 있는 상태를 유지하도록 하는 것이 마취이며, 마취약을 주사하는 것만이 아니고, 수술 전부터 시작하여 수술 후 회복실에서 환자가 마취로부터 완전하게 깨어날 때까지의 상태를 안전하게 유지하기 위한 모든 조치가 포함된다.

② 마취의 역사

아주 오랜 옛날 고대 아시리아인들은 질식(strangulation)을 시키기도 하였고, 나무 방망이로 뇌진탕을 시켜 마취하기도 하였다. 이러한 원시적인 시대에서 혈액이 폐쇄된 통로를 통하여 끊임없이 순환한다는 William Harvey의 이론과 증명은 생리학과 의학 분야에서 17세기의 가장 빛나는 업적이며, 1846년 William Thomas Green Morton이 대중 앞에서 ether 마취 시범을 성공적으로 한 시점이 마취 역사에 크나큰 전환점이라 생각한다. 1932년 Helmut Weese (1897~1954)는 정제인 헥소바르비탈(hexobarbital)을 정주하여 마취를 신속하게 유도하는 데 성공하였다.

이 약물은 약효가 신속하고 작용시간이 짧아 바라던 첫 번째 정맥마취제로 인정하였으나 흥분 작용이 강한 결점이 발견되어 오늘날에는 거의 사용하지 않고 있다. 오펜토바르비탈(thiopental sodium)은 흥분 작용이 없고, 약효가 빠르며 작용 기간이 짧아 마취에 이용하기에는 이상적인 수면제라고 할 수 있으며 1934년 John Lundy와 Waters이 처음 마취에 사용한 후 오늘날까지 사용하고 있다.

③ 마취와 신경계 추적 감시검사

외래에서 환자를 검사하는 경우와 매우 다른 점은 전신마취 하에 이루어지는 검사이므로 수술 중 마취과에서 사용하는 약물의 종류와 그 농도에 따라 검사할 수 있기도 하고, 불가능하기도 하므로 검사에 영향을 크게 미치는 마취에 대한 주의가 필요하다.

④ 마취 종류

마취는 크게 전신마취(general anesthesia)와 부위마취(regional anesthesia)로 분류된다. 전신마취는 다시 약제의 투여경로에 따라 흡입마취(Inhalation anesthesia)와 정맥마취(Intra venous anesthesia)로 나뉘는데 산소와 마취 가스를 혼합하여 호흡기를 통해서 폐로 투여하는 경우를 흡입마취라 하고 정맥 내로 약물을 주사하여 의식을 소실시키는 경우를 정맥마취라고 한다. 흡입마취제는 통증조절 역할도 하지만 정맥마취제는 통증 조절을 못 하므로 마취제와 동시에 진통제(아편 유사제)와 근육이완제(Neuromuscular blocking agents)를 같이 사용하여 혹시라도 수술 중 환자가 의식이 깨어나더라도 움직여서 발생할 수 있는 사고를 예방할 수 있도록 하고 있다.

부위마취는 척추마취와 경막외마취로 크게 구별되며 거미막하강 또는 경막외강 내로 국소 마취제를 투여하여 척수에서는 나오는 신경을 차단함으로써 그 신경이 지배하는 부위를 마취시키는 것이다. 일반적으로 말하는 국소마취(local anesthesia)는 국소 마취제를 피부밑에 주사하여 그 부위의 신경을 일시적으로 차단하는 마취 방법으로 주로 외과 의사가 시행하고 있다.

⑤ 마취 약제

임상에서 주로 사용되는 정맥마취제인 Propofol (Diprivan, Pofol)은 지질용해도가 높고 배설 반감기가 짧으며 작용 발현 및 각성이 빠르고, 오심과 구토가 다른 마취 유도제보다 적어마취 효과가 우수하여 전신마취의 유도나 마취유지 및 국소마취 환자나 중환자의 진정을 목적으로 많이 사용되고 있다. 흡입마취제는 enflurane, isoflurane, sevoflurane, desflurane 등이 있으며, 각각의 특수한 기화기에 넣어 사용하도록 제작되어 있다. 근육 이완제는 신경근육접합부(neuromuscular junction)를 지속적으로 탈분극시키는 탈분극성 근육 이완제와 신경근육접합부의 전달을 억제하여 작용하는 비탈분극성 이완제가 있다. 탈분극성 근육 이완제로는 석시닐콜린(succinylcholine)이 있으며, 비탈분극성 근육이완제로는 Rocuronium, Vecuronium 등이 있다.

이와 같은 약물은 근육의 이완 작용 시간이 빠르면서, 지속시간이 길지 않은 특징 때문에 주로 사용되고 있다. 환자의 근육이 강직되지 않고 유연하게 하므로 기관 내 삽관을 용이하게 하고 수술하려는 부위를 원활하게 열 수 있어서 수술 시야를 좋게 한다. 마약성 진통제로 사용하는 Remifentanil은 Propofol 단독으로 사용할 때 기관 내 삽관과 같은 자극에 대하여 심혈관계 반응을 어제하지 못하므로 아편 유사제인 Remifentanil을 함께 사용하여 심혈관계 변화를 최소화하고 부작용을 줄이는 역할을 한다.

⑥ 전신마취

전신마취의 통상적인 방법을 살펴보면 환자는 병실에서 마취 전 처치를 하고, 수술실로 도착하여 수술대로 이동한다. 마취과에서 환자감시장치(EKG, 혈압, SPO2 등)를 부착하고 마취 유도를 한다. 수면제 정맥주사로 의식을 소실시키고 산소 및 흡입마취 또는 정맥마취제와 근육 이완제를 투여하며 완전히 의식이 소실된 것을 확인하면 기관 내 삽관을 하여 수술 중 자발 호흡할 수 없는 상태를 흡입마취 장비를 통해 원활하게 숨을 쉴 수 있도록 한다. 마취 유도가 잘되면 주 마취제를 투여하고 환자의 기본적인 항상성 유지를 위한 마취유지 및 감시가 이루어진다. 수술이 종료되면 마취제 투여를 중지하여 환자의 자발 호흡 회복, 의식회복, 반사 능력회복이 원활하게 되도록 하여 환자가 수술로 인한 손상이 빠르게 회복되도록 한다.

전신마취 하에서 진행되는 신경계 추적 감시(Intra-operative Neurological Monitoring, INM)는 주 마취제의 농도와 보조적인 약물에 따라 매우 민감한 반응을 보이므로 마취과의 협조가 매우 중요하다. 마취는 항상 마취 유도를 위한 단계와 마취유지를 위한 단계로 구분되며, 이때 사용되는 약물 및 농도는 조금 차이가 있지만, INM에 미치는 영향은 매우 크기 때문에 자세히 살펴볼 필요가 있다. 신경계 추적감시는 정맥마취로 진행해야만 검사가 되는 경우가 있고, 그렇지 않고 흡입마취로 진행해도 상관없는 검사가 있다. 마취과의 입장에서는 흡입마취로 수술을 진행하면 정맥마취로 진행할 때보다 마취의 심도를 측정하기 용이하고, 수술 전 준비사항도 훨씬 수월하여, 수술 중에도 환자에게 손이 덜 간다. 그러므로 마취과에서는 흡입마취로 진행하여야 수월한 수술이 신경계 추적감시 때문에 정맥마취로 마취가 진행되는 경우 불편한 일일 수 있다.

⑦ 수술 중 신경계 추적감시 검사

근육 이완제의 사용으로 인하여 운동신경 유발전위(MEP)와 직접신경자극검사(direct nerve stimulation, DNS) 및 자유근전도(Free-running EMG) 검사가 원활하지 않은 경우가 종종 있다. 미국과 유럽에서는 최근 들어 정맥마취에서 아편 유사제의 농도를 기존의 두 배 이상의 고농도로 유지하면서 근육 이완제를 사용하지 않고 마취유지를 하여서 신경계 추적감시가 원활하게 하는 때도 있다. 환자가 수술장으로 들어와서 마취 유도가 된 이후부터 마취유지 단계로 전환되는 시점이 빠르면 빠를수록 신경계 추적감시 검사에서 기준파형을 설정하는데 원활하고, 기준파형의 측정이 본 수술이 시작되기 전에 측정되어야만 안전한 수술이 되도록 도움을 줄 수 있다. 그러므로 마취 유도 시 마취용량(bolus dose)을 최소치로 하여 투여한다면 원활한 신경계 추적감시 검사가 될 수 있는 것이다.

기준파형 측정 이후 마취유지를 할 때는 환자마다 개인적인 약물 작용에 대한 차이가 있으므로 신경계 추적감시 검사에 영향을 주지 않도록 마취과와 신경과 담당자가 잦은 의사소통을 하여 마취유지 농도를 설정해야 한다. 환자가 깨어있는 상태에서 마취는 시작되고, 이러한 각성 상태를 순식간에 무의식상태로 바꾸기 위해 다량의 마취제들이 환자에 주입된다.

다량의 마취제가 환자에 주입되었기 때문에 이러한 마취제의 영향이 어느 정도 분해되기까지 시간이 소요되고 이러한 상황에서는 신경계 추적감시 검사는 원활하게 측정되지 않는다. 환자가 마취되고 안정적으로 환자의 상태가 유지되면, 본격적으로 수술이 진행된다. 병소부위를 제거하기 용이하게 가장 안전한 방식으로 절개를 하고 접근을 하게 되는데 이러한 과정이 모두 끝나고 본 수술이 진행되기 전에 신경계 추적감시 검사의 기준파형(base data)을 측정해야 한다. 마취 유도 이후에는 환자의 생체 신호(vital sign) 변화 상태에 따라 적정량의 주 마취제만 사용할 뿐 어떠한 약물도 투여하지 않고 마취 심도가 서서히 약해지도록 기다린다. 이렇게 기다리는 동안 신경계 추적 감시검사를 계속하여서 기준파형이라고 할 수 있을 정도의 파형이 측정되기 시작하면, 마취과에서는 바로 이러한 시점의 마취상태로 유지하려고 노력을 한다.

신경계 추적 감시검사는 환자의 상태를 정확하게 검사하여 기록하고, 이러한 기록을 기준으로 수술 중 파형과 비교하여 변화를 관찰하는 것이다. 기준파형과 비교하여 수술 중 파형이 다르다면 수술로 인하여 파형의 변화가 초래된 것이므로 집도 의사에게 바로 알리어 신경계에 영향을 주고 있음을 빨리 알리는 것이 신경계 추적감시의 역할이다.

6) 수술 종류에 따른 검사 적용

(1) 검사 종류별 전극 삽입(그림 13-40, 41)

(2) 중심 고랑 찾기 검사(Central sulcus mapping)

뇌종양이 중심고랑 주변에 발생하면 운동중추를 제외한 뇌종양 부위를 제거하여야 운동중추를 손상받지 않아서 일상적인 삶을 살게 된다. 그러므로 중심고랑의 위치가 어디인지 확실하게 찾아서 중심고랑 앞부분인 운동중추를 찾는 검사이다(그림 13-42, 43, 44).

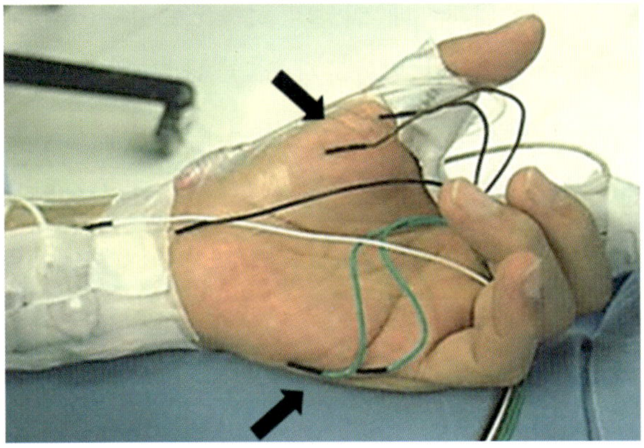

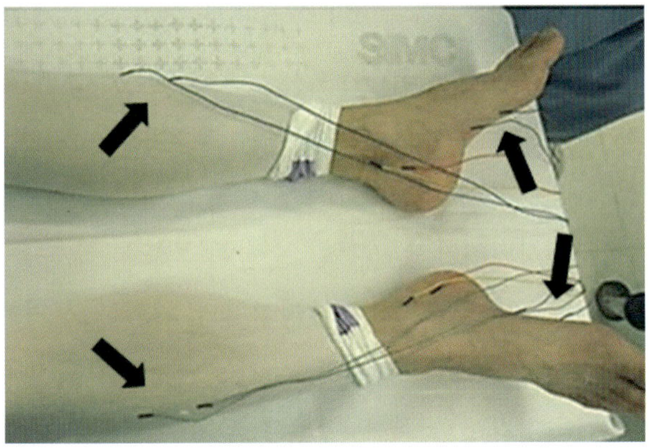

그림 13-40. MEP 측정 전극 설치 사진. 위팔은 APB, ADQ 다리는 TA, AH에서 측정한다.

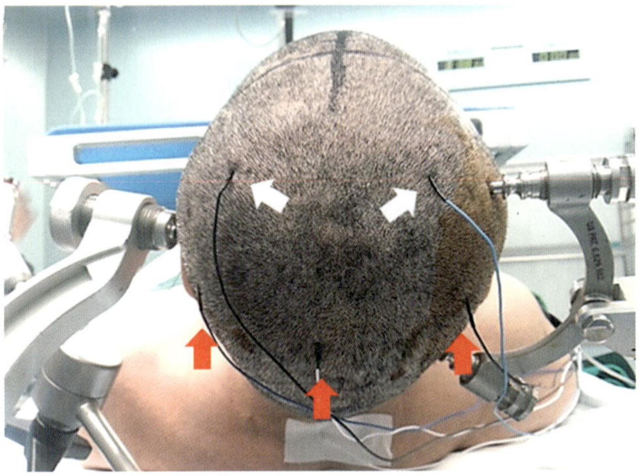

그림 13-41. 운동유발전위 검사자극 전극과 몸감각유발전위 측정전극 부착 모습

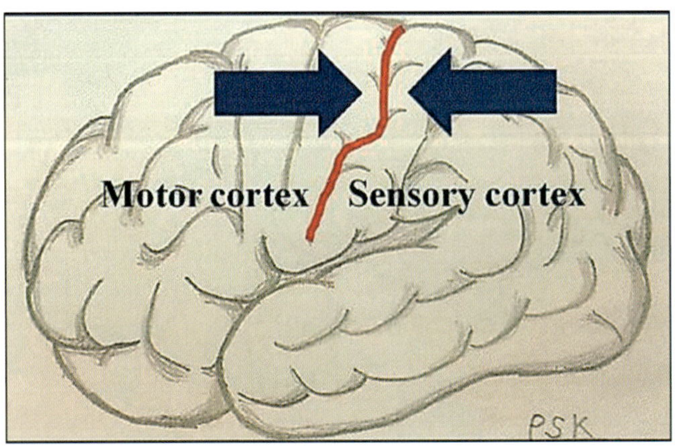

그림 13-42. 중심고랑(Central sulcus)

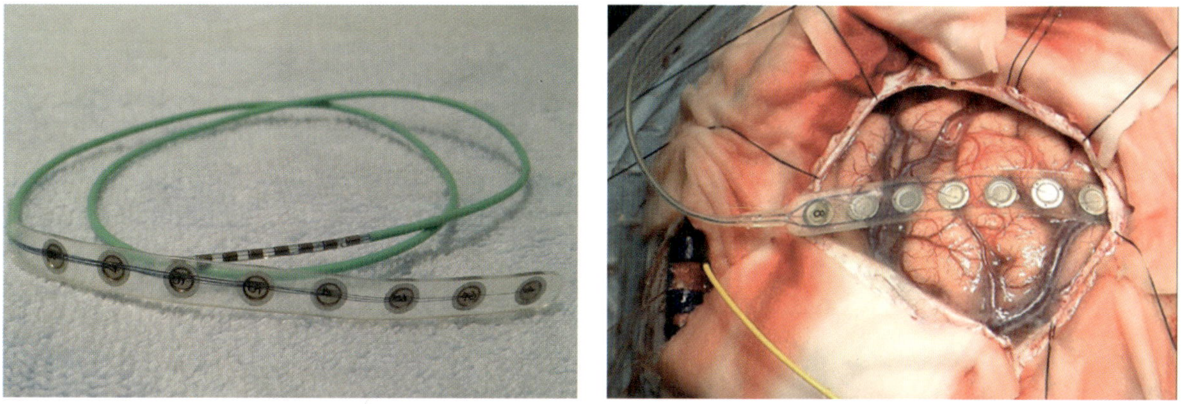

그림 13-43. 8 Strip electrode 와 뇌 피질에서 검사하는 사진

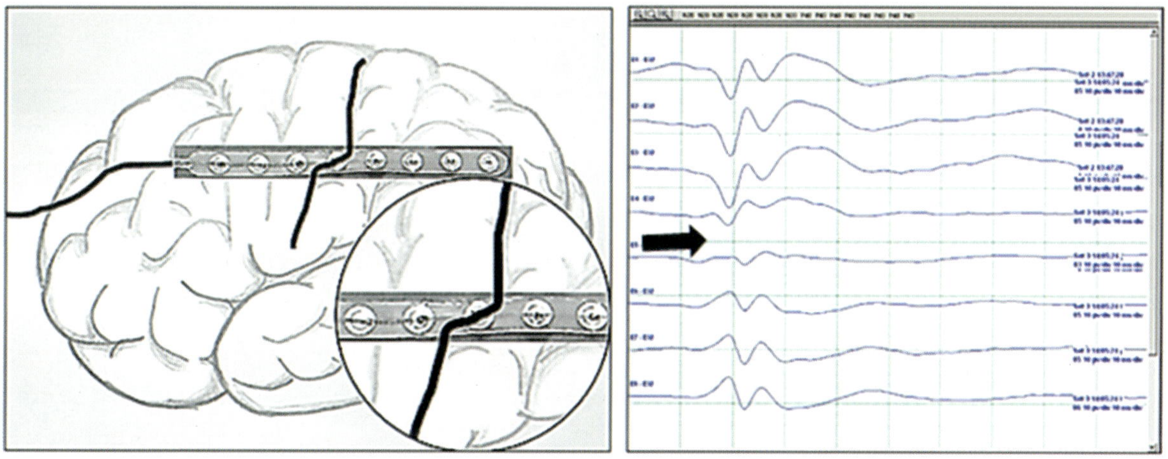

그림 13-44. 중심고랑(Central sulcus)을 기준으로 운동중추와 감각중추로 파형이 나뉘는 전위역전(Phase reversal)현상이 측정된 사진

(3) 뇌종양(Braintumor)

① 뇌 표면에 있는 종양

뇌 표면에 종양이 발생하는 경우 중에 특히 운동중추 근처에 발생하면 특수 전기자극을 뇌 주변에 주어서 운동중추인지 아닌지를 파악하여 수술로 인한 손상을 최소화하면서 수술을 진행한다(그림 13-45).

뇌종양의 위치가 일차운동피질(primary motor cortex)에 있으면 직접피질자극(ditect cortical stimulation, DCS)검사를 하여 뇌종양 주변의 운동중추가 국소적으로 어느 부위에 해당하는지 여부를 파악할 수 있다(그림 13-46, 47).

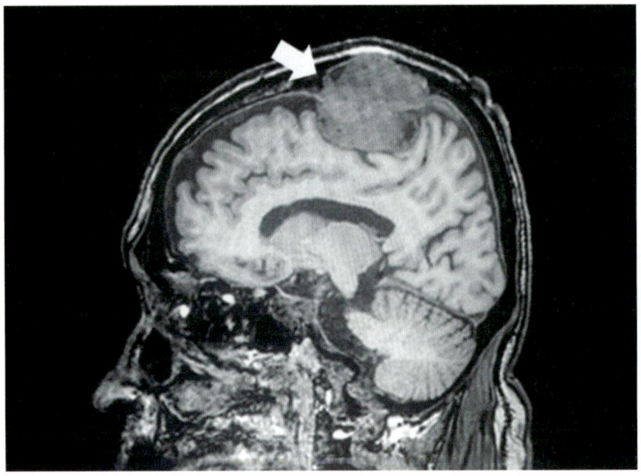

그림 13-45. 뇌 표면에 발생한 종양 사진

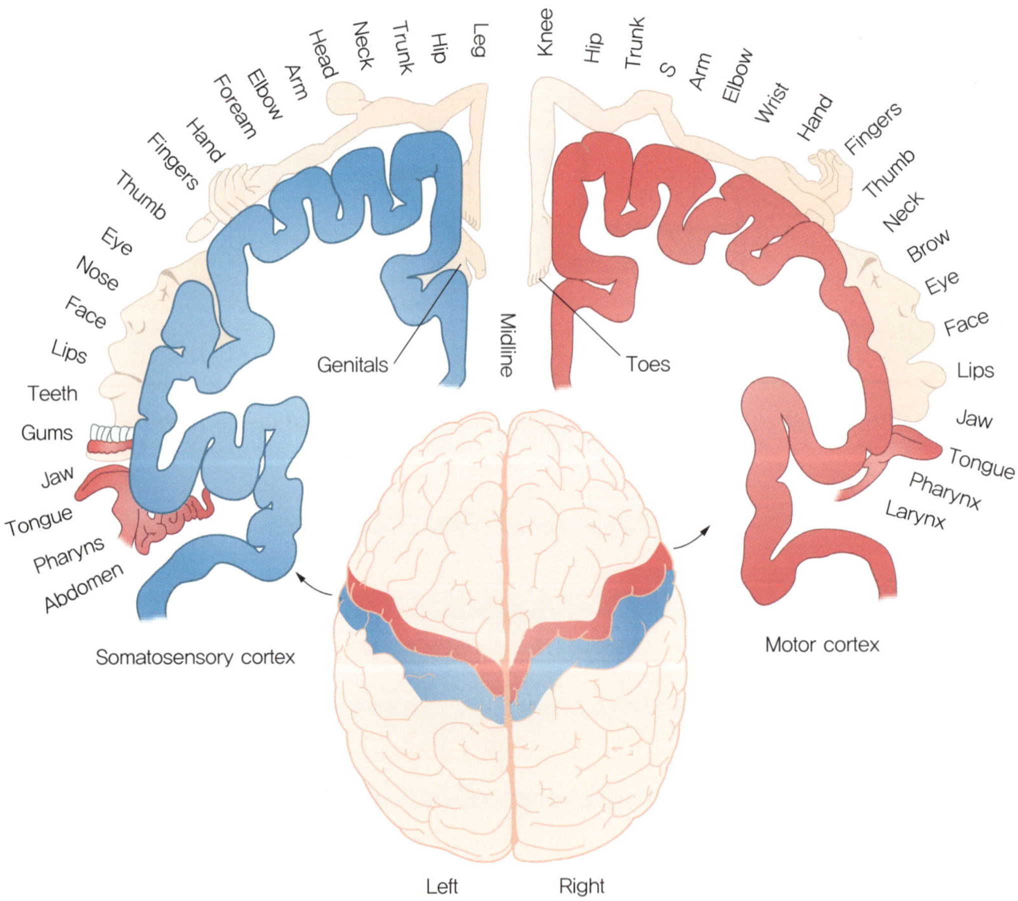

그림 13-46. 뇌 표면 운동중추와 감각중추의 기능 모식도

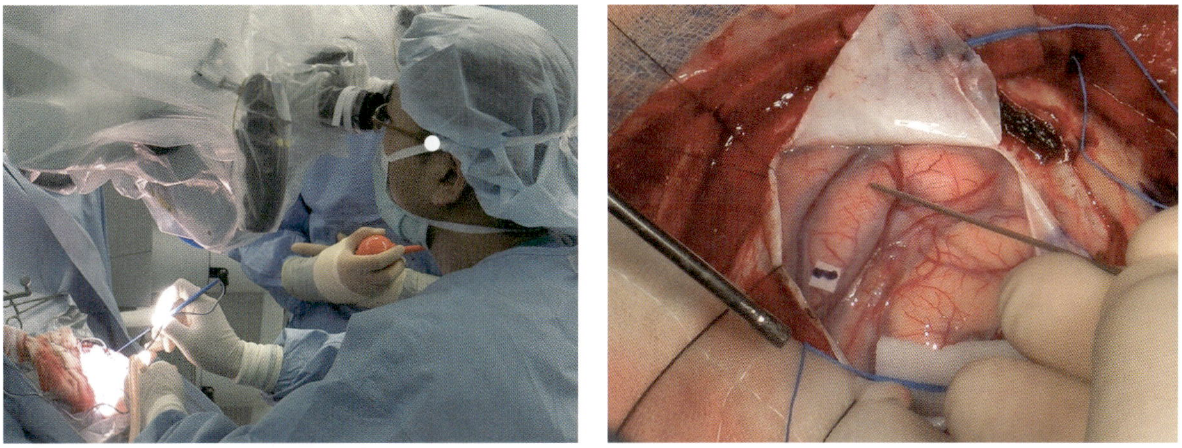

그림 13-47. 뇌 표면의 운동중추에 직접피질자극(DCS)검사를 하는 모습

② 뇌 심부에 있는 종양

뇌 심부에 종양이 발생하면 운동중추가 지나가는 길(Motor pathway)에 손상을 주는지 여부를 파악하면서 수술을 진행하게 된다(그림 13-48, 49).

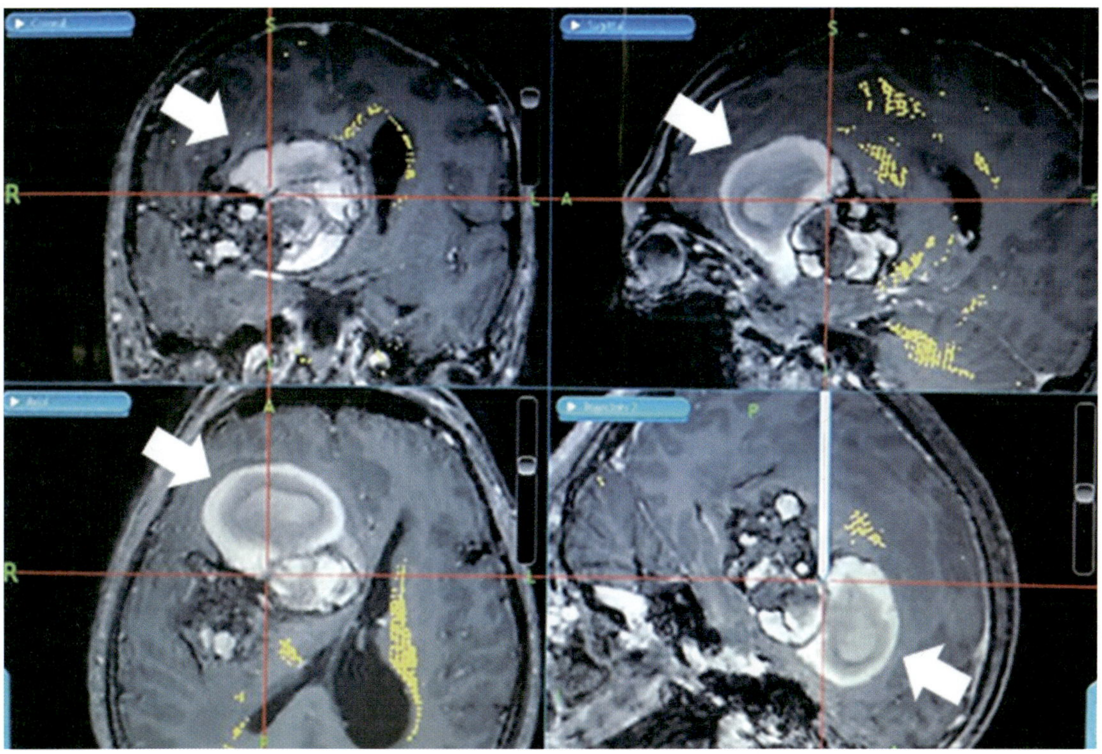

그림 13-48. 뇌 심부에 발생한 종양 사진

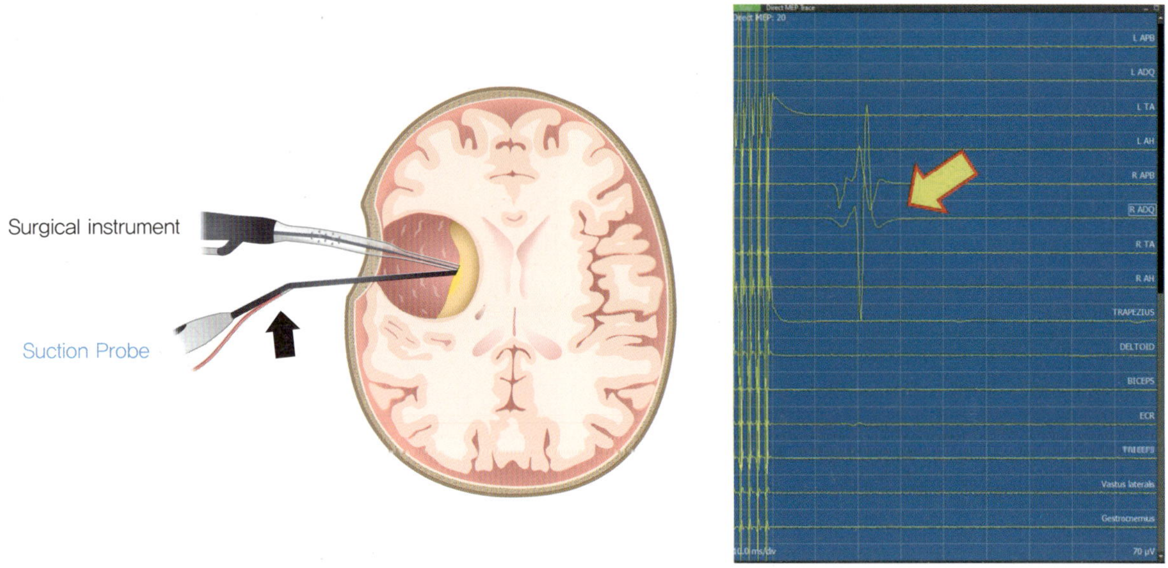

그림 13-49. 석션(suction)에 연결된 자극기(stimulator)를 수술 중 사용하는 그림과 운동중추 길(motor pathway)이 진기자극에 의해 유발된 파형

③ 뇌신경 부위에 있는 종양

뇌신경 부위에 발생한 종양을 제거할 때는 주변의 신경손상을 최소화하기 위해 모니터링을 반드시 설치하고 진행한다. 뇌신경이 담당하고 있는 근육에 전극을 삽입하여 근전도 파형이 발생하면 해당하는 신경이 손상되는 것으로 진행되며, 해당하는 근육이 없는 청신경이나 시신경은 소리 자극이나 빛 자극으로 검사를 진행한다(그림 13-50, 51, 52).

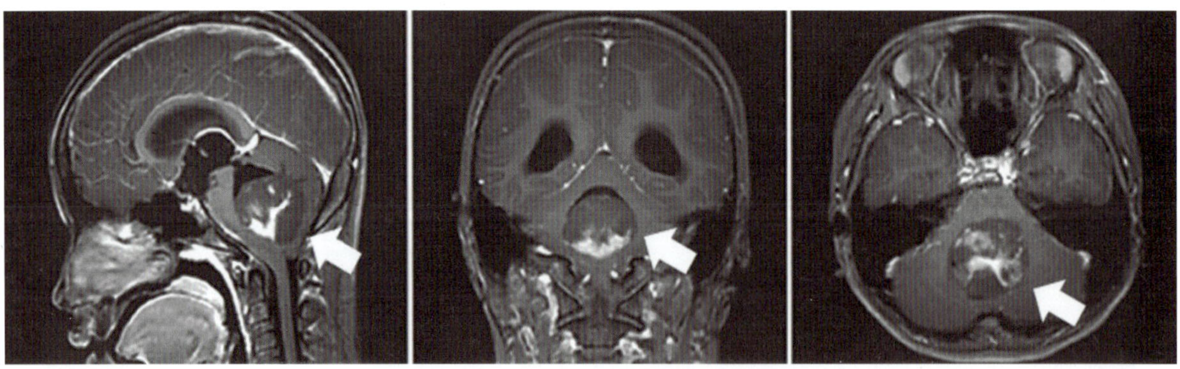

그림 13-50. 뇌줄기와 소뇌 사이에 발생한 뇌종양 사진

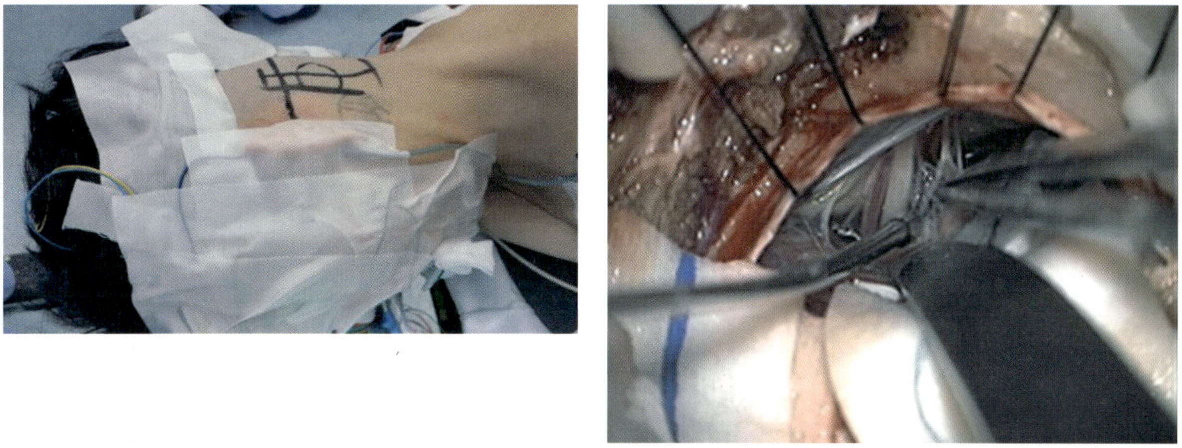

그림 13-51. 수술 부위 모식도와 실제 뇌신경이 관찰되는 수술 장면

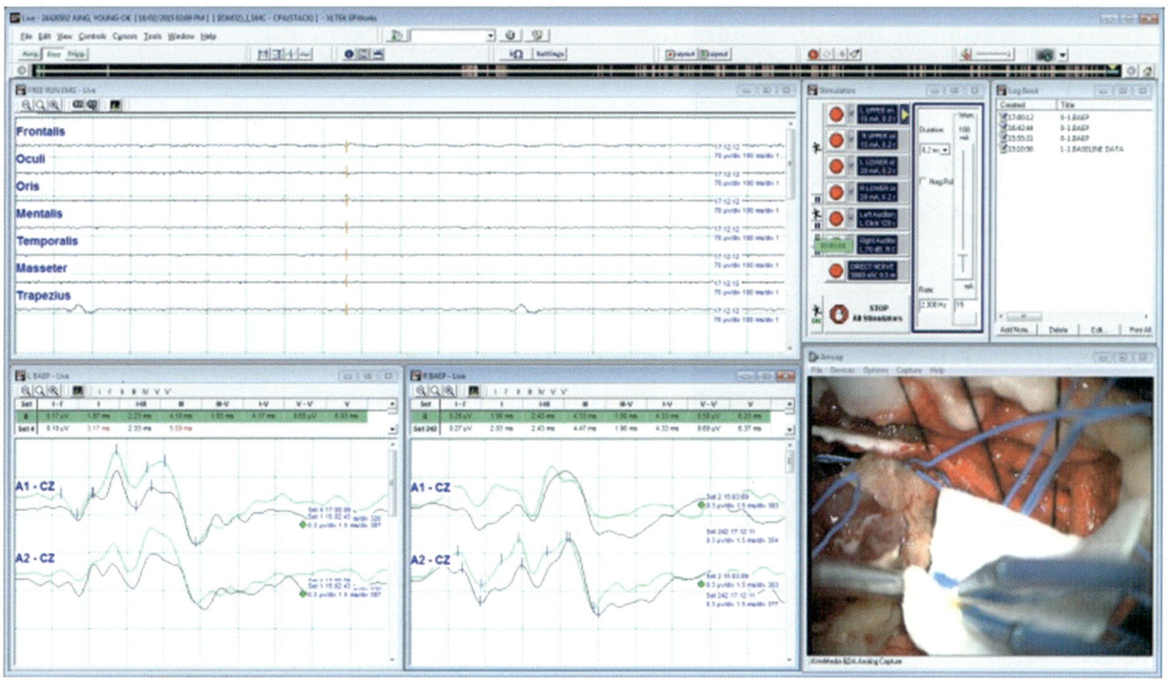

그림 13-52. 얼굴신경 근전도와 삼차신경 근전도 그리고 청신경을 동시에 검사하는 사진

(4) 혈관 수술

① 뇌동맥류 수술

뇌혈관의 한쪽이 풍선처럼 얇게 부풀어 오른 것을 동맥류라고 하며, 동맥류가 더 진행되면 뇌출혈을 일으키는 원인이 되므로 특수한 클립으로 뇌동맥류를 집어 놓으면 더 이상 터질 위험이 없어지게 되는 수술이다(그림 13-53, 54).

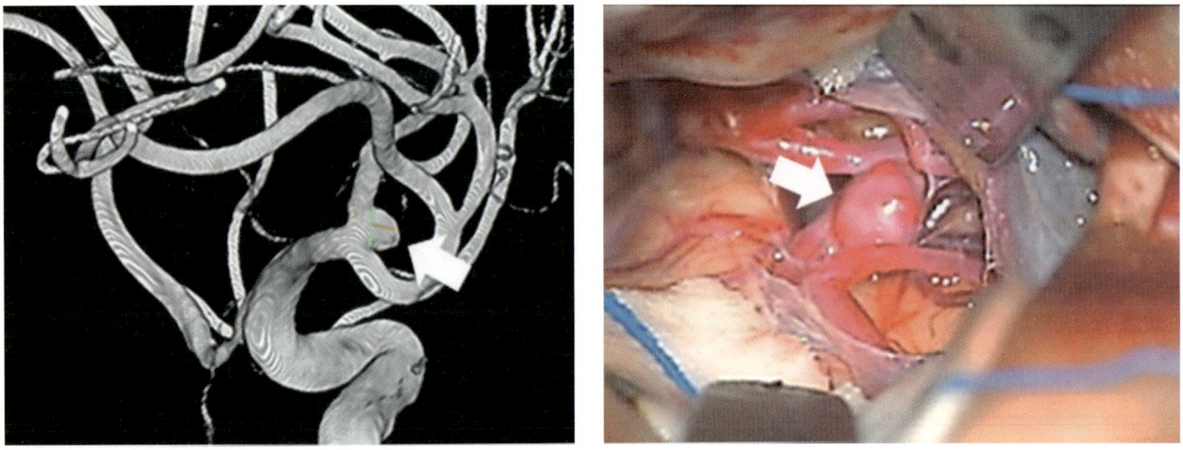

그림 13-53. 뇌동맥류 MRA 사진과 실제 수술 중 동맥류 사진

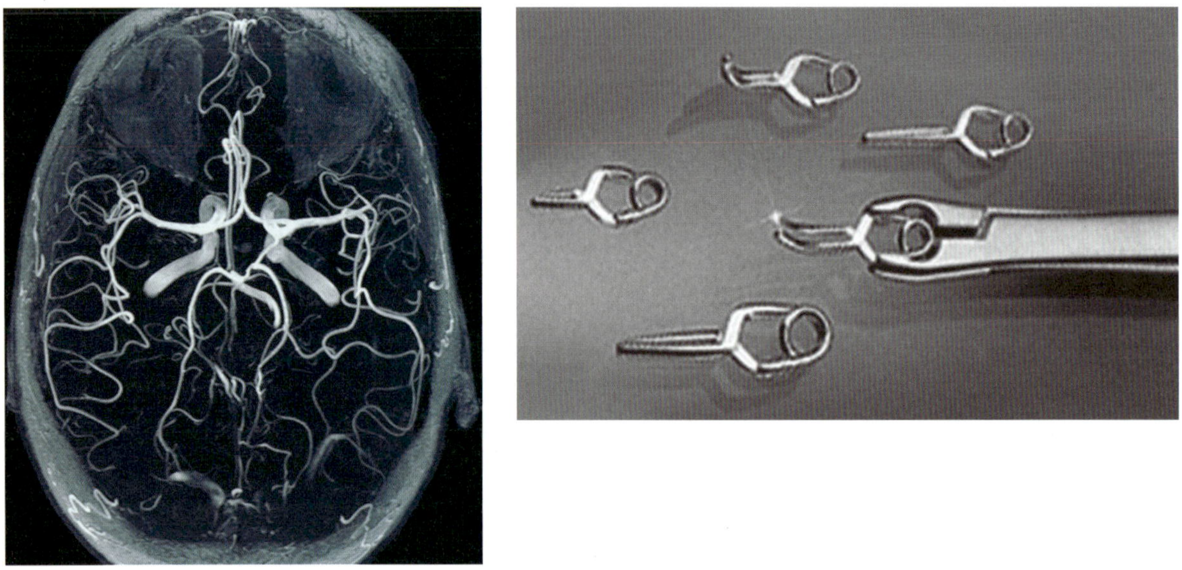

그림 13-54. 대뇌동맥 MRA 사진과 뇌동맥류 클립 사진

② 대동맥류 수술

동맥류가 대동맥에 발생한 것을 대동맥류라고 한다. 대동맥은 인체에서 가장 큰 혈관으로 심장에서 바로 연결되어서 터질 경우 바로 사망에 이르게 된다. 대동맥류 수술은 대동맥을 인공 대동맥 혈관으로 교체하는 수술을 한다. 대동맥에서 척수에 연결되는 척수동맥을 잘 연결해 주는 과정에서 연결이 원활하지 않은 경우 하반신 마비 증상이 발생하므로 모니터링을 통해서 이러한 것을 방지하게 된다(그림 13-55, 56, 57).

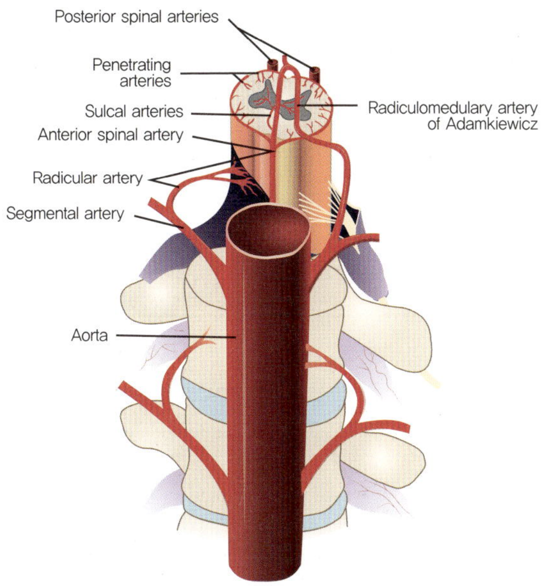

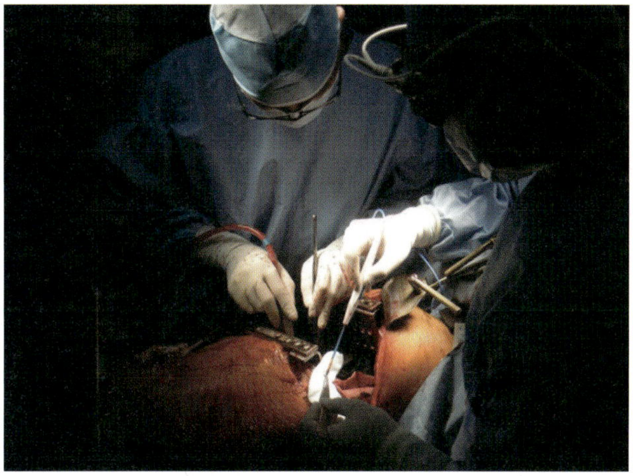

그림 13-55. 대동맥과 척수관계 모식도와 대동맥류 수술하는 모습

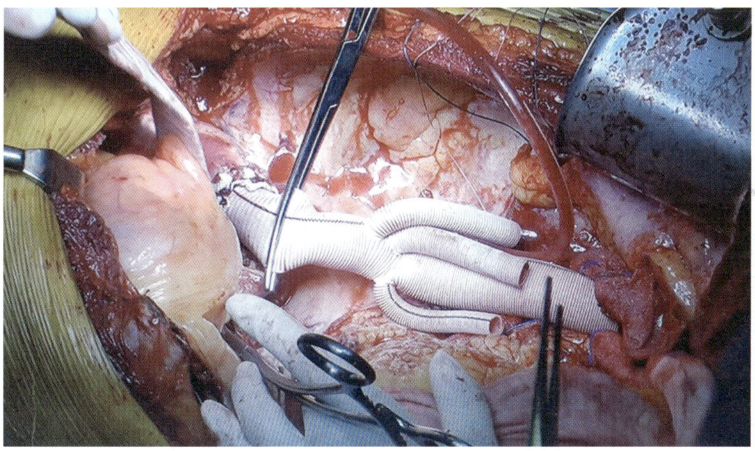

그림 13-56. 인공 대동맥 혈관으로 교체하는 모습

(5) 척추 수술

① 척수종양

척수종양은 척수 내에 발생하는 양성 종양으로 근위약감이나 저린 증상을 호소하게 된다. 수술로 종양을 제거해야만 증상이 개선된다. 수술 중 신경 손상이 발생하지 않도록 모니터링으로 안전한 수술을 보장받으며 수술을 진행한다. 종양이 발생한 척추 부위에 따라 관련된 근육에 근전도를 관찰하면서 모니터링을 시행한다(그림 13-58, 59, 60, 61).

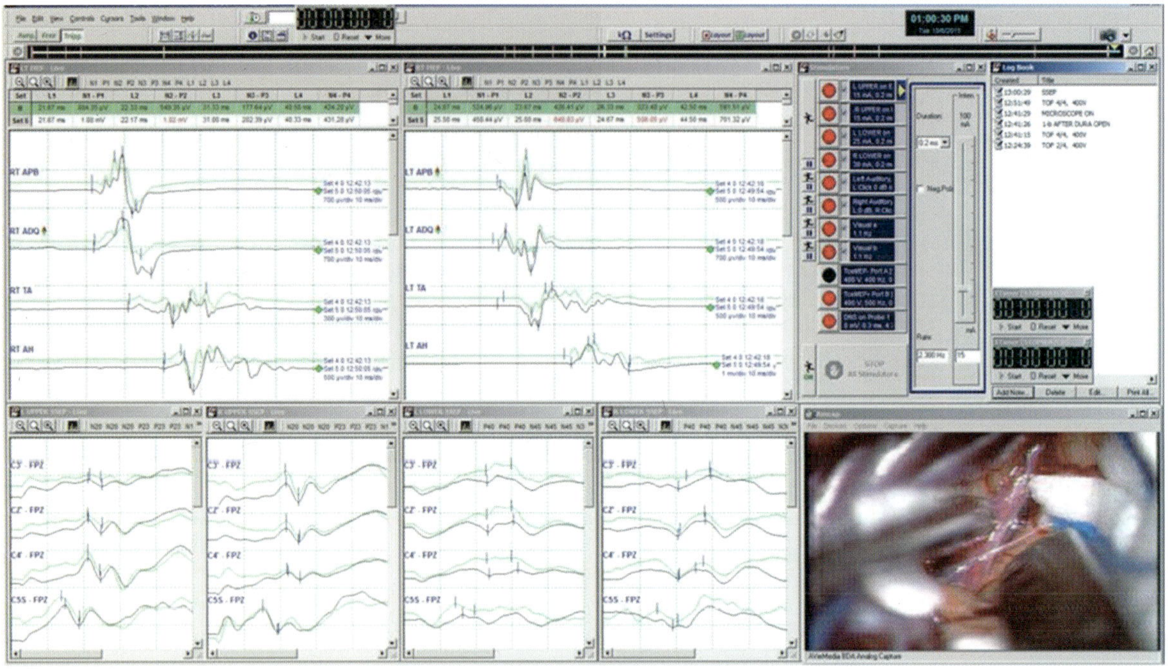

그림 13-57. MEP와 SEP의 변화를 한 눈에 확인할 수 있도록 한 화면으로 구성한 사진

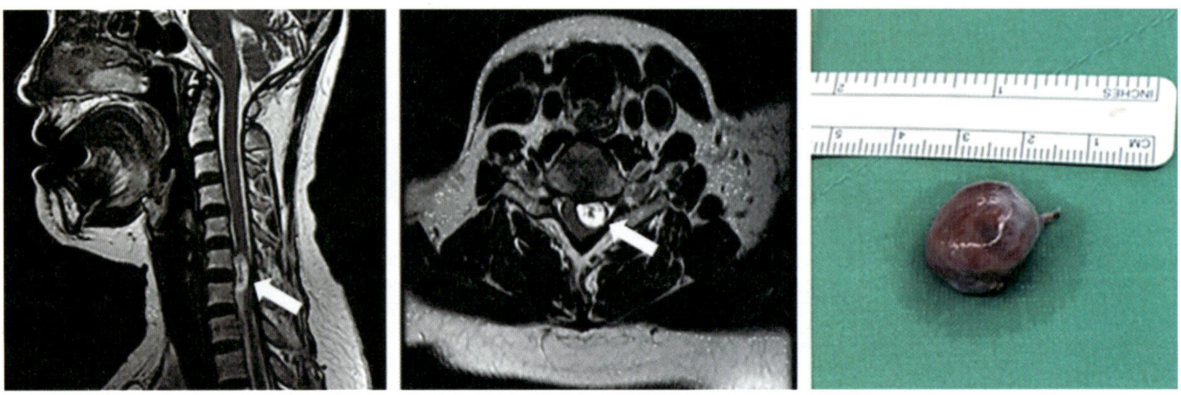

그림 13-58. 목뼈에 발생한 척수종양 MRI 사진과 수술 후 떼어낸 종양 사진

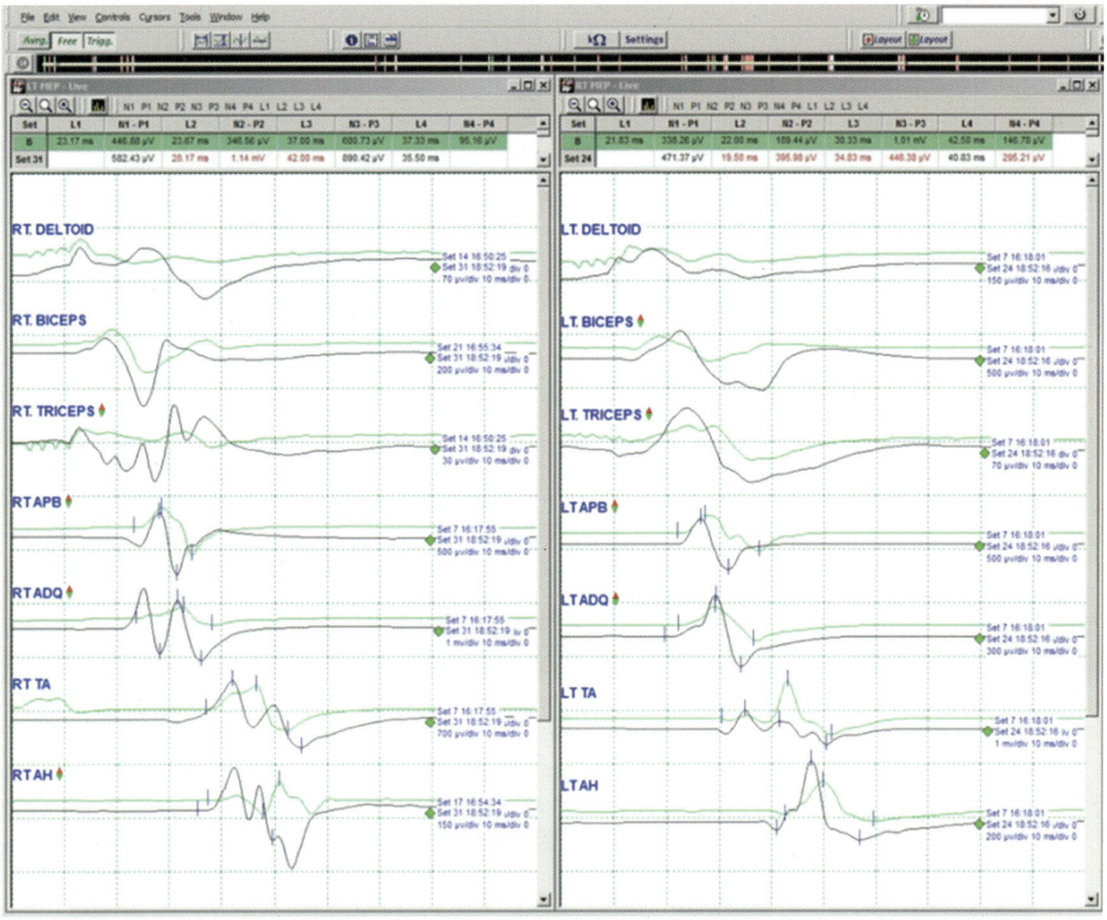

그림 13-59. 목뼈와 관련된 척수신경 근육에 추가로 전극을 설치한 파형

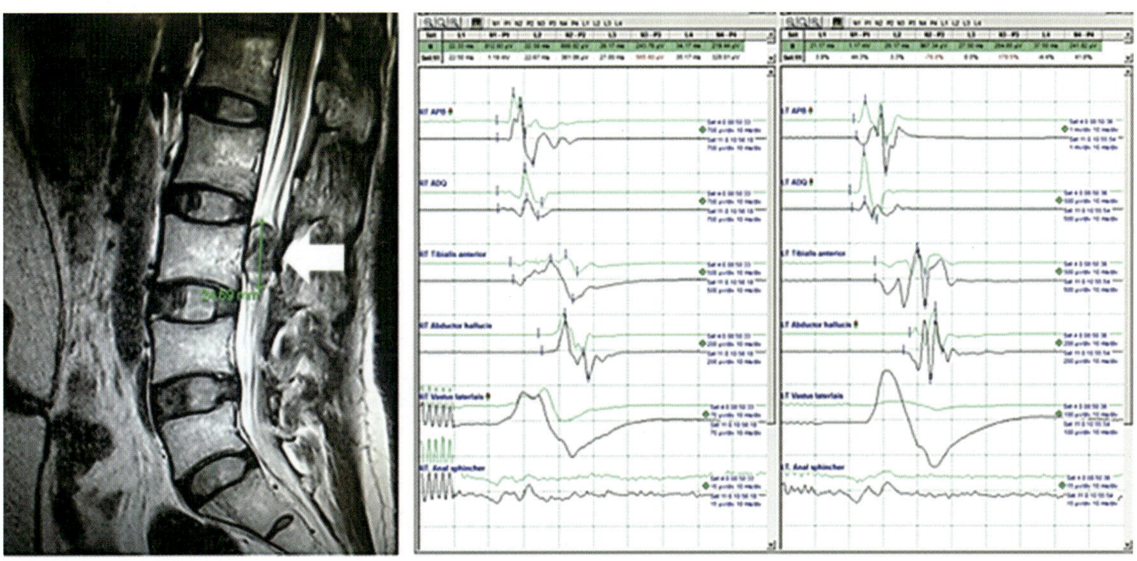

그림 13-60. 허리뼈에 발생한 종양 MRI 사진과 요추와 관련된 신경근육에 추가 삽입한 파형

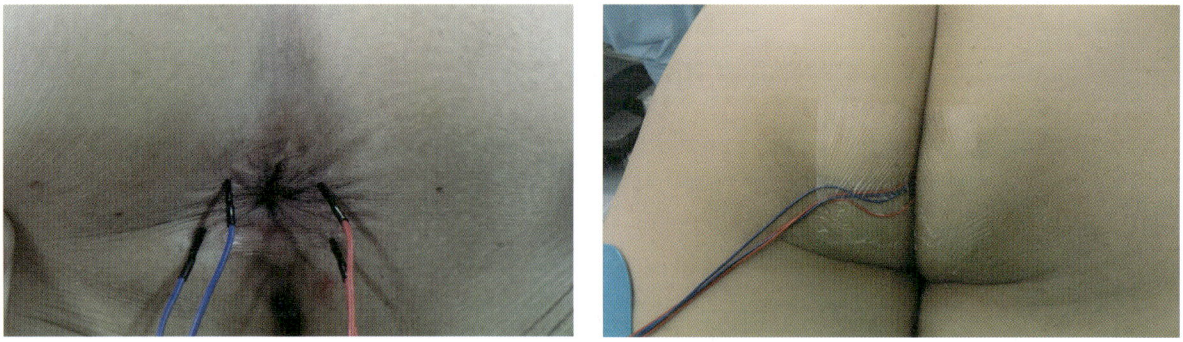

그림 13-61. 천추부위와 관련하여 항문에 전극을 삽입한 사진. 바깥항문괄약근(External anal sphincter)에 전극을 삽입하여야 운동중추 손상 여부를 파악 할 수 있다.

② 척추 측만증

척추가 휘는 증상으로 진행형으로 점점 더 휘어지며 결국에는 척추 속의 척수기능을 상실하게 되어 하반신 마비로 진행된다. 그러므로 휘어 있는 척추를 바로 펴는 수술을 하여야 하며 갑자기 똑바로 펴게 되면 오히려 척수기능에 손상이 오는 경우가 있으므로 조금씩 펴면서 모니터링에 이상이 없는지 신경의 기능을 관찰하면서 수술을 진행한다(그림 13-62, 63).

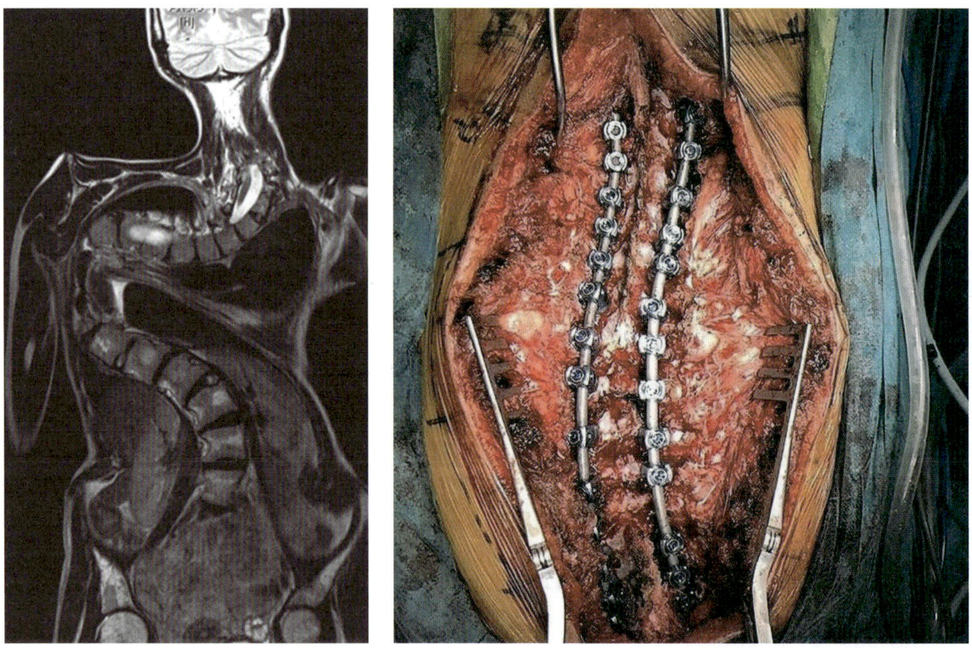

그림 13-62. 척추측만증 MRI 사진과 수술 중 척추교정 나사를 삽입한 사진

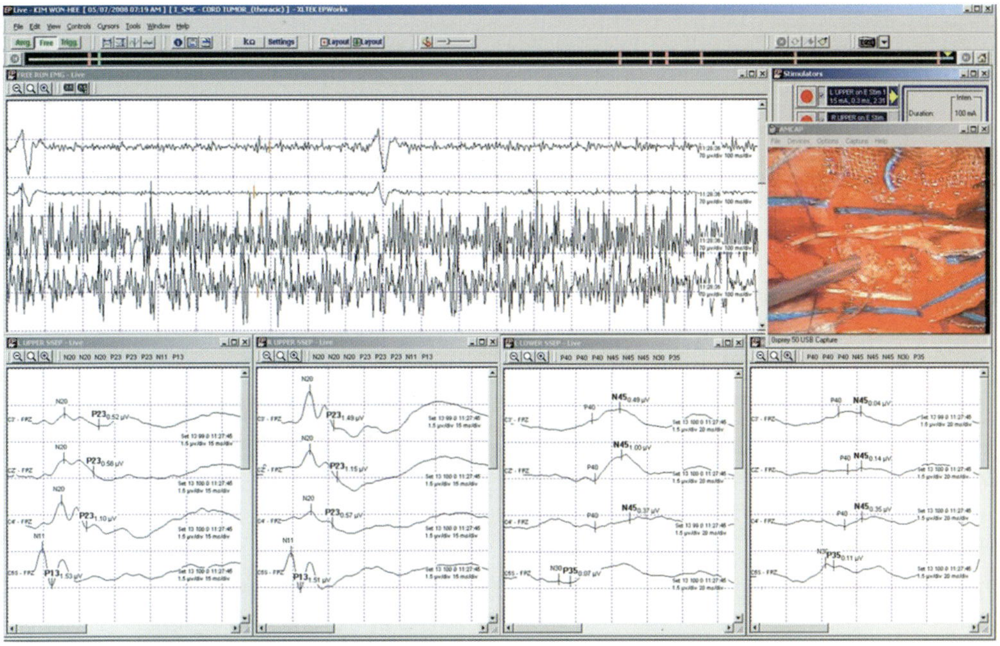

그림 13-63. 척추 측만증 수술 중 척수신경이 손상되어 발생하는 근전도 파형

(6) 말초신경 종양

중추신경계가 아닌 말초신경에 발생한 양성 종양의 손상을 최소화하면서 수술을 진행하기 위해 모니터링을 한다(그림 13-64).

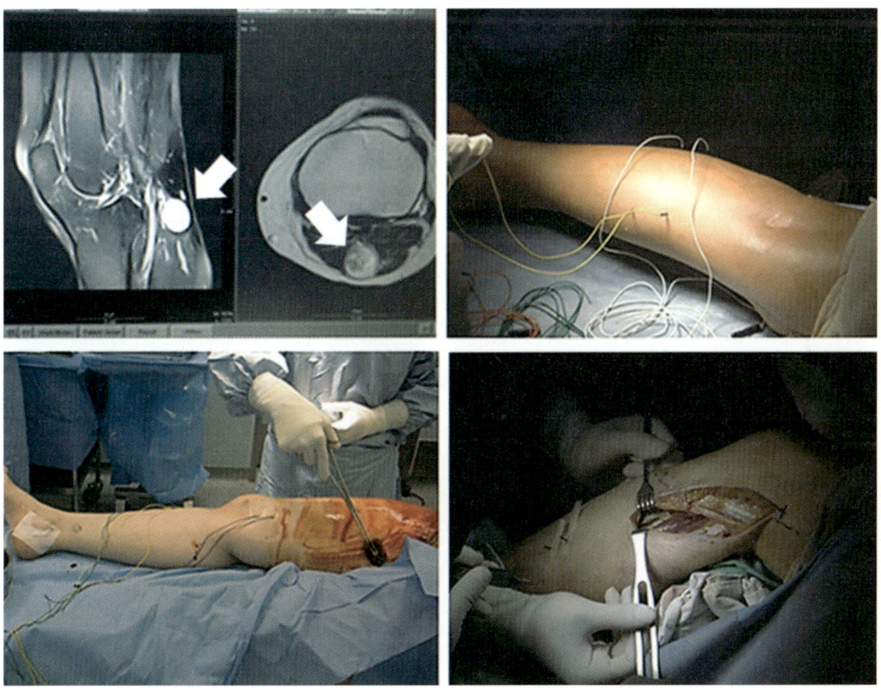

그림 13-64. 종아리에 발생한 양성종양 MRI 사진과 수술 중 모니터링 사진

7) 수술장의 특성

(1) 수술장의 구조

수술장은 청정 멸균지역으로 이곳에서 검사하는 검사자는 본인 스스로 오염되지 않은 깨끗한 복장과 행동으로 수술환자에게 영향을 주어서는 안 될 것이며, 수술실의 구조적인 특성을 잘 파악하고 숙지하여야 한다. 또한 수술을 시작하기 전에 해당 의사와 검사자는 수술 중 어떠한 모니터링을 해야 환자에게 최적의 모니터링을 실현할 수 있는지에 대해 반드시 회의를 한다(그림 13-65).

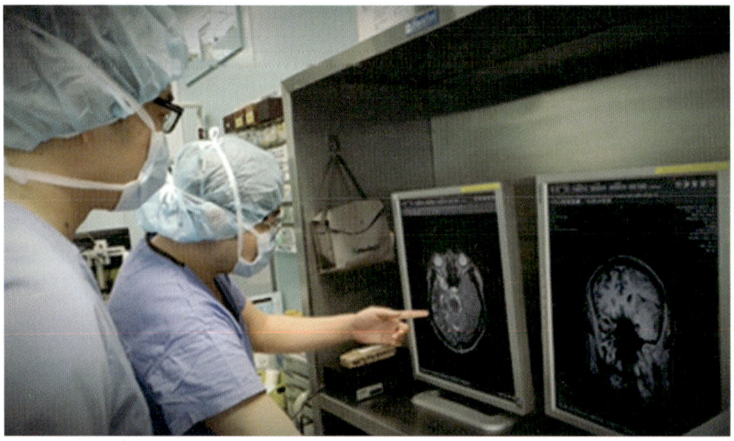

그림 13-65. 수술 전 담당의사와 임상병리사가 수술에 대하여 모니터링 계획을 하는 사진

(2) 수술장에서의 장비관리

수술실은 수술 관련 장비들이 많으므로 임상병리사는 신경 모니터링 장비와 관련된 케이블들을 잘 정리하여 수술의 동선 및 다른 수술 장비에 영향을 주지 않도록 정리를 잘하여야 한다(그림 13-66, 67, 68).

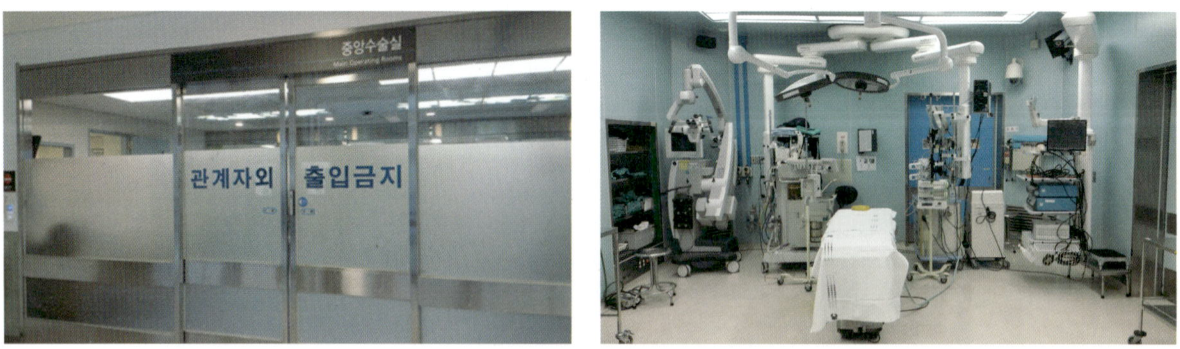

그림 13-66. 중앙 수술실 출입문과 수술실 내부 사진

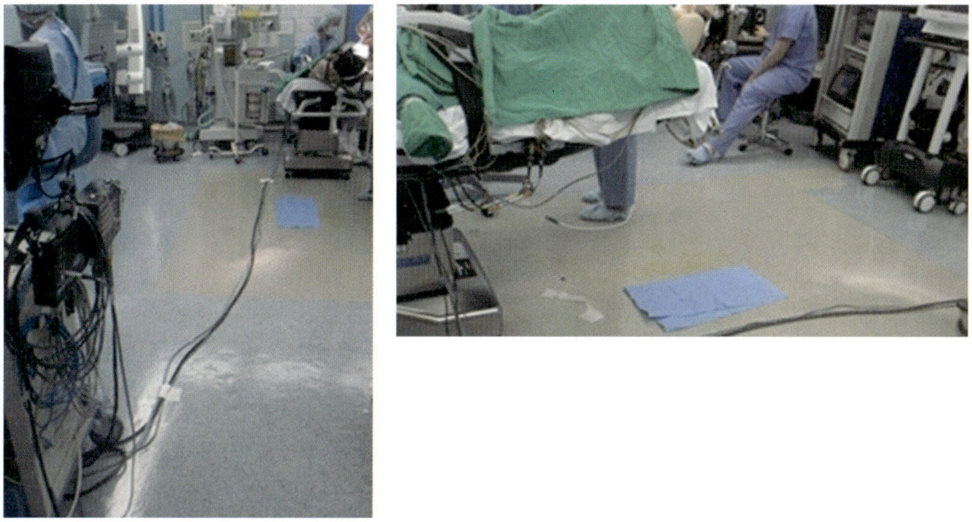

그림 13-67. 수술침대에서 모니터링 장비까지의 케이블 정리 모습

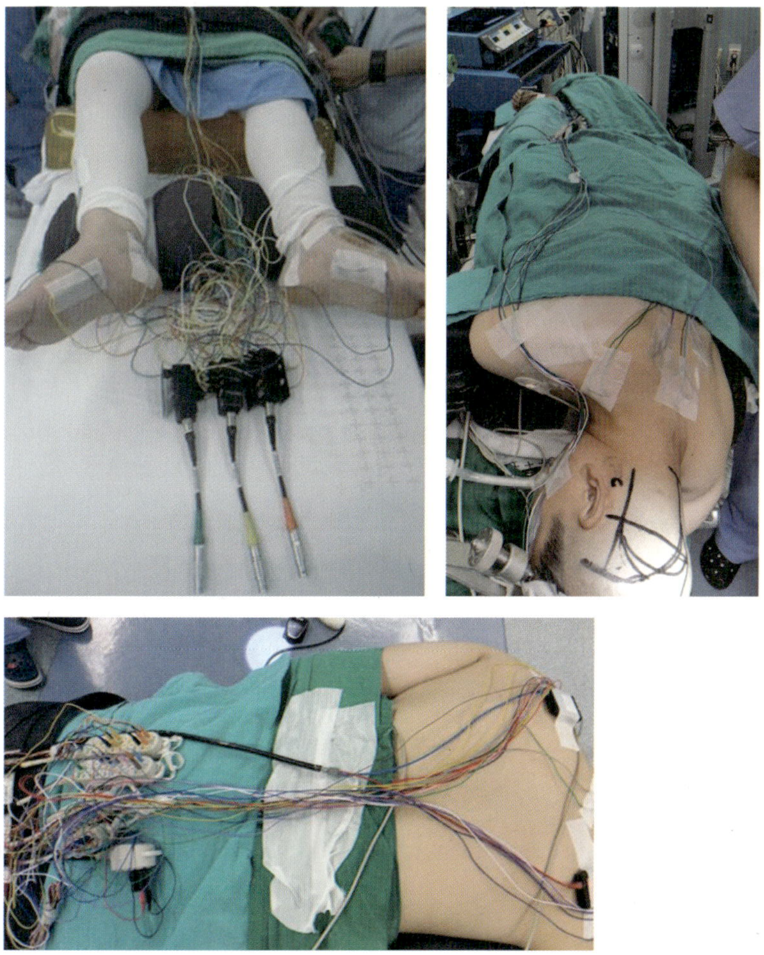

그림 13-68. 수술 체위에 따른 검사전극의 정리 모습

8) 수술 중 신경 감시 모니터링 검사의 전망

(1) 수술 중 검사에 대한 오해와 진실

일부 사람들은 검사로 인하여 필요치 않은 비용이 더 든다거나, 불필요한 검사일 수 있다고 오해를 할 수 있다. 감시검사는 의사의 판단과 의학적 지침에 따라 시행되기 때문에 불필요한 검사는 하지 않는다. 따라서, 감시검사는 환자의 안전과 합병증 예방 그리고 수술 후 회복 속도를 높이기 위해 중요한 절차임을 진실로 알고 있어야 한다.

(2) 수술 중 감시검사를 받을 권리

의료진에 대한 신뢰 및 존중의 의무, 부정한 방법으로 진료를 받지 않을 의무, 병원 내 관련 규정 준수 의무 등의 의무사항과 진료를 받을 권리, 알 권리 및 자기 결정권, 비밀을 보호받을 권리, 상담 및 조정을 신청할 권리, 가치관이나 신념을 존중 받을 권리, 신체적 보호와 안정을 취할 권리 등 환자는 권리와 의무를 동시에 갖고 있다.

수술을 받는 환자들은 자신의 안전과 건강을 최우선으로 고려해야 한다. 그러므로 환자는 본인과 관련된 수술 중 감시검사에 대한 정보를 충분히 알고 있어야 하며, 어떤 종류의 감시검사가 시행되는지와 검사 결과는 어떻게 설명 듣는지 등에 대하여 알고 있어야 한다. 이는 환자의 권리를 최대한 보장 받는 것이며 담당 의사가 충분히 설명해야 한다.

(3) 수술 중 검사에 대한 의학적 연구

감시검사에 대한 다양한 의학적 연구는 전 세계적으로 수행되고 있다. 감시검사의 유효성과 효과를 평가하고, 최적의 검사방법과 시기를 제시하는 연구들이다. 최근에는 인공지능(AI, deep learning)을 이용한 감시 검사방법이 연구되고 있으며, 수술 중 검사 결과에 대해 올바른 평가를 하는 데보다 더 정확하고 효율적인 감시검사가 가능해질 전망이다.

(4) 수술 중 감시 검사의 진행

수술 중 감시검사는 수술 전 단계에서부터 시작한다. 환자의 기저 상태를 평가하고, 수술 담당 의사와 감시검사를 담당하는 의료기사가 상호 의사소통을 통하여 수술 중 모니터링에 대한 구체적인 검사방법을 결정한다. 수술하는 날에는 본격적으로 생리학적 검사를 시행하고 수술 중 실시간으로 기록되는 검사의 결과에 대하여 의료진에게 신속하고 적절하게 보고 하여야 한다(그림 13-65).

(5) 수술 중 감시검사의 미래 전망

수술 중 감시검사는 환자의 안전과 합리적인 치료를 위해 반드시 실시되어야 하는 중요한 검사이다. 인공지능(AI)과 빅데이터 분석을 활용하여 생체 신호를 실시간으로 모니터링하고 이상 징후를 예측할 수 있는 시스템을 개발하는 방향으로 연구들이 진행 중이고, 환자 개인의 생체 신호 패턴을 분석하여 맞춤형 감시검사 소프트웨어도 개발될 가능성이 있다. 감시검사와 첨단 의료 기술은 더불어 발전해야 하는 중요한 요소이다.

의료 기술의 발전으로 더욱 정확하고 신속한 감시검사가 가능해지고, 수술 중 환자의 안전을 더욱 향상할 수 있다. 첨단 의료 기술과 감시검사의 발전으로 의료 분야의 미래를 밝게 만들어 줄 것이다. 현재 신경과, 재활의학과, 신경외과, 대한임상생리검사학회 등 다양한 분야에서 수술 중 감시검사에 대한 학술대회 및 교육프로그램을 진행하고 있다. 학생 여러분들의 적극적인 관심과 참여가 더욱더 밝은 수술 중 감시검사의 미래를 만들 수 있을 것이다.

✚ 참고문헌 ✚

김대식, 유종균, 안종민. 근전도검사학. 고려의학. 2009.

김성욱, 김영활, 송선옥, 최완수. 신임상생리학 신경기능검사학. 고려의학. 2009.

유종균, 김대식. 근전도검사. 고려의학. 2009.

윤중수, 송운홍, 최현주, 최화식. 증례로 보는 뇌파 ATLAS. 고려의학. 2009

윤중수. 임상뇌파학 2판. 고려의학. 2010.

강지혁, 김철승, 송선옥, 이옥경, 최완수. 신임상생리학. 신경기능검사학. 고려의학. 2011.

강지혁, 김지용, 김철승, 송선옥, 최완수, 황경희. 신임상생리학 신경기능검사학. 고려의학. 2012.

윤중수, 강지혁, 김철승, 김지용, 송선옥, 최완수, 황경희, 신경아. 신임상생리학 신경기능검사학. 고려의학. 2014.

박영춘, 이동국. 청각 뇌간 유발전위반응 및 그 파형에 관한 연구. 대한신경과학회지. 1987, 5:181-189.

하정상, 이상도, 박영춘. 청신경 가압, 감압 및 교호자극에 의한 청각뇌간유발전위(BAEP) 반응의 변동에 관한 연구. 대한신경과학회지. 1989, 7:276-286.

박기덕. 뇌간청각유발전위검사. 대한임상신경생리학회지. 2001, 3:187-190.

박주열. 마취과학. 2판. 대한마취과학회 편저. 2009

백승완. 마취심도의 측정. 대한마취과학회지. 2007, 52:253-261

조인배, 김상영, 김동옥, 최영규, 김건식. Propofol을 사용한 전신마취 시 비만이 각성에 미치는 영향. 대한마취과학회지. 2006, 50:379-384.

한종인, 이희승. 전정맥마취 유도 시 기관내 삽관에 적당한 Remifentanil과 Propofol의 효과적 농도 조합. 대한마취과학회지. 2008, 54:37-42.

심민성, 김주덕, 최형규, 유수봉, 김경한, 김세환, 장태호. 전정맥 마취 시 기관 내 삽관에 의한 심혈관계 반응을 최소화하기 위한 Remifentanil과 Propofol TCI의 적정 용량. 대한마취과학회지. 2008, 54:389-94.

송정영 · 윤용순 · 김봉옥 · 손민균. 표면전극의 종류가 신경전도 검사에 미치는 영향. 대한 근전도 · 전기진단의학회지. 2000, 2(2): 120~126,

백봉수 박성파 서정규. 벨마비 환자의 예후와 신경생리 검사소견의 관련성, 대한 신경과학회지. 1999, 17(5): 668-664

유여진, 안시현, 오현일, 장익환, 장성구, 이태임. 안면신경마비후의 협동운동. 대한근전도 · 전기진단의학회.2001. 3(1): 20-26.

황경희, 김병원, 김영활, 성별 및 연령에 따른 안면신경마비 출현 양사에 대한 연구. 2008. 대한임상검사학회지. 40(2): 142-146

홍은희 · 김정미 · 권순학. 말초성 안면신경마비에서 신경생리검사와 예후에 관한 상관성연구. 2007. 대한소아신경학회지. 15(2): 162-169

류광희, 최지호 수면다원검사의 판독. 2019. 임상이비인후과학회지. 30(1): 12-19

정유삼. 폐쇄성수면무호흡증의 진단. 2013. Hanyang Medical Reviews. 33(4): 227-232.

Bruce J. Fisch, Fisch and Spehlmann's EEG Primer : Basic Principles of Digital and Analog EEG, 3rd Edition. Elsevier. 1999.

Celesia GG. Evoked potential techni ques in the evaluation of visual fun ction. J Clin Neurophysiol. 1984, 1:55-76.

Davis SL, Aminoff MJ, Berg BO. Brain-stem auditory evoked potentials in children with brain-stem or cerebellar dysfunction. Arch Neurol. 1985, 42:156-160.

Delitis V. Intraoperative monitoring of the functional integrity of the motor pathway. In:

Devinsky O, Beric A, DOgali M, editors. Electrical and magnetic stimulation of the brain and spinal cord. New York, Ravin Press. 1993;201-14.

Kraft GH, Aminoff MJ, Baran EM, Litchy WJ, Stolov WC. Somatosensory evoked potentials: clinical uses. AAEM Somatosensory Evoked Potentials Sub com mittee. American Association of Electro diagnostic Medicine. Muscle Nerve. 1998, 21:252-258.

Nuwer MR, Dawson EG, Carlson LG, Kanim LE, Sherman JE. Somatosensory evoked potential spinal cord monitoring reduces neurologic deficts after scoliosis surgery; result of a large multicenter study, Electroencephalalogr Clin Neurophysiol 1995;96:6-11.

Nuwer MR. Intraoperative neuro physiologic monitoring. J Clin Neurophysiol. 1998, 15:181-182.

Nuwer MR. Spinal cord monitoring with somatosensory techniques. J Clin Neurophysiol. 1998, 15:183-193.

Odom JV, Bach M, Barber C, Brigell M, Marmor MF, Tormene AP, et al. Visual evoked potentials standard. Doc Ophthalmol. 2004, 108:115-123.

Park SK, Lim SH, Park CW, Park JW, Chang SH, Uhm DO, et al. Diagnostic significance of brainstem auditory evoked potentials in microvascular decompression of patients with hemifacial spasm or trigeminal neuralgia. Korean J Clin Lab Sci. 2011, 43:19-25.

Ralph M. Buschbacher, Nathan D. Prahlow. Manual of Nerve Conduction Studies, Second Edition. Demos Medical. 2006.

Sang-Ku Park, Byung-Euk Joo, Seunghoon Lee, Jeong-A. Lee, Jeong-Ho Hwang, et al. The critical warning sign of real-time brainstem auditory evoked potentials during microvascular decompression for hemifacial spasm. Clinical Neurophysiology 129 (2018) 1097 - 1102.

Sang-Ku Park, Soon-Chul Hyun, Sung-Hyuk Lim, et al. Basic Techniques of Intraoperative Neurophysiological Monitoring. Korean J Clin Lab Sci. 2013, 45(2):77-85

Sang-Nam Park, Sang-Ku Park. Intraoperative Neurophysiological Monitoring for Optimal Brain Mapping. Korean J Clin Lab Sci. 2013, 45(4):170-179.

Sang-Hun Kim, Soon-Bu Park, Hyo-Chan Kang, Sang-Ku Park. Intraoperative Neurophysiological Monitoring and Neuromuscular Anesthesia Depth Monitoring. Korean J Clin Lab Sci. 2020;52(4):317-326.

Sung-Hyuk Lim, Sang-Ku Park, Dong-Jun Kim, Jae-Seung Baek, Chan-Woo Park. Usefullness of direct Cortical Stimulation During ntraoperative Neurophysiological Monitoring in Patients with Brain Tumor Near Motor Cortex: Case Report. Korean J Clin Lab Sci. 2018;50(2):211-215.

Sung-Hyuk Lim, Soon-Bu Park, Dae Young Moon, Jong Sik Kim, Young Doo Choi, Sang-Ku Park. Principle of ntraoperative Neurophysiological Monitoring with Electrodes Insertion and Removal. Korean J Clin

Lab Sci. 2019;51(4):453-461

Scoliosis Research Society. 25thannualmeeting. Minneapolis, Minnesota, September 24-27, 1991. Spine1992;17:S214-330.

Sala F, Niimi Y, Berenstein A, Delitis V. Neuroprotective role of neurophysiological monitoring during endovascular procedures in the spinal cord. Ann NY Ac Sci 2001;939:126-36.

Shin J. Oh. Clinical Electromyography: NERVE CONDUCTION STUDIES. 3rd Edition. Lippincott Williams & Wilkins. 2002.

Thoru Yamada, Elizabeth Meng. Practical Guide for Clinical Neurophysiologic Testing. Lippincott Williams & Wilkins. 2010.

Weinzierl MR, Reinacher P, Gilsbach JM, Rohde V. Combined motor and somatosensory evoked potentials for intraoperative monitoring: intra- and postoperative data in a series of 69 operations. Neurosurg Rev. 2007, 30:109-116; discussion 116.

William O. Tatum, IV. Handbook of EEG Interpretation. 2nd Edition. Demos Medical. 2014.

Woodforth IJ, Hicks RG, Crawford MR, Stephen JP, Burke DJ. Variability of motor-evoked potentials recorded during nitrousoxide anesthesia from the tibialis anterior muscle after transcranial electrical stimulation. Anesth Analg. 1996, 82:744-749.

찾아보기

국문색인

ㄱ

ㅈ

ㅊ

영문색인

A

B

C

T

U

W

기타색인

신경기능검사학(3판)

2017년 3월 1일 1판 발행
2018년 1월 30일 1판 2쇄 발행
2019년 2월 20일 1판 3쇄 발행
2020년 2월 3일 1판 4쇄 발행
2021년 2월 20일 2판 1쇄 발행
2022년 1월 30일 2판 2쇄 발행
2023년 2월 20일 2판 3쇄 발행
2024년 9월 2일 3판 발행
2025년 8월 20일 3판 2쇄 발행

저　　자 : 김철승 · 강지혁 · 김근식 · 김대진 · 김선규 · 김지용 · 신환호
이길현 · 황경희 · 배형준 · 강윤정 · 박상구 · 유종균

발 행 자 : 남학순
발 행 처 : 도서출판 고려의학
(02880) 서울 성북구 성북로9길 1 보문빌딩 3층
전화 : (02) 765-0333, 0337 / 팩스 : (02) 743-2288
이 메 일 : kmedbook@daum.net
홈페이지 : www.komb.co.kr
신고번호 : 제 2022-000006호

※ 검인은 저자와의 합의하에 생략합니다.
※ 낙장 및 파본은 교환해 드립니다.

ISBN 979-11-92422-57-2

정가 : 32,000원